普通高等教育案例版系列教材

供药学、药物制剂、药物分析、药物化学、临床药学、中药学、制药工程、医药营销等专业使用

案例版

药 物 分 析

第 2 版

主　编　宋粉云　傅　强

主　审　于治国

副主编　李晓妮　徐　勤　谢智勇　彭金咏

编　委　（按姓氏笔画排序）

马廷升	（湖南医药学院）	王焕云	（内蒙古医科大学）
平欲晖	（江西中医药大学）	冯雪松	（中国医科大学）
齐永秀	（泰山医学院）	汤道权	（徐州医科大学）
李晓妮	（山西医科大学）	杨　雪	（长治医学院）
汪维鹏	（苏州大学）	宋粉云	（广东药科大学）
张开莲	（西南医科大学）	周　漩	（广东药科大学）
徐　勤	（桂林医学院）	高晓霞	（广东药科大学）
郭淑英	（吉林医药学院）	黄丽英	（福建医科大学）
彭金咏	（大连医科大学）	傅　强	（西安交通大学）
曾爱国	（西安交通大学）	谢智勇	（中山大学）
薄彧坤	（包头医学院）		

科学出版社

北　京

郑 重 声 明

为顺应教学改革潮流和改进现有的教学模式,适应目前高等医学院校的教育现状,提高医学教育质量,培养具有创新精神和创新能力的医学人才,科学出版社在充分调研的基础上,首创案例与教学内容相结合的编写形式,组织编写了案例版系列教材。案例教学在医学教育中,是培养高素质、创新型和实用型医学人才的有效途径。

案例版教材版权所有,其内容和引用案例的编写模式受法律保护,一切抄袭、模仿和盗版等侵权行为及不正当竞争行为,将被追究法律责任。

图书在版编目(CIP)数据

药物分析 / 宋粉云,傅强主编. —2 版. —北京:科学出版社,2017.1
ISBN 978-7-03-050700-6

Ⅰ.①药… Ⅱ.①宋… ②傅… Ⅲ.①药物分析–医学院校–教材
Ⅳ.①R917

中国版本图书馆 CIP 数据核字(2016)第 278341 号

责任编辑:李国红 周 园 / 责任校对:彭 涛
责任印制:李 彤 / 封面设计:陈 敬

科 学 出 版 社 出版
北京东黄城根北街 16 号
邮政编码:100717
http://www.sciencep.com
北京建宏印刷有限公司 印刷
科学出版社发行 各地新华书店经销

*

2010 年 8 月第 一 版 开本:787×1092 1/16
2017 年 1 月第 二 版 印张:28 1/2
2023 年 1 月第九次印刷 字数:832 000

定价:95.00元
(如有印装质量问题,我社负责调换)

前　言

为了适应新世纪我国高等医药教育发展的需要，顺应社会发展对高素质药学人才培养的要求，落实教育部、卫生部《高等学校本科教学质量和教学改革工程》和《中国医学教育改革和发展纲要》的精神，深化课堂教学和教学方法改革，提高高等药学教育教学质量，由科学出版社组织全国高等医药院校 21 位专家编写的《药物分析》（案例版，第 2 版），在全体编委的辛勤劳动和共同努力下，终于与大家见面了。

药物分析是我国高等教育药学类专业的主要专业课程，本书的编写严格遵循药学类专业培养目标，在突显案例特色的前提下，囊括教学大纲规定的基础理论、基本知识和基本技能，并力求反映药品质量标准的最新进展。《药物分析》（案例版）借鉴国外 PBL（problem-based learning）教学模式，采用以案例导入为主线，在保持现有药物分析教学核心内容的基础上，将典型案例融于教材中。在编写中，结合药物的结构、性质、制备工艺路线和质量控制中存在的问题，力求所选案例具有科学性、典型性、针对性、启发性和实践性，突出案例的引导效果，起到画龙点睛作用；根据案例情况，提出相关问题，启发学生思维，激发学生的学习兴趣，提高学生学习的主动性和积极性，培养学生的创新能力。

本教材是在《药物分析》（案例版）的基础上，遵循我国药品管理的法律法规，依据《中国药典》2015 年版及最新国外药典的内容进行修订。全书共分为二十章，第一章介绍药物分析的性质和任务、药典、药品检验与监督及全面控制药品质量的科学管理等。第二～四章为药物分析的基础知识，即药物的鉴别试验、杂质检查、药物定量分析与分析方法验证；第五～十三章是各类药物的分析，根据结构特点选择具有代表性的临床常用药物的分析方法进行分别论述，阐述药物结构、性质与分析方法之间的关系；"没有辅料就没有剂型"，辅料质量的优劣将严重影响到药品质量、安全性和有效性，因此辅料的质量控制同样重要，本书新增"第十四章药用辅料的分析"；第十五章为药物制剂分析；第十六章、十七章分别介绍了中药、生化药物与生物制品分析的一般规律性问题；第十八章就药品质量标准制定的共性问题进行阐述；第十九章为体内药物分析，主要更新了体内药物分析方法验证的内容；第二十章介绍了药品质量控制中的一些新方法、新技术。

本书主要作为药学、药物制剂、药物分析、药物化学、制药工程、临床药学等专业方向的教材，同时可供参加国家执业药师以及硕士研究生入学考试的考生以及相关人员参考。

在本教材的编写过程中，参考了部分已出版的高等学校教材和有关著作，在此向有关作者和出版社表示衷心感谢。在教材出版之际，还要感谢科学出版社的领导和编辑们对本书出版所付出的心血！对参加本书编写的编委及支持他们工作的单位领导表示由衷的感谢！衷心感谢广东药科大学的领导以及教务处、教材科领导的大力支持！

　　限于编者学识水平、能力和经验，教材中难免存在疏漏和不足之处，恳请各位老师、同学和读者批评指正。

宋粉云

2016 年 11 月，广州

目　　录

第一章 药物分析与药品质量标准

本章要求

1. 掌握药物分析的性质、任务与学习要求，中国药典的结构与内容。
2. 熟悉药品检验工作的基本程序。
3. 了解《中国药典》的沿革及主要国外药典的基本结构与主要内容，药品质量管理规范。

药物分析（pharmaceutical analysis）是药学（pharmacy）学科下设的二级学科之一，是我国高等教育药学类专业规定设置的一门主要专业课程，也是国家执业药师（licensed pharmacist）资格考试中规定考试的专业课程之一。

案例 1-1

《中国药典》（2015 年版）苯巴比妥的质量标准

苯巴比妥
Benbabituo
Phenobarbital

$C_{12}H_{12}N_2O_3$　232.24

本品为 5-乙基-5-苯基-2，4，6（1H，3H，5H）-嘧啶三酮。按干燥品计算，含 $C_{12}H_{12}N_2O_3$ 不得少于 98.5%。

【性状】　本品为白色有光泽的结晶性粉末；无臭；饱和水溶液显酸性反应。

本品在乙醇或乙醚中溶解，在三氯甲烷中略溶，在水中极微溶解；在氢氧化钠或碳酸钠溶液中溶解。

熔点　本品的熔点（通则 0612 第一法）为 174.5～178 ℃。

【鉴别】　（1）取本品约 10mg，加硫酸 2 滴与亚硝酸钠约 5mg，混合，即显橙黄色，随即转橙红色。

（2）取本品约 50mg，置试管中，加甲醛试液 1ml，加热煮沸，冷却，沿管壁缓缓加硫酸 0.5ml，使成两液层，置水浴中加热，接触界面显玫瑰红色。

（3）本品的红外光吸收图谱应与对照的图谱（光谱集 227 图）一致。

（4）本品显丙二酰脲类的鉴别反应（通则 0301）。

【检查】酸度　取本品 0.20g，加水 10ml，煮沸搅拌 1 分钟，放冷，滤过，取滤液 5ml，加甲基橙指示液 1 滴，不得显红色。

乙醇溶液的澄清度　取本品 1.0g，加乙醇 5ml，加热回流 3 分钟，溶液应澄清。

有关物质　取本品，加流动相溶解并稀释制成每 1ml 中含 1mg 的溶液，作为供试品溶液；精密量取 1ml，置 200ml 量瓶中，用流动相稀释至刻度，摇匀，作为对照溶液。照高效液相色谱法（通则 0512）试验，用辛烷基硅烷键合硅胶为填充剂；以乙腈-水（25∶75）为流动相，检测波长为 220nm；理论塔板数按苯巴比妥峰计算不低于 2500，苯巴比妥峰与相邻杂质峰的分离度应符合要求。精密量取对照溶液与供试品溶液各 5μl，分别注入液相色谱仪，记录色谱图至主成分峰保留时间的 3 倍。供试品溶液色谱图中如有杂质峰，单个杂质峰面积不得大于对照溶液主峰面积（0.5%），各杂质峰面积的和不得大于对照溶液主峰面积的 2 倍（1.0%）。

中性或碱性物质　取本品 1.0g，置分液漏斗中，加氢氧化钠试液 10ml 溶解后，加水 5ml 与乙醚 25ml，振摇 1 分钟，分取醚层，用水振摇洗涤 3 次，每次 5ml，取醚液经干燥滤纸滤过，滤液置 105 ℃恒重的蒸发皿中，蒸干，在 105℃干燥 1 小时，遗留残渣不得过 3mg。

干燥失重　取本品，在 105℃干燥至恒重，减失重量不得过 1.0%（通则 0831）。

炽灼残渣　不得过 0.1%（通则 0841）。

【含量测定】　取本品约 0.2g，精密称定，加甲醇 40ml 使溶解，再加新制的 3%无水碳酸钠溶液 15ml，照电位滴定法（通则 0701），用硝酸银滴定液（0.1mol/L）滴定。每 1ml 硝酸银滴定液（0.1mol/L）相当于 23.22mg 的 $C_{12}H_{12}N_2O_3$。

【类别】　镇静催眠药、抗惊厥药。

【贮藏】　密封保存。

【制剂】　苯巴比妥片。

问题：

1. 药物分析的主要任务是什么？
2. 什么是国家药品标准？我国现行的国家药品标准有哪些？
3.《中国药典》由哪几部分组成？
4. 药品质量标准包括哪些内容？
5. 药品检验工作依据怎样的程序进行？

第一节　药物分析的性质和任务

一、药　物　分　析

药品（drug），是指用于预防、治疗、诊断人的疾病，有目的地调节人的生理机能并规定有适应证或者功能主治、用法和用量的物质，包括中药材、中药饮片、中成药、化学原料药及其制剂、抗生素、生化药品、放射性药品、血清、疫苗、血液制品和诊断药品等。药品质量的优劣，既直接影响到预防与治疗的效果，又密切关系到人类的健康和生命安全，因此药品虽然也是商品，但是一种必须保证其质量的特殊商品。

为了保证药品的质量，在药品的研制、生产、经营以及临床使用各环节都应执行严格的科学管理规范，并采用各种有效的手段和技术对药品进行严格的分析检验，实现药品的全面质量控制。药品质量的全面控制是一项涉及多方面、多学科的综合性工作，而药物分析就是其中的一个重要方面。

药物分析是一门研究与发展药品质量控制的"方法学科"，其运用各种分析方法和技术（包括物理学、化学、物理化学、生物学、微生物学以及信息学等）研究药物的质量规律，对药品从研制、生产、供应到临床应用等各个环节进行全面检验与质量控制，为药品的安全、有效、质量可控保驾护航。

二、药物分析的任务

1. 新药开发中的质量研究 我国新药研究已由仿制为主转向自主研发为主，新药研究与开发依赖于药学各学科之间的相互联系、相互渗透，而药物分析是药物研究与开发的重要组成部分。目前药物分析不仅仅用于药品质量与稳定性研究，更是深入到新药研究与开发的各个阶段，在靶点与药物的发现、临床前药物开发与研究、临床药物开发与研究、药物注册审评和批准上市与再评价等新药研究中起到工具和"眼睛"的作用。

2. 药品生产过程的质量控制 经典的药品质量控制包括原辅料、中间体和最终产品的质量控制。但药品质量是生产出来的，而不是检验出来的，药品质量与生产过程中的每个环节密切相关，因此为了全面控制药品质量，必须对药品的生产过程进行质量控制。美国食品药品管理局（Food and Drug Administration，FDA）新推行了过程分析技术（process analytical technology，PAT），其目标是控制制药过程，提高生产效率，并确保最终产品质量达到认可标准。过程分析常常是动态的、连续的分析，这对于保证药品质量、缩短生产周期、提高生产能力、保证设备安全、节约各种资源、减小生产中的人为因素、降低生产风险和提高管理效率具有重要意义。

3. 药品贮藏过程的质量考察 每种药品均规定有一定时间的有效期，从生产日到临床使用的贮藏期间，药品质量是否稳定、贮藏条件是否科学合理均影响到药品使用的安全、有效。因此，药物分析工作者也应加强与经营管理部门的密切协作，注意考察药品在贮藏过程中的质量变化，以便进一步研究、改进药物的稳定性，采取科学合理的贮藏条件和管理方法，保证药品的质量。

4. 药品临床应用中的合理性评估 应该强调的是，药品质量的优劣，使用时剂量、方式是否合理，使用后是否安全有效，这些还应以临床征象和实际疗效来决定。因此，为保证临床用药的安全、合理、有效，必须开展治疗药物监测（therapeutic drug monitoring，TDM），通过测定血液或其他体液中药物的浓度，评估治疗方案的合理性、药物的不安全性、药物相互作用的可能性，以及患者对药物治疗的依从性等，以便更好地指导临床用药，以提高药物的疗效，避免或减少不良反应。

5. 药品监督管理 《中华人民共和国药品管理法》第五条规定"国务院药品监督管理部门主管全国药品监督管理工作"。国家食品药品监督管理总局（China Food and Drug Administration，CFDA）主管全国药品监督管理工作，国务院有关部门在各自的职责范围内负责与药品有关的监督管理工作。省、自治区、直辖市人民政府药品监督管理部门负责本行政区域内的药品监督管理工作。省、自治区、直辖市人民政府有关部门在各自的职责范围内负责与药品有关的监督管理工作。

药品是一类特殊商品，各国对药品都制定了强制执行的国家药品标准。《中华人民共和国药品管理法》第三十二条规定"药品必须符合国家药品标准"。国家药品标准具有法律效力，它是国家为保证药品质量所制定的关于药品的规格、检验方法以及生产工艺的技术要求，也是药品的生产、经营、使用、检验和监督管理部门共同遵循的法定依据。"国务院药品监督管理部门颁布的《中华人民共和国药典》和药品标准为国家药品标准。国务院药品监督管理部门组织药典委员会，负责国家药品标准的制定和修订"。我国现行国家药品标准包括《中华人民共和国药典》、药品标准和药品注册标准。药品标准全称为《中华人民共和国卫生部药品标准》或《国家食品药品监督管理局药品标准》，简称为"部颁标准"或"局颁标准"。药品注册标准是指国家食品药品监督管理部门批准给申请人的特定药品的标准，生产或销售该药品的企业必须执行该注册标准。为确保药品的质量，必须严格按照国家药品标准，对药品进行严格的分析检验，以确保用药的安全与有效。

综上所述，药物分析是国家对药品实施监督和管理，维护药品生产和使用正常秩序，打击假冒伪劣药品的重要技术支撑和工具手段。

三、药物分析与相关学科

随着整个药学科学事业日新月异的迅猛发展，各相关学科对药物分析提出了更新更高的要求，所以药物分析学科还应为相关学科的研究提供必要的配合和服务。如药剂学的剂型研究已经向着微囊制剂、控释制剂、靶向制剂等方向发展，现已进入释药系统（drug delivery system，DDS）的研究开发时代，对于这些制剂都必须进行质量标准的研究制订及生物利用度和药代动力学的研究；天然产物或中药中活性成分化学结构的确定，必须采用多种结构分析方法，进行综合的波谱解析；中药的现代化和国际化正日益受到广泛关注，研制能参与国际市场竞争的中药，实现中药质量评价的科学化和标准化，更应运用现代分离分析技术和计算机技术；生物药物的研究涉及多个学科与多种技术，是新理论与新技术相伴而生的产物。

总之，药物分析是药学的重要分支学科。"哪里有药物，哪里就有药物分析"，药物分析是研究和发展药品质量控制的"方法学科"、"眼睛学科"。

四、药物分析的发展趋势

国际上药品质量控制的理念在不断发生变化，已从基于事后控制方式的"质量源于检验（quality by testing，QbT）"发展为"质量源于生产（quality by production，QbP）"。QbT 基点为通过限制生产工艺变化，以原料及终端检测的合格放行方式保障药品质量。这种"产品质检放行"控制模式的缺陷是：①药品检验工作量巨大，使得监管难度大、成本高且效率低；②事后检验不具有追溯性，无法及时纠正质量问题，产品一旦检验不合格，虽然可以避免劣质产品流入市场，但易造成浪费并给生产企业造成经济损失；③在要求重复性生产达到既定标准的药品监管框下，不允许企业变动制药工艺。这种传统监管思路严重阻碍制药工艺技术创新，限制了药品质量持续提升。基于事中控制方式的 QbP 将质量控制重心前移到制药过程，贯彻了"药品质量取决于生产过程，而非产品检验"的科学观，其基点是在整个生产过程设置关键控制点，以严格并经过验证的工艺技术来控制药品质量，具有即时性和可追溯性。虽然 QbP 与 QbT 模式相比有了很大进步，但 QbP 模式仍然存在明显不足，即如果在药品的研发阶段，其生产工艺未经充分筛选、优化和验证，那么即使完全按照生产工艺生产，仍不能保证所生产产品的质量。现今药品质量控制又迈入"质量源于设计（quality by design，QbD）"时代。QbD 则进一步将质量控制重心前移至药物设计和研发阶段，以事前控制的方式保障药品质量，其基点是通过科学认知与风险管理来控制药品质量；即通过透彻分析制药过程，辨识质量风险因素，事先预估制药工艺各节点终态、各种可能的故障，设置风险管控预案，建立过程控制模型，由此生产优质药品。

因此，摆在药物分析学科和药物分析工作者面前的迫切任务，不再仅仅是静态的常规检验，而要深入生物体内、代谢过程、工艺流程、反应历程和综合评价中进行动态的分析监控。现代药物分析，无论是分析领域，还是分析技术，都已经大大拓展。从静态分析到动态分析，从体外分析到体内分析，从品质分析到生物活性分析，从单一技术到联用技术、自动化技术，从小样本分析到高通量分析，从人工分析到计算机辅助分析，要求我们发展更加灵敏、专属、准确和快速的方法，并向着连续化、自动化、最优化和智能化方向发展。

药物分析学科发展到今天已越来越清晰地反映出它在现代药学科学中的地位和作用。以往常说："哪里有药物，哪里就有药物分析。"随着药学科学事业的迅猛发展，这句话不仅与现时的情况更加贴切，而且还可以反过来作如下预期："哪里对现代药物分析的方法和技术运用得及时恰当，哪里就可能对新药的研究、开发以及药物的合理应用打开一个可喜而崭新的局面。"

第二节 药　典

药典（pharmacopoeia）是一个国家记载药品标准、规格的法典，其重要特点是它的法定性和体例的规范化。目前世界上已有数十个国家编订了药典，另外尚有区域性药典（如《欧洲药典》）及世界卫生组织（WHO）编订的《国际药典》。各国药典的内容均相似，由凡例（General Notices）、正文（Monographs）、通则（General Chapters）和索引（Index）组成。

一、中 国 药 典

《中国药典》，全称《中华人民共和国药典》，其英文名称为 Pharmacopoeia of The People's Republic of China，简称为 Chinese Pharmacopoeia，英文缩写为 ChP，依据《中华人民共和国药品管理法》组织制定和颁布实施，是国家监督管理药品质量的法定技术标准。

（一）《中国药典》沿革

新中国成立以来，我国已先后出版了十版药典，分别为 1953 年版、1963 年版、1977 年版、1985 年版、1990 年版、1995 年版、2000 年版、2005 年版、2010 年版和 2015 年版。

新中国成立后发行的第一版药典是《中国药典》1953 年版，共一部。收载药品 531 种，包括化学药、植物药与油脂类、动物药、抗生素、生物制品和各类制剂，于 1957 年出版《中国药典》1953 年版增补本。

1965 年 1 月 26 日，卫生部颁布了《中国药典》1963 年版，首次将药典分为一、二两部，共收载药品 1310 种。一部收载中药材和中药成方制剂；二部收载化学药品、生化药品、抗生素、生物制品等。此外一部记载药品的"功能与主治"，二部增加了药品的"作用与用途"。

《中国药典》1977 年版于 1979 年 10 月 4 日由卫生部颁布，自 1980 年 1 月 1 日起执行。仍分为一、二两部，共收载药品 1925 种。一部收载中草药（包括少数民族药材）、中草药提取物、植物油脂以及单味药制剂和成方制剂（包括少数民族药成方）；二部收载化学药品、生化药品、抗生素、放射性药品、生物制品等。

《中国药典》1985 年版于 1986 年 4 月 1 日起执行，共收载药品 1489 种。一部收载中药材、植物油脂及单味制剂和成方制剂；二部收载化学药品、生化药品、抗生素、放射性药品、生物制品等。第一部英文版的《中国药典》1985 年版在 1988 年编纂出版，同年还出版了药典二部注释选编。

《中国药典》1990 年版分两部，共收载药品 1751 种。药典二部品种项下规定的"作用与用途"和"用法与用量"，分别改为"类别"和"剂量"，另组织编著《临床用药须知》一书，以指导临床用药。有关品种的红外光吸收图谱，被收入《药品红外光谱集》另行出版。《中国药典》1990年版第一、第二增补本于 1992 年、1993 年先后编制出版，英文版于 1993 年 7 月出版发行。

根据"中药标准立足于特色，西药标准立足于赶超"的指导思想编纂的《中国药典》1995 年版共收载药品 2375 种。一部收载中药材、植物油脂、中药成方及单味制剂；二部收载化学药、抗生素、生化药、放射性药品、生物制品及辅料等；二部药品外文名称改用英文名，取消拉丁名；中文名称只收载药品法定通用名称，不再列副名。同期编制出版《药品红外光谱集》第一卷；《临床用药须知》一书再版。

《中国药典》2000 年版一部的指导思想为"突出特色，立足提高"，二部为"赶超与国情相结合，先进与特色相结合"。本版药典共收载药品 2691 种。二部附录中首次收载了药品质量标准分析方法验证指导原则、药物稳定性试验指导原则等六项指导原则，现代分析技术在该版药典中得到进一步扩大应用。本版药典取消了"剂量"和"注意"等项目，将有关内容移至《临床用药须知》。英文版于 2002 年出版。《药品红外光谱集》第二卷也于同期出版发行。

《中国药典》2005 年版在"科学、实用、规范"的指导思想下编纂，于 2005 年 1 月出版发行，2005 年 7 月 1 日起正式执行。《中国药典》2005 年版分为三部，共收载药品 3217 种。一部收载中药材及饮片，植物油脂和提取物，成方制剂和单味制剂；二部收载化学药品，抗生素，生化药品，放射性药品及其制剂，以及药用辅料等；首次将《中国生物制品规程》并入药典，将生物制品单独列为药典三部。本版药典对药品的安全性问题更加重视，药典一部增加了有害元素测定法和中药注射剂安全性检查法应用指导原则，药典二部增加了药品杂质分析指导原则等。同期编制首部中成药《临床用药须知》；《药品红外光谱集》第三卷出版发行。

《中国药典》2010 年版分为一部、二部、三部。药典一部收载药材和饮片、植物油脂和提取物、成方制剂和单味制剂等；药典二部收载化学药品、抗生素、生化药品、放射性药品以及药用辅料等；药典三部收载生物制品。同期出版了《药品红外光谱集》第四卷。

现行使用的是《中国药典》2015 年版，于 2015 年 12 月 1 日起正式执行。

《中国药典》2015 年版由一部、二部、三部、四部及其增补本组成。一部收载药材和饮片、植物油脂和提取物、成方制剂和单味制剂等，品种共计 2598 种；二部收载化学药品、抗生素、生化药品、放射性药品等，品种共计 2603 种；三部收载生物制品 137 种。首次将通则、药用辅料作为《中国药典》四部，四部收载通则总计 317 个，辅料 270 种。同期出版了《药品红外光谱集》第五卷。

链接 1-1

《中国药典》2015 年版的主要特色

《中国药典》2015 年版是新中国成立 60 多年来组织编制的第十版药典。新版药典是一部高水平、有特色的药典，其特色主要体现在：

1. 收载品种显著增加 本版药典进一步扩大了收载的品种范围，总计 5608 种，其中新增 1082 种，品种增幅达 23.7%，基本实现了国家基本药物目录品种生物制品全覆盖，中药、化学药覆盖率达到 90% 以上。

2. 药典标准体系更加完善 将过去各部附录进行整合，归为药典四部，完善了以凡例为总体要求、通则为基本规定、正文为具体要求的药典标准体系。首次收载"国家药品标准物质制备"、"药包材通用要求"以及"药用玻璃材料和容器"等指导原则，形成了涵盖原料药及其制剂、药用辅料、包材、标准物质等更加全面、系统、规范的药品标准体系。

3. 现代分析技术的扩大应用 药典在保留常规检测方法的基础上，进一步扩大了对新方法、新技术的应用，以提高检测的灵敏度、专属性和稳定性。采用液相色谱-串联质谱法、分子生物学检测技术、高效液相色谱-电感耦合等离子质谱法等用于中药的质量控制。采用超临界流体色谱法、临界点色谱法、粉末 X 射线衍射法等用于化学药的质量控制。采用毛细管电泳分析测定重组单克隆抗体产品分子大小及异构体，采用高效液相色谱法测定抗毒素抗血清制品分子大小及分布等。在检测技术储备方面，建立了中药材 DNA 条形码分子鉴定法、色素测定法、中药中真菌毒素测定法、近红外分光光度法、基于基因芯片的药物评价技术等指导方法。

4. 药品安全性保障进一步提高 完善了"炮制通则"、"药材和饮片检定通则"和"药用辅料通则"；新增"国家药品标准物质通则"、"生物制品生产用原材料及辅料质量控制规程"、"人用疫苗总论"、"人用重组单克隆抗体制品总论"等，增订了微粒制剂、药品晶型研究及晶型质量控制、中药有害残留物限量制定等相关指导原则。一部制定了中药材及饮片中二氧化硫残留量限度标准，建立了珍珠、海藻等海洋类药物标准中有害元素限度标准，制定了人参、西洋参标准中有机氯等 16 种农药残留的检查，对柏子仁等 14 味易受黄曲霉毒素感染的药材及饮片增加了"黄曲霉毒素"检查项目及限度标准。二部进一步加强了对有关物质的控制，增加了对方法的系统适用性要求，同时还增加了约 500 个杂质的结构信息；增加对手性杂质的控制；增加静脉输液及滴眼液等渗透压摩尔浓度的检测；增加对注射剂与滴眼剂中抑菌剂的控制要求等。三部加强对生物制品生产用原材料及辅材料的质量控制，规范防腐剂的使用，加强残留量的控制；增加疫苗产品渗透压摩尔浓度测定，增订毒种种子批全基因序列测定，严格细菌内毒素检查限度。

5. 药品有效性控制进一步完善　对检测方法进行了全面增修订。一部部分中药材增加了专属性的显微鉴别检查、特征氨基酸的含量测定等；在丹参等 30 多个标准中建立了特征图谱。二部采用离子色谱法检测硫酸盐或盐酸盐原料药中的酸根离子含量；采用专属性更强、准确度更高的方法测定制剂含量；修订溶出度和释放度检查法，加强对口服固体制剂和缓控释制剂有效性的控制。

6. 药用辅料标准水平显著提高　本版药典收载药用辅料更加系列化、多规格化，以满足制剂生产的需求。一是药用辅料品种收载数量显著增加：新增品种 137 个，收载总数达到 270 个，增长 105%，修订数量占总品种的 70%。二是药用辅料标准水平整体提升：不仅强化安全性控制，更加注重对辅料功能性控制要求。三是药用辅料标准系列化：根据辅料功能性的不同，建立多规格标准，以满足制剂生产的需求。四是加强可供注射用辅料标准的制定：收载注射用辅料品种 23 个，2010 年版药典仅收载 2 个。丙二醇、聚山梨酯 80、活性炭（注射用）等常用的可供注射用辅料的标准制定和收载，对提升注射剂等高风险药品的安全性将发挥巨大作用。五是强化标准适用性的要求，引导药品生产企业开展辅料适用性研究和验证，更合理、更安全地使用辅料。新版药用辅料标准的增订和完善，极大提升了药用辅料的质量水平，弥补了当前我国药用辅料标准短缺的问题，对提高药品质量，保障药用辅料关联审批制度的顺利执行，推进我国药用辅料行业快速健康发展必将产生重要而深远的影响。

7. 药典导向作用进一步强化　本版药典通过对品种的遴选和调整、先进检测方法的收载、技术指导原则的制定等，强化对药品质量控制的导向作用；同时，紧跟国际药品质量控制和标准发展的趋势，兼顾我国药品生产的实际状况、在检查项目和限度设置方面，既要保障公众用药的安全性，又要满足公众用药的可及性，从而引导我国制药工业健康科学发展。

本版药典继续秉承保护野生资源和自然环境，坚持中药可持续发展、倡导绿色标准的理念，不再新增处方中含豹骨、羚羊角、龙骨、龙齿等濒危物种或化石的中成药品种；提倡检测试剂中毒性溶剂的替代使用，如取消含汞和汞试剂的使用，以减少对环境及实验人员的污染。

8. 药典制定更加公开透明、规范有序　本版药典编制工作始终坚持公开、公平、公正的原则。药典委员会常设机构首次将 ISO9001 质量管理体系引入药典编制全过程管理，通过持续改进和完善药典委员会的管理制度、规范药典编制工作程序，为保证药典编制工作质量保驾护航。国家药典委员会大力推进药品标准提高科研工作，保证药典编制的进度和质量。严格执行"中国药典编制工作程序"、完善专业委员会间沟通和协调、加强标准审核和公示环节工作，所有标准增修订内容均在国家药典委员会网站予以公布，并将反馈意见的专家审核结果对外发布。

9.《中国药典》的国际影响力日益增强　2015 年版《中国药典》编制工作受到了世界各国药品标准机构的广泛关注和积极评价。一是美国、欧盟、英国、日本等国近年来纷纷与中国药典委员会在共同起草标准、开展学术交流以及人员培训等方面开展合作。二是由中国药典委员会主导的中美药典国际论坛、全球药典会领导者峰会已成为国际药品标准合作交流的重要平台，其影响力与日俱增；特别是近年来，世界卫生组织十分重视与中国药典委员会的合作，希望中国在国际药典标准制定与协调方面发挥重要作用。三是《中国药典》在国际医药贸易中的作用日益凸显。随着我国进口药品境外检查制度的逐步建立与实施，国际知名药企积极购买《中国药典》（英文版），并纷纷成立药典标准协调部门，关注《中国药典》与世界各国药典比对研究及发展动态。四是随着《中国药典》国际影响力的日益增强，国外一些大的医药书刊出版商积极表达了与中国药典委员会合作的愿望，希望代理《中国药典》的翻译和海外发行工作。

本版药典在保持药典科学性、先进性和规范性的基础上，重点加强药品安全性和有效性的控制要求，充分借鉴国际先进的质量控制技术和经验，整体提升药典的水平，全面反映了我国当前医药发展和检测技术的现状，并将在推动药品质量提高、加快企业技术进步和产品升级换代、促进我国医药产业健康发展、提升《中国药典》权威性和国际影响力等方面继续发挥重要作用。

（二）中国药典的结构与内容

《中国药典》标准体系包括凡例、通则及各部的标准正文及索引。下面以二部为例叙述。

1. 凡例　凡例是正确使用《中国药典》进行药品质量检定的基本原则，是对《中国药典》正文、通则及与质量检定有关的共性问题的统一规定。"凡例"中的有关规定具有法定的约束力。

为便于查阅和使用，将"凡例"按内容归为 12 类 38 条，并冠以标题。主要内容有：

（1）名称及编排：正文收载的药品中文名称通常按照《中国药品通用名称》收载的名称及其命名原则命名，《中国药典》收载的药品中文名称均为法定名称；收载的原料药英文名除另有规定外，均采用国际非专利药名（international nonproprietary names，INN）。

有机药物的化学名称系根据中国化学会编撰的《有机化学命名原则》命名，母体的选定应与国际纯粹与应用化学联合会（International Union of Pure and Applied Chemistry，IUPAC）的命名系统一致。

药品化学结构式采用世界卫生组织（World Health Organization，WHO）推荐的"药品化学结构式书写指南"书写。

（2）项目与要求：药典对正文质量标准项下的制法、性状、鉴别、检查、含量测定、类别、规格、贮藏等均作了具体规定。

如贮藏项下的规定，系为避免污染和降解而对药品贮存与保管的基本要求，以下列名词术语表示：

遮光　系指用不透光的容器包装，例如棕色容器或黑纸包裹的无色透明、半透明容器。

避光　系指避免日光直射。

密闭　系指将容器密闭，以防止尘土及异物进入。

密封　系指将容器密封以防止风化、吸潮、挥发或异物进入。

熔封或严封　系指将容器熔封或用适宜的材料严封，以防止空气与水分的侵入并防止污染。

阴凉处　系指不超过 20℃。

凉暗处　系指避光并不超过 20℃。

冷处　系指 2～10℃。

常温（室温）　系指 10～30℃。

除另有规定外，贮藏项下未规定贮藏温度的一般系指常温。

（3）检验方法和限度：药典正文收载的所有品种，均应按规定的方法进行检验；采用药典规定的方法进行检验时，应对方法的适用性进行确认。如采用其他方法，应将该方法与规定的方法做比较试验，根据试验结果掌握使用，但在仲裁时仍以本版药典规定的方法为准。

药典中规定的各种纯度和限度数值以及制剂的重（装）量差异，系包括上限和下限两个数值本身及中间数值。规定的这些数值不论是百分数还是绝对数字，其最后一位数字都是有效位。

试验结果在运算过程中，可比规定的有效数字多保留一位数，而后根据有效数字的修约规则进舍至规定有效位。计算所得的最后数值或测定读数值均可按修约规则进舍至规定的有效位，取此数值与标准中规定的限度数值比较，以判断是否符合规定的限度。

原料药的含量（%），除另有注明者外，均按重量计。如规定上限为 100% 以上时，系指用本药典规定的分析方法测定时可能达到的数值，它为药典规定的限度或允许偏差，并非真实含有量；如未规定上限时，系指不超过 101.0%。

制剂的含量限度范围，系根据主药含量的多少、测定方法误差、生产过程不可避免偏差和贮存期间可能产生降解的可接受程度而制定的，生产中应按标示量100%投料。如已知某一成分在生产或贮存期间含量会降低，生产时可适当增加投料量，以保证在有效期内含量能符合规定。

（4）标准品与对照品：标准品、对照品系指用于鉴别、检查、含量测定的标准物质。标准品与对照品（不包括色谱用的内标物质）均由国务院药品监督管理部门指定的单位制备、标定和供应。标准品系指用于生物检定或效价测定的标准物质，其特性量值一般按效价单位（或μg）计，以国际标准物质进行标定；对照品系指采用理化方法进行鉴别、检查或含量测定时所用的标准物质，其特性量值一般按纯度（%）计。

标准品与对照品的建立或变更批号，应与国际标准物质或原批号标准品或对照品进行对比，并经过协作标定，然后按照国家药品标准物质相应的工作程序进行技术审定，确认其质量能够满足既定用途后方可使用。

标准品与对照品均应附有使用说明书，一般应标明批号、特性量值、用途、使用方法、贮藏条件和装量等。

标准品与对照品均应按其标签或使用说明书所示的内容使用和贮藏。

（5）计量：试验用的计量仪器均应符合国务院质量技术监督部门的规定。

药典采用的计量单位有长度、体积、质（重）量、物质的量、压力、温度、动力黏度、运动黏度、波数、密度和放射性活度，并规定了单位符号。

药典使用的滴定液和试液的浓度，以 mol/L（摩尔/升）表示者，其浓度要求精密标定的滴定液用"XXX滴定液（YYY mol/L）"表示；作其他用途不需精密标定其浓度时，用"YYY mol/L XXX溶液"表示，以示区别。

温度以摄氏度（℃）表示。水浴温度除另有规定外，均指98～100℃；热水系指 70～80℃；微温或温水系指 40～50℃；室温（常温）系指 10～30℃；冷水系指 2～10℃；冰浴系指约 0℃；放冷系指放冷至室温。

百分比用"%"符号表示，系指重量的比例；但溶液的百分比，除另有规定外，系指溶液 100ml中含有溶质若干克；乙醇的百分比，系指在 20℃时容量的比例。此外，根据需要可采用下列符号：

%（g/g）：表示溶液 100g 中含有溶质若干克。

%（ml/ml）：表示溶液 100ml 中含有溶质若干毫升。

%（ml/g）：表示溶液 100g 中含有溶质若干毫升。

%（g/ml）：表示溶液 100ml 中含有溶质若干克。

"ppm"、"ppb"分别表示百万分比、十亿分比，均系指重量或体积的比例。

液体的滴，系在 20℃时，以 1.0ml 水为 20 滴进行换算。

溶液后标示的"（1→10）"等符号，系指固体溶质 1.0g 或液体溶质 1.0ml 加溶剂使成 10ml 的溶液；未指明用何种溶剂时，均系指水溶液；两种或两种以上液体的混合物，名称间用半字线"-"隔开，其后括号内所示的"："符号，系指各液体混合时的体积（重量）比例。

乙醇未指明浓度时，均系指 95%（ml/ml）的乙醇。

（6）精确度：试验中供试品与试药等"称重"或"量取"的量，均以阿拉伯数字表示，其精确度可根据数值的有效数位来确定，如称取"0.1g"，系指称取重量可为 0.06～0.14g；称取"2g"，系指称取重量可为 1.5～2.5g；称取"2.0g"，系指称取重量可为 1.95～2.05g；称取"2.00g"，系指称取重量可为 1.995～2.005g。

"精密称定"系指称取重量应准确至所取重量的千分之一；"称定"系指称取重量应准确至所取重量的百分之一；"精密量取"系指量取体积的准确度应符合国家标准中对该体积移液管的精密度要求；"量取"系指可用量筒或按照量取体积的有效数位选用量具。取用量为"约"若干时，系指取用量不得超过规定量的±10%。

"恒重"，除另有规定外，系指供试品连续两次干燥或炽灼后称重的差异在 0.3mg 以下的重量；

干燥至恒重的第二次及以后各次称重均应在规定条件下继续干燥 1 小时后进行；炽灼至恒重的第二次称重应在继续炽灼 30 分钟后进行。

试验中规定"按干燥品（或无水物，或无溶剂）计算"时，除另有规定外，应取未经干燥（或未去水、或未去溶剂）的供试品进行试验，并将计算中的取用量按检查项下测得的干燥失重（或水分、或溶剂）扣除。

试验中的"空白试验"，系指在不加供试品或以等量溶剂替代供试液的情况下，按同法操作所得的结果；含量测定中的"并将滴定的结果用空白试验校正"，系指按供试品所耗滴定液的量（ml）与空白试验中所耗滴定液的量（ml）之差进行计算。

试验时的温度，未注明者，系指在室温下进行；温度高低对试验结果有显著影响者，除另有规定外，应以 25℃±2℃为准。

（7）试药、试液、指示剂：试验用的试药，除另有规定外，均应根据通则试药项下的规定，选用不同等级并符合国家标准或国务院有关行政主管部门规定的试剂标准。试液、缓冲液、指示剂与指示液、滴定液等，均应符合通则的规定或按照通则的规定制备。

试验用水，除另有规定外，均系指纯化水。酸碱度检查所用的水，均系指新沸并放冷至室温的水。

酸碱性试验时，如未指明用何种指示剂，均系指石蕊试纸。

链接 1-2

有效数字的处理

一、有效数字

在分析工作中实际能测量到的数字即为有效数字。

（1）在记录有效数字时，规定只允许数的末位欠准，而且只能上下差 1。

例如，用 50 ml 量筒量取 25 ml 溶液，应记成 25 ml，取两位有效数字，因为末位上的 5 已可能有±1 ml 的误差。

（2）常量分析要达到千分之一的准确度，需保留四位有效数字。

（3）0 在数字前面时，是定位用的无效数字，其余都是有效数字。

例如，3.2、0.32、0.032 和 0.0032 均为两位有效数字，0.0320 为三位有效数字、10.00 为四位有效数字，12.490 为五位有效数字。

（4）单位改变时，有效数字的位数不变。

（5）首位为 8 或 9 的数，可多计一位有效数字。

例如，85%与 115%，都可以看成是三位有效数字；99.0%与 101.0%都可以看成是四位有效数字。

（6）pH、lg$K$ 等对数数值，小数点后的位数为有效数字。

pH 等对数值，其有效位数是由其小数点后的位数决定的，其整数部分只表明其真数的乘方次数。如 pH = 11.26（[H^+] = 5.5×10^{-12} mol/L），其有效位数只有两位。

二、数字修约规则

（1）四舍六入五成双。

拟舍弃数字的最左一位数字小于 5 时，则舍去，即保留的各位数字不变。

例：将 12.1498 修约到一位小数，得 12.1。

拟舍弃数字的最左一位数字大于 5，或者是 5，而其后跟有并非全部为 0 的数字时，则进一。即在保留的末位数字加 1。

例：将 1268 修约到百数位，得 13×10^2。

拟舍弃数字的最左一位数字为 5，而其后无数字或皆为 0 时，若所保留的末位数为单数（1，3，5，7，9）则进 1。为双数（2，4，6，8，0）则舍弃。

（2）原测量值要一次修约至所需位数，不可分次修约。

例如将 2.1549 修约为三位数，不能先修约成 2.155，再修成 2.16，只能为 2.15。

（3）运算中可多保留一位有效数字，算出结果后再按规定修约。

在运算过程中，为减少含入误差，其他数值的修约可以暂时多保留一位，等运算得到结果时，再根据有效位数弃去多余的数字。特别是运算步骤长，涉及数据多的情况下，尤其需要。

（4）修约标准偏差值或其他表示不确定度时，只要有效数字后面还有数字，都进位。

例如 $S = 0.213$，若取两位有效数字，宜修约为 0.22，取一位有效数字，宜修约为 0.3，总之修约的结果应使准确度的估计值变得更差一些。

三、运算法则

在进行数学运算时，对加减法和乘除法中有效数字的处理方式不同。

（1）加减运算：多个数值相加减时，所得和或差的绝对误差必较任何一个数值的绝对误差大。因此相加减时应以诸数值中绝对误差最大的数值为准，确定其他数值在运算中保留的位数和决定计算结果的有效位数。即按小数点后位数最少的数保留。

（2）乘除运算：多个数值相乘除时，所得积或商的相对误差必较任何一个数值的相对误差大。因此相乘除时应以诸数值中相对误差最大的数值为准，确定其他数值在运算中保留的位数和决定计算结果的有效位数。即按有效位数最少的数保留。

例 1：$13.65 + 0.008\,23 + 1.633 = ?$

本例是数值相加减，在三个数值中 13.65 小数点后位数最少，其最末一位数为百分位（小数点后二位），因此将其他各数均暂先保留至千分位，即把 0.008 23 修约成 0.008，1.633 不变.进行运算：

$$13.65 + 0.008 + 1.633 = 15.291$$

最后对计算结果进行修约，15.291 应只保留至百分位，而修约成 15.29。

例 2：$14.131 \times 0.076\,54 \div 0.78 = ?$

本例是数值相乘除，在三个数值中，0.78 的有效位数最少，仅为两位有效位数，因此各数值均应暂保留三位有效位数进行运算，最后结果再修约为两位有效位数：

$$14.131 \times 0.076\,54 \div 0.78$$
$$\rightarrow 14.1 \times 0.0765 \div 0.78$$
$$= 1.08 \div 0.78$$
$$= 1.38 \rightarrow 1.4$$

2. 正文　正文是药典的主要内容，为所收载药品或制剂的质量标准。系根据药物自身的理化与生物学特性，按照批准的处方来源、生产工艺、贮藏运输条件等所制定，用以检测药品质量是否达到用药要求并衡量其质量是否稳定均一的技术规定。正文内容根据品种和剂型的不同，按顺序可分别列有：①品名（包括中文名、汉语拼音名与英文名）；②有机药物的结构式；③分子式与分子量；④来源或有机药物的化学名称；⑤含量或效价规定；⑥处方；⑦制法；⑧性状；⑨鉴别；⑩检查；⑪含量或效价测定；⑫类别；⑬规格；⑭贮藏；⑮制剂；⑯杂质信息等。

3. 通则　ChP2015 最大的变动之一是将 ChP2010 各部附录整合，并与药用辅料标准单立成卷，首次作为《中国药典》第四部，收载通则总计 317 个。

通则是药典的重要组成部分，主要收载制剂通则、通用检测方法和指导原则。制剂通则系按照药物剂型分类，针对剂型特点所规定的基本技术要求。收载有片剂、注射剂、胶囊剂、合剂等中药和化学药品 41 种制剂。通用检测方法系各正文品种进行相同检查项目的检测时所应采用的统一的设备、程序、方法及限度等；包括光谱法、色谱法、物理常数测定法、限量检查法等。指导原则系为执行药典、考察药品质量、起草与复核药品标准等所制定的指导性规定，不作为强制的法定标准。ChP2015 通则共收载 7 类 29 个指导原则。如：9001 原料药物与制剂稳定性试验指导原则、9101 药品质量标准分析方法验证指导原则、9011 药物制剂人体生物利用度和生物等效性试验指导原则等。

如苯巴比妥质量标准中的溶解度应严格按照凡例要求试验，熔点测定按照通则 0612 第一法、丙二酰脲类的鉴别反应按照通则 0301、干燥失重测定按照通则 0831、炽灼残渣检查按照通则 0841、含量测定按照通则 0701 要求进行。

含量测定中"取本品约 0.2g，精密称定"，则称样的范围应为 0.1801～0.2199g。

综上可见，药典中凡例、正文和通则三部分的内容是紧密相扣、缺一不可的。

4. 索引 为方便、快速地查阅药典中有关内容。ChP2015 书末分列了中文索引和英文索引，中文索引按汉语拼音顺序排列；英文索引按英文名称，以英文字母顺序排列。

二、主要的外国药典

随着国际经济文化一体化的进展，中国与世界各国的药品贸易逐渐增多，了解国外药典很有必要。对我国药品生产和质量管理具有参考价值的外国药典主要有《美国药典》、《英国药典》、《日本药局方》、《欧洲药典》和《国际药典》。

（一）《美国药典》

美国药典（The United States Pharmacopoeia，USP）由美国药典委员会（The United States Pharmacopeia Convention，USPC）编辑出版，于 1820 年出版第 1 版，1820 年至 1942 年，每 10 年出版 1 版；1942 年至 2000 年，每 5 年出版 1 版，从 2002 年开始每年出版 1 版，目前为第 39 版。美国国家处方集（The National Formulary，NF）1888 年出版第 1 版，1980 年起与 USP 合并为一册出版，目前为第 34 版，缩写为 USP39-NF34，简称为 USP39，于 2016 年 5 月 1 日生效，包含 4 卷及 2 个增补本。它包含关于药物、剂型、原料药、辅料、医疗器械和食物补充剂的标准。

USP 由凡例、正文、通则、索引等内容组成。

1. 凡例 凡例为解释和使用美国药典的标准、检查、含量测定和其他规格提供基本指导，"凡例"与药典的正文各论或通则一样具有法定约束力。

USP "凡例"分为十九项，依次为药典名称、法定名称及法定品种、原子量和化学式、缩略语、有效数字与允许量、通则、药典论坛、增补本、试剂标准、参照试剂、USP 参比标准品、效价单位、制剂成分及工艺、检查和含量测定、处方和配方、保存、包装、贮藏和标签、植物和动物药、重量和度量以及浓度。

NF "凡例"分为书名、法定名称及法定品种、非特殊条件下的贮藏，其他均按 USP 凡例执行。

2. 正文 正文部分各品种按英文字母的顺序先后排列，各原料药都列有：英文名、有机药物的结构式、分子式与分子量、来源或有机药物的化学名称、化学文摘（Chemical Abstracts，CA）登录号、含量或效价规定、包装和贮藏、USP 参考标准品、鉴别、物理常数、检查、含量或效价测定等。

制剂质量标准的组成为：英文名、含量限度、包装和贮藏、USP 参考标准品、鉴别、检查、含量测定。

3. 通则 USP 通则由合并条款、组成和细则、章程和程序、USP 政策以及注意事项五部分组成。与 ChP 通则的内容有明显区别。

USP 通则中还附有供试品分析检验参考的"一般信息"，除另有规定，一般不强制执行。如数据分析与处理，全自动放射性同位素标记化学试剂合成装置，灭菌性能生物指示剂，色差测定仪，药品中的杂质，制剂的体内外相关性，体内生物等效性指导原则，制剂通则，药物制剂的稳定性要求，药典分析方法验证等。

（二）《英国药典》

英国药典（British Pharmacopoeia，BP）由英国药品委员会（British Pharmacopoeia Commission，

BPC）编辑出版，是英国制药标准的重要来源。1864 年出版第一版，目前版本为 2016 年版，缩写为 BP2016，于 2016 年 1 月生效，共 6 卷，包含欧洲药典 8.0～8.5 的所有内容。第一卷～第三卷均有凡例和正文，通则置于第四卷中。第一卷和第二卷正文品种主要为原料药，而第三卷正文品种为药物制剂、血液制品、免疫制品、放射性药物制剂、手术材料和其他材料等。第四卷为红外参考光谱、通则、增补内容和索引。第五卷正文为兽药的原料、制剂和疫苗标准。同时出版光盘版（第六卷）。

1. 凡例 凡例分为三部分。第一部分说明欧洲药典品种的标记；第二部分说明英国药典正文和通则的规定，共有 31 条，如法定标准、试剂、指示剂、溶解度、鉴别、检查和含量测定与试验等；第三部分为欧洲药典的凡例。

2. 正文 BP2016 收载原料药质量标准的组成顺序为：英文名，结构式，分子式和分子量，CA 登录号，作用和用途，化学名称，含量限度，性状，鉴别，检查，含量测定，贮藏，最后列出杂质的结构式和名称。

制剂质量标准的组成顺序为：英文名，含量限度，性状，鉴别，检查，含量测定，贮藏和制剂类别。

3. 通则 共分 25 类，按内容分类，如第 2 类和第 3 类分别为光谱法和色谱法。

书后附有全部内容关键词索引。

（三）《日本药局方》

日本药局方（The Japanese Pharmacopoeia，JP）由日本药局方编辑委员会编辑出版，日本厚生省颁布执行，有日文版与英文版。1886 年 6 月 25 号颁布第一版，1887 年 7 月 1 日开始实施。目前为第十六改正版，缩写为 JP16，自 2011 年 4 月 1 日起实施。分为两部，一部包括通则、制剂总则、一般试验法和医药品各论（主要为化学药品、抗生素、放射性药品以及制剂）。所列出的制剂有气雾剂、液体制剂、溶液剂、浸膏、胶囊剂、颗粒剂和丸剂等 27 种剂型，新增加了经皮吸收制剂；一般试验法项下列出了各类测定方法，类同于中国药典通则的内容编排。二部包括通则、生药总则、制剂总则、一般试验法和医药品各论（主要为生药、生物制品、调剂用附加剂等），还有原子量表、通则和索引。索引置于最后，包含药物的日文名索引、英文名索引和拉丁名索引三种，其中拉丁名索引用于生药品种。

JP 医药品各论中药品的质量标准，按顺序分别列有：品名（日文名、英文名和拉丁名和日本别名）、有机药物的结构式、分子式与分子量、来源或有机药物的化学名、CA 登录号、含量和效价规定、性状和物理常数、鉴别、检查、含量或效价测定、容器和贮藏、有效期等。

第一部和第二部中均有红外光谱附图和紫外-可见吸收光谱图。

（四）《欧洲药典》

欧洲药典（European Pharmacopoeia，EP）由欧洲药品质量管理局（European Directorate for the Quality of Medicines，EDQM）起草和出版，1964 年发行第 1 版欧洲药典，从 2002 年第 4 版欧洲药典开始，出版周期固定为每三年修订一版。EP9 为欧洲药典最新版本，自 2017 年 1 月起在欧洲药典成员国、包括欧盟国家执行。EP9 包括 2 个基本卷，每年出 3 个增补本。第 9 版欧洲药典累计共有 8 个非累积增补本（9.1～9.8）。有英文版与法文版。所有药品、药用物质生产企业在欧洲销售或使用其产品时，都必须遵循欧洲药典标准。

EP 的基本组成有凡例、通用分析方法（包括一般鉴别试验，一般检查方法，常用物理、化学测定法，常用含量测定方法，生物检查和生物分析，生药学方法）、容器和材料、试剂、正文和索引等。

EP 正文品种的内容包括：品名（英文名，拉丁名）、分子结构式、分子式与分子量、含量限度及化学名称、性状、鉴别、检查、含量测定、贮藏、可能的杂质结构等。

欧洲药典的权威性和影响力正在不断扩大，参与制定和执行欧洲药典的国家在不断增加。中国药典委员会于 1994 年成为欧洲药典委员会的观察员之一，有利于进一步加强联系与合作。

（五）国际药典

国际药典（The International Pharmacopoeia，Ph.Int）是由世界卫生组织（World Health Organization，WHO）编纂，旨在为所选药品、辅料和剂型的质量标准达成一个全球范围的统一的标准性文献。其采用的信息是综合了各国实践经验并广泛协商后整理而成。

《国际药典》收载原料药、辅料和制剂测试的推荐分析方法和标准，可供成员国制订药典标准时参考和采用，采用国在有关法规上明文规定后，方具法定效力。

《国际药典》收载正文品种包括在世界卫生组织基本药物示范目录中，这些品种均应按世界卫生组织的药品生产质量管理规范（GMP）或生产颁发的 GMP 要求进行生产。

目前为第五版，于 2015 年出版。分为 2 卷：第 1 卷收载药典凡例和大多数原料药标准；第 2 卷则收载余下的原料药标准、制剂标准、放射性药品标准、通用测定法、红外光谱、试剂和索引。

为便于阅读，本书在引用各国药典收载的内容时，直接在文中以该国药典的缩写形式标注。

第三节　药品检验与监督

药品检验工作的根本目的是保证人民用药的安全、有效。药物分析工作者必须具备认真负责的工作态度，正确、熟练的操作技能，实事求是的科学态度和优良的科学作风，才能正确地分析研究药物的质量，并对被分析的药物作出合理、公正和客观的评价，从而保证药品检验工作的公正性。

一、检验机构及其职能

《中华人民共和国药品管理法》规定：药品监督管理部门设置或者确定的药品检验机构，承担依法实施药品审批和药品质量监督检查所需的药品检验工作。

CFDA 下设的中国食品药品检定研究院承担各省级药品检验所的技术考核与业务指导，国家药品标准物质的标定，药品注册检验及进口药品的注册检验与药品监督检验和复检等工作。各省级食品药品检验所承担辖区内药品的抽检与委托检验以及药品的注册检验。各市（县）级药品检验所承担辖区内的药品监督检查与管理工作。

药品管理法也对药品生产企业、药品经营企业和医疗机构的药品检验机构或者人员作出了应当接受当地药品检验机构业务指导的规定。

二、检验的类别

药品检验按其检验的性质和检验结果的效力分为两大类：第一类是药品研究、生产、经营和使用单位等对药品的检验；第二类是药品监督管理部门依法履行药品监督管理职能所需进行的检验。具体为：

1. 出厂检验　《中华人民共和国药品管理法》规定：药品生产企业生产的药品必须经过检验，合格者方可出厂；药品经营企业必须对购进的药品进行验收检验，合格者方可入库；医院制剂部门生产的制剂必须进行质量检验，合格者方可使用。

药品出厂检验是指药品生产企业对放行出厂的产品按国家药品标准或企业药品标准进行的质

量检验过程。

2. 委托检验 委托检验是指药品生产企业由于缺少使用频次较少的检验仪器设备而无法完成的检验项目，委托具有相应检测能力并通过实验室资质认定或实验室认可的检验机构，或具有相应检测能力并通过 GMP 认证的药品生产企业进行检验。

3. 抽查检验 药品监督管理部门根据监督检查的需要，可以对药品质量进行抽查检验。分为：

（1）评价抽检：是药品监督管理部门为掌握、了解辖区内药品质量总体水平与状态而进行的抽查检验工作。国家药品抽检以评价抽检为主。

（2）监督抽检：国家对生产、经营、使用的药品质量实行监督抽查检验。监督抽查检验分为专项监督抽查检验和日常监督抽查检验。省、市（县）级药品检验所以监督抽检为主。

4. 复核检验 简称复检。当事人对药品检验机构的检验结果有异议的，可以自收到药品检验结果之日起七日内向原药品检验机构或者上一级药品监督管理部门设置或者确定的药品检验机构申请复验，也可以直接向国务院药品监督管理部门设置或者确定的药品检验机构申请复验。受理复验的药品检验机构必须在国务院药品监督管理部门规定的时间内作出复验结论。中国食品药品检定研究院对有异议的药品进行的再次抽检也称仲裁检验。复核检验也包括对药品注册标准的审核检验。

5. 进口药品检验 对已经获得《进口药品注册证》或批件的进口药品进行的检验。

三、药品检验工作的基本程序

药品检验工作的基本程序一般为取样、留样、检验（性状、鉴别、检查、含量或效价测定）、记录与报告。

（一）取样

分析任何样品都要从取样开始。要从大量的样品中取出能代表样本整体质量的少量样品进行分析，要考虑取样的科学性、真实性、代表性，取样方法要科学、合理，因此取样的基本原则为均匀、合理。

取样时，应先检查品名、批号、数量、包装等情况，符合要求后方可取样。

为使取样具有代表性，生产规模的固体原料药要用取样探子取样，取样的量也视产品数量的不同而不同。设总件数（如箱、桶、袋、盒等）为 n，当 $n \leqslant 3$ 时，应每件取样；$n \leqslant 300$ 时，取样的件数应为 $\sqrt{n} + 1$；当 $n > 300$ 时，按 $\sqrt{n}/2 + 1$ 的件数随机取样。

制剂的取样视具体情况而定。

除另有规定外，一般为等量取样，混合后作为样品进行检验。取样应具有代表性，应全批取样，分部位取样。一次取得的样品量至少可供 3 次检验用。

取样时必须填写取样记录，取样容器和被取样包装上均应贴上标签。

（二）留样

留样是按规定保存的、用于质量追溯或调查的物料、产品样品。接收检品检验时必须按规定留样，每批药品的留样数量一般至少应当能够确保按照注册批准的质量标准完成两次全检。留样可在检品登记后分检的同时由收检部门留样交留样库；也可在检验完成后将剩余的检品由检验人员填写留样记录，注明数量和留样日期，签封后交留样库；清点登记、入库保存。

（三）检验

在确认检品无误后，按照质量标准及其方法和有关标准操作规程（standard operation procedure，SOP）进行检验，并按要求做好原始记录。检验的项目包括：

1. 性状 药品的性状（description）是药品质量的重要表征之一，是药品质量检验的第一项内容。性状项下记述了药品的外观、臭、味，溶解度以及物理常数等。外观性状是对药品的色泽和外表感观的规定；溶解度是药品的一种物理性质；物理常数包括相对密度、馏程、熔点、凝点、比旋度、折光率、黏度、吸收系数、碘值、皂化值和酸值等。

由于外观、臭、味属一般性描述，没有确切的法定检验方法，故不构成法定标准的组成部分。物理常数的测定结果不仅对药品具有鉴别意义，也反映药品的纯度，是评价药品质量的主要指标之一，其测定方法收载于药典通则。

2. 鉴别　药物的鉴别试验（identification）是指用可靠的理化方法或生物学方法来证明已知药物的真伪。通常某一项鉴别试验只能表示药物的某一特征，因此鉴别一般是采用一组试验项目（二项或几项）进行全面的评价。

案例 1-1ChP2015 苯巴比妥的鉴别项下规定了母核反应：丙二酰脲类的鉴别反应；特征鉴别反应：与硫酸-亚硝酸钠的反应、与甲醛-硫酸的反应；及红外分光光度法。

3. 检查　药品质量标准的检查项下，收载有包括反映药品的安全性与有效性的试验方法和限度，以及均一性与纯度等制备工艺要求等内容。安全性检查包括无菌、热原、细菌内毒素、异常毒性、升压或降压物质等方面的检查。有效性检查是指与疗效相关，但在鉴别、纯度检查和含量测定中不能有效控制的项目，如不同构型或晶型疗效差异较大的原料药中无效（或低效）构型或晶型的检查；难溶性药物制剂溶出度或释放度的检查；抗酸药物（氢氧化铝）致酸力的检查等。均一性检查主要是对制剂均匀程度的检查，如重（装）量差异、含量均匀度检查等。纯度检查是检查项下的主要内容，是对药物中的杂质进行检查。有关药物中杂质检查的基本规律将在第三章集中讨论，并在第五至第十三章（各类药物）中阐述有代表性药物的特殊杂质及其检查方法。

4. 含量或效价测定　含量或效价测定是指用规定的方法测定药物中有效成分的含量或效价，是评价药品质量、保证药品疗效的重要手段。凡用理化方法测定药物含量的，称为含量测定（assay）；凡用生物学方法（包括生物检定和微生物检定）或酶学方法测定药物效价的，称为效价测定（assay of potency）。含量或效价测定需在有效成分鉴别无误、杂质检查合格的基础上进行。

概括起来，鉴别是用来判定药物的真伪，而检查和含量测定则可用来判定药物的优劣。所以，判断一个药物的质量是否符合要求，必须全面考虑鉴别、检查与含量测定三者的检验结果。除此之外，尚应结合药物的性状进行综合的判断。

（四）记录和报告

上述药品检验及其结果必须有完整的原始记录，实验数据必须真实，不得涂改，还应写出检验报告，并根据检验结果得出明确的结论。

1. 检验记录　检验的记录应真实、完整、简明、具体；字迹应清晰，色调一致，不得任意涂改，若写错时，在错误的地方划上单线或双线，在旁边改正重写，并签名盖章。

检验记录的内容和记录顺序如下：①品名、规格、批号、数量、来源、检验依据；②取样日期、报告日期；③检验项目、数据、结果、计算；④判定；⑤检验人、复核人签名或盖章。

检验记录作为检验的第一手资料，应妥善保存、备查。

2. 检验报告书　检验后出具的检验报告书的内容如下：

①品名、规格、批号、数量、来源、检验依据；②取样日期、报告日期；③检验结果；④结论；⑤检验人、复核人、负责人签名或盖章。

检验报告是对药品质量检验结果的证明书，判定必须明确、肯定、有依据。

检验报告结论的书写通常会出现下列四种情况：①全面检验后，各项指标均符合质量标准，如 "本品为维生素 C，符合中国药典（2015 年版）的规定"。②全面检验后有个别项目不符合规定，但尚可供药用，如 "本品为葡萄糖，检 '乙醇溶液的澄清度' 不符合规定，其他各项检验均符合中国药典（2015 年版）的规定，认为本品可改作 '口服葡萄糖' 用，但不得供制备注射剂用"。

③全面检验后，不符合规定，不可供药用，或虽未全面检验，但主要检验项目不符合规定，不可供药用，如"本品为葡萄糖注射液，其热原检查不符合中国药典（2015 年版）的规定，不得供药用"。④根据送检者要求，仅对个别检验项目作出是否符合规定的结论，如"本品（维生素 B_{12} 注射液）的 pH 为 5.5，检 pH 符合中国药典（2015 年版）的规定"。维生素 B_{12} 注射液 pH 应为 4.0～6.0。

药物分析工作者在完成药品检验工作，并写出书面报告后，还应对不符合规定的药品提出处理意见，以便供有关部门参考，并协助生产企业尽快地使药品的质量符合要求。

检验报告上必须有检验人、复核人和部门负责人的签章，必要时由检验单位盖章。签章应写全名，否则该检验报告无效。

四、法 律 责 任

《中华人民共和国药品管理法》第八十六条："药品检验机构出具虚假检验报告，构成犯罪的，依法追究刑事责任；不构成犯罪的，责令改正，给予警告，对单位并处三万元以上五万元以下的罚款；对直接负责的主管人员和其他直接责任人员依法给予降级、撤职、开除的处分，并处三万元以下的罚款；有违法所得的，没收违法所得；情节严重的，撤销其检验资格。药品检验机构出具的检验结果不实，造成损失的，应当承担相应的赔偿责任"。

第四节　全面控制药品质量的科学管理

药品质量的控制是一项涉及多方面、多学科的综合性工作，涉及药品的研究、生产、供应、临床和检验各环节。为了确保药品的质量，除了对成品进行严格的分析检验外，还必须在药品的研究、生产、供应、使用等各个环节严格执行质量管理规范。

一、我国药品管理法规

参考国外先进的药品研发和生产管理的经验和技术，结合我国的实际情况，根据《中华人民共和国药品管理法》和《中华人民共和国药品管理法实施条例》的规定，我国制定并颁布实施的药品质量管理规范有：

1. 《药物非临床研究质量管理规范》　非临床研究，系指为评价药物安全性，在实验室条件下，用实验系统进行的各种毒性试验，包括单次给药的毒性试验、反复给药的毒性试验、生殖毒性试验、遗传毒性试验、致癌试验、局部毒性试验、免疫原性试验、依赖性试验、毒代动力学试验及与评价药物安全性有关的其他试验。《药物非临床研究质量管理规范》（good laboratory practice，GLP）是为提高药物非临床研究的质量，确保实验资料的真实性、完整性和可靠性，保障人民用药安全，根据《中华人民共和国药品管理法》而制定。适用于为申请药品注册而进行的非临床研究，其内容包括组织机构和人员、实验设施、仪器设备和实验材料、标准操作规程、研究工作的实施、资料档案管理等。药物非临床安全性评价研究机构必须遵循本规范。

2. 《药物临床试验质量管理规范》　临床试验（clinical trial），指任何在人体（患者或健康志愿者）进行的药物系统性研究，以证实或揭示试验药物的作用、不良反应和（或）试验药物的吸收、分布、代谢和排泄，目的是确定试验药物的疗效与安全性。《药物临床试验质量管理规范》（good clinical practice，GCP）是为保证药物临床试验过程规范，结果科学可靠，保护受试者的权益并保障其安全，根据《中华人民共和国药品管理法》、《中华人民共和国药品管理法实施条例》，参照国际公认原则（世界医学会《赫尔辛基宣言》、国际医学科学组织理事会《涉及人的生物医学研究国际伦理准则》）而制定，是临床试验全过程的标准规定，包括方案设计、组织实施、监察、稽查、记录、分析总结和报告。凡进行各期临床试验、人体生物利用度或生物等效性试验，均须按本规范执行。

3.《药品生产质量管理规范》 《药品生产质量管理规范》（good manufacture practice，GMP）是为规范药品生产质量管理，根据《中华人民共和国药品管理法》和《中华人民共和国药品管理法实施条例》的规定而制定。GMP 要求企业应建立药品质量管理体系。该体系包括影响药品质量的所有因素，是确保药品质量符合预定用途所需的有组织、有计划的全部活动总和。GMP 作为质量管理体系的一部分，是药品生产管理和质量控制的基本要求，以确保持续稳定地生产出适用于预定用途、符合注册批准或规定要求和质量标准的药品，并最大限度减少药品生产过程中污染、交叉污染以及混淆、差错的风险。

GMP 是现今国际医药企业共同认可并行之有效的药品生产管理方式，实施 GMP，实现对药品生产全过程的监督管理，是确保所生产药品安全有效、质量稳定可控的重要措施。

4.《药品经营质量管理规范》 《药品经营质量管理规范》（good supply practice，GSP）是为加强药品经营质量管理，规范药品经营行为，保障人体用药安全、有效，根据《中华人民共和国药品管理法》、《中华人民共和国药品管理法实施条例》而制定。GSP 是药品经营管理和质量控制的基本准则，企业应当在药品采购、储存、销售、运输等环节采取有效的质量控制措施，确保药品质量。药品经营企业应当严格执行本规范。药品生产企业销售药品、药品流通过程中其他涉及储存与运输药品的，也应当符合本规范相关要求。

GLP、GCP、GMP、GSP 反映了全面控制药品质量科学管理的四个方面，作为药物分析工作者有责任积极参与和研究，并严格执行有关的规定。

二、人用药品注册技术国际协调会

人用药品注册技术国际协调会（International Conference on Harmonisation of Technical Requirements for Registration of Pharmaceuticals for Human Use，ICH）是由欧盟、美国、日本三方的药品注册管理当局和制药企业协会（管理机构）于 1990 年共同发起，对三方成员国人用药品注册技术要求的现存差异进行协调的国际组织。其组建的目的是：对三方成员国之间人用药品注册技术要求通过国际协调取得一致；对新药研究开发技术标准进行改进与革新以期提高研究质量；节约人力、动物、物资等资源，缩短研究开发周期，节约经费开支；提高新药研究、开发、注册、上市的效率，为控制疾病提供更多更好的新药。

ICH 经过多年的协调统一，已经在药品注册技术要求的许多方面达成了共识，并在三方的药品注册审评中得到实施。ICH 协调的专题内容分为 4 个类别，共 40 余种。分别为：

1. 安全性 ICH 有关药品安全性的技术要求（safety，以代码 S 标识）现有 11 种，包括药物的致癌性试验、遗传毒性试验、毒代和药代动力学试验、长期毒性试验、生殖毒性试验、生物制品的临床前安全性试验、安全性药理试验、免疫毒性试验、抗癌药物的非临床试验、药物的光安全性试验和儿科药物的临床前安全性试验，如 S3 毒代和药代动力学试验。

2. 质量 ICH 有关药品质量的技术要求（quality，以代码 Q 标识）现有 12 种，包括稳定性试验、分析方法验证、杂质研究、药典方法、生物技术产品质量和安全、质量标准、原料药 GMP、药品研发、质量风险管理和药品质量体系等，如 Q3 杂质，Q3A 新药原料中的杂质。

3. 有效性 ICH 有关药品有效性的技术要求（efficacy，以代码 E 标识）现有 18 种，包括临床安全性的评价、数据管理、安全警戒、临床试验研究的设计、剂量和药效、种族影响因素数据分析、特殊人群试验、注意事项、数据统计、报告要求和 GCP，药物基因组学研究、生物标记物与采样方法等。如 E6 药品临床研究质量管理规范（GCP）。

4. 综合技术要求 ICH 有关药品的综合技术要求（multidisciplinary，以代码 M 标识）现有 8 种，包括医学术语（medical dictionary for regulatory activities，MedDRA）、药政信息传递之电子标

准、药物非临床安全性试验、通用技术文件（common technical document，CTD）、药品词汇的数据要素和标准、基因治疗、基因毒性杂质和电子通用技术文件（eCTD），如 M1 医学术语。

目前，ICH 中以欧盟、美国和日本为首的国家集团中，制药工业产值约占了世界的 80%，所使用的研究和开发费用约占了世界药物研究总投入的 90%，并集中了国际上最先进的药品研发和审评的技术与经验。因此，ICH 在药品注册管理和生产领域具有重要的影响。WHO 建议各国在药品注册中采用 ICH 的技术要求。ICH 的技术要求也促进了我国药物的创新研究发展和药品生产技术水平的不断提高。

ICH 有关药品质量的技术要求也是药物分析学科进行药物质量研究的重要技术参考。

第五节　药物分析课程的学习要求

药物分析是药学各专业的专业必修课，是在无机化学、有机化学、分析化学、药物化学、药剂学以及其他有关课程的基础上开设的一门综合性应用学科，旨在培养学生强烈的全面控制药品质量的观念，掌握药物分析研究的方法和技能，能够胜任药品检验工作，并具备分析和解决药品质量问题的思维和能力。作为方法学，学生在学习中要注意掌握药物分析的方法原理和技术，在代表性药物的学习中，要抓住结构—性质—分析方法的主线，建立药物分子结构与分析方法的联系。首先掌握一类药物的母核，研究其共性，再根据其取代基的特点研究其个性，在学习中要注意培养应用以往所学知识解决药物分析实际问题的意识，提高分析问题、解决问题的能力。作为一门应用学科，应培养学生具有强烈的药品质量观念，以药典为核心，掌握药品质量控制的基本方法和基本技能，了解药物分析方法原理和技术在药物研发、药物生产和药物使用过程中的应用，在学好理论知识的同时，还应注意实验操作技能的培养，并加强创新能力的培养，为今后的工作打下良好的基础。通过本课程的学习，学生应重点掌握以下内容：

（1）药品质量控制的法典和规范。

（2）药物分析的基本方法和技术——药物的鉴别、检查、含量测定的基本原理与基本方法。

（3）代表性药物的共性分析规律——药物的结构、理化性质及分析方法的相关性，典型药物的鉴别、杂质检查和含量测定的基本方法。

（4）药物制剂分析的特点与基本内容。

（5）药用辅料的分析。

（6）药品质量标准的基本内容，制定或修订标准的基本原则与基本方法。

（7）中药、生化药物与生物制品、体内药物分析的基本知识。

（8）药品质量控制中分析方法的进展。

（广东药科大学　宋粉云）

第二章 药物的鉴别试验

本章要求

1. 掌握鉴别试验设计的依据和影响鉴别试验结果的主要因素；熔点、比旋度、吸收系数、折光率等物理常数的测定方法和注意事项；化学鉴别法、光谱鉴别法和色谱鉴别法的基本原理和方法特点。

2. 熟悉鉴别试验的分类。

3. 了解一般鉴别试验的方法。

案例 2-1

ChP2015 丙磺舒（probenecid）的鉴别

丙磺舒为抗痛风药，化学名为对-[（二丙氨基）磺酰基]苯甲酸。

【性状】 本品为白色结晶性粉末；无臭。

本品在丙酮中溶解，在乙醇或三氯甲烷中略溶，在水中几乎不溶；在稀氢氧化钠溶液中溶解，在稀酸中几乎不溶。

熔点 本品的熔点（通则 0612）为 198～201℃。

【鉴别】 （1）取本品约 5 mg，加 0.1 mol/L 氢氧化钠溶液 0.2 ml，用水稀释至 2 ml（pH 约 5.0～6.0），加三氯化铁试液 1 滴，即生成米黄色沉淀。

（2）取本品约 0.1 g，加氢氧化钠 1 粒，小火加热熔融数分钟，放冷，残渣加硝酸数滴，再加盐酸溶解使成酸性，加水少许稀释，滤过，滤液显硫酸盐的鉴别反应（通则 0301）。

（3）取本品，加含有盐酸的乙醇 [取盐酸溶液（9→1000）2 ml，加乙醇制成 100 ml]制成每 1ml 中含 20μg 的溶液，照紫外-可见分光光度法（通则 0401）测定，在 225 nm 与 249 nm 的波长处有最大吸收，在 249 nm 波长处的吸光度约为 0.67。

（4）本品的红外光吸收图谱应与对照的图谱（光谱集 73 图）一致。

问题：

1. 药物鉴别的意义是什么？

2. 丙磺舒有 4 个鉴别试验，这些鉴别试验设计的依据是什么？

3. 性状在原料药和制剂鉴别中具有什么作用？

第一节 概　　述

一、药物鉴别的意义

药物的鉴别（identification）是根据药物的化学结构和理化性质，用规定的试验方法来辨别药物真伪的质量控制过程。由于辨别药物的真伪是保证药品安全、有效的前提条件,所以鉴别是药物分析的首项工作。质量标准鉴别项下的试验方法用于证实是否为其标签所标示的药物,是该药物应具备的必要条件,而非充分条件,因此一般不足以鉴别未知药物。

二、鉴别试验的分类

按照鉴别方法的原理,鉴别试验可分为物理学方法、化学方法、物理化学方法和生物学方法等。物理学方法如熔点、比旋度等物理常数的测定;化学方法如颜色变化反应、沉淀生成反应、气体生成反应和制备衍生物测定熔点等;物理化学的方法,如分光光度法和色谱法等。生物学方法应用较少。

按照鉴别方法的专属性,鉴别试验可分为一般鉴别试验(general identification test)和专属鉴别试验(specific identification test)。一般鉴别试验是指收载在 ChP2015 通则 0301 "一般鉴别试验"项下,以某一类药物的化学结构及其理化性质为依据,通过化学反应来鉴别该类药物真伪的方法。如 Na^+、K^+、Cl^-、SO_4^{2-} 的鉴别,水杨酸、枸橼酸、酒石酸、苯甲酸、乳酸以及芳香第一胺类、丙二酰脲类、托烷生物碱类等的鉴别。专属鉴别试验是依据每一种药物化学结构的差异及其所引起的物理化学特性的不同,选用某些灵敏的定性反应来区分同类药物中的各个药物,达到鉴别药物真伪的目的。

除鉴别项下的鉴别试验外,性状(description)在药物鉴别中也具有重要的作用。对于原料药物的鉴别,除按药品质量标准的鉴别项下规定的方法试验外,还应结合性状项下外观、溶解度和物理常数等的规定进行确认;对于制剂,性状项下的规定也可对药品的真伪进行初步的判断。

三、鉴别试验设计的依据

鉴别试验是根据药物的化学结构、理化性质来进行设计的。一般要求鉴别试验方法应有一定的专属性、灵敏度,并且易于推广;对于一个药品,应尽量将化学法与仪器法相结合,每种药品一般选用 2~4 种方法进行试验,各方法相互补充;在建立方法时,如药典中收载过该药物成分的鉴别方法,可参考药典方法拟定,并按 ChP2015 通则 9101 "药品质量标准分析方法验证指导原则"进行方法学验证(validation)。

鉴别试验应具有较高的灵敏度(sensitivity)。灵敏度可用最低检出量(minimum detectable quality)和最低检出浓度(minimum detectable concentration)表示。最低检出量是指在一定条件下,鉴别反应能够观测出试验结果的供试品的最小重量;最低检出浓度是指某一反应,在一定条件下能够观测出供试品并给出肯定结果的最低浓度,若低于此浓度便不能被检出。

鉴别试验应具有较强的专属性(specificity)。专属性是指在一定条件下,一个鉴别方法仅对一种成分产生检测信号的性质。鉴别时共存的药物、附加剂应不干扰鉴别试验。在鉴别试验方法验证时,为避免错误,达到鉴别药物真伪的目的,应设计空白试验(blank test)。空白试验是指不加供试液或以等量溶剂替代供试液的情况下,在完全相同的试验条件下试验。空白试验不出现正反应,说明试剂等不干扰鉴别试验。另外,在鉴别试验中也常用已知样品的溶液替代供试品溶液,同法操作,称为对照试验(reference test)。对照试验用于检查试剂是否变质失效或反应进行的条件是否控制正常。

四、鉴别试验的条件

为保证鉴别试验的可靠性,凡影响试验结果的因素均应严格控制。

（一）溶液的酸碱度

许多鉴别反应都需要在一定的酸碱性条件下才能进行。在鉴别试验中，应调节酸碱度使反应物有足够浓度处于易于反应的状态，使反应生成物处于稳定和易于观测的状态。

（二）溶液的浓度

很多鉴别试验利用的是化学反应现象（如沉淀的生成或溶解、颜色的变化或气味的产生等）、光谱或色谱的特征参数来判断结果，药物和试剂的浓度直接影响这些变化，均应严格控制。

（三）溶液的温度与反应速度

反应速度与药物的结构及反应的类型有关，离子反应一般反应速度较快，而以共价键结合的有机化合物，反应速度较慢。此外，反应速度还与温度有关，一般温度升高 10℃，反应速度随之加快 2~4 倍，一些鉴别反应需在加热的条件下才能进行。

（四）共存物质的干扰

鉴别试验的专属性是相对的。有些专属性较强的反应，当药物中共存物质如辅料或复方制剂中的其他药物发生变化时，也可能干扰鉴别试验。在这种情况下，可采取掩蔽、提取分离或选择专属性更高的反应来排除干扰。

（五）反应的溶剂

大多数鉴别试验是将供试品制备成溶液状态进行的。建立方法时，应选择价廉易得、低毒的溶剂，避免使用低沸点、易挥发的溶剂。水是常用的溶剂，乙醇等有机溶剂也偶见使用。

案例 2-1 分析讨论

鉴别是根据药物的化学结构和理化性质，用规定的试验方法来辨别药物真伪的质量控制过程。由于辨别药物的真伪是保证药品安全、有效的前提条件，所以鉴别是药物分析工作中的首项工作。

ChP2015 中丙磺舒的鉴别试验有 4 个，这些鉴别试验是根据药物和与药物共存物质的化学结构、理化性质来进行设计的。鉴别试验（1）、（2）为化学鉴别法。鉴别试验（1）根据丙磺舒在弱酸性条件下，能与三氯化铁试液反应生成米黄色沉淀进行鉴别；鉴别试验（2）利用丙磺舒分子有苯磺酰胺结构，加氢氧化钠加热熔融后，再加硝酸，苯磺酰胺的结构转换生成 SO_4^{2-}，显硫酸盐的鉴别反应。鉴别（3）、（4）为分光光度法，利用丙磺舒有紫外和红外光谱吸收的性质，用分光光度法进行鉴别。

鉴别试验收载在药品质量标准的鉴别项下，对于原料药物的鉴别还应结合质量标准性状项下的外观、溶解度和物理常数等进行确认。在本例中，性状项下规定了丙磺舒的颜色、臭、味和溶解行为，也规定了熔点。

第二节　物理常数测定法

药物的物理常数（physical constant）是药物的特性常数，收载于质量标准的性状项下。ChP2015 在四部通则中收载了相对密度、馏程、熔点、凝点、比旋度、折光率、黏度、吸收系数、碘值、皂化值和酸值等物理常数的测定方法。物理常数的测定结果不仅对药品具有鉴别意义，也反映药品的纯度，是评价药品质量的主要指标之一。

一、熔 点

（一）基本概念

ChP 规定的熔点（melting point，mp）是指药物按照规定的方法测定，由固体熔化成液体的温度、熔融同时分解的温度或在熔化时自初熔至全熔的一段温度。定义中"初熔"是指供试品在毛细管内开始局部液化出现明显液滴时的温度；"全熔"是指供试品全部液化时的温度；"熔融同时分解"是指供试品在一定温度下熔融同时分解产生气泡、变色或浑浊等现象。

熔点是大多数固体有机药物重要的物理常数。测定熔点的药品，应是遇热晶型不转化，其初熔点和终熔点容易分辨的药品。药物若纯度差，则熔点下降，熔距增长。因此通过测定药物的熔点，不但可以鉴别药物真伪，也可用于检查药品的纯度。

（二）测定方法

按照待测药物性质的不同，ChP2015 收载了三种测定方法：第一法用于测定易粉碎的固体药品；第二法用于测定不易粉碎的固体药品（如脂肪、脂肪酸、石蜡和羊毛脂等）；第三法用于测定凡士林或其他类似物质。各药物品种项下未注明时，均系指第一法。第一法又分为传温液加热法和电热块空气加热法，并以传温液加热法测定结果为准。

链接 2-1

ChP2015 熔点测定第一法：A. 传温液加热法

取供试品适量，研成细粉，除另有规定外，应按照各品种项下干燥失重的条件进行干燥。若该品种为不检查干燥失重，熔点范围低限在 135℃以上、受热不分解的供试品，可采用 105℃干燥；熔点在 135℃以下或受热分解的供试品，可在五氧化二磷干燥器中干燥过夜或用其他适宜的干燥方法干燥，如恒温减压干燥。

分取供试品适量，置熔点测定用毛细管（简称毛细管，由中性硬质玻璃管制成，长 9 cm 以上，内径 0.9～1.1 mm，壁厚 0.10～0.15 mm，一端熔封；当所用温度计浸入传温液在 6 cm 以上时，管长应适当增加，使露出液面 3 cm 以上）中，轻击管壁或借助长短适宜的洁净玻璃管，垂直放在表面皿或其他适宜的硬质物体上，将毛细管自上口放入使自由落下，反复数次，使粉末紧密集结在毛细管的熔封端。装入供试品的高度为 3 mm。另将温度计（分浸型，具有 0.5℃刻度，经熔点测定用对照品校正）放入盛装传温液（熔点在 80℃以下者，用水；熔点在 80℃以上者，用硅油或液状石蜡）的容器中，使温度计汞球部的底端与容器的底部距离 2.5 cm 以上（用内加热的容器，温度计汞球与加热器上表面距离 2.5 cm 以上）；加入传温液以使传温液受热后的液面在温度计的分浸线处。将传温液加热，待温度上升至较规定的熔点低限约低 10℃时，将装有供试品的毛细管浸入传温液，贴附在温度计上（可用橡皮圈或毛细管夹固定），位置须使毛细管的内容物部分恰在温度计汞球中部；继续加热，调节升温速率为每分钟 1.0～1.5℃，加热时须不断搅拌使传温液温度保持均匀，记录供试品在初熔至全熔时的温度，重复测定 3 次，取其平均值，即得。

"初熔"系指供试品在毛细管内开始局部液化出现明显液滴时的温度。

"全熔"系指供试品全部液化时的温度。

测定熔融同时分解的供试品时，方法如上述，但调节升温速率为每分钟 2.5～3.0℃；供试品开始局部液化时（或开始产生气泡时）的温度作为初熔温度；供试品固相消失全部液化时的温度作为全熔温度。遇有固相消失不明显时，应以供试品分解物开始膨胀上升时的温度作为全熔温度。某些药品无法分辨其初熔、全熔时，可以其发生突变时的温度作为熔点。

（三）测定时的注意事项

影响熔点测定的因素较多。传温液的种类和升温速度，毛细管的内径和壁厚及其洁净与否，供试品装入毛细管内的高度及其紧密程度，温度计的准确度，以及结果判断的正确性等均可影响测定结果。为使测定结果准确，应严格按照 ChP2015 通则 0612 的规定进行操作。

二、吸　收　系　数

（一）基本概念

吸收系数（absorption coefficient），是指在一定波长下，单位光路长度，某物质单位浓度的吸光度值。吸收系数与被测物质的结构、性质和测定波长等因素有关，与入射光强度、吸收池厚度及样品浓度无关，是反映物质吸光性质的重要物理常数。

根据 Lambert-Beer 定律：

$$E = A / cl$$

式中，E 为吸收系数；A 为吸光度；c 为物质的浓度；l 为液层厚度（光路长度）。通过实验测定 A，就可计算得到该物质的吸收系数 E。由于物质浓度的计量单位不同，吸收系数有两种不同的表示方式。摩尔吸收系数（molar absorption coefficient，ε）的物理意义为吸光物质溶液浓度为 1 mol/L，液层厚度为 1 cm 时的吸光度数值；百分吸收系数（specific absorption coefficient，$E_{1cm}^{1\%}$）的物理意义为吸光物质溶液浓度为 1%（g/ml），液层厚度为 1 cm 时的吸光度数值。ChP 采用百分吸收系数。吸收系数不但用于原料药的鉴别，也可作为采用紫外分光光度法进行含量测定时的计算依据。

（二）测定方法

用紫外-可见分光光度计（ultraviolet-visible spectrophotometer）测定。药品检验时，按照 ChP2015 通则 0401 "紫外-可见分光光度法" 项下的仪器校正和检定方法进行校正和检定；检查吸收池的配对性；按各品种项下规定的方法配制供试品溶液，核对供试品的吸收峰位置是否正确；在规定的波长处测定供试品溶液的吸光度，并计算吸收系数，应符合规定范围。

（三）测定时的注意事项

应严格按照 ChP2015 通则 0401 仪器校正和检定方法对紫外-可见分光光度计进行校正和检定。溶剂与溶液酸碱度对鉴别结果有明显的影响，应严格控制。应选择在测定波长处吸收无干扰、易得、低毒的溶剂，避免使用低沸点、易挥发的溶剂。一般取干燥的供试品测定，但如果供试品不稳定，可取未经干燥的供试品测定，然后再另取供试品测定干燥失重后，计算时扣除即可。为减小测定误差，应调整供试品溶液的浓度，使供试品溶液的吸光度值在 0.3~0.7 之间。

（四）应用示例

贝诺酯（benorilate）为解热镇痛、非甾体抗炎药物，化学名为 4-乙酰氨基苯基乙酰水杨酸酯。贝诺酯结构中有共轭体系，具紫外吸收性质，ChP2015 在性状项下规定了吸收系数的测定，方法为：

取本品，精密称定，加无水乙醇溶解并定量稀释制成每1ml中约含7.5 μg的溶液，照紫外-可见分光光度法（通则0401）测定，在240 nm的波长处测定吸光度，吸收系数（$E_{1cm}^{1\%}$）应为730～760。

三、比 旋 度

（一）基本概念

在空间上不能重叠，互为镜像关系的立体异构体称为对映体（enantiomer）。手性药物的对映体之间，可使平面偏振光发生程度相同而方向相反的偏转。电磁波电矢量的振动方向，可通过尼可尔棱镜等装置，固定在垂直于光波传播方向的某一方位上，形成平面偏振光，当平面偏振光通过含有某些光学活性化合物的液体或溶液时，偏振光的振动平面会发生向左或向右偏转，这种现象称为旋光现象，旋转的角度称为旋光度（optical rotation）。迎着光传播的方向观察，逆时针方向旋转为左旋，以符号"－"表示；顺时针方向旋转为右旋，以符号"＋"表示（图2-1）。

图2-1　旋光分析原理示意图

1. 光源；2. 起偏镜（固定）；3. 样品管；4. 检偏镜（可旋转）

在一定波长与温度下，偏振光通过长1dm且每1ml中含有旋光性物质1g的溶液时，测得的旋光度称为比旋度（specific rotation），以符号[α]表示。ChP规定的比旋度系采用钠光谱的D线（589.3 nm）为光源，除另有规定外，温度为20℃时测定的比旋度，用$[\alpha]_D^{20}$表示。

旋光度与比旋度间的关系式如下：

液体供试品　　$[\alpha]_D^t = \dfrac{\alpha}{ld}$

固体供试品　　$[\alpha]_D^t = \dfrac{100\alpha}{lc}$

式中，$[\alpha]_D^t$为比旋度；α为旋光度；l为测定管长度，单位为dm；d为液体的相对密度；c为溶液浓度，单位为g/100ml。

物质的旋光度与以下因素有关：旋光物质的化学结构；平面偏振光的波长（λ）；旋光物质溶液的温度（t）；溶剂；旋光物质溶液的浓度（c）及液层厚度（l），浓度越大，液层越厚，则偏振面旋转的角度也越大，即旋光度越大。

比旋度是手性化合物重要的物理常数。比旋度可以用于鉴别手性药物的真伪，也可用于杂质检查和含量测定。

（二）测定方法

用旋光计（polarimeter）测定。按各品种项下的规定进行操作。除另有规定外，供试液的测定温度应为 20℃±0.5℃（或各品种项下规定的温度），使用波长 589.3 nm 的钠光谱的 D 线。将测定管用供试液体或固体药品的供试品溶液冲洗数次，缓缓注入旋光计的样品管中（注意勿使光路中发生气泡），置于旋光计内检测读数。旋光度读数应重复 3 次，取其平均值。根据旋光度和溶液的浓度与液层厚度，计算比旋度。

（三）测定时的注意事项

选用读数可至 0.01°的旋光计，用标准石英旋光管进行检定，读数误差应符合规定。吸光度测定一般应在溶液配制后 30 分钟内进行测定。纯液体样品测定时以干燥的空白测定管校正仪器零点，溶液样品则用空白溶剂校正仪器零点；每次测定前进行校正，测定后，再校正 1 次，以确定在测定时零点有无变动；如第 2 次校正时发现旋光度差值超过±0.01 时表明零点有变动，则应重新测定旋光度。供试品测定与空白溶剂校正应用同一测定管，并且每次测定应保持测定管方向、位置不变。配制溶液及测定时，均应调节温度至 20℃±0.5℃（或各药品项下规定的温度）。液体样品可直接测定，固体样品则应按照各药品项下规定的方法配制供试品溶液，并以干燥品计算。供试液应澄清，否则应预先滤过。

（四）应用示例

具有旋光性的药物，在"性状"项下收载有"比旋度"。如：左氧氟沙星、肾上腺素、硫酸奎宁、葡萄糖、阿莫西林、氢化可的松等。

葡萄糖（glucose）为营养药，化学名为 *D*-（+）吡喃葡萄糖一水合物。葡萄糖有多个手性碳原子，具有旋光性，为右旋体，ChP2015 在性状项下规定了比旋度的测定，方法为：

取本品约 10g，精密称定，置 100 ml 量瓶中，加水适量与氨试液 0.2 ml，溶解后，用水稀释至刻度，摇匀，放置 10 分钟，在 25℃时，依法测定（通则 0621），比旋度为＋52.6°～＋53.2°。

葡萄糖有α及β两种互变异构体，其比旋度相差甚远，在水溶液中逐渐达到变旋平衡，平衡时比旋度趋于恒定：

α-*D*-葡萄糖	醛式-*D*-葡萄糖	β-*D*-葡萄糖
$[\alpha]_D^{20} = +113.4°$	$[\alpha]_D^{20} = +52.75°$	$[\alpha]_D^{20} = +19.7°$
（占36%）	（占0.024%）	（占64%）

当进行葡萄糖旋光度测定时，首先应使上述反应达到平衡，ChP 采用加氨试液的方法，加速

变旋平衡的到达。

四、折光率

（一）基本概念

折光率（refractive index），又称折射率，是指光线在空气中进行的速度与在供试品中进行速度的比值。根据折射定律，折光率是光线入射角的正弦与折射角的正弦的比值，即：

$$n = \frac{\sin\alpha}{\sin\beta}$$

式中，n 为折光率；$\sin\alpha$ 为光线入射角的正弦；$\sin\beta$ 为光线折射角的正弦。根据折光率的定义，折光率均大于 1。光的折射现象见图 2-2。

物质的折光率随供试品的性质、入射光的波长、供试品的温度而变化，透光物质的温度升高，折光率变小；入射光的波长越短，折光率越大。

折光率以 n_D^t 表示，ChP 采用钠光谱 D 线（589.3 nm）为光源，供试品温度除另有规定外，应为 20℃。折光率是物质的物理常数，测定折光率可用于区别不同的油类，也可用于检查某些药品的纯度。

图 2-2　光的折射现象示意图
m 为光疏介质；M 为光密介质；α 为光线的入射角；β 为光线的折射角

（二）测定方法

以钠光谱 D 线为光源，用校正后阿培折光计（Abble refractometer）测定。将仪器置于有充足光线的平台上，装上温度计，置 20℃ 恒温室中至少 1 小时。使折射棱镜上透光处朝向光源，将镜筒拉向观察者，使成一适当倾斜度，对准反射镜，使视野内光线最明亮为止。将上下折射棱镜拉开，用玻棒或吸管蘸取供试品 1～2 滴，滴于下棱镜面上，然后将上下棱镜关合并拉紧扳手。转动刻度尺调节钮，使读数在供试品折光率附近，旋转补偿旋钮，使视野内虹彩消失，并有清晰的明暗分界线。再转动刻度尺的调节钮，使视野的明暗分界线恰位于视野内十字交叉处，记下刻度尺上的读数。重复读数三次，取平均值，即为供试品的折光率。

（三）测定时的注意事项

测定前，折光计读数应用校正用棱镜或水进行校正，水的折光率 20℃时为 1.3330，25℃时为 1.3325。阿培折光计的读数范围为 1.3～1.7，能读数至 0.0001。测定时应调节温度至 20℃±0.5℃（或各药品项下规定的温度）。供试品加入量要适中，使在棱镜上生成一均匀的薄层，同时应避免气泡进入样品，以免气泡影响测定结果。

（四）应用示例

ChP2015 收载的苯甲醇、苯丙醇、碘苯酯、二甲硅油、克罗米通、氯贝丁酯、尼可刹米、十一烯酸、维生素 E、维生素 K₁、月桂氮草酮等油状液体药物，在性状项下规定了折光率的测定。

如克罗米通（crotamiton）为抗疥螨药，化学名为 N-乙基-N-（2-甲基苯基）-2-丁烯酰胺的顺式和反式异构体的混合物，为无色至淡黄色油状液体，性状项下规定：

本品的折光率（通则 0622）为 1.540～1.542。

第三节 化学鉴别试验

化学鉴别试验（chemical identification）是指通过加入试剂与药物发生反应，观察反应现象，对药物进行鉴别的试验。化学鉴别法为经典的鉴别试验方法，由于操作简便、快速，在质量标准中应用较多。

一、化学鉴别试验的分类

按照反应现象的不同，化学鉴别试验又分为颜色变化鉴别法、沉淀生成鉴别法、气体生成鉴别法、荧光反应鉴别法和衍生物熔点测定法等。

（一）颜色变化鉴别法

颜色变化鉴别法是在供试品溶液中加入适当的试剂，在一定条件下进行反应，观察反应过程颜色变化的鉴别方法。应用较多的试剂有三氯化铁、硫酸铜、硝酸银和无机强酸等，无机强酸中又以浓硫酸应用较多。具有酚羟基的药物，如对乙酰氨基酚、肾上腺素，或经水解可生成酚羟基的阿司匹林可依据酚羟基与三氯化铁试液反应呈色进行鉴别；具有芳伯氨基的药物，如磺胺嘧啶、磺胺甲𫫇唑、盐酸普鲁卡因可在酸性条件下与亚硝酸钠反应生成重氮盐，再与碱性 β-萘酚试液缩合生成橙黄色至猩红色的偶氮化合物；具有氨基醇结构的盐酸麻黄碱可发生双缩脲反应，即在碱性条件下与硫酸铜形成蓝色配位化合物；含有莨菪酸结构的硫酸阿托品可发生托烷类生物碱的 Vitali 反应，即与硝酸共热后在醇制氢氧化钾溶液显深紫色；异喹啉类生物碱吗啡，与甲醛-硫酸试液反应（Marquis 反应）显紫堇色。具有还原性的药物，可使氧化剂还原并发生颜色改变，如维生素 C 可使二氯靛酚钠褪色。

（二）沉淀生成鉴别法

沉淀生成鉴别法是在供试品溶液中加入适当的试剂，在一定条件下进行反应，观察所生成沉淀的鉴别方法。如 ChP2015 醋酸去氧皮质酮（desoxycortone acetate）的鉴别：

取本品约 5mg，加乙醇 0.5ml 溶解后，加氨制硝酸银试液 0.5ml，即生成黑色沉淀。

（三）气体生成鉴别法

气体生成鉴别法是在供试品溶液中加入适当的试剂，在一定条件下进行反应，观察所生成气体的鉴别方法。方法专属性较强。许多胺（铵）类药物、酰脲类药物及某些酰胺类药物，加强碱并经加热处理后，可产生氨（胺）气，有特臭，并可使红色的石蕊试纸变蓝；含碘的药物，直火加热可生成紫色的碘蒸气；乙酸酯和乙酰胺类药物，经硫酸水解后，加乙醇可产生乙酸乙酯的香味，这些反应均可用于药物的鉴别。如 ChP2015 尼可刹米（nikethamide）的鉴别：

取本品 10 滴，加氢氧化钠试液 3ml，加热，即发生二乙胺的臭气，能使湿润的红色石蕊试纸变蓝色。

（四）荧光反应鉴别法

荧光反应鉴别法是将供试品溶解在适当溶剂中，直接观察或加入试剂反应后观察荧光的鉴别方法。本法灵敏度较高、专属性较强。如维生素 B_1 在碱性下与铁氰化钾反应生成具有蓝色荧光的硫色素，可用硫色素反应鉴别。

（五）衍生物熔点测定法

测定熔点是一种简便、专属性较强的鉴别方法。对于某些熔点过高、对热不稳定或熔点不敏锐的药物，可通过加入试剂使药物与试剂反应生成衍生物再测定熔点的方法予以鉴别。制备衍生物应根据药物的结构和性质，选择适宜的条件进行。由于熔点与药物的纯度有关，本法一般需经洗涤、干燥后方可测定熔点，故样品用量较大、操作复杂费时，但专属性较强，故目前仍有采用。如 ChP2015 盐酸丁卡因（tetracaine hydrochloride）的鉴别：

取本品约 0.1g，加 5%醋酸钠溶液 10ml 溶解后，加 25%硫氰酸铵溶液 1ml，即析出白色结晶；滤过，结晶用水洗涤，在 80℃ 干燥，依法测定（通则 0612 第一法），熔点约为 131℃。

二、常见无机离子的鉴别

（一）氟化物

含氟的药物一般为有机氟化物，在鉴别前应先进行有机破坏（organic destruction）。一般方法为：

取供试品约 7mg，照氧瓶燃烧法（通则 0703）进行有机破坏，用水 20 ml 与 0.01 mol/L 氢氧化钠溶液 6.5 ml 为吸收液，俟燃烧完毕后，充分振摇；取吸收液 2 ml，加茜素氟蓝试液 0.5 ml，再加 12%醋酸钠的稀醋酸溶液 0.2 ml，用水稀释至 4 ml，加硝酸亚铈试液 0.5 ml，即显蓝紫色，同时做空白对照试验。

在上述反应过程中，有机氟化物经氧瓶燃烧法破坏，被碱性溶液吸收成为无机氟化物后，与茜素氟蓝、硝酸亚铈在 pH4.3 的弱酸性条件下生成蓝紫色配位化合物。

反应方程式：

（二）氯化物

（1）取供试品溶液，加稀硝酸使成酸性后，滴加硝酸银试液，即生成白色凝乳状沉淀；分离，沉淀加氨试液即溶解，再加稀硝酸酸化后，沉淀复生成。

反应方程式：

$$Cl^- + Ag^+ \longrightarrow AgCl\downarrow$$
$$\text{（白色凝乳状沉淀）}$$

$$AgCl + 2NH_3 \longrightarrow [Ag(NH_3)_2]^+ + Cl^-$$

$$[Ag(NH_3)_2]^+ + Cl^- + 2HNO_3 \longrightarrow AgCl\downarrow + 2NH_4NO_3$$

（2）取供试品少量，置试管中，加等量的二氧化锰，混匀，加硫酸湿润，缓缓加热，即发生氯气，能使用水湿润的碘化钾淀粉试纸显蓝色。

反应方程式：

$$2Cl^- + MnO_2 + 2H_2SO_4 \xrightarrow{\triangle} MnSO_4 + Cl_2\uparrow + 2H_2O + SO_4^{2-}$$

$$Cl_2 + 2I^- \longrightarrow 2Cl^- + I_2$$

含有氯元素的药物很多。有些药物是以有机氯的形式存在，但更多的是有机药物为增加溶解性而制备成的盐酸盐。盐酸盐一般可直接取样进行鉴别，有机氯的药物则需先行有机破坏后进行鉴别。如供试品为生物碱或其他有机碱的盐酸盐，需先加氨试液使成碱性，将析出的沉淀滤过除去，取滤液进行试验。

（三）溴化物

（1）取供试品溶液，滴加硝酸银试液，即生成淡黄色凝乳状沉淀；分离，沉淀能在氨试液中微溶，但在硝酸中几乎不溶。

反应方程式：

$$Br^- + Ag^+ \longrightarrow AgBr\downarrow$$
（淡黄色凝乳状沉淀）

（2）取供试品溶液，滴加氯试液，溴即游离，加三氯甲烷振摇，三氯甲烷层显黄色或红棕色。

反应方程式：

$$Cl_2 + 2Br^- \longrightarrow 2Cl^- + Br_2$$

（四）碘化物

（1）取供试品溶液，滴加硝酸银试液，即生成黄色凝乳状沉淀；分离，沉淀在硝酸或氨试液中均不溶解。

反应方程式：

$$I^- + Ag^+ \longrightarrow AgI\downarrow$$
（黄色凝乳状沉淀）

（2）取供试品溶液，加少量的氯试液，碘即游离；如加三氯甲烷振摇，三氯甲烷层显紫色；如加淀粉指示液，溶液显蓝色。

反应方程式：

$$2I^- + Cl_2 \longrightarrow 2Cl^- + I_2$$

（五）硫酸盐

（1）取供试品溶液，滴加氯化钡试液，即生成白色沉淀；分离，沉淀在盐酸或硝酸中均不溶解。

反应方程式：

$$SO_4^{2-} + Ba^{2+} \longrightarrow BaSO_4\downarrow$$
（白色沉淀）

（2）取供试品溶液，滴加醋酸铅试液，即生成白色沉淀；分离，沉淀在醋酸铵试液或氢氧化钠试液中溶解。

反应方程式：

$$SO_4^{2-} + Pb^{2+} \longrightarrow PbSO_4\downarrow$$
（白色沉淀）

沉淀遇醋酸生成电离度极小的能溶于水的醋酸铅：

$$PbSO_4 + 2CH_3COONH_4 \longrightarrow Pb(CH_3COO)_2 + (NH_4)_2SO_4$$

铅具有酸碱两性，硫酸铅遇 NaOH 发生以下反应而溶解：

$$PbSO_4 + 4OH^- \longrightarrow PbO_2^{2-} + 2H_2O + SO_4^{2-}$$

（3）取供试品溶液，加盐酸，不生成白色沉淀（与硫代硫酸盐区别）。

临床上使用的为硫酸盐的药物很多。硫酸盐一般可直接取样进行鉴别，含硫元素的药物经处理成硫酸盐的形式后，也可采用硫酸盐的反应进行鉴别。

（六）硝酸盐

（1）取供试品溶液，置试管中，加等量的硫酸，小心混合，冷后，沿管壁加硫酸亚铁试液，使成两液层，接界面显棕色。

反应方程式：

$$3Fe^{2+} + NO_3^- + 4H^+ \longrightarrow 3Fe^{3+} + NO\uparrow + 2H_2O$$
$$Fe^{2+} + NO \longrightarrow FeNO^{2+}$$
$$\text{（棕色配位化合物）}$$

NO_3^- 在 H_2SO_4 溶液中，与 Fe^{2+} 作用生成棕色 $FeNO^{2+}$ 配位离子，即棕色环试法。

（2）取供试品溶液，加硫酸与铜丝（或铜屑），加热，即发生红棕色的蒸气。

反应方程式：

$$Cu + 2NO_3^- + 4H^+ \xrightarrow{\triangle} Cu^{2+} + NO_2\uparrow + 2H_2O$$
$$\text{（红棕色的蒸气）}$$

（3）取供试品溶液，滴加高锰酸钾试液，紫色不应褪去（与亚硝酸盐区别）。

（七）磷酸盐

（1）取供试品的中性溶液，加硝酸银试液，即生成浅黄色沉淀；分离，沉淀在氨试液或稀硝酸中均易溶解。

反应方程式：

$$PO_4^{3-} + 3Ag^+ \longrightarrow Ag_3PO_4\downarrow$$
$$\text{（黄色沉淀）}$$

$$Ag_3PO_4 + 6NH_3 \cdot H_2O \longrightarrow 3[Ag(NH_3)_2]OH + H_3PO_4 + H_2O$$

$$Ag_3PO_4 + 2H^+ \longrightarrow 3Ag^+ + H_2PO_4^-$$

（2）取供试品溶液，加氯化铵镁试液，即生成白色结晶性沉淀。

反应方程式：

$$PO_4^{3-} + NH_4^+ + Mg^{2+} + 6H_2O \longrightarrow MgNH_4PO_4 \cdot 6H_2O\downarrow$$
$$\text{（白色结晶性沉淀）}$$

氯化铵镁试液，又称镁混合试剂，由 $MgCl_2$、NH_3 和 NH_4Cl 组成，与 PO_4^{3-} 形成白色结晶性沉淀。

（3）取供试品溶液，加钼酸铵试液与硝酸后，加热即生成黄色沉淀；分离，沉淀能在氨试液中溶解。

反应方程式：

$$PO_4^{3-} + 12MoO_4^{2-} + 3NH_4^+ + 24H^+ \xrightarrow{\triangle} (NH_4)_3PO_4 \cdot 12MoO_3\downarrow + 12H_2O$$
$$\text{（黄色沉淀）}$$

$$(NH_4)_3PO_4 \cdot 12MoO_3 + 23NH_3 \cdot H_2O \longrightarrow (NH_4)_2HPO_4 + 12(NH_4)_2MoO_4 + 11H_2O$$

（八）钠盐

（1）取铂丝，用盐酸湿润后，蘸取供试品，在无色火焰中燃烧，火焰即显鲜黄色。

钠的火焰光谱在可见光区有 589.0 nm 和 589.6 nm 主要谱线，故其燃烧的火焰显黄色。本反应灵敏，最低检出量为 0.1 ng 钠离子。

（2）取供试品约 100mg，置 10ml 试管中，加水 2ml 溶解，加 15%碳酸钾溶液 2ml，加热至沸，应不得有沉淀生成；加焦锑酸钾试液 4ml，加热至沸，置冰水浴中冷却，必要时，用玻棒摩擦试管内壁，应有致密的沉淀生成。

反应方程式：

$$2Na^+ + K_2H_2Sb_2O_7 \longrightarrow 2K^+ + Na_2H_2Sb_2O_7\downarrow$$

钠离子与焦锑酸钾作用生成难溶的焦锑酸钠沉淀。由于反应中生成物的溶解度较大，所以反应后应置冰水浴中冷却，必要时，还需用玻璃棒摩擦试管壁，以促进沉淀的生成。

（九）钾盐

（1）取铂丝，用盐酸湿润后，蘸取供试品，在无色火焰中燃烧，火焰即显紫色。

钾的火焰光谱在可见光区有 766.49 nm 和 769.90 nm 等主要谱线，故钾盐的燃烧火焰显紫色。如有钠盐共存，需透过蓝色钴玻璃将钠焰黄色滤去，方能辨认。

（2）取供试品，加热炽灼除去可能杂有的铵盐，放冷后，加水溶解，再加 0.1%四苯硼钠溶液与醋酸，即生成白色沉淀。

反应方程式：

$$K^+ + \left[B(C_6H_5)_4\right]^- \longrightarrow K\left[B(C_6H_5)_4\right]\downarrow$$
（白色沉淀）

（十）钙盐

（1）取铂丝，用盐酸湿润后，蘸取供试品，在无色火焰中燃烧，火焰即显砖红色。

钙的火焰光谱在可见光区有 622、554、442.67 与 602 nm 几条主要谱线，其中以 622 nm 波长的谱线最强，故钙盐的燃烧火焰显砖红色。

（2）取供试品溶液（1→20），加甲基红指示液 2 滴，用氨试液中和，再滴加盐酸至恰呈酸性，加草酸铵试液，即生成白色沉淀；分离，沉淀不溶于醋酸，但可溶于稀盐酸。

反应方程式：

$$Ca^{2+} + C_2O_4^{2-} \xrightarrow{PH\approx4} CaC_2O_4\downarrow$$
（白色沉淀）

草酸钙沉淀在醋酸中不溶，在盐酸等强酸中可生成草酸而使沉淀溶解。

$$CaC_2O_4 + 2HCl \longrightarrow H_2C_2O_4 + Ca^{2+} + 2Cl^-$$

（十一）铵盐

（1）取供试品，加过量的氢氧化钠试液后，加热，即分解，发生氨臭；遇用水湿润的红色石蕊试纸，能使之变蓝色，并能使硝酸亚汞试液湿润的滤纸显黑色。

反应方程式：

$$NH_4^+ + OH^- \xrightarrow{\triangle} NH_3\uparrow + H_2O$$

$$2Hg_2(NO_3)_2 + 4NH_3 + H_2O \longrightarrow \left[O\begin{array}{c}Hg\\ \\Hg\end{array}NH_2\right]NO_3 + 2Hg + 3NH_4NO_3$$

（2）取供试品溶液，加碱性碘化汞钾试液 1 滴，即生成红棕色沉淀。

反应方程式：

$$NH_3 + 2[HgI_4]^{2-} + 3OH^- \longrightarrow \left[O\begin{array}{c}Hg\\ \\Hg\end{array}NH_2\right]I\downarrow + 2H_2O + 7I^-$$
（红棕色沉淀）

本法专属性强、灵敏度高，最低检出量为 0.05 μg。

三、常见有机酸根的鉴别

（一）枸橼酸盐

（1）取供试品溶液 2ml（约相当于枸橼酸 10 mg），加稀硫酸数滴，加热至沸，加高锰酸钾试液数滴，振摇，紫色即消失；溶液分成两份，一份中加硫酸汞试液 1 滴，另一份中逐滴加入溴试液，均生成白色沉淀。

枸橼酸化学名为：3-羟基-3-羧基戊二酸。反应方程式：

$$2\underset{\substack{|\\ CH_2COOH}}{\overset{\substack{CH_2COOH\\ |}}{C(OH)COOH}} + O_2 \xrightarrow{H^+} 2\underset{\substack{|\\ CH_2COOH}}{\overset{\substack{CH_2COOH\\ |}}{C=O}} + 2CO_2 \uparrow + 2H_2O$$

$$2HgSO_4 + H_2O \longrightarrow Hg_2(OH)_2SO_4 + H_2SO_4$$

$$\underset{\substack{|\\ CH_2COOH}}{\overset{\substack{CH_2COOH\\ |}}{C=O}} + \underset{HOHg}{\overset{HOHg}{}}SO_2 \longrightarrow \underset{\substack{|\\ CH_2COOHgO}}{\overset{\substack{CH_2COOHgO\\ |}}{C=O}}SO_2 \downarrow + 2H_2O$$

（白色沉淀）

$$\underset{\substack{|\\ CH_2COOH}}{\overset{\substack{CH_2COOH\\ |}}{C=O}} + 5Br_2 \longrightarrow \underset{\substack{|\\ CBr_3}}{\overset{\substack{CHBr_2\\ |}}{C=O}} \downarrow + 2CO_2 \uparrow + 5HBr$$

（白色沉淀）

本反应灵敏度较低，需样品量较大。

（2）取供试品约 5 mg，加吡啶-醋酐（3:1）约 5 ml，振摇，即生成黄色到红色或紫红色的溶液。

■（二）酒石酸盐

（1）取供试品的中性溶液，置洁净的试管中，加氨制硝酸银试液数滴，置水浴中加热，银即游离并附在试管的内壁成银镜。

酒石酸化学名为 2，3-二羟基丁二酸。反应方程式：

$$\underset{\substack{|\\ HO-CH-COOH}}{\overset{HO-CH-COOH}{}} + 2Ag(NH_3)OH \xrightarrow{\triangle} 2Ag \downarrow + \underset{\substack{|\\ HO-C-COONH_4}}{\overset{HO-C-COONH_4}{}} + 2NH_3 \uparrow + 2H_2O$$

（银镜生成）

（2）取供试品溶液，加醋酸成酸性后，加硫酸亚铁试液 1 滴和过氧化氢试液 1 滴，俟溶液退色后，用氢氧化钠试液碱化，溶液即显紫色。

反应方程式：

$$\underset{\substack{|\\ HO-CH-COOH}}{\overset{HO-CH-COOH}{}} + H_2O_2 \longrightarrow \underset{\substack{\|\\ HO-C-COOH}}{\overset{HO-C-COOH}{}} + 2H_2O$$

$$2FeSO_4 + H_2O_2 + 6CH_3COOH \longrightarrow 2Fe(CH_3COO)_3 + 2H_2SO_4 + 2H_2O$$

$$3\underset{\substack{\|\\ HO-C-COOH}}{\overset{HO-C-COOH}{}} + Fe(CH_3COO)_3 + 6NaOH \longrightarrow$$

$$\left[\begin{array}{c} \text{结构式} \end{array} \right] Na_3 + 3CH_3COONa + 6H_2O$$

（紫色配位化合物）

■（三）醋酸盐

（1）取供试品，加硫酸和乙醇后，加热，即产生乙酸乙酯的香气。

反应方程式：

$$CH_3COO^- + CH_3CH_2OH + H^+ \xrightarrow{\triangle} CH_3COOC_2H_5\uparrow + H_2O$$

（2）取供试品的中性溶液，加三氯化铁试液1滴，溶液呈深红色，加稀无机酸，红色即褪去。

反应方程式：

$$Fe^{3+} + 3CH_3COOH \longrightarrow (CH_3COO)_3Fe + 3H^+$$

（四）乳酸盐

取供试品溶液 5ml（约相当于乳酸 5mg），置试管中，加溴试液 1ml 与稀硫酸 0.5ml，置水浴上加热，并用玻棒小心搅拌至褪色，加硫酸铵 4g，混匀，沿管壁逐滴加入 10%亚硝基铁氰化钠的稀硫酸溶液 0.2ml 和浓氨试液 1ml，使其成两液层；在放置 30 分钟内，两液层的接界面处出现一暗绿色环。

反应方程式：

$$\begin{array}{c} CH_3 \\ | \\ CHOH \\ | \\ COO^- \end{array} + Br_2 + H^+ \longrightarrow CH_3CHO + CO_2\uparrow + 2HBr$$

$$CH_3CHO + \left[Fe(CN)_5\,NO\right]^{2-} + 2OH^- \longrightarrow \left[Fe(CN)_5\,ON{=}CHCHO\right]^{4-} + 2H_2O$$

（暗绿色）

第四节　光谱鉴别法

光谱法（spectrometry）是基于物质与电磁辐射作用时，测量由物质内部发生量子化的能级之间的跃迁而产生的发射、吸收或散射辐射的波长和强度进行的分析方法。分光光度法是光谱法的重要组成部分，是通过测定被测物质在特定波长处或一定波长范围内的吸光度或发光强度，对该物质进行定性和定量分析的方法；包括紫外-可见分光光度法（ultraviolet-visible spectrometry, UV-Vis）、红外分光光度法（infrared spectrometry, IR）、荧光分光光度法（fluorometry）和原子吸收分光光度法（atomic absorption spectrophotometry, AAS）等，其中 UV-Vis 法和 IR 法常用于药物的鉴别。

一、紫外-可见分光光度法

案例 2-2

　　布洛芬（ibuprofen）的鉴别
　　取本品，加 0.4%氢氧化钠溶液制成每 1ml 中含 0.25mg 的溶液，照紫外-可见分光光度法（通则 0401）测定。测定结果见图 2-3。

问题：
　　从本例的紫外光谱中可以获得哪些信息？这些信息哪些可用于药物的鉴别？

图 2-3　布洛芬的紫外吸收光谱图

利用紫外-可见吸收光谱对物质进行分析的方法称为紫外-可见分光光度法。紫外-可见光谱是物质分子吸收适宜能量的光子后，引起电子能级的跃迁所产生的吸收光谱。具有共轭结构的有机药物，一般在波长 190～400nm 的紫外光区和 400～760nm 的可见光区有明显的吸收。紫外-可见吸收光谱与物质的结构有关，同一物质在相同的条件下测得的吸收光谱应具有完全相同的特征，故常用于药物的鉴别。

（一）测定方法

使用紫外分光光度计（ultra-violet spectrometer）测定。按规定的方法，取供试品适量，在适当的溶剂中制成溶液，在紫外分光光度计上测定。常用的溶剂有水、乙醇、无水乙醇、0.1mol/L 盐酸溶液或 0.1mol/L 氢氧化钠溶液等。

紫外吸收光谱的形状、吸收峰数目、吸收峰（或谷）波长的位置、吸光强度以及吸收系数等均可作为鉴别的依据，常见的方法有以下几种。

1. 核对吸收光谱的特征参数 即核对供试品溶液的最大吸收波长（λ_{max}）、最小吸收波长（λ_{min}）、最大吸收波长处的吸光度（A）、肩峰、吸收系数（$E_{1cm}^{1\%}$）等是否符合规定。如果供试品具有多个峰位，可同时用几个峰位进行鉴别。如案例 2-2 布洛芬的鉴别。

2. 核对吸光度比值 即测定规定波长处的吸光度比值 $A_{\lambda 1}/A_{\lambda 2}$。药物在两个波长的吸光度比值是一个常数，而与药物的浓度无关，故可用于鉴别。如 ChP2015 盐酸帕罗西汀（paroxetine hydrochloride）的鉴别：

取本品，加甲醇溶解并制成每 1ml 中含 50μg 的溶液，照紫外-可见分光光度法（通则 0401）测定，在 235、265、271 与 295nm 波长处有最大吸收，235nm 波长处的吸光度与 295nm 波长处的吸光度比值应为 0.92～0.96。

3. 比较吸收光谱 即分别测定供试品溶液和对照品溶液在一定波长范围内的吸收光谱，要求两者的吸收光谱应一致。如 ChP2015 地蒽酚软膏（dithranol ointment）的鉴别：

取含量测定项下的溶液，照紫外-可见分光光度法（通则 0401）测定，供试品溶液在 440～470nm 波长范围内的吸收光谱应与对照溶液的吸收光谱一致。

（二）方法特点

紫外-可见分光光度法鉴别操作简便、仪器普及，故应用范围广。但紫外光谱是一种带状光谱，波长范围较窄、光谱较为简单、平坦，曲线形状变化不大，故吸收光谱相同，不一定就是相同的物质。这是由于发色团所产生的紫外吸收峰较宽，若分子中其他部分结构略有不同，则对吸收光谱的影响不大。因此鉴别时应注意溶剂的种类、溶液 pH 及溶液浓度对鉴别试验结果的影响。

案例 2-2 分析讨论

从紫外-可见吸收光谱中可以获得吸收光谱的形状、吸收峰的数目、吸收峰（或谷）波长的位置、吸光强度以及相应波长处的吸收系数等信息，这些信息均可作为鉴别的依据。ChP2015 规定：布洛芬在 265 nm 与 273 nm 的波长处有最大吸收（图 2-3 中的峰 3 与峰 5），在 245 nm 与 271 nm 的波长处有最小吸收（图 2-3 中的峰 1 与峰 4），在 259 nm 的波长处有一肩峰（图 2-3 中的峰 2），即通过核对吸收光谱的特征参数进行鉴别。

二、红外分光光度法

案例 2-3

炔雌醇（ethinylestradiol）的鉴别

取本品适量，用压片法制样后，依法测定红外吸收光谱。测定结果见图 2-4。

图 2-4　炔雌醇的红外吸收图谱

问题：

从本例的红外光谱中可以获得哪些信息？这些信息哪些可以用于药物的鉴别？

红外光谱是由物质分子的振动和转动能级跃迁所产生的光谱。利用红外光谱对物质进行分析的方法称为红外分光光度法。按照红外光能量的不同分为三个区域：近红外区（泛频区）、中红外区（基本振动-转动区）和远红外区（转动区）。其中中红外区的波长范围为 2.5～25μm（按波数计为 4000～400cm⁻¹），常用于药物的质量控制。由于物质分子发生振动和转动能级跃迁所需的能量较低，几乎所有的有机化合物在红外光区均有吸收，而且分子中不同官能团，在发生振动和转动能级跃迁时所需的能量各不相同，产生的吸收谱带其波长（波数）位置就成为药物鉴别的依据，其吸收强度是定量分析的依据。

（一）测定方法

一般使用傅里叶变换红外光谱仪或色散型红外分光光度计（infrared spectrometer）测定，记录波数范围 4000～400 cm⁻¹ 的红外吸收光谱图。样品制备除压片法外，还有糊法、膜法、溶液法和气体吸收法等，以适合不同的样品。

链接 2-2

固体药物的压片法

取供试品约 1.0～1.5 mg，置玛瑙研钵中，加入干燥的溴化钾或氯化钾细粉约 200～300mg（与供试品的比约为 200∶1）充分研磨混匀，置于直径为 13 mm 的压片模具中，使铺展均匀，压模与真空泵连接，抽真空 2 min，加压至（0.8±10⁶）kPa（约 8～10T/cm²），保持压力 2～5min，撤去压力并放气后取出制成的供试片，目视检测，片子应呈透明状，其中样品分布应均匀，并无明显的颗粒。将制好的片子，装于红外分光光度计的样品池中，依法测定。

在用红外光谱法进行鉴别试验时，ChP 一般采用标准图谱对比法。即按规定绘制供试品的红外光谱图，然后与 ChP 的配套用书《药品红外光谱集》中的对照图谱对比，对照关键谱带的有无以及各谱带的相对强度，若供试品光谱图与对照光谱图关键谱带的峰型、峰位、相对强度均一致，通常判定两化合物为同一物质。《药品红外光谱集》有五卷，分别于 1995、2000、2005、2010 和 2015 年出版。同一化合物若在不同卷上均有收载时，则以最后卷所收载的图谱为准。如案例 2-3 炔雌醇的鉴别。

ChP2015 中部分药物采用对照品法，即取药物的供试品、对照品在相同条件下绘制红外光谱图，两者应一致。如 ChP2015 阿仑膦酸钠（alendronate sodium）的鉴别：

取本品适量，置 150℃干燥至恒重后测定。本品的红外光吸收光谱应与对照品的图谱一致（通则 0402）。

亦可采用特征波数进行鉴别。如 ChP2015 依替膦酸二钠片（etidronate disodium tablets）的鉴别：

取本品细粉适量（约相当于依替膦酸二钠 0.2g），加水 10ml，振摇使依替膦酸二钠溶解，滤过，滤液加热浓缩，放冷，有结晶析出，取结晶体在 105℃干燥 3 小时，照红外分光光度法（通则 0402）测定，在 898cm^{-1}、811cm^{-1}、644cm^{-1}、543cm^{-1} 和 463cm^{-1} 波数处有特征吸收。

（二）方法特点

红外光谱法专属性强，除光学异构体和长链烷烃同系物外，几乎没有两个化合物具有相同的红外吸收光谱。因此，各国药典中广泛采用红外光谱法对药物进行鉴别。IR 法主要用于组成单一、结构明确的原料药的鉴别，尤其适用于结构复杂、结构间差别较小的药物之间的区别。

对于制剂也可提取分离排除干扰后，采用 IR 法鉴别。如 ChP2015 氟哌啶醇片（haloperidol tablets）的鉴别：

取本品（约相当于氟哌啶醇 100mg），除去糖衣后研细，取细粉置分液漏斗中，加水 20ml、氢氧化钠试液 5ml 及三氯甲烷 50ml，振摇提取，静置，三氯甲烷层用脱脂棉滤过，蒸干，残渣经 60℃减压干燥 4 小时后的红外吸收图谱应与对照的图谱（光谱集 281 图）一致。

此外，IR 法也用于药物晶型的鉴别。如 ChP2015 棕榈酸氯霉素（chloramphenicol palmitate）的鉴别：

取本品（A 晶型或 B 晶型），用糊法测定，其红外光吸收图谱应与同晶型对照的图谱（光谱集 37 图或 38 图）一致。

值得注意的是一般固体药物均采用溴化钾压片法，对盐酸盐为防止酸根交换对光谱产生影响，应用氯化钾压片法。ChP 收载的光谱图，系用分辨率为 2cm^{-1} 的条件绘制，基线一般在 90%透光率以上，故供试品的取样量应控制使其最强峰在 10%透光率以下。另外，仪器分辨率的差异和不同的操作条件、药品晶型的差异以及样品含水量的不同等多种因素都可能影响红外光谱的测定结果，因此进行光谱比对时应注意这些可能的影响因素。

案例 2-3 分析讨论

从红外吸收光谱中可以获得吸收光谱的形状、吸收峰波数的位置、吸收相对强度等信息，这些信息均可用于药物的鉴别。各国药典鉴别方法有所区别，ChP 主要采用标准图谱对比法。如炔雌醇的鉴别：本品的红外光吸收图谱应与对照的图谱（光谱集 259 图）一致。

典型化学键的红外特征吸收峰见表 2-1。熟悉这些数据对于药物鉴别具有重要意义。炔雌醇分子中有苯环、酚羟基、醇羟基和乙炔基，对比表 2-1 的数据，均可找到这些官能团吸收峰的归属。

表 2-1 典型化学键的红外特征峰

峰位（cm^{-1}）	振动形式	归属基团或化学键	峰位（cm^{-1}）	振动形式	归属基团或化学键
3750~3000	ν_{OH}、ν_{NH}	O—H、N—H	1900~1650	$\nu_{C=O}$	C=O（醛、酮、羧酸及其衍生物）
3000~2700	ν_{-CH}	—CH（烷基）、—CHO	1670~1500	$\nu_{C=C}$、$\nu_{C=N}$、δ_{N-H}	C=C、C=N、N—H
3300~3000	$\nu_{=CH}$、$\nu_{=CH}$、ν_{ArH}	≡CH、=CH、Ar—H	1300~1000	ν_{C-O}	C—O（醚、酯、羧酸）
2400~2100	$\nu_{C\equiv C}$、$\nu_{C\equiv N}$	C≡C、C≡N	1000~650	$\delta_{=N-H}$、δ_{Ar-H}	不同取代形式双键、苯环

第五节 色谱鉴别法

药物分子由于结构不同，在固定相和流动相中的吸附或分配等性质不同，所以在一定的色谱条件下可产生差速迁移，根据药物分子的保留值等色谱参数可对药物进行鉴别。常用的色谱方法有薄层色谱法（thin layer chromatography，TLC）、气相色谱法（gas chromatography，GC）和高效液相色谱法（high performance liquid chromatography，HPLC）等。

一、薄层色谱法

薄层色谱法是将固定相铺于平板上，利用流动相的毛细现象推动组分迁移，由于不同组分在两相间分配特性或吸附作用的差异而得以分离的色谱分析方法。

（一）测定方法

薄层色谱分析包括薄层板制备、点样、展开、显色与检视等基本步骤。

鉴别时一般采用标准物质（对照品或标准品）比较法。即采用与供试品溶液同浓度的对照标准溶液，在同一块薄层板上点样、展开与检视，供试品溶液所显示斑点的位置和颜色（或荧光）应与标准物质溶液色谱图的斑点一致。也可采用供试品溶液与标准溶液等体积混合，点样、展开，应显示单一、紧密的斑点。除采用对照品或标准品比较外，中药及其制剂的鉴别，还常使用对照药材进行比较。如 ChP2015 中青蒿琥酯的鉴别：

取本品，加甲醇溶解并稀释制成每 1ml 中含 1mg 的溶液，作为供试品溶液；另取青蒿琥酯对照品 10mg，加甲醇 10ml 溶解，作为对照品溶液。照薄层色谱法（通则 0502）试验，吸取上述两种溶液各 5μl，分别点于同一硅胶 G 薄层板上，以乙醇-甲苯-浓氨溶液（70∶30∶1.5）为展开剂，展开，取出晾干后，喷以含 2%香草醛的硫酸乙醇溶液（20→100），120℃加热 5 分钟，在日光下检视，供试品溶液所显主斑点的位置和颜色应与青蒿琥酯对照品溶液的主斑点一致。

链接 2-3

ChP2015（通则 0502）薄层色谱法的操作方法

1. 薄层板制备

（1）市售薄层板：临用前一般应在 110℃活化 30 分钟。聚酰胺薄膜不需活化。铝基片薄层板、塑料薄层板可根据需要剪裁，但需注意剪裁后的薄层板底边的固定相层不得有破损。如在存放期间被空气中杂质污染，使用前可用三氯甲烷、甲醇或二者的混合溶剂在展开缸中上行展开预洗，晾干，110℃活化，置干燥器中备用。

（2）自制薄层板：除另有规定外，将 1 份固定相和 3 份水（或加有黏合剂的水溶液，如 0.2%～0.5%羧甲基纤维素钠水溶液，或为规定浓度的改性剂溶液）在研钵中按同一方向研磨混合，去除表面的气泡后，倒入涂布器中，在玻板上平稳地移动涂布器进行涂布（厚度为 0.2～0.3mm），取下涂好薄层的玻板，置水平台上于室温下晾干后，在 110℃烘 30 分钟，随即置于有干燥剂的干燥箱中备用。使用前检查其均匀度，在反射光及透视光下检视，表面应均匀、平整、光滑，并且无麻点、无气泡、无破损及污染。

2. 点样 除另有规定外，在洁净干燥的环境中，用专用毛细管或配合相应的半自动、自动点样器械点样于薄层板上。一般为圆点状或窄细的条带状，点样基线距底边 10～15mm，高效板一般基线离底边 8～10mm。圆点状直径一般不大于 4mm，高效板一般不大于 2mm。接触点样时注意勿损伤薄层表面。条带状宽度一般为 5～10mm，高效板条带宽度一般为 4～8mm，可用专用半自动或自动点样器械喷雾法点样。点间距离可视斑点扩散情况以相邻斑点互不干扰为宜，一般不少于 8mm，高效板供试品间隔不少于 5mm。

3. 展开 将点好供试品的薄层板放入展开缸中，浸入展开剂的深度为距原点 5mm 为宜，密闭。除另有规定外，一般上行展开 8～15cm，高效薄层板上行展开 5～8cm。溶剂前沿达到规定的展距，取出薄层板，晾干，待检测。

展开前如需要溶剂蒸气预平衡，可在展开缸中加入适量的展开剂，密闭，一般保持 15～30 分钟。溶剂蒸气预平衡后，应迅速放入载有供试品的薄层板，立即密闭，展开。如需使展开缸达到溶剂蒸气饱和的状态，则需在展开缸的内壁黏贴与展开缸高和宽同样大小的滤纸，一端浸入展开剂中，密闭一定时间，使溶剂蒸气达到饱和再如法展开。

必要时，可进行二次展开或双向展开，进行第二次展开前，应使薄层板残留的展开剂完全挥干。

4. 显色与检视 有颜色的物质可在可见光下直接检视，无色物质可用喷雾法或浸渍法以适宜的显色剂显色，或加热显色，在可见光下检视。有荧光的物质或显色后可激发产生荧光的物质可在紫外光灯（365nm 或 254nm）下观察荧光斑点。对于在紫外光下有吸收的成分，可用带有荧光剂的薄层板（如硅胶 GF$_{254}$ 板），在紫外光灯（254nm）下观察荧光板面上的荧光物质淬灭形成的斑点。

5. 记录 薄层色谱图像一般可采用摄像设备拍摄，以光学照片或电子图像的形式保存。也可用薄层色谱扫描仪扫描或其他适宜的方式记录相应的色谱图。

（二）方法特点

薄层色谱法专属性强、操作简便，故在药物鉴别中应用广泛。操作时应按各品种项下要求对检测方法进行系统适用性试验，使斑点的检测限、比移值（R_f）和分离效能符合规定。比移值（R_f）系指从基线至展开斑点中心的距离与从基线至展开剂前沿的距离的比值。

$$R_f = \frac{从基线至展开斑点中心的距离}{从基线至展开剂前沿的距离}$$

由于薄层板的种类、展开剂的种类与比例、试验温度和湿度等多种因素均可影响色谱的分离效果，故要注意实验条件的控制。鉴别时应特别注意色谱系统的分离效能，要求在对照品与结构相似药物的对照品制成混合对照溶液的色谱图中，应显示两个清晰分离的斑点。

二、气相与高效液相色谱法

案例 2-4

某复方制剂中非那西丁（phenacetin）的鉴别方法建立

用十八烷基硅烷键合硅胶为填充剂；以甲醇-水（70：30）为流动相；检测波长为 254 nm。理论板数按非那西丁峰计算应不低于 1500，非那西丁峰和内标物质福美斯坦峰的分离度应符合要求。取含量测定项下的溶液进样测定，供试品溶液的主峰保留时间应与非那西丁对照品的保留时间一致。测定结果见图 2-5。

图 2-5 非那西丁鉴别的高效液相色谱图
A. 对照品；B. 供试品；C. 空白样品；1. 内标物峰；2. 非那西丁峰

问题：

用高效液相色谱法进行药物鉴别时，方法应如何设计？在本例中图 A、图 B 和图 C 各说明了什么问题？

（一）测定方法

使用气相色谱仪或高效液相色谱仪测定。一般采用对照品（或标准品）比较法，规定按供试品含量测定项下的色谱条件进行试验。要求供试品和对照品（或标准品）色谱峰的保留时间（t_R）应一致。含量测定方法为内标法时，可要求供试品溶液和对照品溶液色谱图中药物峰的保留时间与内标峰保留时间的比值应相同。为简化操作过程，用气相色谱法或高效液相色谱法测定含量的药物，多同时用气相色谱法或高效液相色谱法进行鉴别。

（二）方法特点

1. 气相色谱法 气相色谱法具有灵敏度高、专属性强、分析速度快的优点，适合于高温下稳定、容易气化药物的鉴别。操作时应按各品种项下要求对检测方法进行系统适用性试验，使理论板数、分离度、灵敏度、重复性和拖尾因子符合要求。如 ChP2015 维生素 E 的鉴别：

在含量测定项下记录的色谱图中，供试品溶液主峰的保留时间应与对照品溶液主峰的保留时间一致。

2. 高效液相色谱法 高效液相色谱法具有灵敏度高、专属性强、分析速度快的优点。与气相色谱法不同，高效液相色谱法不受药物气化和热稳定性的限制，适合于大多数药物的鉴别。操作时应按各品种项下要求对检测方法进行系统适用性试验，使理论板数、分离度、灵敏度、重复性和拖尾因子符合要求。

3. 色谱与质谱联用技术 色谱与质谱联用技术如气相色谱-质谱联用技术（GC-MS）和高效液相色谱-质谱联用技术（LC-MS），是分析科学一次革命性的进步，是将具有高分离效能的色谱技术与能够获得丰富化学结构信息并具有高度专属性和通用性的质谱技术相结合，为药物鉴别与确证提供了强有力的手段。

案例 2-4 分析讨论

用高效液相色谱法进行药物鉴别时建立方法的一般过程：

（1）固定相的选择：一般正相色谱法采用极性键合相如氰基硅烷键合相和氨基硅烷键合相，而反相色谱法采用非极性键合相如十八烷基硅烷键合相（又称 ODS 或 C_{18}）和辛烷基硅烷键合相。

（2）流动相的选择：一般正相色谱法采用非极性烃类溶剂己烷、庚烷、异辛烷等及适量的极性溶剂如三氯甲烷、醇、乙腈等配成，而反相色谱法采用强极性溶剂，如最常用的甲醇-水，乙腈-水等。流动相及供试液应澄清。

（3）检测波长：检测器为紫外吸收检测器时需选择检测波长。将适量供试品溶于一定溶剂中，在参考文献报道紫外最大吸收波长的基础上，进行吸收光谱扫描，确定该品种吸收较大、干扰较少的波长，用于液相色谱分析。

（4）其他条件的设置：高效液相色谱仪进样量一般为数微升。除另有规定外，柱温为室温。

（5）系统适用性试验：高效液相色谱法在建立和使用时，需考察系统的适用性。即用规定的对照品进行试验，调整仪器条件，使理论塔板数、分离度、灵敏度、重复性和拖尾因子达到一定的要求。

在本例中图 A、图 B 和图 C 均用于方法学验证。图 A 通过对照品可以确定待测物质和内标物质的峰位，图 C 则证明了方法的专属性。

（西安交通大学 傅 强）

第三章　药物的杂质检查

本 章 要 求

1. 掌握杂质限量的定义及计算方法；一般杂质与特殊杂质的定义；氯化物、铁盐、重金属、砷盐检查法的原理、方法及注意事项。

2. 熟悉药物中杂质的来源；硫酸盐、干燥失重、炽灼残渣检查法及残留溶剂测定法的原理、方法及注意事项；光谱法、色谱法在特殊杂质检查中的原理及方法类型。

3. 了解药物纯度的概念；药物中杂质检查的意义；澄清度、溶液颜色、易炭化物检查法及水分测定法的原理及方法；特殊杂质检查的其他方法及原理。

案例 3-1

ChP2015 司莫司汀的杂质检查

【检查】**氯化物**　取本品 0.25g，加水 20ml，振摇，滤过，滤渣用水 10ml 洗涤，合并洗液与滤液，依法检查（通则 0801），与标准氯化钠溶液 5.0ml 制成的对照液比较，不得更浓（0.02%）。

有关物质　避光操作。取本品，加乙醇溶解并制成每 1ml 中含 10mg 的溶液，作为供试品溶液；精密量取适量，加乙醇定量稀释成每 1ml 中含 0.1mg 的溶液，作为对照溶液。照薄层色谱法（通则 0502）试验，吸取上述两种溶液各 10μl，分别点于同一硅胶 HF_{254} 薄层板上，以三氯甲烷-环己烷（3∶1）为展开剂，展开，晾干，置紫外光灯（254mn）下检视。供试品溶液如显杂质斑点，与对照溶液的主斑点比较，不得更深。再置碘蒸气中，原点不得显黄色。

干燥失重　取本品，置五氧化二磷干燥器中，减压干燥 4 小时，减失重量不得过 0.5%（通则 0831）。

炽灼残渣　不得过 0.1%（通则 0841）。

问题：

1. 什么是药物的纯度？如何评价药物的纯度？

2. 何谓药物中的杂质？药物中的杂质来源于哪些方面？药物中杂质检查项目制定的依据是什么？

3. 简述司莫司汀杂质检查项下各项杂质检查的原理及注意事项。

药品在临床使用中产生的不良反应除与药品本身的药理活性有关外，有时还与药品中存在的杂质密切相关。杂质的存在不仅影响药品的质量，有的还可反映出药物中存在的问题，因此杂质检查是药品质量标准中检查项下的一项重要内容。对药物中的杂质进行检查既可保证用药的安全、有效，又可为生产、流通过程的药品质量管理提供依据。在药物的研究与开发过程中，杂质研究贯穿药学研究的全过程。ICH、CFDA 和 FDA 均制定了药物中杂质控制的有关技术指南。

第一节　药物中的杂质及其检查法

一、药物的纯度

药物的纯度（purity of drug）是指药物的纯净程度，是判定药品质量优劣的重要指标之一，含有杂质是影响药物纯度的主要因素。药物中的杂质（impurity）是指按既定工艺进行生产和正常贮藏过程中可能含有或产生的无治疗作用，或影响药物的稳定性或疗效，甚至对人体健康有害的物质。杂质在药物的生产和贮存过程中均可引入，如果药物中所含杂质超过药品质量标准规定的限量，就有可能使药物的外观性状、物理常数发生变化，甚至影响药物的稳定性，从而降低药物的活性或增加毒副作用。如游离肼是异烟肼在制备过程中原料引入或贮藏过程中降解产生的，它对磷酸吡哆醛酶系统有抑制作用，能引起局部刺激，也可致敏和致癌。

人类对于药物纯度的认识、规定和要求不是一成不变的，而是随着生活水平的提高、防病治病经验的积累、分离检测技术的提高以及所用生产原料、方法与工艺的不同而不断完善和改进的。如盐酸哌替啶（杜冷丁，Ⅰ），1948 年已收入英国药典，并广泛应用，直至 1970 年经 GC 分离鉴定，发现在主峰前后分别混有无效杂质（Ⅱ及Ⅲ），这两种杂质是因生产工艺控制不当而产生的，其混入量甚至可高达 20%～30%，从而影响疗效，现已对工艺进行改进，但 ChP2015 仍收载 HPLC 法检查有关物质以控制杂质的量。又如通过对阿司匹林的纯度进行研究，发现其中除含有水杨酸外，还存在其他水杨酸衍生物，如乙酰水杨酸酐、乙酰水杨酰等，这些杂质具有免疫活性，可导致服用阿司匹林的过敏反应。

另外，药物的纯度与化学试剂的纯度不能互相混淆，因为两者需要控制的杂质项目与限度要求不同。如药用规格的硫酸钡需做酸溶性钡盐、重金属、砷盐等检查，如果存在酸溶性钡盐可能导致医疗事故，而化学试剂规格的硫酸钡对酸溶性钡盐不做检查。即药物的纯度是从用药的安全性、有效性以及药物稳定性等方面考虑，而化学试剂的纯度只考虑杂质可能引起的化学变化对使用目的及使用范围的影响，并不考虑杂质对生物体所产生的生理作用及不良反应。药物的纯度只有合格与不合格之分，化学试剂有色谱纯、光谱纯、基准试剂、优级纯、分析纯、化学纯等。因此，不能用化学试剂代替药品使用。

二、杂质的来源

药品质量标准中杂质检查项目是依据可能存在杂质制订，了解杂质的来源，可针对性地制定杂质的检查项目。药物中的杂质主要来源于两个方面：一是生产过程中引入；二是贮藏过程中产生。

（一）生产过程中引入的杂质

在药物的生产过程中，由于原料不纯或未反应完全，反应的中间体或副产物，在精制时未能完全除去，就会成为产品中的杂质。如阿司匹林是由水杨酸乙酰化制成，如果原料不纯会引入苯酚，并在合成过程中生成一系列副产物醋酸苯酯、水杨酸苯酯、乙酰水杨酸苯酯等，同时合成中乙酰化反应不完全会残存水杨酸，因此 ChP2015 规定进行"游离水杨酸"及"有关物质"的检查。又如以工业用氯化钠生产注射用氯化钠，从原料中可引入溴化物、碘化物、硫酸盐、钾盐、镁盐、钙盐、钡盐等杂质，ChP2015 规定进行"溴化物"、"碘化物"、"硫酸盐"、"磷酸盐"、"钾盐"、"镁盐"、"钙盐"、"钡盐"等检查。

生产中所用试剂、溶剂，若不能完全除去，也会残留在产品中成为杂质。如使用酸、碱试剂处理后，可能使产品中引入酸性或碱性杂质；有机溶剂提取、精制后，在产品中可能有残留溶剂。残留溶剂检查是杂质检查中一项重要的内容，各国药典和 ICH 均对残留溶剂检查进行了明确规定，ChP2015 通则 0841 即为残留溶剂测定法。

在药物制剂的生产过程中也可能产生新的杂质，如肾上腺素注射液中常加入抗氧剂焦亚硫酸钠，在亚硫酸根存在下，肾上腺素会生成无生理活性和无光学活性的肾上腺素磺酸，ChP2015 规定进行"有关物质"的检查。葡萄糖注射液在高温灭菌时，葡萄糖易分解产生 5-羟甲基糠醛，对人体横纹肌及内脏有损伤，ChP2015 规定对其进行检查。

生产过程中使用的金属器皿、装置以及不耐酸碱的金属工具，使产品中都可能引入砷、铅、铁、铜等金属杂质，故很多药物需进行"重金属"、"砷盐"等检查。

另外，生产过程中产生的异构体、多晶型也是影响药物纯度的因素。不同异构体（光学异构体或几何异构体），其生物活性可能差异很大，如右布洛芬的生理活性为左旋体的 160 倍，左氧氟沙星的体外抗菌活性约为氧氟沙星的两倍，降糖药格列美脲的顺式异构体无疗效。同一药物的不同晶型在密度、熔点、溶解度、溶出速率等物理性质方面可能有显著差异，从而影响其稳定性、生物利用度、毒副反应及疗效。如棕榈氯霉素共有 A、B、C 三种晶型及无定形状态，其中 B 型为亚稳型，具有较高自由能，水中溶出速度比稳定的 A 型快得多，且易被酯酶水解而吸收，血药浓度几乎为 A 型的 7 倍；C 型也为亚稳型，易变为 A 型，溶出速度介于 A 和 B 之间，血药浓度不高，与 A 型同称为非活性型。在生产中低效、无效的异构体或晶型很难完全分离除尽，因此异构体和多晶型在药物的纯度研究中日益受到重视。ChP2015 规定右布洛芬中检查"左布洛芬"、左氧氟沙星中检查"右氧氟沙星"、格列美脲中检查"顺式异构体"、棕榈酸氯霉素混悬剂中检查"A 晶型"等。

（二）贮藏过程中产生的杂质

药物在运输或贮藏过程中，受到外界条件（如温度、湿度、日光、空气等）或受微生物作用的影响，可发生水解、氧化、分解、异构化、晶型转变、聚合、潮解和发霉等，使药物中产生有关的杂质。如果药物结构中具有酯、内酯、酰胺、环酰胺及苷类，在水分存在下，特别是在酸、碱或温度高的情况下易水解，如阿司匹林具有酯的结构，水解产生水杨酸；盐酸普鲁卡因具有酰胺结构，水解产生对氨基苯甲酸等。如果药物结构中具有酚羟基、巯基、亚硝基、醛基以及长链的共轭双键，在空气中容易被氧化，如麻醉乙醚在日光、空气及水的作用下，易氧化为醛和有毒的过氧化物；肾上腺素在光照和空气中氧气存在下，发生氧化、聚合而变色；维生素 C 具有还原性，也可被空气中的氧氧化生成去氢维生素 C 等。

链接 3-1

药物中的杂质与药物的安全性

药物中杂质大多具有潜在的生物活性，有的可与药物作用，影响药物的疗效与安全性，甚至对人体产生毒副作用。如 β-内酰胺类抗生素中残留的蛋白多肽类杂质及其与 β-内酰胺环作用生成的青霉噻唑蛋白具有免疫原性，是外源性过敏原。储存过程中 β-内酰胺环开环后自身聚合生成的高分子聚合物是内源性过敏原，均能引发过敏反应，轻则皮肤出现红斑或丘疹带来不适，重者会导致窒息、发绀、血管神经性水肿、血压下降，甚至休克和死亡。

三、杂质的分类

药物中的杂质多种多样，其分类方法也有多种。

（一）按来源分类

药品中的杂质按来源分为一般杂质（general impurities）和特殊杂质（special impurities）。一般杂质是指在自然界中分布较广泛，在多种药物的生产和贮藏过程中容易引入的杂质。如氯化物、硫酸盐、铁盐、重金属、砷盐、酸、碱、水分等。一般杂质检查方法收载在 ChP2015 通则中。特殊杂质是指在特定药物的生产和贮藏过程中引入的杂质，这类杂质随药物的不同而改变，如阿司匹林中的游离水杨酸、异烟肼中的游离肼。这类杂质与药物有着渊源关系，其化学结构与活性成分类似，检测对象不能明确为某单一物质时，多指"有关物质"（related substance），如甾体激素中有关物质的检查。特殊杂质的检查方法收载在各药品质量标准的检查项下。

（二）按化学类别和性质分类

药品中的杂质按化学类别和性质分为有机杂质、无机杂质、有机挥发性杂质。有机杂质指在药物的生产和贮藏中引入，如未反应完的原料、中间体、副产物、分解产物、异构体等。无机杂质可能来源于生产过程所用到的试剂、器皿等，如氯化物、硫化物、氰化物、重金属等。有机挥发性杂质主要指残留溶剂，是生产中使用的溶剂，如苯、三氯甲烷、甲醇、丙酮等。

（三）按毒性分类

药品中的杂质按其毒性分为毒性杂质和信号杂质。信号杂质一般本身无害，但其含量的多少可反映出药物的纯度水平，可提示该药物的生产工艺和贮藏过程存在问题，如氯化物、硫酸盐等属于该类杂质。毒性杂质为具有强烈不良生物作用的杂质，如重金属、砷盐、氰化物等，对人体有毒害，为毒性杂质。在药品质量标准中对毒性杂质要严格控制其限量，以保证用药的安全性。

四、杂质的限量要求与计算

（一）杂质的限量

绝对纯净的药物是不存在的。对于药物中存在的杂质，在不影响疗效、不产生毒副作用的原则下，综合考虑杂质的安全性、生产的可行性、产品的稳定性，允许药物中存在一定限量的杂质。药物中所含杂质的最大允许量称为杂质限量（limit of impurity），通常用百分之几或百万分之几（parts per million，ppm）表示。

（二）杂质检查法

药物中杂质的控制方法包括限量检查法（limit test）和定量测定法两种。

1. 限量检查法 药物中杂质的限量检查不要求测定杂质的准确含量，只需检查杂质是否超过规定限量。常用以下三种方法：

（1）对照法：对照法系指取一定量的待检杂质对照物质制成对照溶液，另取一定量的供试品制成供试品溶液，在相同条件下试验，比较结果，从而判断供试品中所含杂质是否超过规定的限量。ChP中一般杂质检查大多采用此法。

采用该法需遵循平行操作原则，即仪器的配对性、操作的同步性以及条件的一致性。供试品溶液和对照溶液应在完全相同条件下检测，如加入试剂的量和次序、反应的温度、反应的时间等均应相同。

（2）灵敏度法：系指在供试品溶液中加入试剂，在一定反应条件下观察反应结果，不得出现阳性反应为合格，即以检测条件下的灵敏度来控制杂质的限量。该法不需要杂质对照物质。如ChP2015乳酸中还原糖的检查，即利用还原糖与酒石酸铜反应生成红色沉淀的反应进行检查。方法为：

取本品0.5g，加水10ml混匀，用20%氢氧化钠溶液调至中性，加碱性酒石酸铜试液6ml，加热煮沸2分钟，不得生成红色沉淀。

（3）比较法：系指取供试品一定量依法检查，测得特定待检杂质的特征参数（如吸光度、旋光度或pH等）与规定值比较，不得更大。本法不需要杂质对照物质。如ChP2015维生素B_2中感光黄素的检查，即利用维生素B_2几乎不溶于三氯甲烷，而感光黄素溶于三氯甲烷的性质，用无醇三氯甲烷提取供试品中的感光黄素，在440nm的波长处测定吸光度，规定吸光度不得超过0.016，从而控制感光黄素的量。方法为：

取本品25mg，加无醇三氯甲烷10ml，振摇5分钟，滤过，滤液照紫外-可见分光光度法（通则 0401），在 440nm 的波长处测定，吸光度不得过 0.016。

2. 定量测定法　即采用规定方法测定杂质的含量，测得值不得超过规定限量。ChP2015 阿司匹林中游离水杨酸的检查采用 HPLC 法，氯贝丁酯中对氯酚的检查采用 GC 法，碘海醇中无机碘化物的检查采用银量法等。如富马酸亚铁中高铁盐的检查采用置换碘量法，方法为：

取本品约 2g，精密称定，置 250ml 碘瓶中，加水 25ml 与盐酸 4ml，加热使溶解，迅速冷却至室温；加碘化钾 3g，密塞，摇匀，在暗处放置 5 分钟，加水 75ml，立即用硫代硫酸钠滴定液（0.1mol/L）滴定，至近终点时，加淀粉指示液 2ml，继续滴定至蓝色消失，并将滴定的结果用空白试验校正。每 1ml 硫代硫酸钠滴定液（0.1mol/L）相当于 5.585mg 的 Fe。本品含高铁盐不得过 2.0%。

（三）杂质限量的计算

按照杂质限量的定义，杂质限量可按照下式计算：

$$杂质限量 = \frac{杂质的最大允许量}{供试品量} \times 100\%$$

对照法中供试品（S）所含杂质的量是通过与一定量杂质标准溶液进行比较来确定的，杂质的最大允许量也就是杂质标准溶液的浓度（C）与体积（V）的乘积，因此杂质限量（L）的计算可写成下式：

$$杂质限量 = \frac{杂质标准溶液的浓度 \times 杂质标准溶液的体积}{供试品量} \times 100\%$$

$$L = \frac{C \cdot V}{S} \times 100\%$$

计算示例如下：

例 1　贝诺酯中氯化物的检查：取本品 2.0g，加水 100ml，加热煮沸后，放冷，加水至 100ml，摇匀，滤过，取滤液 25ml，依法检查（通则 0801），与标准氯化钠溶液 5ml（每 1ml 相当于 10μg 的 Cl）制成的对照液比较，不得更浓。问氯化物的限量是多少？

$$L = \frac{C \cdot V}{S} \times 100\% = \frac{10 \times 10^{-6} \times 5}{2.0 \times \frac{25}{100}} \times 100\% = 0.01\%$$

例 2　阿司匹林中重金属的检查：取本品 1.0g，加乙醇 23ml 溶解后，加醋酸盐缓冲液（pH3.5）2ml，依法检查（通则 0821 第一法），含重金属不得超过百万分之十。问应取标准铅溶液（每 1ml 相当于 10μg 的 Pb）多少 ml？

$$V = \frac{L \times S}{C} = \frac{10 \times 10^{-6} \times 1.0}{10 \times 10^{-6}} = 1.0(ml)$$

例 3　磺胺嘧啶锌中砷盐的检查：ChP2015 规定砷盐检查应取标准砷溶液（每 1ml 相当于 1μg 的 As）2.0ml 制备标准砷斑，依法检查磺胺嘧啶锌中的砷盐，规定含砷量不得超过 0.0002%。问应取供试品多少克？

$$S = \frac{C \cdot V}{L} = \frac{1 \times 10^{-6} \times 2.0}{0.0002\%} = 1.0(g)$$

例 4　硫酸阿托品中莨菪碱的检查：取本品，按干燥品计算，加水溶解并制成每 1ml 中含 50mg 的溶液，依法测定（通则 0621），旋光度不得过 -0.40°。已知莨菪碱的比旋度 $[\alpha]_D^{20}$ 为 -32.5°，计算莨菪碱的限量。

$$L = \frac{C_{莨菪碱}}{C_{样品}} = \frac{\dfrac{\alpha}{[\alpha]_D^{20} l}}{C_{样品}} \times 100\% = \frac{\dfrac{-0.40}{-32.5 \times 1}}{50 \times 10^{-3}} \times 100\% = 24.6\%$$

例 5　地蒽酚中二羟基蒽醌的检查：取本品，加三氯甲烷制成每 1ml 中约含 0.10mg 的溶液，照紫外-可见分光光度法（通则 0401），在 432nm 的波长处测定吸光度，不得过 0.12。已知二羟基蒽醌在 432nm 的波长处的 $E_{1cm}^{1\%}$ 为 495，计算二羟基蒽醌的限量。

$$L = \frac{C_{二羟基蒽醌}}{C_{样品}} = \frac{\dfrac{A}{E_{1cm}^{1\%} \times l \times 100}}{C_{样品}} = \frac{\dfrac{0.12}{495 \times 1 \times 100}}{0.10 \times 10^{-3}} \times 100\% = 2.4\%$$

第二节 一般杂质的检查方法

一、氯化物检查法

案例 3-2

ChP2015 碘化钾中氯化物的检查

取本品 0.25g，加水 100ml 溶解后，加浓过氧化氢溶液与磷酸各 1ml，煮沸至溶液无色，放冷，再加浓过氧化氢溶液 0.5ml，煮沸，放冷，移至 250ml 量瓶中，用水稀释至刻度，摇匀，取 5.0ml，依法检查（通则 0801），与标准氯化钠溶液 2.5ml 制成的对照液比较，不得更浓（0.5%）。

问题：

1. 药物中为何要进行氯化物的检查？

2. 氯化物检查采用何种方法？简述其检查原理及测定条件。

3. 碘化物中氯化物的检查方法与氯化物检查的一般方法有哪些不同点？为何如此处理？

4. 氯化物检查时，若供试品有色或供试品不溶于水，应如何处理？

5. 药物中的有机氯杂质应如何检查？

药物在生产过程中常用到盐酸、盐酸盐等试剂，因此氯化物极易被引入到药物中。氯化物（chlorides）为信号杂质，对人体无害，但其量可以反映出药物的纯净程度及生产过程是否正常，因此很多药物需进行氯化物的检查。

（一）原理

药物中微量的氯化物在硝酸酸性溶液中，与硝酸银作用生成氯化银的白色浑浊，与一定量的标准氯化钠溶液在相同条件下生成的氯化银浑浊液比较，判断供试品中氯化物是否符合限量规定。

$$Cl^- + Ag^+ \xrightarrow{HNO_3} AgCl\downarrow$$

（二）检查方法

除另有规定外，取各品种项下规定量的供试品，加水溶解使成 25ml（溶液如显碱性，可滴加硝酸使成中性），再加稀硝酸 10ml；溶液如不澄清，应滤过；置 50ml 纳氏比色管中，加水使成约 40ml，摇匀，即得供试品溶液。另取该品种项下规定量的标准氯化钠溶液，置 50ml 纳氏比色管中，加稀硝酸 10ml，加水使成 40ml，摇匀，即得对照溶液。于供试品溶液与对照溶液中，分别加入硝酸银试液 1.0ml，用水稀释使成 50ml，摇匀，在暗处放置 5 分钟，同置黑色背景上，从比色管上方向下观察、比较，即得。

（三）测定条件

（1）标准氯化钠溶液每 1ml 相当于 10μg 的 Cl。50ml 溶液中含 Cl 50～80μg 为宜，相当于标准氯化钠溶液 5.0～8.0ml。在此范围内氯化物所显浑浊梯度明显，便于比较。

（2）加入硝酸可避免弱酸银盐，如碳酸银、磷酸银以及氧化银沉淀的干扰，同时还可加速氯化银浑浊的形成并产生较好的乳浊。酸度以 50ml 供试溶液中含稀硝酸 10ml 为宜。

（3）应按照检查方法进行操作，先使溶液体积为约 40ml，再加入硝酸银试液，此时氯化物浓度相对降低，所得氯化银浑浊颗粒较小，能够均匀地分布在比色管中，有利于浊度比较。

（4）为了避免光线使单质银析出影响检查，观察前应在暗处放置 5 分钟。由于氯化银为白色浑浊，应将比色管置黑色背景上，从上向下观察、比较。

（四）注意事项

（1）供试品溶液若不澄清，要用含硝酸的水洗涤滤纸，除去滤纸中可能存在的氯化物，再过滤供试品溶液使其澄清后，依法检查。

（2）供试品溶液若带颜色，可用内消色法处理后检查。方法为：

除另有规定外，可取供试品溶液两份，分别置 50ml 纳氏比色管中，一份中加硝酸银试液 1.0ml，摇匀，放置 10 分钟，如显浑浊，可反复滤过，至滤液完全澄清，再加规定量的标准氯化钠溶液与水适量使成 50ml，摇匀，在暗处放置 5 分钟，作为对照溶液；另一份中加硝酸银试液 1.0ml 与水适量使成 50ml，摇匀，在暗处放置 5 分钟，按上述方法与对照溶液比较，即得。

ChP2015 氯法齐明、帕司烟肼、荧光素钠等中氯化物的检查采用内消色法。如帕司烟肼为黄色结晶性粉末，在丙酮中易溶，在热水中溶解，其氯化物的检查方法为：

取本品 0.5g，加水 48ml 加热溶解，放冷，加硝酸 2ml，摇匀，将溶液分为两等份，分置 50 ml 纳氏比色管中，一份中加硝酸银试液 1ml，放置 10 分钟，用滤纸反复滤过，至滤液完全澄清，加标准氯化钠溶液 7.5ml 与水适量使成 50ml，摇匀，在暗处放置 5 分钟，作为对照溶液。另一份中加硝酸银试液 1ml 与水使成 50ml，摇匀，在暗处放置 5 分钟，如显浑浊，与对照溶液比较，不得更浓（0.03%）。

此外，也可采用外消色法，如 ChP2015 高锰酸钾中氯化物的检查。高锰酸钾为黑紫色、细长的菱形结晶或颗粒，在沸水中易溶，在水中溶解，其溶液为紫红色，干扰检查，可利用高锰酸钾的氧化性，先加乙醇使其还原褪色后，再依法检查。检查方法为：

取本品 2.0g，加热水 60ml 溶解后，置水浴上加热，在不断搅拌下滴加乙醇适量（约 8ml），使溶液完全褪色后，移入 100ml 量瓶中，用水稀释至刻度，摇匀，滤过；取续滤液 25ml，依法检查（通则 0801），与标准氯化钠溶液 5.0ml 制成的对照液比较，不得更浓（0.010%）。

（3）碘离子与硝酸银反应生成碘化银的黄色沉淀，干扰碘及碘化物中氯化物的检查，应在检查前除去。碘中氯化物的检查，以锌粉为还原剂还原碘为碘离子，加氨试液及硝酸银试液，生成碘化银沉淀，过滤除去，再依法检查。碘化钾（钠）中氯化物的检查，加浓过氧化氢溶液与磷酸氧化碘离子为碘，加热使碘升华，再依法检查，方法见案例 3-2。

（4）溶于水的有机药物，可按 ChP2015 通则 0801 方法直接检查氯化物。不溶于水的有机药物，大多采用加水振摇，使氯化物溶解，滤除不溶物再进行检查，如乙酰唑胺、布洛芬等中氯化物的检查。若药物在乙醇或丙酮中有一定的溶解度，可加乙醇或丙酮溶解后依法检查，如二甲磺酸阿米三嗪、托吡卡胺等中氯化物的检查以乙醇为溶剂，过氧苯甲酰中氯化物的检查以丙酮为溶剂。

（5）检查有机氯杂质时，可根据杂质结构，采用适当的前处理方法将有机氯转变为无机离子状态后，再依法检查。前处理方法有加氢氧化钠加热或回流，碱性破坏法或氧瓶燃烧法。如检查克罗米通中的氯化物，即是将供试品在氢氧化钠溶液中加热回流 1 小时，使有机氯杂质生成氯化钠后，再依法检查；芬布芬、美洛昔康、吡罗昔康中氯化物的检查，即将供试品中加无水碳酸钠小火炽灼炭化，再于 500～600℃完全灰化后检查；氟康唑、米诺地尔、双嘧达莫、双羟萘酸噻嘧啶等中含氯化合物的检查，即将供试品氧瓶燃烧进行有机破坏，以氢氧化钠溶液吸收，使有机氯杂质生成氯化钠后，再依法检查。

二、硫酸盐检查法

药物中存在的微量硫酸盐（sulfates）也是信号杂质。

（一）原理

硫酸盐在稀盐酸酸性条件下，与氯化钡反应生成硫酸钡的白色浑浊，与一定量的标准硫酸钾溶液在相同条件下生成的浑浊液比较，判断供试品中硫酸盐是否符合限量规定。

$$SO_4^{2-} + Ba^{2+} \xrightarrow{HCl} BaSO_4 \downarrow$$

（二）检查方法

除另有规定外，取各品种项下规定量的供试品，加水溶解使成约 40ml（溶液如显碱性，可滴加盐酸使成中性）；溶液如不澄清，应滤过；置 50ml 纳氏比色管中，加稀盐酸 2ml，摇匀，即得供试品溶液。另取该品种项下规定量的标准硫酸钾溶液，置 50ml 纳氏比色管中，加水使成约 40ml，加稀盐酸 2ml，摇匀，即得对照溶液。于供试品溶液与对照溶液中，分别加入 25%氯化钡溶液 5ml，用水稀释至 50ml，充分摇匀，放置 10 分钟，同置黑色背景上，从比色管上方向下观察、比较，即得。

（三）测定条件

（1）标准硫酸钾溶液每 1ml 相当于 100μg 的 SO_4^{2-}，50ml 溶液中含 100~500μg 的 SO_4^{2-} 为宜，相当于标准 K_2SO_4 溶液 1.0~5.0ml。在此范围内，浑浊梯度明显，便于比较。

（2）加入盐酸，可防止碳酸钡或磷酸钡等沉淀生成；溶液的酸度，以 50ml 溶液中含稀盐酸 2ml 为宜（溶液的 pH 约为 1），若酸度太大，会使硫酸钡溶解度增大，使检查灵敏度下降。

（3）与氯化物检查相同，也应先使溶液体积约为 40ml，再加氯化钡试液，有利于浊度比较。

（四）注意事项

供试品溶液如不澄清，可用含盐酸的水洗净滤纸，过滤。
供试品溶液若带颜色，用内消色法或外消色法处理。

三、铁盐检查法

微量铁盐（iron）的存在会加速药物的氧化和分解，因而需要控制其限量。ChP2015 采用硫氰酸盐法。

（一）原理

铁盐在盐酸酸性溶液中，与硫氰酸盐作用生成红色可溶性的硫氰酸铁配位离子，与一定量标准铁溶液同法处理后所呈现的颜色进行比较，判断供试品中铁盐是否符合限量规定。

$$Fe^{3+} + 6SCN^- \underset{}{\overset{H^+}{\rightleftharpoons}} [Fe(SCN)_6]^{3-}$$

（二）检查方法

除另有规定外，取各品种项下规定量的供试品，加水溶解成 25ml，移置 50ml 纳氏比色管中，加稀盐酸 4ml 与过硫酸铵 50mg，用水稀释成 35ml 后，加 30%硫氰酸铵溶液 3ml，再加水适量稀释成 50ml，摇匀；如显色，立即与标准铁溶液一定量制成的对照溶液（取该品种项下规定量的标准铁溶液，置 50ml 纳氏比色管中，加水使成 25ml，加稀盐酸 4ml 与过硫酸铵 50mg，用水稀释成 35 ml，加 30%硫氰酸铵溶液 3 ml，再加水适量稀释成 50 ml，摇匀）比较，即得。

（三）测定条件

（1）用硫酸铁铵[FeNH$_4$（SO$_4$）$_2$·12H$_2$O]配制标准铁贮备液，配制时加入硫酸防止铁盐水解，使之易于保存。标准铁溶液临用前稀释而成，浓度为 10μg/ml，适宜目视比色的浓度范围为 50ml 中含 10～50μg 的 Fe，相当于标准铁溶液 1.0～5.0ml。

（2）加入盐酸，可防止 Fe^{3+}的水解，经试验，以 50ml 溶液中含稀盐酸4ml 为宜。

（3）本法控制的是 Fe^{2+}和 Fe^{3+}的限量之和。加入氧化剂过硫酸铵，可以氧化供试品中的 Fe^{2+}成 Fe^{3+}；同时可以防止由于光线使硫氰酸铁还原或分解褪色。

$$2Fe^{2+} + (NH_4)_2S_2O_8 \longrightarrow 2Fe^{3+} + (NH_4)_2SO_4 + SO_4^{2-}$$

（4）铁盐与硫氰酸根离子的反应为可逆反应，在检查中需加入过量的硫氰酸铵，不仅可以增加生成配离子的稳定性，提高反应灵敏度，而且可以消除 Cl$^-$、PO$_4^{3-}$、SO$_4^{2-}$、枸橼酸根等离子与 Fe^{3+}形成有色配位化合物而引起的干扰。

（四）注意事项

（1）某些药物（如葡萄糖、硫酸镁）在检查中加入硝酸处理，因硝酸中可能含有亚硝酸，能与硫氰酸根离子作用，生成红色亚硝酰硫氰化物，影响比色，因此，必须加热煮沸除去剩余的硝酸。

$$HNO_2 + SCN^- + H^+ \longrightarrow NO·SCN + H_2O$$

（2）当供试管与对照管色调不一致，或供试品显色后颜色浅不便比较时，可用正丁醇或异戊醇提取，分取醇层比色。因为硫氰酸铁配离子在正丁醇或异戊醇中溶解度大，提取后能增加颜色的深度，提高比色的灵敏度，并能消除上述阴离子干扰的影响。如 ChP2015 枸橼酸钠中铁盐的检查：

取本品 1.0g，依法检查（通则 0807），加正丁醇提取后，与标准铁溶液 1.0 ml 用同一方法制成的对照液比较，不得更深（0.001%）。

（3）环状结构的有机药物，在试验条件下不溶解或对检查有干扰，需经有机破坏，使铁盐成三氧化二铁留于残渣，处理后再依法检查。如 ChP2015 对氨基水杨酸钠中铁盐的检查：

取本品 1.0g，置铂坩埚中，加无水碳酸钠 2g，混合，在约 740℃炽灼，放冷，残渣加稀盐酸 15ml 溶解后，依法检查（通则 0807），与标准铁溶液 1.5ml 制成的对照液比较，不得更深（0.0015%）。

USP39 亦采用硫氰酸盐法检查铁盐，BP2016 则采用巯基醋酸法（mercapto acetic acid）。检查原理是利用巯基醋酸还原 Fe^{3+}成 Fe^{2+}，在氨碱性溶液中进一步与 Fe^{2+}作用生成红色配离子，与一定量标准铁溶液经同法处理后产生的颜色进行比较。在加巯基醋酸试液之前先加 20%枸橼酸溶液 2ml，使其与铁离子形成配位离子，以免铁离子在氨碱性溶液中产生氢氧化铁沉淀。此方法灵敏度较高，但试剂较贵。

$$2Fe^{3+} + 2HSCH_2COOH \longrightarrow 2Fe^{2+} + (SCH_2COOH)_2 + 2H^+$$

$$2Fe^{2+} + 2HSCH_2COOH \longrightarrow 2Fe(SCH_2COOH)_2 + 2H^+$$

$$Fe(SCH_2COOH)_2 \xrightarrow{OH} [Fe(SCH_2COOH)_2]^{2+} + 2H_2O$$
红色

四、重金属检查法

重金属（heavy metals）系指在规定实验条件下能与硫代乙酰胺或硫化钠作用显色的金属杂质，如银、铅、汞、铜、镉、铋、锑、锡、砷、镍、钴和锌等。药物中重金属的存在将影响药物的稳定性及用药的安全性。由于生产中遇到铅的机会较多，且铅在人体内易积蓄中毒，故以铅为代表检查重金属。根据实验条件与方法的不同，ChP2015 通则 0821 中重金属检查共收载三法。

（一）第一法　硫代乙酰胺法

本法适用于溶于水、稀酸及乙醇的药物，是大多数药物采用的检查方法。

1. 原理　硫代乙酰胺在弱酸性（pH3.5）条件下水解产生硫化氢，与药物中微量的重金属反应生成黄色到棕黑色的硫化物均匀混悬液，与一定量标准铅溶液经同法处理后所呈颜色进行比较，判断供试品中重金属是否符合限量规定。

$$CH_3CSNH_2 + H_2O \longrightarrow CH_3CONH_2 + H_2S$$

$$Pb^{2+} + H_2S \xrightarrow{pH3.5} PbS\downarrow + 2H^+$$

2. 检查方法　除另有规定外，取 25ml 纳氏比色管三支，甲管中加标准铅溶液一定量与醋酸盐缓冲液（pH3.5）2ml 后，加水或各品种项下规定的溶剂稀释成 25ml，乙管中加入按各品种项下规定的方法制成的供试品溶液 25ml，丙管中加入与乙管相同重量的供试品，加配制供试品溶液的溶剂适量使溶解，再加与甲管相同量的标准铅溶液与醋酸盐缓冲液（pH3.5）2ml 后，用溶剂稀释成 25ml；再在甲、乙、丙三管中分别加硫代乙酰胺试液各 2ml，摇匀，放置 2 分钟，同置白纸上，自上向下透视。当丙管中显出的颜色不浅于甲管时，乙管中显示的颜色与甲管比较，不得更深。如丙管中显出的颜色浅于甲管，应取样按第二法重新检查。

3. 测定条件

（1）本法用硝酸铅配制标准铅贮备液，配制时加入硝酸防止铅盐水解。标准铅溶液临用前稀释而成，浓度为 10μg/ml，适宜目视比色的浓度范围为每 27ml 溶液中含 10～20μg 的 Pb，相当于标准铅溶液 1～2ml。

（2）ChP1990 以前历版药典均采用硫化氢试液为显色剂，但该试液有毒性、恶臭、不稳定、浓度难以控制等缺点，ChP1990 之后改用硫代乙酰胺为显色剂。

（3）溶液的 pH 对重金属离子与硫化氢的呈色反应影响较大，在 pH3.0～3.5 时硫化铅沉淀较完全，若酸度过大，重金属离子与硫化氢呈色变浅，甚至不显色。因此，检查在醋酸盐缓冲溶液（pH3.5）2ml 中进行。配制供试品溶液时，如使用的盐酸超过 1ml，氨试液超过 2ml，或加入其他试剂进行处理者，甲管应取同样同量的试剂置蒸发皿中蒸干后再依法检查。

4. 注意事项

（1）若供试品溶液带颜色，可在甲管中滴加少量的稀焦糖溶液或其他无干扰的有色溶液，使之与乙管、丙管一致，然后再加硫代乙酰胺试液比色。如在甲管中滴加稀焦糖溶液或其他无干扰的有色溶液，仍不能使颜色一致时，应取样按第二法检查。

（2）供试品中若含微量高铁盐，在弱酸性溶液中氧化硫化氢析出硫，产生浑浊，影响比色，可先加维生素 C 0.5～1.0g，将 Fe^{3+} 还原成 Fe^{2+}，消除干扰。如 ChP2015 碳酸钙中重金属的检查：

取本品 0.5g，加水 5ml，混合均匀，加稀盐酸 4ml，煮沸 5 分钟，放冷，滤过，滤器用少量水洗涤，合并洗液与滤液，加酚酞指示液 1 滴，并滴加适量氨试液至溶液显淡红色，加稀醋酸 2ml 与水制成 25ml，加维生素 C 0.5g，溶解后，依法检查（通则 0821 第一法），含重金属不得过百万分之三十。

（3）若供试品自身为铁盐，必须先将供试品本身的金属离子除去，再进行检查。如右旋糖酐铁及其注射液是在一定浓度的盐酸中，用醋酸异丁酯提取除去铁盐，再依法检查。

（4）供试品本身也能生成不溶性硫化物，加入掩蔽剂排除干扰。如 ChP2015 葡萄糖酸锑钠中铅盐的检查：

取本品 1.0g，加水 10ml 与酒石酸 1.0g，溶解后，加 10% 氢氧化钠溶液 10ml、氰化钾试液 2ml 与硫化钠试液 5 滴，放置 2 分钟，如显色，与标准铅溶液 2.0ml 用同法制成的对照液比较，不得更深（0.002%）。

（二）第二法　炽灼后的硫代乙酰胺法

本法适用于含芳环、杂环以及不溶于水、乙醇、稀酸及碱的有机药物。

1. 原理　重金属可能与芳环、杂环形成较牢固的价键，需将供试品炽灼破坏成重金属的氧化物残渣，加硝酸进一步破坏，加盐酸转变成易溶于水的氯化物，再按第一法进行检查。

2. 检查方法　除另有规定外，当需改用第二法检查时，取各品种项下规定量的供试品，按炽灼残渣检查法（通则0841）进行炽灼处理，然后取遗留的残渣；或直接取炽灼残渣项下遗留的残渣；如供试品为溶液，则取各品种项下规定量的溶液，蒸发至干，再按上述方法处理后取遗留的残渣；加硝酸 0.5 ml，蒸干，至氧化氮蒸气除尽后（或取供试品一定量，缓缓炽灼至完全炭化，放冷，加硫酸 0.5～1ml，使之恰好湿润，用低温加热至硫酸除尽后，加硝酸 0.5ml，蒸干，至氧化氮蒸气除尽后，放冷，在 500～600℃炽灼使之完全灰化），放冷，加盐酸 2ml，置水浴上蒸干后加水 15ml，滴加氨试液至对酚酞指示液显微粉红色，再加醋酸盐缓冲液（pH3.5）2ml，微热溶解后，移置纳氏比色管中，加水稀释成25ml，作为乙管；另取配制供试品溶液的试剂，置瓷皿中蒸干后，加醋酸盐缓冲液（pH3.5）2ml 与水 15ml，微热溶解后，移置纳氏比色管中，加标准硝酸铅溶液一定量，再用水稀释成 25ml，作为甲管；再在甲、乙两管中分别加硫代乙酰胺试液各 2ml，摇匀，放置 2 分钟，同置白纸上，自上向下透视，乙管中显出的颜色与甲管比较，不得更深。

3. 注意事项

（1）炽灼温度对重金属检查影响较大，温度越高，重金属损失越多，因此炽灼温度需控制在 500～600℃。

（2）含钠盐或氟的有机药物在炽灼时能腐蚀瓷坩埚而带入重金属，应改用石英坩埚、铂坩埚或硬质玻璃蒸发皿操作。

（3）炽灼残渣加硝酸处理后，必须蒸干，除尽氧化氮，否则亚硝酸可氧化 H_2S 析出硫，影响比色。

（三）第三法　硫化钠法

本法适用于能溶于碱性水溶液而难溶于稀酸或在稀酸中生成沉淀的药物。磺胺类药物、巴比妥类药物用此法检查。

1. 原理　在碱性条件下，以硫化钠为显色剂，使药物中微量的重金属生成硫化物的均匀混悬液，与一定量标准铅溶液经同法处理后所呈颜色进行比较。

$$Pb^{2+} + Na_2S \xrightarrow{\ OH^- \ } PbS\downarrow + 2Na^+$$

2. 检查方法　除另有规定外，取供试品适量，加氢氧化钠试液 5ml 与水 20ml 溶解后，置纳氏比色管中，加硫化钠试液 5 滴，摇匀，与一定量的标准铅溶液同样处理后的颜色比较，不得更深。

3. 注意事项　硫化钠对玻璃有腐蚀，久置会产生絮状物，应临用时新制。

除了上述三种方法外，随着分析技术的发展，AAS 法、电感耦合等离子体原子发射光谱法（inductively coupled plasma atomic emission spectrometry，ICP-AES）和电感耦合等离子体质谱法（inductively coupled plasma mass spectrometry，ICP-MS）在重金属杂质测定中的应用也越来越多。ICP-AES 是以等离子体为激发光源的原子发射光谱分析方法，可进行多元素的同时测定。ICP-MS 是以等离子体为离子源的一种质谱型元素分析方法，主要用于多种元素的同时测定，并可与其他色谱分离技术联用，进行元素形态及其价态分析；本法灵敏度高，适用于各类药品从痕量到微量的元素分析，尤其是痕量重金属元素的测定。

五、砷盐检查法

砷盐（arsenic）是由药物生产过程所用无机试剂引入，砷盐有毒，多数药物需要检查，并严格控制其限量。ChP2015 通则砷盐检查收载两法，古蔡氏法（Gutzeit）和二乙基二硫代氨基甲酸银（Ag-DDC）法。含锑药物中砷盐检查采用白田道夫法（Betterdorff）。

（一）第一法　古蔡氏法

1. 原理　金属锌与酸作用产生新生态氢，与药物中微量砷盐反应生成砷化氢气体，遇溴化汞试纸产生黄色至棕色的砷斑，与同一条件下定量标准砷溶液所产生的砷斑比较，判断供试品中的砷盐是否符合限量规定。

$$As^{3+} + 3Zn + 3H^+ \longrightarrow AsH_3 \uparrow + 3Zn^{2+}$$

$$AsO_3^{3-} + 3Zn + 9H^+ \longrightarrow AsH_3 \uparrow + 3Zn^{2+} + 3H_2O$$

$$AsH_3 + 3HgBr_2 \longrightarrow 3HBr + As(HgBr)_3 （黄色）$$

$$AsH_3 + 2As(HgBr)_3 \longrightarrow 3AsH(HgBr)_2 （棕色）$$

$$AsH_3 + As(HgBr)_3 \longrightarrow 3HBr + As_2Hg_3 （黑色）$$

单位:mm

图 3-1　古蔡氏法检砷装置图

2. 仪器装置　检砷装置如图 3-1。

A 为 100ml 标准磨口锥形瓶；B 为中空的标准磨口塞，上连导气管 C（外径 8.0mm，内径 6.0mm），全长约 180mm；D 为具孔的有机玻璃旋塞，其上部为圆形平面，中央有一圆孔，孔径与导气管 C 的内径一致，其下部孔径与导气管 C 的外径相适应，将导气管 C 的顶端套入旋塞下部孔内，并使管壁与旋塞的圆孔相吻合，黏合固定；E 为中央具有圆孔（孔径 6.0mm）的有机玻璃旋塞盖，与 D 紧密吻合。

测试时，于导气管 C 中装入醋酸铅棉花 60mg（装管高度为 60～80mm），再于旋塞 D 的顶端平面上放一片溴化汞试纸（试纸大小以能覆盖孔径而不露出平面外为宜），盖上旋塞盖 E 并旋紧，即得。

3. 检查方法　标准砷斑的制备：精密量取标准砷溶液 2ml，置 A 瓶中，加盐酸 5ml 与水 21ml，再加碘化钾试液 5ml 与酸性氯化亚锡试液 5 滴，在室温放置 10 分钟后，加锌粒 2g，立即将照上法装妥的导气管 C 密塞于 A 瓶上，并将 A 瓶置 25～40℃水浴中，反应 45 分钟，取出溴化汞试纸，即得。

检查法：取按各品种项下规定方法制成的供试品溶液，置 A 瓶中，照标准砷斑的制备，自"再加碘化钾试液 5ml"起，依法操作。将生成的砷斑与标准砷斑比较，不得更深。

4. 测定条件

（1）本法用三氧化二砷配制标准砷贮备液，标准砷溶液临用前稀释而成，浓度为 1μg/ml，ChP2015 规定用 2ml 标准砷溶液制备标准砷斑，所得砷斑清晰。药物含砷限量不同时，应按规定限量改变供试品取用量。

（2）本法所用锌粒应无砷，以能通过一号筛的细粒为宜，如使用的锌粒较大时，用量应酌情增加，反应时间亦应延长为 1 小时。

（3）供试品及锌粒中可能含有少量的硫化物，在酸性条件下会产生硫化氢气体，与溴化汞试纸产生硫化汞的色斑，干扰检查，故在导气管 C 中装入醋酸铅棉花吸收硫化氢。ChP2015 规定用 60mg 的醋酸铅棉花，装管高度约 60～80mm，以控制填充的松紧度，既能消除硫化氢的干扰，又能使砷化氢以适宜的速度通过。

（4）药品中存在的微量砷盐以五价砷和三价砷两种价态存在，五价砷在酸性溶液中也能被还原为砷化氢，但速度较三价砷慢，故先加入碘化钾和氯化亚锡使五价砷还原为三价砷，加快反应速度。

$$AsO_4^{3-} + 2I^- + 2H^+ \longrightarrow AsO_3^{3-} + I_2 + H_2O$$
$$AsO_4^{3-} + Sn^{2+} + 2H^+ \longrightarrow AsO_3^{3-} + Sn^{4+} + H_2O$$

碘化钾被氧化生成碘，碘被氯化亚锡还原成碘离子，碘离子可与反应中生成的锌离子形成稳定的配位离子$[ZnI_4]^{2-}$，有利于生成砷化氢的反应不断进行。

$$I_2 + Sn^{2+} \longrightarrow 2I^- + Sn^{4+}$$
$$4I^- + Zn^{2+} \longrightarrow [ZnI_4]^{2-}$$

氯化亚锡还可在锌粒表面形成锌锡齐，起去极化作用，使氢气均匀连续地发生，有利于砷斑的形成。此外，碘化钾和氯化亚锡还可抑制锑化氢的形成（锑化氢能与溴化汞试纸作用生成灰色锑斑），在试验条件下，100μg锑存在不干扰测定。

（5）溴化汞试纸与砷化氢作用所呈砷斑不够稳定，在反应中应保持干燥及避光，并立即与标准砷斑比较。

（6）若供试品需经有机破坏后再行检砷，则应取标准砷溶液代替供试品，照该品种项下规定的方法同法处理后，依法制备标准砷斑。

5. 注意事项

（1）供试品若为亚硫酸盐、硫代硫酸盐等，在酸性溶液中生成二氧化硫气体，与溴化汞试纸作用生成黑色硫化汞或金属汞，干扰检查。如为亚硫酸盐，可于反应前加硫酸加热，使亚硫酸盐分解，除去干扰。如为硫代硫酸盐，应于反应前先加硝酸处理，使氧化成硫酸盐，除去干扰。如ChP2015硫代硫酸钠中砷盐的检查：

取本品0.20g，加水5ml溶解后，加硝酸3ml，置水浴上，注意蒸干，残渣中加水数毫升，搅匀，滤过，滤渣用水洗净，合并滤液与洗液，蒸干后，加盐酸5ml与水23ml使之溶解，依法检查（通则0822第一法），应符合规定（0.001%）。

（2）供试品若为铁盐，Fe^{3+}可消耗氯化亚锡、碘化钾等还原剂，并能氧化砷化氢，干扰测定。反应前应先加酸性氯化亚锡试液，将Fe^{3+}还原为Fe^{2+}而除去干扰，再依法检查。如ChP2015紫氧化铁中砷盐的检查：

取本品0.67g，加盐酸7ml，加热使之溶解，加水21ml，滴加酸性氯化亚锡试液使黄色褪去，依法检查（通则0822第一法），应符合规定（0.0003%）。

（3）供试品若为环状结构的有机药物，因砷在分子中可能以共价键结合，需要进行有机破坏后依法检查，否则检出结果偏低或难以检出。常采用碱性破坏法，于供试品中加氢氧化钙、无水碳酸钠小火炽灼炭化，再于500~600℃完全灰化后检查。如ChP2015马来酸曲美布汀中砷盐的检查：

取无水碳酸钠约2g，铺于铂坩埚底部与四周，另取本品2.0g，置无水碳酸钠上，加少量水湿润，干燥后，先用小火灼烧使之炭化，再在500~600℃炽灼使之灰化，自"加少量水湿润"起，重复操作数次，至完全灰化，放冷，加水适量，加盐酸使残渣溶解并使溶液显中性，再加盐酸5ml，加水使之成28ml，依法检查（通则0822第一法），应符合规定（0.0001%）。

也可采用加酸、加氧化剂破坏，ChP2015甘露醇、葡萄糖等药物中砷盐检查即在硫酸溶液中，加溴化钾溴试液进行破坏。

（二）第二法 二乙基二硫代氨基甲酸银（Ag-DDC）法

1. 原理 金属锌与酸作用产生新生态氢，与药物中微量砷盐反应生成砷化氢，砷化氢还原二乙基二硫代氨基甲酸银为红色胶态银，与一定量的标准砷溶液在相同条件所呈颜色进行比较，或在510nm

波长处测定吸光度进行比较。该法不仅可用于砷盐的限量检查，也可用作微量砷盐的含量测定。

$$AsH_3 + 6Ag(DDC) \rightleftharpoons As(DDC)_3 + 6Ag + 3HDDC$$

2. 仪器装置 检砷装置如图 3-2。

单位:mm

图 3-2　二乙基二硫代氨基甲酸银法检砷装置图

A 为 100ml 标准磨口锥形瓶；B 为中空的标准磨口塞，上连导气管 C（一端外径为 8mm，内径为 6mm；另一端长为 180mm，外径 4mm，内径 1.6mm，尖端内径为 1mm）；D 为平底玻璃管（长 180mm，内径 10mm，于 5.0ml 处有一刻度）。

测试时，于导气管 C 中装入醋酸铅棉花 60mg（装管高度约 80mm），并于 D 管中精密加入二乙基二硫代氨基甲酸银试液 5ml。

3. 检查方法 标准砷对照液的制备：精密量取标准砷溶液 2ml，置 A 瓶中，加盐酸 5ml 与水 21ml，再加碘化钾试液 5ml 与酸性氯化亚锡试液 5 滴，在室温放置 10 分钟后，加锌粒 2g，立即将导气管 C 与 A 瓶密塞，使生成的砷化氢气体导入 D 管中，并将 A 瓶置 25～40℃水浴中反应 45 分钟，取出 D 管，添加三氯甲烷至刻度，混匀，即得。

检查法：取照各品种项下规定方法制成的供试品溶液，置 A 瓶中，照标准砷对照液的制备，自"再加碘化钾试液 5ml"起，依法操作。将所得溶液与标准砷对照液同置白色背景上，从 D 管上方向下观察、比较，所得溶液的颜色不得比标准砷对照液更深。必要时，可将所得溶液转移至 1cm 吸收池中，照紫外-可见分光光度法（通则 0401），在 510nm 波长处以二乙基二硫代氨基甲酸银试液作空白，测定吸光度，与标准砷对照液按同法测得的吸光度比较，即得。

4. 注意事项 锑化氢与 Ag-DDC 的反应灵敏度低，当溶液中加入 40% 的氯化亚锡 3ml 和 15% 碘化钾 5ml 时，500μg 的锑不干扰。

USP 采用 Ag-DDC 法检查砷盐，方法中用 0.5% 的 Ag-DDC 的吡啶溶液，吡啶的作用是吸收反应产生的二乙基二硫代氨基甲酸（HDDC），检测灵敏度高（0.5μg/30ml），但吡啶有恶臭。ChP2015 采用 0.25% 的 Ag-DDC 的三乙胺-三氯甲烷溶液，呈色灵敏度略低于吡啶。但呈色稳定性及试剂稳定性均好，低毒，无臭，与砷化氢产生的颜色在 510nm 波长处有最大吸收。As 的浓度在 1～40μg/ml 范围内，线性关系良好，显色在 2 小时内稳定，重现性好，可定量测定砷盐含量。

ChP2015 盐酸丙卡特罗、盐酸卡替洛尔、硼砂中砷盐的检查采用该法。

（三）白田道夫法

本法适用于含锑药物中砷盐的检查。供试品若为锑盐，可被还原成锑化氢，与溴化汞试纸作用生成灰色的锑斑或与二乙基二硫代氨基甲酸银试液反应，干扰检查。

$$SbH_3 + HgBr_2 \longrightarrow HBr + SbH_2(HgBr)$$

该法原理是利用在盐酸中氯化亚锡将砷盐还原成棕褐色的胶态砷，与一定量的标准砷溶液用同法处理后所得颜色比较。

$$2As^{3+} + 3SnCl_2 + 6HCl \longrightarrow 2As + 3SnCl_4 + 6H^+$$

该法简便快速，但反应灵敏度低，加入二氯化汞可提高反应灵敏度。ChP2015 葡萄糖酸锑钠中的砷盐检查应用该法。方法为：

取本品 0.1g，置比色管中，加 0.01%二氯化汞溶液 0.3ml 与盐酸 9.2ml，再加氯化亚锡溶液（取氯化亚锡 22.5g，加盐酸 12ml，加热使溶解）0.5ml，混匀，静置 30 分钟后，如显色，与对照液（取每 1ml 中含 As 5μg 的溶液 0.3ml，加 0.01%二氯化汞溶液 0.3ml 与盐酸 8.9ml，再加氯化亚锡溶液 0.5ml，混匀，静置 30 分钟）比较，不得更深（0.0015%）。

六、溶液颜色检查法

溶液颜色（colour of solution）检查法是控制药品中有色杂质限量的方法。ChP2015 收载了三种方法。

（一）第一法　目视比色法

将供试品溶液的颜色与规定的标准比色液进行比较的方法。方法为：

除另有规定外，取各品种项下规定量的供试品，加水溶解，置于 25ml 的纳氏比色管中，加水稀释至 10ml。另取规定色调和色号的标准比色液 10ml，置于另一 25ml 纳氏比色管中，两管同置白色背景上，自上向下透视，或同置白色背景前，平视观察；供试品管呈现的颜色与对照管比较，不得更深。如供试品管呈现的颜色与对照管的颜色深浅非常接近或色调不完全一致，使目视观察无法辨别两者的深浅时，应改用第三法（色差计法）测定，并将其测定结果作为判定依据。

标准比色液是由比色用重铬酸钾液（黄色）、比色用硫酸铜液（蓝色）与比色用氯化钴液（红色）按一定比例配成绿黄、黄绿、黄、橙黄、橙红和棕红六种色调的标准贮备液。标准贮备液再用一定比例水稀释，制备成各种色调颜色深浅不同的 11 个色号的标准比色液。

检查时，根据供试品中有色杂质的颜色以及对有色杂质的限量要求，选择相应色号的标准比色液作为对照，进行比较。如注射用对氨基水杨酸钠很不稳定，在潮湿的空气中，露置日光或遇热受潮时，由于失去二氧化碳生成间氨基酚，再被氧化成二苯醌型化合物，此化合物的氨基容易被羟基取代生成 3，5，3′，5′-四羟基联苯醌型化合物，呈明显的红色。ChP2015 规定：

取本品 1 瓶，加水溶解并稀释制成每 1ml 中含对氨基水杨酸钠 0.2g 的溶液，溶液应澄清无色；如显浑浊，与 1 号浊度标准比色液（通则 0902 第一法）比较，不得更浓；如显色，与黄色 6 号标准比色液（通则 0901 第一法）比较，不得更深。

（二）第二法　分光光度法

通过控制药品溶液在某波长处的吸光度进行检查。方法为：

除另有规定外，取各供试品项下规定量的供试品，加水溶解并使成 10ml，必要时滤过，滤液照紫外-可见分光光度法（通则 0401）于规定波长处测定，吸光度不得超过规定值。

如维生素 C 在贮存过程中易氧化变色，ChP2015 规定：

取本品 3.0g，加水 15ml，振摇使溶解，溶液应澄清无色；如显色，将溶液经 4 号垂熔玻璃漏斗滤过，取滤液，照紫外-可见分光光度法（通则 0401），在 420nm 波长处测定吸光度，不得过 0.03。

（三）第三法　色差计法

使用色差计直接测定溶液的透射三刺激值，对其颜色进行定量表述和分析。当目视比色法较难判定供试品与标准比色液之间的差异时，应采用本法进行测定与判断。

使用光电积分型色差计。供试品与标准比色液之间的差异，可以通过分别比较它们与水之间的色差值来得到，或直接比较它们之间的色差值来得到。

七、易炭化物检查法

易炭化物（readily carbonizable substances）系指药物中存在的遇硫酸易炭化或易氧化而呈色的微量有机杂质。该类杂质结构多数未知，易炭化物检查法可以简便地控制它们的总量。

（一）方法

取内径一致的比色管两支：甲管中加各品种项下规定的对照溶液 5ml；乙管中加硫酸 [含 H_2SO_4 94.5%～95.5%（g/g）]5ml 后，分次缓缓加入规定量的供试品，振摇使之溶解。除另有规定外，静置 15 分钟后，将甲、乙两管同置白色背景前，平视观察，乙管中所显颜色不得较甲管更深。

（二）注意事项

（1）供试品如为固体，应先研成细粉。如需加热才能溶解时，可取供试品与硫酸混合均匀，加热溶解后，放冷至室温后，再移置比色管中。

（2）易炭化物与硫酸呈现的颜色，与硫酸浓度、温度和放置时间有关，操作中应严格控制实验条件。

（3）对照液主要有三类：①"溶液颜色检查"项下不同色调不同色号的标准比色液；②由比色用硫酸铜液、氯化钴液、重铬酸钾液按规定方法制成的对照液；③高锰酸钾溶液。

八、澄清度检查法

澄清度检查（clarity of solution）是检查药品中微量的不溶性杂质，可在一定程度上反映药品的质量和生产工艺水平，是控制药品纯度的重要指标。用作注射剂的原料药，一般应做此项检查。

（一）方法

系指将药品溶液与规定的浊度标准液相比较，用以检查溶液的澄清程度。

1. 第一法——目视法　除另有规定外，按各品种项下规定的浓度要求，在室温条件下将用水稀释至一定浓度的供试品溶液与等量的浊度标准液分别置于配对的比浊用玻璃管（内径 15～16mm，平底，具塞，以无色、透明、中性硬质玻璃制成）中，在浊度标准液制备 5 分钟后，在暗室内垂直同置于伞棚灯下，照度为 1000lx，从水平方向观察、比较。除另有规定外，供试品溶解后应立即检视。

2. 第二法——浊度仪法　供试品溶液的浊度用浊度仪测定。溶液中不同大小、不同特性的微粒物质包括有色物均可使入射光产生散射，通过测定透射光或散射光的强度，可以检查供试品溶液的浊度。溶液剂直接取样测定；原料药或其他剂型按照各论项下的标准规定制备供试品溶液，临用时制备。分别取供试品溶液和相应浊度标准液进行测定，测定前应摇匀，并避免产生气泡，读取浊度值。供试品溶液浊度值不得大于相应浊度标准液的浊度值。

本法采用散射光式浊度仪，适用于低、中浊度无色供试品溶液的浊度测定。

（二）浊度标准液的制备

浊度标准液的制备是利用乌洛托品在偏酸性条件下水解产生甲醛，甲醛与肼缩合，生成不溶于水的甲醛腙白色浑浊。

$$(CH_2)_6N_4 + 6H_2O \longrightarrow 6HCHO + 4NH_3$$

$$HCHO + H_2N-NH_2 \longrightarrow H_2C=N-NH_2 \downarrow + H_2O$$

浊度标准贮备液的制备：称取于 105℃干燥至恒重的硫酸肼 1.00g，置 100ml 量瓶中，加水适量使溶解，必要时可在 40℃的水浴中温热溶解，并用水稀释至刻度，摇匀，放置 4~6 小时；取此溶液与等容量的 10%乌洛托品溶液混合，摇匀，于 25℃避光静置 24 小时，即得。该溶液置冷处避光保存，可在两个月内使用，用前摇匀。

浊度标准原液的制备：取浊度标准贮备液 15.0ml，置 1000ml 量瓶中，加水稀释至刻度，摇匀，取适量，置 lcm 吸收池中，在 550nm 的波长处测定，其吸光度应在 0.12~0.15 范围内。该溶液应在 48 小时内使用，用前摇匀。

浊度标准液的制备：取浊度标准原液与水，按表 3-1 配制，即得。浊度标准液应临用时制备，使用前充分摇匀。

表 3-1　不同级号浊度标准液

试剂	级号				
	0.5	1	2	3	4
浊度标准原液/ml	2.5	5.0	10.0	30.0	50.0
水/ml	97.5	95.0	90.0	70.0	50.0

（三）判断

品种项下规定的"澄清"系指供试品溶液的澄清度与所用溶剂相同，或不超过 0.5 号浊度标准液的浊度。"几乎澄清"系指供试品溶液的浊度介于 0.5 号至 1 号浊度标准液的浊度之间。

（四）注意事项

（1）第一法无法准确判定两者的澄清度差异时，改用第二法进行测定并以其测定结果进行判定。

（2）澄清度检查用的浊度标准贮备液、原液和标准液，均应用澄清的水（可用 0.45μm 孔径滤膜或 G5 垂熔玻璃漏斗滤过而得）制备。

（3）温度对浊度标准贮备液的制备影响显著，故规定两液混合时反应温度应保持 25℃±1℃。

（4）多数药物澄清度检查以水为溶剂，但也有用酸、碱或有机溶剂（如乙醇）作溶剂的。

（5）有机酸的碱金属盐，强调用"新沸过的冷水"溶解样品，因为水中若溶有二氧化碳，将影响溶液的澄清度。

九、炽灼残渣检查法

炽灼残渣（residue on ignition）检查法是控制有机药物和挥发性无机药物中非挥发性无机杂质（金属氧化物或无机盐）限量的方法。有机药物经加硫酸炭化，高温炽灼破坏，成为挥发性物质逸出或挥发性无机药物挥发，遗留的非挥发性无机杂质成为硫酸盐，称为炽灼残渣。有的国家药典将此项检查称为硫酸盐灰分（sulphated ash）。

（一）方法

取供试品 1.0~2.0g 或各品种项下规定的重量，置已炽灼至恒重的坩埚（如供试品分子结构中含有碱金属或氟元素，则应使用铂坩埚）中，精密称定，缓缓炽灼至完全炭化，放冷；除另有规定外，加硫酸 0.5～1ml 使湿润，低温加热至硫酸蒸气除尽后，在 700～800℃炽灼使之完全灰化，移置干燥器内，放冷，精密称定后，再在 700～800℃炽灼至恒重，即得。

$$炽灼残渣\% = \frac{残渣及坩埚重 - 空坩埚重}{供试品重} \times 100\%$$

（二）注意事项

（1）供试品的取用量应根据炽灼残渣限量和称量误差决定。一般规定炽灼残渣限度为 0.1%～0.2%，为使炽灼残渣的量在 1～2mg 之间，供试品取用量应为 1.0～2.0g。炽灼残渣限度较高或较低的药品，可酌情减少或增加供试品的取用量。

（2）炭化操作应在通风柜内进行，炭化时为避免供试品受热急骤膨胀而逸出，可斜置坩埚缓缓灼烧，至供试品全部炭化（不冒浓烟）。灰化前务必蒸发除尽硫酸（白烟完全消失），以免酸蒸气腐蚀高温炉膛而漏电。

（3）含碱金属或氟元素的药品，对瓷坩埚有腐蚀，应使用铂坩埚。

（4）残渣需留作重金属检查时，炽灼温度应控制在 500～600℃，因超过此温度，可使重金属杂质挥发而造成检查结果偏低。

（5）炽灼至恒重的第二次称重应在继续炽灼 30 分钟后进行。

十、干燥失重测定法

干燥失重（loss on drying）系指药品在规定条件下，经干燥后所减失的重量。主要检查药物中的水分及其他挥发性物质。方法为：

取供试品，混合均匀（如为较大的结晶，应先迅速捣碎使之成为 2mm 以下的小粒），取约 1g 或各品种项下规定的重量，置与供试品相同条件下干燥至恒重的扁形称量瓶中，精密称定，按照规定的方法进行干燥。由减失的重量和取样量计算供试品的干燥失重。

$$干燥失重\% = \frac{供试品重加称量瓶重 - 干燥恒重后供试品重加称量瓶重}{供试品重} \times 100\%$$

干燥失重测定的方法有：常压恒温干燥法、干燥剂干燥法、减压干燥法与恒温减压干燥法。

（一）常压恒温干燥法

本法适用于受热较稳定的药物。测定时，将称量好的供试品置在相同条件干燥至恒重的扁形称量瓶中（平铺厚度不可超过 5mm，如为疏松物质，厚度不可超过 10mm），精密称定，于烘箱内在规定温度下干燥至恒重。ChP2015 收载药物的干燥失重测定大多采用该法。

干燥温度一般为 105℃。若有的药物含有较多的结晶水，在 105℃水分不易除去，可提高干燥温度，如 ChP2015 枸橼酸钠的干燥失重测定：

取本品，在 180 ℃干燥至恒重，减失重量应为 10.0%～13.0%（通则 0831）。

若某些药物中含有较大量的水分，熔点又较低，如直接在 105℃干燥，供试品即熔化，表面结膜使水分不易挥发。此类药物应先在低于熔点 5～10℃的温度下干燥至大部分水分除去后，再于规定温度干燥至恒重。如硫代硫酸钠含 5 分子结晶水，理论含水量达 36.3%，在 48.2℃以上出现熔化现象，因此 ChP2015 规定：

取本品，先在 40～50℃，渐次升高温度至 105 ℃并干燥至恒重，减失重量应为 32.0%～37.0%（通则 0831）。

某些药物易吸湿或受热发生相变，经多次干燥仍不易恒重的药物，可采用一定温度下，干燥一定时间，所减失的重量代表干燥失重，如右旋糖酐 20，ChP2015 规定：

取本品，在 105℃干燥 6 小时，减失重量不得过 5.0%（通则 0831）。

（二）干燥剂干燥法

本法适用于受热易分解或升华的药物。测定时，将供试品置干燥器中，利用干燥剂吸收水分，干燥至恒重。ChP2015 收载的苯佐卡因、硝酸异山梨酯、马来酸麦角新碱等采用本法测定。

常用的干燥剂为五氧化二磷、硅胶或无水氧化钙。干燥剂应保持在有效状态，即硅胶应显蓝色，五氧化二磷应呈粉末状，无水氯化钙应呈块状。五氧化二磷的吸水率、吸水容量和吸水速度均较好，但价格较高，不能重复使用；无水氯化钙吸水效力较差，吸水容量及吸水速度次于五氧化二磷，供试品在较高温度干燥，放在氯化钙干燥器中不易恒重；硅胶的吸水率仅次于五氧化二磷，但具有使用方便、价格低廉、无腐蚀性、可重复使用的特点，为最常用的干燥剂。

（三）减压干燥法与恒温减压干燥法

本法适用于熔点低、对热不稳定或水分难赶除的药物。减压干燥法是指在减压条件下进行干燥的方法，通过减压，可以降低温度，缩短时间，有助于除去水分与挥发性物质。

采用减压干燥器或恒温减压干燥器干燥。除另有规定外，压力应控制在 2.67kPa（20mmHg）以下，温度一般为 60℃。减压干燥器中常用的干燥剂为五氧化二磷。如 ChP2015 泛昔洛韦的干燥失重测定：

取本品，在 80℃减压干燥至恒重，减失重量不得过 0.5%（通则 0831）。

如 ChP2015 布洛芬的干燥失重测定：

取本品，以五氧化二磷为干燥剂，60℃减压干燥至恒重，减失重量不得过 0.5%（通则 0831）。

减压干燥器初次使用时，应用厚布包好再进行减压，以防炸裂伤人。开盖时，应先将活塞缓缓旋开，使空气缓缓进入，防止流入太快将称量瓶中的供试品吹散。

链接 3-2

热 分 析 法

热分析法（thermal analysis，TA）是在程序控制温度下，准确记录物质的理化性质随温度变化的关系，研究其在受热过程中所发生的晶型转变、熔融、蒸发、脱水等物理变化或热分解、氧化等化学变化以及伴随发生的温度、能量或重量改变的方法。具有样品用量少，方法灵敏、快速等优点，在药物分析中可应用于物质的熔点、水分、多晶型、纯度、溶剂化物及热解产物的测定。常用的热分析法有热重分析、差热分析、差示扫描量热分析。

热重分析（thermogravimetric analysis，TGA）是在程序控制温度下，测量物质的重量随温度（或时间）变化的热分析技术。热重分析仪主要由安装在程序升温炉中的微量分析天平组成，天平不受温度的影响。分析时，将样品置于热重分析仪中，按一定程序升温，挥发性物质随氮气流或其他惰性气流带走。连续记录加热过程中供试品重量随温度的变化，即得热重曲线（TG 曲线）。TGA 法，能准确测定出物质的质量变化及变化速度，优点是样品用量少（1～20mg），测定速度快，特别适合贵重药物或在空气中易氧化药物的干燥失重测定。

差热分析（differential thermal analysis，DTA）是在程序控制温度下，测量供试品与参比物之间的温度差与温度（或时间）关系的热分析技术。参比物是一个热惰性物质，在加热过程中不发生相变和化学变化，且与被测物具有相似的热容。分析时，将供试品与参比物同置于分析仪中，按一定的程序升温，当供试品发生某些物理的或化学的变化时，由于这些变化的热效应，使供试品与参比物之间产生温度差（ΔT），将样品与参比物的温差作为温度或时间的函数连续记录下来，即差热曲线（DTA 曲线）。差热分析可用于测定药物的熔点，根据吸热或放热峰的数目、形状和位置与相应的温度，可对供试品进行晶型鉴别和纯度测定。

差示扫描量热法（differential scanning calorimetry，DSC）是在程序控制温度下，测量维持样品与参比物质的温度相同，系统所输入的能量差与温度（或时间）关系的热分析方法。分析过程中，若供试品发生吸热变化，则温度下降，系统补充能量使其温度与参比物质相同。反之，样品发生放热反应时，温度升高，系统减少供给的能量。由于系统供给的能量差相当于供试品发生变化时所吸收或释放的能量，记录这种能量即获得变化所需的热量。因此，DSC 曲线较 DTA 曲线更适用于测量物质在物理变化或化学变化中焓的改变。与 DTA 曲线相似，峰在横轴上的位置、形状、数目与物质的性质有关。因此，也可用于药物的熔点测定、晶型鉴别以及纯度测定。

十一、水分测定法

药物中水分的存在不仅使药物含量下降，而且可使药物水解、霉变，甚至变质失效，因此应控制药物中水分的量。ChP2015 采用费休氏法、烘干法、减压干燥法、甲苯法和 GC 法测定药物中的水分。

（一）费休氏法

卡尔-费休氏（Karl-Fischer）水分测定法，简称费休氏法，用于准确测定药物中的结晶水、吸附水和游离水，适用于对热不稳定或难以用干燥失重法测定的药物，化学药品中水分测定大多采用该法。

根据终点指示方法的不同，又分为容量滴定法和库仑滴定法。

1. 原理 本法以卡尔-费休氏反应为基础，以费休氏试液为标准溶液，在非水溶液中利用氧化还原反应测定水分。费休氏试液由碘、二氧化硫、无水吡啶和无水甲醇组成。

碘将二氧化硫氧化为三氧化硫时，需要一定量的水分参与反应，根据消耗碘的量，计算水分的含量。

$$I_2 + SO_2 + H_2O \rightleftharpoons 2HI + SO_3$$

为了使以上的可逆反应向正反应方向进行完全，无水吡啶定量吸收反应产物 HI 和 SO_3，形成氢碘酸吡啶和硫酸酐吡啶。但硫酸酐吡啶不稳定，可与水发生副反应，加无水甲醇可形成稳定的甲基硫酸氢吡啶。所以无水吡啶、无水甲醇不仅是溶剂，而且参与反应。滴定的总反应为：

$$I_2 + SO_2 + 3C_6H_5N + CH_3OH + H_2O \longrightarrow 2C_6H_5N \cdot HI + C_6H_5NHSO_3CH_3$$

费休氏法所用仪器应干燥，并避免空气中水分的侵入，测定操作宜在干燥处进行。

2. 容量滴定法 根据碘和二氧化硫在吡啶和甲醇溶液中能与水定量反应的原理测定水分。滴定剂显碘的红棕色，产物溶液显浅黄色，溶液由浅黄色变为红棕色指示终点。

（1）方法

1）费休氏试液的制备：称取碘（置硫酸干燥器内 48 小时以上）110g，置干燥的具塞锥形瓶（或烧瓶）中，加无水吡啶 160ml，注意冷却，振摇至碘全部溶解后，加无水甲醇 300ml，称定重量，将锥形瓶（或烧瓶）置冰浴中冷却，在避免空气中水分侵入的条件下，通入干燥的二氧化硫至重量增加 72g，再加无水甲醇使之成为 1000ml，密塞，摇匀，在暗处放置 24 小时。

2）费休氏试液的标定：精密称取纯化水 10～30mg，用水分测定仪直接标定。或精密称取纯化水 10～30mg，置干燥的具塞玻璃瓶中，除另有规定外，加无水甲醇适量，在避免空气中水分侵入的条件下，用费休氏试液滴定至溶液由浅黄色变为红棕色，或用电化学方法[永停滴定法（通则0701）等]指示终点；另作空白试验，按下式计算滴定度：

$$F = \frac{W}{A - B}$$

式中，F 为每 1ml 费休氏试液相当于水的重量，单位 mg；W 为称取纯化水的重量，单位 mg；

A 为滴定所消耗费休氏试液的体积，单位 ml；B 为空白所消耗费休氏试液的体积，单位 ml。

3）测定法：精密称取供试品适量（约消耗费休氏试液 1～5ml），除另有规定外，溶剂为无水甲醇，用水分测定仪直接测定。或精密称取供试品适量，置干燥的具塞锥形瓶中，加溶剂适量，在不断振摇（或搅拌）下用费休氏试液滴定至溶液由浅黄色变为红棕色，或用永停滴定法（通则0701）指示终点；另做空白试验，按下式计算：

$$供试品中水分含量（\%）=\frac{(A-B)\ F}{W}\times100\%$$

式中，A 为供试品所消耗费休氏试液的体积，单位 ml；B 为空白所消耗费休氏试液的体积，单位 ml；F 为每 1ml 费休氏试液相当于水的重量，单位 mg；W 为供试品的重量，单位 mg。

（2）注意事项

1）费休氏试液应遮光，密封，置阴凉干燥处保存。临用前应标定滴定度。

2）也可使用稳定的市售费休氏试液。市售的费休氏试液可以是不含吡啶的其他碱化试剂，或不含甲醇的其他伯醇类等制成；也可以是单一的溶液或由两种溶液临用前混合而成。

3. 库仑滴定法 本法仍以卡尔-费休氏反应为基础，应用永停滴定法测定水分。与容量滴定法相比，库仑滴定法中滴定剂碘不是从滴定管加入，而是由含有碘离子的阳极电解液电解产生.一旦所有的水被滴定完全，阳极电解液中就会出现少量过量的碘，使铂电极极化而停止碘的产生。根据法拉第定律，产生碘的量与通过的电量成正比，因此可以用测量滴定过程中总电量的方法测定水分总量。

本法主要用于测定含微量水分（0.0001%～0.1%）的物质，特别适用于测定化学惰性物质如烃类、醇类和酯类中的水分，且无需标定滴定液。

（二）烘干法

本法适用于不含或少含挥发性成分的药品，中药材及其制剂中水分的测定主要采用该法。方法为：

取供试品 2～5g，平铺于干燥至恒重的扁形称量瓶中，厚度不超过 5mm，疏松供试品不超过10mm，精密称定，开启瓶盖在 100～105℃ 干燥 5 小时，将瓶盖盖好，移置干燥器中，放冷 30分钟，精密称定，再在上述温度干燥 1 小时，放冷，称重，至连续两次称重的差异不超过 5mg 为止。根据减失的重量，计算供试品中含水量（%）。

（三）减压干燥法

本法适用于含有挥发性成分的贵重药品。中药测定用的供试品，一般先破碎并需通过二号筛。ChP2015（一部）细辛、蜂胶、注射用双黄连（冻干）等 12 个品种中水分测定采用该法。方法为：

取供试品 2～4g，混合均匀，分别取 0.5～1g，置已在供试品同样条件下干燥并称重的称量瓶中，精密称定，打开瓶盖，放入减压干燥器（取直径 12cm 左右的培养皿，加入五氧化二磷干燥剂适量，铺成 0.5～1cm 的厚度，放入直径 30cm 的减压干燥器）中，抽气减压至 2.67kPa（20mm Hg）以下，并持续抽气半小时，室温放置 24 小时。在减压干燥器出口连接无水氧化钙干燥管，打开活塞，待内外压一致，关闭活塞，打开干燥器，盖上瓶盖，取出称量瓶迅速精密称定重量，计算供试品中的含水量（%）。

（四）甲苯法

本法适用于含挥发性成分的中药材及其制剂、或颜色较深的化学药品中水分的测定。本法是利用水与甲苯在 69.3℃共沸蒸出，收集馏出液，待分层后由刻度管测定出所含水的量。ChP2015（二部）软皂中水分的测定采用该法。

1. 仪器装置 图 3-3 为甲苯法测定水分装置图。A 为 500ml 的短颈圆底烧瓶；B 为水分测定管；C 为直形冷凝管，外管长 40cm。使用前，全部仪器应清洁，并置烘箱中烘干。

图 3-3　甲苯法水分测定装置

2. 测定法　取供试品适量（约相当于含水量 1~4ml），精密称定，置 A 瓶中，加甲苯约 200ml，必要时加入干燥、洁净的无釉小瓷片数片或玻璃珠数粒，连接仪器，自冷凝管顶端加入甲苯至充满 B 管的狭细部分。将 A 瓶置电热套中或用其他适宜方法缓缓加热，待甲苯开始沸腾时，调节温度，使每秒钟馏出 2 滴。待水分完全馏出，即测定管刻度部分的水量不再增加时，将冷凝管内部先用甲苯冲洗，再用饱蘸甲苯的长刷或其他适宜方法，将管壁上附着的甲苯推下，继续蒸馏 5 分钟，放冷至室温，拆卸装置，如有水黏附在 B 管的管壁上，可用蘸甲苯的铜丝推下，放置使水分与甲苯完全分离（可加亚甲蓝粉末少量，使水染成蓝色，以便分离观察）。检读水量，并计算供试品的含水量（%）。

3. 注意事项

（1）测定用的甲苯需先加水少量充分振摇后放置，将水层分离弃去，经蒸馏后使用。

（2）中药测定用的供试品，一般先破碎成直径不超过 3mm 的颗粒或碎片；直径和长度在 3mm 以下的可不破碎。

（五）气相色谱法

本法是用无水乙醇浸提供试品中的水分，以纯化水作对照，用外标法计算供试品中的含水量。本法灵敏度高、专属性强，无论样品含不含挥发性成分，含水量从微量到常量，都不影响测定。ChP2015（一部）辛夷中水分测定采用该法。

1. 色谱条件与系统适用性试验　用直径为 0.18~0.25mm 的二乙烯苯-乙基乙烯苯型高分子多孔小球作为载体，或采用极性与之相适应的毛细管柱，柱温为 140~150℃；热导检测器检测。注入无水乙醇，照气相色谱法（通则 0521）测定，应符合下列要求：

（1）理论板数按水峰计算应大于 1000，理论板数按乙醇峰计算应大于 150。

（2）水和乙醇两峰的分离度应大于 2。

（3）用无水乙醇进样 5 次，水峰面积的相对标准偏差不得大于 3.0%。

2. 对照溶液的制备　取纯化水约 0.2g，精密称定，置 25ml 量瓶中，加无水乙醇至刻度，摇匀，即得。

3. 供试品溶液的制备　取供试品适量（含水量约 0.2g），剪碎或研细，精密称定，置具塞锥形瓶中，精密加入无入乙醇 50 ml，密塞，混匀，超声处理 20 分钟，放置 12 小时，再超声处理 20 分钟，密塞放置，待澄清后倾取上清液，即得。

4. 测定法　取无水乙醇、对照溶液及供试品溶液各 1~5μl，注入气相色谱仪，测定，即得。

5. 计算　用外标法计算供试品中的含水量。计算时应扣除无水乙醇中的含水量，方法如下：

对照溶液中实际加入的水的峰面积=对照溶液中总水峰面积–K×对照溶液中乙醇峰面积

供试品中水的峰面积=供试品溶液中总水峰面积–K×供试品溶液中乙醇峰面积

$$K = \frac{无水乙醇中水峰面积}{无水乙醇中乙醇峰面积}$$

6. 注意事项　对照溶液与供试品溶液的配制须用新开启的同一瓶无水乙醇。

十二、残留溶剂测定法

药品中的残留溶剂（residual solvents）是指在原料药或辅料的生产中，以及在制剂制备过程中使用的,但在工艺过程中未能完全去除的有机溶剂。与 ICH 要求一致,ChP2015 中按照残留有机溶剂的毒性程度不同分为四类,并规定了限度(表 3-2)。第一类有机溶剂毒性较大,具有致癌作用且对环境有害,应尽量避免使用;第二类有机溶剂对人体有一定毒性,应限制使用;第三类有机溶剂对人体健康危害性较小,推荐使用;第四类有机溶剂属于尚无足够毒理学资料的溶剂。除另有规定外,第一、二、三类有机溶剂的残留限度应符合表 3-2 规定要求;对其他溶剂,应根据生产工艺的特点,制定相应的限度,使其符合产品规范、药品生产质量管理规范(GMP)或其他基本的质量要求。

表 3-2 药品中常见的残留溶剂及限度

溶剂名称	限度(%)	溶剂名称	限度(%)	溶剂名称	限度(%)
第一类溶剂(应该避免使用)					
苯	0.0002	四氯化碳	0.0004	1,2-二氯乙烷	0.0005
1,1-二氯乙烯	0.0008	1,1,1-三氯乙烷	0.15		
第二类溶剂(应该限制使用)					
乙腈	0.041	氯苯	0.036	三氯甲烷	0.006
环己烷	0.388	1,2-二氯乙烯	0.187	二氯甲烷	0.06
1,2-二甲氧基乙烷	0.01	N,N-二甲基乙酰胺	0.109	N,N-二甲基甲酰胺	0.088
二氧六环	0.038	2-乙氧基乙醇	0.016	乙二醇	0.062
甲酰胺	0.022	正己烷	0.029	甲醇	0.3
2-甲氧基乙醇	0.005	甲基丁基酮	0.005	甲基环己烷	0.118
N-甲基吡咯烷酮	0.053	硝基甲烷	0.005	吡啶	0.02
四氢噻吩	0.016	四氢化萘	0.01	四氢呋喃	0.072
甲苯	0.089	1,1,2-三氯乙烯	0.008	二甲苯[①]	0.217
第三类溶剂(药品 GMP 或其他质量要求限制使用)					
醋酸	0.5	丙酮	0.5	甲氧基苯	0.5
正丁醇	0.5	仲丁醇	0.5	乙酸丁酯	0.5
叔丁基甲基醚	0.5	异丙基苯	0.5	二甲基亚砜	0.5
乙醇	0.5	乙酸乙酯	0.5	乙醚	0.5
甲酸乙酯	0.5	甲酸	0.5	正庚烷	0.5
乙酸异丁酯	0.5	乙酸异丙酯	0.5	乙酸甲酯	0.5
3-甲基-1-丁醇	0.5	丁酮	0.5	甲基异丁基酮	0.5
异丁醇	0.5	正戊烷	0.5	正戊醇	0.5
正丙醇	0.5	异丙醇	0.5	乙酸丙酯	0.5
第四类溶剂(尚无足够毒理学资料)[②]					
1,1-二乙氧基丙烷		1,1-二甲氧基甲烷		2,2-二甲氧基丙烷	
异辛烷		异丙醚		甲基异丙基酮	
甲基四氢呋喃		石油醚		三氯醋酸	
三氟醋酸					

① 通常含有 60%间二甲苯、14%对二甲苯、9%邻二甲苯和17%乙苯;② 药品生产企业在使用时应提供该类溶剂在制剂中残留水平的合理性论证报告

ChP2015 残留溶剂测定采用 GC 法。色谱柱为毛细管柱或填充柱。毛细管柱分为非极性色谱柱、极性色谱柱、中极性色谱柱和弱极性色谱柱，除另有规定外，极性相近的同类色谱柱之间可以互换使用。填充柱以直径为 0.18～0.25mm 的二乙烯苯-乙基乙烯苯型高分子多孔小球或其他适宜的填料作为固定相。检测器多为火焰离子化检测器，但对含卤素元素的残留溶剂如三氯甲烷等，可选用电子捕获检测器（ECD），易得到较高的灵敏度。

（一）系统适用性试验

（1）用待测物的色谱峰计算，毛细管色谱柱的理论板数一般不低于 5000；填充柱的理论板数一般不低于 1000。

（2）色谱图中，待测物色谱峰与其相邻色谱峰的分离度应大于 1.5。

（3）以内标法测定时，对照品溶液连续进样 5 次，所得待测物与内标物峰面积之比的相对标准偏差（RSD）应不大于 5%；若以外标法测定，所得待测物峰面积的 RSD 应不大于 10%。

（二）溶液的制备

1. 供试品溶液的制备

（1）顶空进样：除另有规定外，精密称取供试品 0.1～1g，通常以水为溶剂；对于非水溶性药物，可采用 N，N-二甲基甲酰胺、二甲基亚砜或其他适宜溶剂；根据供试品和待测溶剂的溶解度，选择适宜的溶剂且应不干扰待测溶剂的测定。根据品种项下残留溶剂的限度规定配制供试品溶液，其浓度应满足系统定量测定的需要。

链接 3-3

顶 空 进 样

顶空进样是 GC 法特有的一种进样方法，适用于挥发性大的组分分析。顶空进样可免去样品萃取、浓集等步骤，还可避免供试品中非挥发组分对色谱柱的污染。

静态顶空进样法是将样品溶液置于一个密闭的容器中，在一定温度下加热一段时间，使气-液两相达到平衡，然后取气相部分进入气相色谱分析，测定样品上方蒸气中的组分在原样品中的含量。

残留溶剂测定时，顶空条件的选择：①应根据供试品中残留溶剂的沸点选择顶空平衡温度。对沸点较高的残留溶剂，通常选择较高的平衡温度，但此时应兼顾供试品的热分解特性，尽量避免供试品产生的挥发性热分解产物对测定的干扰。②顶空平衡时间一般为 30～45 分钟以保证供试品溶液的气-液两相有足够的平衡时间。顶空平衡时间通常不宜过长，如超过 60 分钟，可能引起顶空瓶的气密性变差，导致定量准确性的降低。③对照品溶液与供试品溶液必须使用相同的顶空条件。④顶空平衡温度一般应低于溶解供试品所用溶剂沸点10℃以下，能满足检测灵敏度即可；对于沸点过高的溶剂，如甲酰胺、2-甲氧基乙醇、2-乙氧基乙醇、乙二醇、N-甲基吡咯烷酮等不宜用顶空进样方法测定。

（2）溶液直接进样：精密称取供试品适量，用水或合适的有机溶剂使溶解，根据各品种项下残留溶剂的限度规定配制供试品溶液，其浓度应满足系统定量测定的需要。

2. 对照品溶液的制备
精密称取各品种项下规定检查的有机溶剂适量，采用与制备供试品溶液相同的方法和溶剂制备对照品溶液；如用水作溶剂，应先将待测有机溶剂溶解在 50%二甲基亚砜或 N，N-二甲基甲酰胺溶液中，再用水逐步稀释。若为限度检查，根据残留溶剂的限度规定确定对照品溶液的浓度；若为定量测定，为保证定量结果的准确性，应根据供试品中残留溶剂的实际残留量确定对照品溶液的浓度；通常对照品溶液的色谱峰面积不宜超过供试品溶液中对应的残留溶剂的色谱峰面积的 2 倍。必要时，应重新调整供试品溶液或对照品溶液的浓度。

（三）测定法

ChP2015 残留溶剂测定共收载三法，分别为毛细管柱顶空进样等温法（第一法）、毛细管柱顶空进样系统程序升温法（第二法）、溶液直接进样法（第三法），各法色谱条件、适用范围和测定方法见表 3-3。

表 3-3　残留溶剂测定方法

方法	适用范围	色谱条件	测定法
第一法	适用于需要检查有机溶剂的数量不多，且极性差异较小的测定	柱温一般为 40～100℃；常以氮气为载气，流速 1.0～2.0ml/min；以水为溶剂时顶空瓶平衡温度为 70～85℃，顶空瓶平衡时间为 30～60 分钟；进样口温度为 200℃；如采用火焰离子化检测器（FID），温度为 250℃	取对照品溶液和供试品溶液，分别连续进样不少于 2 次，测定待测峰的峰面积
第二法	适用于需要检查的有机溶剂数量较多，且极性差异较大的测定	柱温一般先在 40℃维持 8 分钟，再以每分钟 8℃的升温速率升至 120℃，维持 10 分钟；以氮气为载气，流速为 2.0ml/min；以水为溶剂时顶空瓶平衡温度为 70～85℃，顶空瓶平衡时间为 30～60 分钟；进样口温度为 200℃；如采用 FID 检测器，进样口温度为 250℃。具体到某个品种的残留溶剂检查时，可根据该品种项下残留溶剂的组成调整升温程序	
第三法	可采用填充柱，亦可采用适宜极性的毛细管柱		

（四）计算法

1. 限度检查　以内标法测定时，供试品溶液所得被测溶剂峰面积与内标峰面积之比不得大于对照品溶液的相应峰面积比值。以外标法测定时，供试品溶液所得被测溶剂峰面积不得大于对照品溶液的相应峰面积。

2. 定量测定　按内标法或外标法计算各残留溶剂的量。

第三节　特殊杂质的检查方法

特殊杂质的检查主要是利用药物和杂质物理和化学性质的差异进行，检查时要选择专属性强的分析方法。特殊杂质随药物品种不同而异，检查方法分列在质量标准中该品种项目下，常用以下方法：

一、色　谱　法

色谱法是依据药物与杂质色谱行为的差异，对药物中的杂质进行检查的方法。有关物质主要指药物在生产过程中引入的未反应完全的原料、中间体、异构体、聚合体、副产物，以及在贮藏过程中的降解产物等，其结构和性质与药物相似或具有渊源关系，难以用化学法或光谱法进行检查。而色谱法能有效地将杂质与药物进行分离和检测，因此是"有关物质"检查的首选方法。

（一）薄层色谱法

薄层色谱法具有设备简单、操作简便、方法灵敏、分析速度快等优点，并可同时检测多个斑点，获得更多的杂质信息，被许多国家药典用于药物中杂质的检查。常用方法有：

1. 杂质对照法　根据杂质限量，取一定量的供试品溶液和一定浓度杂质对照品溶液，按规定的色谱条件分别点于同一薄层板上，展开，斑点定位。供试品溶液除主斑点外的其他斑点与相应的杂质对照品溶液所显主斑点的颜色（或荧光）比较，不得更深；若显示多个杂质斑点，与相应限量的对照品溶液所显主斑点比较，判断药物中杂质限量是否符合规定。该法准确度较高，适用于杂质已知，并能获得杂质对照品的情况。如 ChP2015 阿米卡星中卡那霉素的检查：

取本品，加水溶解并稀释制成每 1ml 中约含 25mg 的溶液，作为供试品溶液；精密称取卡那霉素对照品适量，加水溶解并稀释制成每 1ml 中约含 0.25mg 的溶液，作为对照品溶液；另取阿米卡星和卡那霉素对照品各适量，加水溶解并稀释制成每 1ml 中分别约含阿米卡星 25mg 和卡那霉素 0.75mg 的溶液，作为对照品混合溶液。照薄层色谱法（通则 0502）试验，吸取上述三种溶液各 5μl，分别点于同一硅胶 G 薄层板上，以二氯甲烷-甲醇-浓氨溶液（25：40：30）为展开剂，展开，晾干，喷以 0.2%茚三酮的水饱和正丁醇溶液，在 100℃加热数分钟。对照品混合溶液中阿米卡星与卡那霉素斑点应完全分离。供试品溶液如显卡那霉素斑点，与对照品溶液的主斑点比较，不得更深（1%）。

2. 供试品溶液的自身稀释对照法　配制一定浓度的供试品溶液，按照限量要求稀释成一定浓度的对照溶液，将一定量的供试品溶液与对照溶液，按规定的色谱条件分别点于同一薄层板上，展开，斑点定位。供试品中如显杂质斑点，与对照溶液所显主斑点的颜色（或荧光）比较，不得更深；若显示多个杂质斑点，也可配制系列自身稀释对照溶液进行检查。通常应规定杂质的斑点数和单一杂质量，当采用系列自身稀释对照溶液时，也可规定估计的杂质总量。

本法适用于杂质的结构不确定或无杂质对照品的检查。虽然不如杂质对照法准确，但不需杂质对照品，方法简便易行，还可配制多种限量的系列自身稀释对照溶液，应用较为广泛。但需注意，该法仅在供试品及待检杂质与显色剂显色灵敏度相近的情况下使用。如 ChP2015 泼尼松龙中有关物质的检查：

取本品，加三氯甲烷-甲醇（9：1）溶解并稀释制成每 1ml 中约含 3mg 的溶液，作为供试品溶液；精密量取 2ml，置 100ml 量瓶中，用三氯甲烷-甲醇（9：1）稀释至刻度，摇匀，作为对照溶液。照薄层色谱法（通则 0502）试验，吸取上述两种溶液各 5μl，分别点于同一硅胶 G 薄层板上，以二氯甲烷-乙醚-甲醇-水（77：12：6：0.4）为展开剂，展开，晾干，在 105℃干燥 10 分钟，放冷，喷以碱性四氮唑蓝试液，立即检视。供试品溶液如显杂质斑点，不得多于 3 个，其颜色与对照溶液的主斑点比较，不得更深。

3. 杂质对照法与供试品溶液的自身稀释对照法并用　当药物中存在多个杂质，既有已知杂质，又有未知杂质，可采用 1、2 两法并用。如 ChP2015 盐酸黄酮哌酯中有关物质的检查：

取本品，加溶剂[三氯甲烷-甲醇（1：1）]溶解并稀释制成每 1ml 中含 20mg 的溶液，作为供试品溶液；精密量取适量，加上述溶剂定量稀释制成每 1ml 中含 0.10mg 的溶液，作为对照溶液；另取 3-甲基黄酮-8-羧酸（杂质Ⅰ）对照品，精密称定，加上述溶剂溶解并定量稀释制成每 1ml 中含 0.10mg 的溶液，作为对照品溶液。照薄层色谱法（通则 0502）试验，吸取上述三种溶液各 10μl，分别点于同一硅胶 GF_{254} 薄层板上，以环己烷-乙酸乙酯-甲醇-二乙胺（8：2：2：1）为展开剂，展开，晾干，置紫外光灯（254nm）下检视，供试品溶液如显杂质斑点，不得多于两个，其中在与对照品溶液相同位置上所显杂质斑点的颜色与对照品溶液的主斑点比较，不得更深，另一杂质斑点颜色与对照溶液的主斑点比较，不得更深。

此外，少数药物还可利用试验条件下显色剂对杂质的检测限来控制其限量。但此法受试验条件影响较大，薄层板的厚度、显色剂的用量等均可影响检测限，应尽量避免使用。

（二）高效液相色谱法

HPLC 法具有分离效能高、专属性强、灵敏度高、操作简便等特点，不仅可以分离，而且可以准确地测定各组分的量，广泛应用于药物中特殊杂质的检查，特别是在药物使用本法测定含量时，可采用同一色谱条件进行杂质检查。ChP 收载四种杂质检查方法。

1. 外标法　适用于有杂质对照品，且进样量能够准确控制的情况。

按各品种项下的规定，精密称（量）取杂质对照品和供试品，配制成溶液。分别精密取一定量，进样，记录色谱图，测量杂质对照品溶液和供试品溶液中杂质的峰面积（或峰高），按下式计算含量：

$$c_X = c_R \cdot \frac{A_X}{A_R}$$

式中，A_X 为供试品溶液中杂质的峰面积或峰高；A_R 为杂质对照品的峰面积或峰高；c_X 为杂质的浓度；c_R 为杂质对照品的浓度。

由于微量注射器不易精确控制进样量，当采用外标法测定时，以手动进样器定量环或自动进样器进样为宜。

如 ChP2015 阿司匹林中游离水杨酸的检查：

取本品约 0.1g，精密称定，置 10ml 量瓶中，加 1%冰醋酸甲醇溶液适量，振摇使溶解，并稀释至刻度，摇匀，作为供试品溶液（临用新制）；取水杨酸对照品约 10mg，精密称定，置 100ml 量瓶中，加 1%冰醋酸甲醇溶液适量使溶解并稀释至刻度，摇匀，精密量取 5ml，置 50ml 量瓶中，用 1%冰醋酸甲醇溶液稀释至刻度，摇匀，作为对照品溶液。照高效液相色谱法（通则 0512）试验。用十八烷基硅烷键合硅胶为填充剂；以乙腈-四氢呋喃-冰醋酸-水（20：5：5：70）为流动相；检测波长为 303nm。理论板数按水杨酸峰计算不低于 5000，阿司匹林峰与水杨酸峰的分离度应符合要求。立即精密量取供试品溶液、对照品溶液各 10μl，分别注入液相色谱仪，记录色谱图。供试品溶液色谱图中如有与水杨酸峰保留时间一致的色谱峰，按外标法以峰面积计算，不得过 0.1%。

2. 加校正因子的主成分自身对照法　该法适用于杂质已知，但杂质对照品难以获得的药物中杂质量的测定。

在方法建立时，需要杂质对照品，测定杂质相对于药物的校正因子，校正因子直接载入各品种质量标准中，用于校正杂质的实测峰面积。需作校正计算的杂质，通常以主成分为参比，采用相对保留时间定位，其数值一并载入各品种质量标准中。在常规检查时无需杂质对照品，根据供试品色谱图中杂质的相对保留时间定性该杂质，并将所得该杂质的峰面积乘以校正因子，与对照溶液色谱图中主峰面积进行比较。方法为：

按各品种项下规定的杂质限度，将供试品溶液稀释成与杂质限度相当的溶液，作为对照溶液；进样，记录色谱图，必要时，调节纵坐标范围（以噪声水平可接受为限）使对照溶液的主成分色谱峰的峰高约达满量程的 10%～25%。除另有规定外，通常含量低于 0.5%的杂质，峰面积的相对标准偏差（RSD）应小于 10%；含量在 0.5%～2%的杂质，峰面积的 RSD 应小于 5%；含量大于 2%的杂质，峰面积的 RSD 应小于 2%。然后，取供试品溶液和对照溶液适量，分别进样，除另有规定外，供试品溶液的记录时间，应为主成分色谱峰保留时间的两倍，测量供试品溶液色谱图上各杂质的峰面积，分别乘以相应的校正因子后与对照溶液主成分的峰面积比较，计算各杂质含量。

该法的优点是测定时不需杂质对照品，同时克服了因杂质与药物的色谱响应不同而引起的测定误差，方法简便、准确。

如 ChP2015 红霉素中有关物质的检查：

取本品约 40mg，置 10ml 量瓶中，加甲醇 4ml 使溶解，用 pH8.0 磷酸盐溶液（取磷酸氢二钾 11.5g，加水 900ml 使溶解，用 10%磷酸溶液调节 pH 至 8.0，用水稀释成 1000ml）稀释至刻度，摇匀，作为供试品溶液；精密量取 1ml，置 100ml 量瓶中，用上述 pH8.0 磷酸盐溶液-甲醇（3：2）稀释至刻度，摇匀，作为对照溶液；精密量取对照溶液适量，用 pH8.0 磷酸盐溶液-甲醇（3：2）定量稀释制成每 1ml 中含 4μg 的溶液，作为灵敏度溶液。照红霉素组分检查项下的色谱条件，量取灵敏度溶液 100μl 注入液相色谱仪，记录色谱图，主成分色谱峰高的信噪比应大于 10。精密量取供试品溶液和对照溶液各 100μl，分别注入液相色谱仪，记录色谱图。供试品溶液色谱图中如有杂质峰，杂质 C 峰面积不得大于对照溶液主峰面积的三倍（3.0%），杂质 E 与杂质 F 校正后的峰面积（乘以校正因子 0.08）均不得大于对照溶液主峰面积的两倍（2.0%），杂质 D 校正后的峰面积（乘以校正因子 2）不得大于对照溶液主峰面积的两倍（2.0%），杂质 A、杂质 B 及其他单个杂质的峰面积均不得大于对照溶液主峰面积的两倍（2.0%），各杂质校正后的峰面积之和不得大于对照溶液主峰面积的七倍（7.0%）。供试品溶液色谱图中小于灵敏度溶液主峰面积的峰忽略不计。

3. 不加校正因子的主成分自身对照法 当没有杂质对照品或杂质未知，或无法获得待测杂质的校正因子，或校正因子可以忽略，也可采用不加校正因子的主成分自身对照法。同上述两法，将供试品溶液稀释成与杂质限度相当的溶液，作为对照溶液，进样，调节纵坐标范围和计算峰面积的相对标准偏差后，取供试品溶液和对照溶液适量，分别进样。除另有规定外，供试品溶液的记录时间应为主成分色谱峰保留时间的两倍，测量供试品溶液色谱图上各杂质的峰面积并与对照溶液主成分的峰面积比较，依法计算杂质含量。如 ChP2015 吡拉西坦中有关物质的检查：

取本品，加流动相溶解并稀释制成每 1ml 中约含 0.5mg 的溶液，作为供试品溶液；精密量取适量，用流动相定量稀释制成每 1ml 中约含 5μg 的溶液，作为对照溶液；照含量测定项下的色谱条件，精密量取供试品溶液与对照溶液各 10μl，分别注入液相色谱仪，记录色谱图至主成分峰保留时间的三倍。供试品溶液的色谱图中如有杂质峰，各杂质峰面积的和不得大于对照溶液主峰面积的 0.5 倍（0.5%）。

4. 面积归一化法 按各品种项下的规定，配制供试品溶液，取一定量进样，记录色谱图。测量各峰的面积和色谱图上除溶剂峰以外的总色谱峰面积，计算各峰面积占总峰面积的百分率。

该法不需要杂质对照品，操作简便，但由于仪器响应的线性限制，峰面积归一化法一般不宜用于微量杂质的检查。

在实际应用中可将上述方法结合起来使用。

（三）气相色谱法

GC 法主要用于药物中挥发性杂质的检查及残留溶剂的测定。检查的方法有内标法、外标法、面积归一化法、标准溶液加入法。外标法、面积归一化法同上述 HPLC 法，内标法、标准溶液加入法参见第四章第二节。ChP2015 乙醇中挥发性杂质的检查、氯贝丁酯中对氯酚和挥发性杂质的检查等均采用该法。

（四）毛细管电泳法

毛细管电泳法（capillary electrophoresis，CE）是指以弹性石英毛细管为分离通道，以高压直流电场为驱动力，依据供试品中各组分淌度（单位电场强度下的迁移速度）和/或分配行为的差异而实现分离的一种分析方法。采用不同的分离模式和操作缓冲液，可以对性质不同的各种成分进行有效分离和定量测定。ChP2015 盐酸头孢吡肟中 N-甲基吡咯烷的检查、抑肽酶及注射用抑酞酶中去丙氨酸-去甘氨酸-抑肽酶和去丙氨酸-抑肽酶的检查、佐米曲普坦及其片剂中 R-异构体的检查采用 CE 法。

（五）离子色谱法

离子色谱法（ion chromatography，IC）系对可解离物质进行分离测定的色谱方法，它的分离机理主要为离子交换，即基于离子交换色谱固定相上的离子与流动相中具有相同电荷的溶质离子之间进行的可逆交换。常用于无机阴离子、无机阳离子、有机酸、糖醇类、氨基糖类、氨基酸、蛋白质、糖蛋白等物质的定性和定量分析。在杂质检查中，IC 法主要用于药物中无机阴、阳离子的检查。ChP2015 阿仑膦酸钠中磷酸盐与亚磷酸盐的检查、氯膦酸二钠中有关物质的检查采用该法。

二、光 谱 法

案例 3-3

ChP2015 盐酸甲氧明中酮胺的检查

取本品，加水制成每 1ml 中含 1.5mg 的溶液，照紫外-可见分光光度法（通则 0401），在 347nm 波长处测定，吸光度不得过 0.06。

结构式与紫外吸收图谱见图 3-4。

图 3-4 盐酸甲氧明和酮胺的紫外吸收光谱

1. 盐酸甲氧明；2. 酮胺

问题：

从本例的紫外光谱中可以获得哪些信息？如何利用这些信息对药物中的酮胺进行检查？如果酮胺在 347nm 波长处的 $E_{1cm}^{1\%}$ 为 154，其限量是多少？

分光光度法是依据药物与杂质对光吸收性质的差异，对药物中的杂质进行检查的方法。

（一）紫外-可见分光光度法

ChP 利用紫外-可见分光光度法检查药物中特殊杂质有以下几种类型的方法：

（1）利用药物与杂质在紫外光区的吸收特征差异进行检查。即药物在某一波长处无吸收，而杂质有吸收，测定该波长处的吸光度，控制杂质的限量。如 ChP2015 盐酸甲氧明中酮胺、葡萄糖注射液中 5-羟甲基糠醛的检查等。

（2）若药物和杂质的紫外吸收光谱重叠，杂质的存在可以改变药物在两个波长处吸光度的比值，可通过控制供试品溶液的吸光度比值控制杂质的量。如 ChP2015 碘苷中 5-碘尿嘧啶的检查：

取本品适量，精密称定，加 0.01mol/L 氢氧化钠溶液溶解并定量稀释制成每 1ml 中约含 30μg 的溶液，照紫外-可见分光光度法（通则 0401），在 303nm 与 279nm 的波长处测定吸光度，303nm 波长处的吸光度与 279nm 波长处的吸光度的比值，不得过 0.40。

（3）根据杂质的紫外吸收特征，测定供试品吸光度的范围，控制药物的纯度。如头孢噻吩钠是以发酵产生的头孢菌素 C 为原料，经保护性水解得 7-氨基头孢氨酸，与噻吩乙酰氯缩合，再与醋酸钠成盐。噻吩乙酰基在 237nm 有特征吸收，产品在精制过程中如未能有效地除去噻吩乙酰基，则会使 237nm 吸光度增大；或药物在放置的过程中若有部分产品降解，则吸光度下降。通过测定供试品 237nm 吸光度的上下限幅度，可达到在一定程度上控制产品纯度的目的。故药典规定 20μg/ml 的头孢噻吩钠水溶液在 237nm 波长处的吸光度为 0.65～0.72。

（4）利用杂质与试剂显色后测定吸光度，规定供试品在一定条件下的吸光度不得过一定值；或与对照溶液在相同条件下的吸光度比较进行检查。如布美他尼中芳香第一胺的检查、地塞米松磷酸钠中游离磷酸盐的检查。

（二）红外分光光度法

IR法在杂质检查中主要用于药物中无效或低效晶型的检查。某些多晶型药物由于晶型结构不同，一些化学键的键长、键角发生不同程度的变化，可导致红外吸收光谱中的某些特征峰的频率、峰形和强度出现显著差异。利用这些差异，检查药物中低效或无效晶型杂质，结果可靠，方法简单。ChP2015甲苯咪唑中A晶型的检查、棕榈氯霉素混悬液中A晶型的检查采用该法。如甲苯咪唑中A晶型的检查：

取本品与含A晶型为10%的甲苯咪唑对照品各约25mg，分别加液体石蜡0.3ml，研磨均匀，制成厚度约0.15mm的石蜡糊片，同时制作厚度相同的空白液体石蜡糊片作参比，照红外分光光度法（通则0402）测定，并调节供试品与对照品在803cm^{-1}波数处的透光率为90%～95%，分别记录620～803cm^{-1}波数处的红外光吸收图谱。在约620cm^{-1}和803cm^{-1}波数处的最小吸收峰间连接一基线，再在约640cm^{-1}和662cm^{-1}波数处的最大吸收峰之顶处作垂线与基线相交，用基线吸光度法求出相应吸收峰的吸光度值，供试品在约640cm^{-1}与662cm^{-1}波数处吸光度之比，不得大于含A晶型为10%的甲苯咪唑对照品在该波数处的吸光度之比。

甲苯咪唑有A、B、C三种晶形，C晶型为有效晶形，A晶型为无效晶形，B晶形疗效有待证明，药物中存在的混晶主要是A晶型。检查是利用A晶型在640cm^{-1}有强吸收，C晶型有弱吸收；A晶型在662cm^{-1}有弱吸收，C晶型有强吸收。当供试品中有A晶型时，在上述二波数处吸光度比值发生改变，因此规定供试品在约640cm^{-1}与662cm^{-1}波数处吸光度之比，不得大于含A晶型为10%的甲苯咪唑对照品在该波数处的吸光度之比，控制A晶型的量（如图3-5）。由于溴化钾压片过程中有可能改变晶形，故用石蜡液膜法绘制供试品的红外光谱图。

图3-5　甲苯咪唑中A晶型检查的红外吸收光谱图

（三）原子吸收分光光度法

AAS法灵敏度高，专属性强，主要用于药物中金属杂质的检查。ChP2015甲芬那酸中铜的检查、碳酸锂中钾盐的检查、维生素C中铁离子、铜离子的检查等采用该法。检查时，为消除背景对测定的影响，通常采用"标准加入法"，即取供试品，按规定配制成供试品溶液；另取等量的供试品，加入限度量的待测元素溶液，制成对照品溶液。设对照品溶液读数为a，供试品溶液读数为b，则b相当于供试品溶液中待检元素的量，（$a-b$）相当于对照品溶液中加入的待检元素对照品的量，b小于（$a-b$）时，表示符合规定。如碳酸锂中钾盐的检查：

取本品0.10g两份，分别置50ml量瓶中，各加盐酸溶液（1→2）10ml溶解后，一份中用水稀释至刻度，摇匀，作为供试品溶液；另一份中加标准氯化钾溶液（精密称取150℃干燥1小时的分析纯氯化钾191mg，置1000ml量瓶中，用水稀释至刻度，摇匀，精密量取10ml，置100ml量瓶中，用水稀释至刻度，摇匀）3.0ml，并用水稀释至刻度，摇匀，作为对照溶液。照原子吸收分光光度法（通则0406第二法），在766.5nm的波长处测定，应符合规定（0.030%）。

已知KCl分子量为74.551，K原子量为39.0983，限量为：

$$L=\frac{C\cdot V}{S}\times100\%=\frac{\dfrac{191\times\dfrac{39.0983}{74.551}}{1000}\times\dfrac{10}{100}\times3.0}{0.10\times10^{3}}\times100\%=0.030\%$$

三、其他方法

（一）直接检查法

1. 利用臭味及挥发性的差异 当药物和杂质在臭味、挥发性等方面有差异时，可利用这些差异直接进行检查。如 ChP2015 麻醉乙醚中异臭的检查：

取本品 10ml，置瓷蒸发皿中，使自然挥发，挥散完毕后，不得有异臭。

2. 利用药物与杂质溶解行为的差异 利用药物与杂质在水、有机溶剂或酸、碱溶液中的溶解性差异进行检查。如葡萄糖中乙醇溶液的澄清度检查：

取本品 1.0g，加乙醇 20ml，置水浴上加热回流约 40 分钟，溶液应澄清。

葡萄糖生产过程中很容易引入糊精，利用葡萄糖在热乙醇中溶解度大，而糊精溶解度小的原理，检查乙醇溶液的澄清度控制葡萄糖中的糊精。

（二）比色法或比浊法

1. 比色法

（1）利用药物与杂质颜色的差异：某些药物无色，但其分解产物有色，或在生产中引入了有色的杂质，通过检查药物溶液的颜色可控制有色杂质的量。如 ChP2015 盐酸胺碘酮中游离碘的检查：

取本品 0.50g，加水 10ml，振摇 30 秒种，放置 5 分钟，滤过，滤液加稀硫酸 1ml 与三氯甲烷 2ml，振摇，三氯甲烷层不得显色。

游离碘是合成中未反应完全或氧化引入，溶于三氯甲烷显紫红色。

（2）利用杂质与一定试剂反应产生颜色：在一定条件下，当杂质与一定试剂产生颜色时，可采用目视比色法控制杂质限量，也可用分光光度法测定其吸光度。如 ChP2015 盐酸普萘洛尔中游离萘酚的检查：

取本品 20mg，加乙醇与 10%氢氧化钠溶液各 2ml，振摇使溶解，加重氮苯磺酸试液 1ml，摇匀，放置 3 分钟，如显色，与 α-萘酚的乙醇溶液（每 1ml 中含 α-萘酚 20μg）0.30ml 用同一方法制成的对照液比较，不得更深（0.03%）。

萘酚是本品的合成原料，可能引入成品中，检查是利用萘酚与重氮盐形成有色的偶氮化合物。

（3）利用杂质使一定试剂改变颜色：如 ChP2015 苯甲酸中易氧化物的检查：

取水 100ml，加硫酸 1.5ml，煮沸后，滴加高锰酸钾滴定液（0.02 mol/L）适量，至显出的粉红色持续 30 秒不消失，趁热加本品 1.0g，溶解后，加高锰酸钾滴定液（0.02 mol/L）0.25ml，应显粉红色，并在 15 秒种内不消失。

苯甲酸中易氧化物是生产过程中引入，如苯甲醛等，检查时，先滴加高锰酸钾液，以除去水和硫酸中的还原性物质，再趁热加入一定量的供试品和高锰酸钾液，粉红色在 15 秒内不消失，表明易氧化物未超过规定，因时间过久，高锰酸钾本身分解也会褪色。

2. 比浊法
比浊法是利用杂质与试剂反应，产生浑浊进行检查。如 ChP2015 枸橼酸钾中草酸盐的检查：

取本品 1.0g，加水 1ml 与稀盐酸 3ml 使溶解，加 90%乙醇 4ml 与氯化钙试液 4 滴，静置 1 小时，不得发生浑浊。

草酸盐是发酵中的副产物，检查是利用草酸盐与氯化钙产生浑浊，而药物不产生浑浊。

（三）容量分析法

容量分析法是采用滴定的方法测定药物中的杂质，通常是控制消耗滴定液的体积控制药物中杂质的量。如 ChP2015 碘苯酯中直链碘的检查：

取本品 0.50g，加 1mol/L 乙醇制氢氧化钾溶液 10ml，置水浴上回流 1 小时，加水 40ml 与硫酸溶液（1→2）5ml，放冷，滤过，用水 10ml 洗涤，合并滤液与洗液，加高锰酸钾溶液（1→10000）1～2 滴与淀粉指示液 1ml，如显蓝色，用硝酸银滴定液（0.1mol/L）滴定至蓝色消退，消耗硝酸银滴定液（0.1mol/L）不得过 0.20ml。

（四）重量法

1. 挥发重量法　检查挥发性药物中的不挥发性杂质，常利用药物在室温或加热挥发后，遗留残渣，再将残渣烘至恒重，称量，规定其重量不得超过规定量。如 ChP2015 乙醇中不挥发物的检查：

取本品 40ml，置经 105℃恒重的蒸发皿中，于水浴上蒸干后，在 105℃干燥 2 小时，遗留残渣不得过 1mg。

2. 提取重量法　利用药物与杂质在水、有机溶剂或酸、碱溶液中的溶解性差异，进行提取，加热挥发后，遗留残渣，再将残渣烘至恒重，称量，规定其重量不得超过规定量。如 ChP2015 克罗米通中游离胺的检查：

取本品 5.0g，加乙醚 70ml 溶解后，用稀盐酸振摇提取 2 次，每次 10ml，合并提取液，用乙醚洗涤 2 次，每次 50ml，分取酸性提取液，置水浴上蒸发至干，在 105℃干燥至恒重，遗留残渣不得过 2.5mg。

（五）旋光法

利用药物与杂质旋光性质的不同进行检查。如硫酸阿托品中莨菪碱的检查，硫酸阿托品为外消旋体，无旋光性，莨菪碱为左旋体，控制一定浓度溶液的旋光度，控制莨菪碱的限量。

（山西医科大学　李晓妮）

第四章 药物定量分析与分析方法验证

本章要求

1. 掌握容量分析法、紫外-可见分光光度法、色谱分析法的定量方法及计算，紫外-可见分光光度法中仪器的校正与检定，色谱法中系统适用性试验的考察，氧瓶燃烧法样品前处理的原理及注意事项，以及药物分析方法的验证。

2. 熟悉氮测定法、原子吸收分光光度法。

3. 了解本章的其他项目与内容。

案例 4-1

碘苯酯（iophendylate）

本品主要为 10-对碘苯基十一酸乙酯与邻、间位的碘苯基十一酸乙酯的混合物。ChP2015 碘苯酯的含量测定方法为：

取本品约 20mg，精密称定，照氧瓶燃烧法（通则 0703）进行有机破坏，以氢氧化钠试液 2ml 与水 10ml 为吸收液，待吸收完全后，加溴醋酸溶液（取醋酸钾 10g，加冰醋酸适量使溶解，加溴 0.4ml，再用冰醋酸稀释至 100ml）10ml，密塞，振摇，放置数分钟，加甲酸约 1ml，用水洗涤瓶口，并通入空气流约 3～5 分钟以除去剩余的溴蒸气，加碘化钾 2g，密塞，摇匀，用硫代硫酸钠滴定液（0.02mol/L）滴定，至近终点时，加淀粉指示液，继续滴定至蓝色消失，并将滴定的结果用空白试验校正。每 1ml 硫代硫酸钠滴定液（0.02mol/L）相当于 1.388mg 的 $C_{19}H_{29}IO_2$。

问题：

1. 药物的含量测定，常用哪些方法？各有何优缺点？

2. 本药物为何要先氧瓶燃烧法前处理？简述氧瓶燃烧法的原理、仪器装置及注意事项。

3. 氧瓶燃烧法能用于哪些样品的预处理？如何选择样品吸收液和分析方法？其成败关键是什么？操作要点有哪些？

4. 本法测定时，为什么不直接测定吸收液，而要经过加溴醋酸溶液、加碘化钾处理以后，再用 $Na_2S_2O_3$ 滴定？加入甲酸的目的是什么？计算本法的滴定度，并写出含量测定计算公式。

药品的含量测定应在有效成分鉴别无误、杂质检查合格的基础上进行，是评价药品质量优劣的重要内容之一。含量测定的方法有化学分析法、仪器分析法、生物学方法和酶化学方法等。本章重点介绍 ChP 含量测定主要采用的容量分析法、分光光度法和色谱分析法，并对定量分析样品的前处理方法以及药物分析方法验证的各项内容进行讨论。

第一节 常用的定量分析方法

一、容量分析法

容量分析法（滴定分析法，titrimetric methods of analysis），是将已知准确浓度的滴定液，滴加到待测物溶液中至反应完成，由滴定液浓度和消耗体积计算待测物的含量，是 ChP 含量测定项下常用方法之一。

（一）概述

容量分析法按反应原理分为酸碱滴定法（ acid-base titration ）、氧化还原滴定法（ oxidation-reduction titration ）、配位滴定法（ complex-formation titration ）、沉淀滴定法（ precipitation titration ）和非水溶液滴定法（ nonaqueous titration ），其中非水溶液滴定法是容量分析法中应用最广泛的一种方法。

根据滴定方式不同，容量分析法可分为直接滴定法、剩余滴定法（返滴定法、回滴定法）、置换滴定法、间接滴定法。

（二）有关计算

1. 滴定度　滴定度（ titer, T ）是指每 1 ml 规定浓度的滴定液相当于被测物的质量。ChP 用毫克/毫升（ mg/ml ）表示。

在滴定分析中，被测药物（A）与滴定剂（B）之间按一定的摩尔比进行反应，生成产物（P），反应可表示为：

$$\text{A} + n\text{B} \longrightarrow \text{P}$$

被测药物与滴定剂的反应摩尔比为 $1:n$，滴定度的计算通式为：

$$T = \frac{cM}{n}$$

式中，c 为滴定液的摩尔浓度，单位 mol/L；M 为被测药物的摩尔质量，单位 g/mol。

如用银量法测定苯巴比妥的含量时，ChP2015 规定每 1 ml 的硝酸银滴定液（ 0.1 mol/L ）相当于 23.22 mg 的 $C_{12}H_{12}N_2O_3$。

苯巴比妥的分子量为 232.24，滴定时苯巴比妥与硝酸银反应的摩尔比为 $1:1$，即 $n=1$，则：

$$T = \frac{cM}{n} = \frac{0.1 \text{mol/L} \times 232.24 \text{g/mol}}{1} = 23.22 (\text{g/L}) = 23.22 (\text{mg/ml})$$

2. 含量的计算　滴定分析法测定药物含量时，常用直接滴定法和剩余滴定法。

（1）直接滴定法：用滴定液直接滴定，以求得被测药物的含量。

$$含量\% = \frac{T \times V}{W} \times 100\%$$

式中，V 为供试品消耗滴定液的体积，单位 ml；W 为供试品的质量，单位 g 或 mg。

在实际工作中，所配制的滴定液的摩尔浓度与 ChP 所给滴定度的摩尔浓度不一定恰好一致，此时就不能直接用药典上给出的滴定度（ T ），应换算成实际的滴定度（ T' ），即：

$$T' = T \times F$$

$$F = \frac{实际浓度}{规定浓度}$$

$$含量\% = \frac{T' \times V}{W} \times 100\% = \frac{T \times F \times V}{W} \times 100\%$$

式中，F 为浓度校正因子。

ChP 收载的非水溶液滴定法等方法测定时采用直接滴定法，但要将滴定结果用空白试验校正，因此计算公式为：

$$含量\% = \frac{T \times F \times (V - V_0)}{W} \times 100\%$$

式中，V_0 为空白消耗滴定液的体积，单位 ml。

（2）剩余滴定法：剩余滴定法亦称返滴定法、回滴定法，本法是先加入定量过量的滴定液 T_1，使其与被测药物定量反应，待反应完全后，再用另一滴定液 T_2 来回滴剩余的滴定液 T_1。此法常需做空白试验，计算公式为：

$$含量\% = \frac{T \times F \times (V_0 - V)}{W} \times 100\%$$

式中，V_0 为空白消耗第二种滴定液的体积，单位 ml；V 为供试品消耗第二种滴定液的体积，单位 ml；F 为第二种滴定液的浓度校正因子。

（三）方法特点与应用范围

容量分析法是经典的分析方法，用于常量组分的测定，具有操作简便、快速，准确度较高（一般相对误差可达 0.2%以下）、精密度好、仪器设备简单、试验成本低、耐用性好等优点，其主要的不足就是取样量较大和专属性较差，主要用于化学原料药的含量测定。

二、分光光度法

分光光度法是通过测定被测物质在特定波长处或一定波长范围内的吸光度或发光强度，对该物质进行定性和定量分析的方法。ChP 常用于药物含量测定的为紫外-可见分光光度法（UV-Vis）和原子吸收分光光度法（AAS），此外 ChP2015 利血平片的含量测定，甲地高辛片、利血平片溶出度的测定采用荧光分光光度法。

（一）紫外-可见分光光度法

紫外-可见分光光度法系基于物质分子对紫外光区（波长为 190～400 nm）和可见光区（波长为 400～760 nm）的单色光辐射的吸收特性建立的光谱分析法。

1. 朗伯-比耳定律 朗伯-比耳定律是分光光度法的基本定律。当一束平行的单色光穿过被测物质溶液时，在一定的浓度范围内，溶液的吸光度与吸光物质的浓度和液层的厚度（光程长度）成正比，可表示为：

$$A = \lg \frac{1}{T} = Ecl$$

式中，A 为吸光度；T 为透光率；E 为吸收系数，ChP 用 $E_{1cm}^{1\%}$ 表示，其物理意义为当溶液浓度为 1%（g/ml），液层厚度为 1 cm 时的吸光度；c 为溶液浓度，即每 100 ml 溶液中所含被测物质的重量（g，按干燥品或无水物计算），g/100ml；l 为液层厚度，单位 cm。

2. 仪器的校正和检定 为保证测量的准确度和精密度，紫外-可见分光光度计应定期进行全面校正和检定，检定的项目为波长、吸光度的准确度、杂散光。

（1）波长：由于环境因素对机械部分的影响，仪器的波长经常会略有变动，因此除应定期对所用的仪器进行全面校正检定外，还应于测定前校正测定波长。常用汞灯中的较强谱线或用仪器中氘灯的特定谱线为参照进行校正；钬玻璃因其在特定的波长有尖锐的吸收峰，也可做波长校正用，但使用时需注意，来源不同或随着时间的推移可能有微小的变化。近年常使用高氯酸钬溶液校正双光束仪器。仪器波长的允许误差为：紫外光区±1 nm，500 nm 附近±2 nm。

（2）吸光度的准确度：吸光度的准确度可用重铬酸钾的硫酸溶液检定。取在 120℃干燥至恒重的基准重铬酸钾约 60mg，精密称定，用 0.005mol/L 硫酸溶液溶解并稀释至 1000 ml，在规定的波长处测定并计算其吸收系数，并与表 4-1 中规定的吸收系数比较，应符合规定。

表 4-1 紫外-可见分光光度计检定用重铬酸钾硫酸溶液的吸收系数

波长/nm	235（最小）	257（最大）	313（最小）	350（最大）
吸收系数（$E_{1cm}^{1\%}$）的规定值	124.5	144.0	48.6	106.6
吸收系数（$E_{1cm}^{1\%}$）的许可范围	123.0～126.0	142.8～146.2	47.0～50.3	105.5～108.5

（3）杂散光的检查：杂散光是一些不在谱带范围内且与所需波长相隔较远的光，一般来源于光学仪器表面的瑕疵。杂散光的检查可按表 4-2 所列的试剂和浓度，配制成水溶液，置 1cm 石英吸收池中，在规定的波长处测定透光率，结果应符合规定。

表 4-2 杂散光检查用试剂、浓度、波长及要求

试剂	浓度/%（g/ml）	测定用波长/nm	透光率/%
碘化钠	1.00	220	<0.8
亚硝酸钠	5.00	340	<0.8

3. 对溶剂的要求　供试品配成溶液后测定吸光度，所用溶剂必须能充分溶解样品、与样品无相互作用、挥发性小；除此之外，在测定波长处溶剂的吸光度也应符合要求。含有杂原子的有机溶剂，通常均具有很强的末端吸收。因此，当作溶剂使用时，它们的使用范围均不能小于截止使用波长。例如甲醇、乙醇的截止使用波长为 205 nm。另外，当溶剂不纯时，也可能增加干扰吸收。因此，在测定供试品前，应先检查所用溶剂在供试品所用的波长附近是否符合要求，即将溶剂置 1cm 石英吸收池中，以空气为空白（即空白光路中不置任何物质）测定其吸光度。溶剂和吸收池的吸光度，在 220～240nm 范围内不得超过 0.40，在 241～250nm 范围内不得超过 0.20，在 251～300 nm 范围内不得超过 0.10，在 300nm 以上时不得超过 0.05。

4. 测定法

（1）测定波长的确证：为提高测定方法的灵敏度，减少测定误差，一般在最大吸收波长（λ_{max}）处测定吸光度。为了核对供试品吸收峰的位置是否正确，除另有规定外，应以配制供试品溶液的同批溶剂为空白对照，采用 lcm 的石英吸收池，在规定的吸收峰波长±2 nm 以内测定几个点的吸光度，或由仪器在规定波长附近自动扫描测定。除另有规定外，吸收峰波长应在该品种项下规定的波长±2 nm 以内，并以吸光度最大的波长作为测定波长。

（2）供试品溶液的浓度：一般供试品溶液的吸光度读数，以在 0.3～0.7 之间的误差较小。因此应根据药物的吸收系数，将样品溶液配制为适宜的浓度。

（3）仪器的狭缝宽度：仪器的狭缝波带宽度应小于供试品吸收带的半高宽度的十分之一，否则测得的吸光度会偏低；狭缝宽度的选择，应以减小狭缝宽度时供试品的吸光度不再增大为准。

（4）溶液的 pH：当溶液的 pH 对测定结果有影响时，应将供试品溶液的 pH 和对照品溶液的 pH 调成一致。

5. 在含量测定中的应用

（1）对照品比较法：按各品种项下的方法，分别配制供试品溶液和对照品溶液，对照品溶液中所含被测成分的量应为供试品溶液中被测成分规定量的 100%±10%，所用溶剂也应完全一致，在规定的波长处测定供试品溶液和对照品溶液的吸光度后，按下式计算供试品中被测溶液的浓度。

$$c_x = \frac{A_x}{A_R} c_R$$

式中，c_x 为供试品溶液的浓度；A_x 为供试品溶液的吸光度；c_R 为对照品溶液的浓度；A_R 为对照品溶液的吸光度。

原料药的百分含量可用下式计算：

$$含量\% = \frac{c_X \times D \times V}{W} \times 100\% = \frac{c_R \times \dfrac{A_X}{A_R} \times D \times V}{W} \times 100\%$$

式中，W 为供试品的质量，单位 g 或 mg；D 为供试品溶液的稀释倍数；V 为供试品溶液的体积，单位 ml。

如 ChP2015 地西泮片的溶出度检查：

取本品，照溶出度与释放度测定法（通则 0931 第二法），以水 500 ml 为溶出介质，转速为每分钟 75 转，依法操作，经 60 分钟时，取溶液约 10ml，滤过，取续滤液（2.5 mg 规格）或精密量取续滤液 5ml，用水稀释至 10ml（5 mg 规格），照紫外-可见分光光度法（通则 0401），在 230nm 的波长处测定吸光度。另取地西泮对照品约 10mg，精密称定，加甲醇 5ml 溶解后，用水稀释至 100ml，精密量取 5ml，用水稀释至 100ml，同法测定，计算每片的溶出量。限度为标示量的 75%，应符合规定。

本法的优点是可以消除仪器、操作人员、操作时间等不同所带来的误差，亦可消除不同实验室之间的测量误差，但要求有对照品。

（2）吸收系数法：按各品种项下的方法配制供试品溶液，在规定的波长处测定其吸光度，再以该品种在规定条件下的吸收系数计算供试品的浓度。

$$c\,(g/100ml) = \frac{A}{E_{1cm}^{1\%}\,l}$$

原料药的百分含量可用下式计算：

$$含量\% = \frac{\dfrac{A}{E_{1cm}^{1\%}\,l \times 100} \times D \times V}{W} \times 100\%$$

ChP2015 呋塞米片的溶出度检查和含量测定均采用此法，如其含量测定：

取本品 20 片，精密称定，研细，精密称取适量（约相当于呋塞米 20mg），置 100ml 量瓶中，加 0.4 %氢氧化钠溶液约 60ml，振摇 10 分钟使呋塞米溶解，用 0.4 %氢氧化钠溶液稀释至刻度，摇匀，滤过，精密量取续滤液 5ml，置另一 100ml 量瓶中，用 0.4%氢氧化钠溶液稀释至刻度，摇匀，照紫外-可见分光光度法（通则 0401），在 271nm 的波长处测定吸光度，按 $C_{12}H_{11}ClN_2O_5S$ 的吸收系数（$E_{1cm}^{1\%}$）为 580 计算，即得。

本法的优点是不需要对照品，简便、快速，但不能消除仪器、操作人员、操作时间等不同所带来的误差，且仪器的精度对测定结果有较大影响。因此用本法测定时，吸收系数通常应大于 100，并注意仪器的校正和检定。

（3）计算分光光度法：计算分光光度法有多种，使用时应按各品种项下规定的方法进行。当吸光度处在吸收曲线的陡然上升或下降的部位测定时，波长的微小变化可能对测定结果造成显著影响，故对照品和供试品的测定条件应尽可能一致。计算分光光度法一般不宜用作含量测定。

（4）比色法：供试品本身在紫外-可见光区没有强吸收，或在紫外光区虽有吸收但为了避免干扰或提高灵敏度，可加入适当显色剂，使反应产物的最大吸收移至可见光区后测定，这种方法称为比色法。

用比色法测定时，由于显色时影响显色深浅的因素较多，应取供试品与对照品或标准品同时操作。除另有规定外，比色法所用的空白系指用同体积的溶剂代替对照品或供试品溶液，然后依次加入等量的相应试剂，并用同样方法处理。在规定的波长处测定对照品和供试品溶液的吸光度后，按对照品比较法计算供试品浓度。

当吸光度和浓度不呈良好线性时，应取数份梯度量的对照品溶液，用溶剂补充至同一体积，显色后测定各份溶液的吸光度，然后以吸光度与相应的浓度绘制标准曲线，再根据供试品的吸光度在标准曲线上查得其相应的浓度，并求出其含量。

（二）原子吸收分光光度法

原子吸收分光光度法是基于测量蒸气中原子对特征电磁辐射的吸收强度进行定量分析的一种仪器分析方法，主要用于金属元素和部分非金属元素的测定。AAS 法遵循一般分光光度法的吸收定律，一般通过比较对照品溶液和供试品溶液的吸光度，求得供试品中待测元素的含量。

1. 原子吸收分光光度计　由光源、原子化器、单色器、背景校正系统、自动进样系统和检测系统等组成。

（1）光源：常用待测元素作为阴极的空心阴极灯。

（2）原子化器：原子化器的功能是通过一定的处理使待测元素形成基态原子。主要有四种类型：火焰原子化器、石墨炉原子化器、氢化物发生原子化器及冷蒸气发生原子化器。

（3）单色器：单色器的功能是从光源发射的电磁辐射中分离出所需要的电磁辐射，波长范围一般为 190.0～900.0nm。

（4）背景校正系统：背景干扰是原子吸收测定中的常见现象。背景吸收通常来源于样品中的共存组分及其在原子化的过程中形成的次生分子或原子的热发射、光吸收和光散射等。这些干扰在仪器设计时应设法予以克服。常用的背景校正法有以下四种：连续光源（在紫外区通常用氘灯）、塞曼效应、自吸效应、非吸收线等。具体方法应按各品种项下的规定选用。在火焰法原子吸收测定中可选择适宜的测定谱线和狭缝、改变火焰温度、加入络合剂或稀释剂、或用标准加入法等方法消除干扰；在石墨炉原子吸收测定中可通过选择适宜的背景校正系统、加入适宜的基体改进剂等方法消除干扰。

（5）检测系统：由检测器、信号处理器和指示记录器组成，应能及时跟踪吸收信号的急速变化，并具有较高的灵敏度和较好的稳定性。

2. 测定法

（1）标准曲线法：制备含待测元素不同浓度的对照品溶液至少 5 份，分别加入各品种项下制备供试品溶液的相应试剂，同时以相应试剂制备空白对照溶液。以每一浓度三次吸光度（A）读数的平均值为纵坐标，相应浓度（c）为横坐标，绘制标准曲线。同法测定供试品溶液的吸光度，取三次读数的平均值，从标准曲线上查得相应的浓度，计算待测元素含量。

（2）标准加入法：又称直线外推法，可以消除测定时基体的干扰。方法为：取同体积按各品种项下规定制备的供试品溶液四份，分别置四个同体积的量瓶中，除①号量瓶外，其他量瓶分别精密加入不同浓度的待测元素对照品溶液，分别用去离子水稀释至刻度，制成从零开始递增的一系列溶液，如使加入对照品溶液浓度为 0、c_s、$2c_s$、$4c_s$。测定吸光度，以加入的对照品溶液浓度为横坐标，相应的吸光度值为纵坐标绘制校正曲线，将该曲线反向延长至与浓度轴相交，此交点与原点间的距离 c_x 即相当于供试品溶液取用量中待测元素的含量（图 4-1）。再以此计算供试品中待测元素的含量。

3. 在含量测定中的应用　ChP2015 收载的口服补液盐散（Ⅱ）、（Ⅲ）的总钠、总钾，氯化钾缓释片，注射用头孢他啶中的助溶剂碳酸钠，以及乳酸钠林格注射液和复方乳酸钠葡萄糖注射液中的氯化钠、氯化钾、氯化钙等的含量测定均采用该方法。如氯化钾缓释片的含量测定。

（1）溶液制备：取本品 20 片（糖衣片用水洗去包衣，用滤纸吸去残余的水，晾干，并于硅胶干燥器中干燥 24 小时），精密称定，研细，精密称取适量（约相当于氯

图 4-1　标准加入法测定图示

化钾 0.5g），置 500ml 量瓶中，加水适量，超声使氯化钾溶解，放冷，用水稀释至刻度，摇匀，滤过，取续滤液 5ml，置 100ml 量瓶中，用盐酸溶液（2.7→100）稀释至刻度，摇匀，作为供试品溶液：另取氯化钾对照品 0.25g，精密称定，置 250ml 量瓶中，加水溶解并稀释至刻度，摇匀，精密量取 5ml，置 100ml 量瓶中，用盐酸溶液（2.7→100）稀释至刻度，摇匀，作为对照品溶液。

（2）测定方法：精密量取对照品溶液 2.0ml、3.0ml、4.0ml、5.0ml 及 6.0ml，分别置 100ml 量瓶中，各加 20%氯化钠溶液 2.0ml，用盐酸溶液（2.7→100）稀释至刻度，摇匀；另精密量取供试品溶液 2ml，置 50ml 量瓶中，加 20%氯化钠溶液 1.0ml，用盐酸溶液（2.7→100）稀释至刻度，摇匀。取上述各溶液，照原子吸收分光光度法（通则 0406 第一法），以 20%氯化钠溶液 2.0ml 用盐酸溶液（2.7→100）稀释至 100ml 为空白，在 766.5nm 的波长处测定，计算，即得。本品含氯化钾应为标示量的 93.0%～107.0%。

（三）紫外-可见分光光度法和原子吸收分光光度法的比较

上述两种分光光度法均可用于药物的含量测定，二者的特点比较如下（表4-3）：

表4-3　紫外-可见分光光度法和原子吸收分光光度法的比较

方法	紫外-可见分光光度法	原子吸收分光光度法
特点	1. 灵敏度高。可以测定 $10^{-7}g/ml$～$10^{-4}g/ml$ 的微量和痕量组分	1. 灵敏度很高，可达 10^{-13}～$10^{-9}g/ml$。其氢化物发生器可对八种挥发性元素汞、砷、铅、硒、锡、碲、锑、锗等进行微痕量测定
	2. 准确度较高。其相对误差一般在 1%～5%之间	2. 选择性高、干扰少。分析不同元素需选择不同的元素灯，共存元素对被测元素不产生干扰
	3. 仪器价格较低，易于普及，且操作简便、快速	3. 局限性。测定一些难熔元素及非金属元素不能令人满意；工作曲线的线性范围较窄，一般为一个数量级；每测一种元素需要更换一个灯，对于多种元素同时测定时非常不便
	4. 应用范围广。ChP 中许多药物的片剂采用本法测定含量	4. 测定范围广。可用于测定 70 多种元素，既可做痕量又可做常量组分测定。应用无火焰法，试样溶液仅需 1～100 μl

三、色 谱 法

色谱法（chromatography）是利用混合物中各组分在相对运动的两相（固定相和流动相）中因吸附、分配、溶解性能、分子大小或离子电荷等不同而产生差速迁移而达到分离，从而对被分离的组分进行定性定量分析的一种方法。根据其分离原理可分为：分配色谱法（partition chromatography）、吸附色谱法（adsorption chromatography）、离子交换色谱法（ion exchange chromatography，IEC）与排阻色谱法（steric exclusion chromatography，SEC）等。根据分离方法分为：纸色谱法（paper chromatography）、柱色谱法（column chromatography）、TLC 法、GC 法和 HPLC 法等。下面重点介绍在药物含量测定中应用最广的 HPLC 法和 GC 法。

（一）高效液相色谱法

高效液相色谱法系采用高压输液泵将规定的流动相泵入装有填充剂的色谱柱，对供试品进行分离测定的色谱方法。注入的供试品，由流动相带入柱内，各组分在柱内被分离，并依次进入检测器，由积分仪或数据处理系统记录和处理色谱信号。

1. 对仪器的一般要求和色谱条件　高效液相色谱仪由高压输液泵、进样器、色谱柱、检测器、积分仪或数据处理系统组成。

（1）色谱柱：HPLC 的色谱柱有反相色谱柱、正相色谱柱、离子交换色谱柱和手性分离色谱柱等，最常用的为反相色谱柱。

反相色谱柱：以键合非极性基团的载体为填充剂填充而成的色谱柱。常见的载体有硅胶、聚合物复合硅胶和聚合物等；常用的填充剂有十八烷基硅烷键合硅胶、辛基硅烷键合硅胶和苯基键合硅胶等。其中十八烷基硅烷键合硅胶最为常用。

正相色谱柱：用硅胶或键合极性基团的硅胶填充而成的色谱柱。常见的填充剂有硅胶、氨基键合硅胶和氰基键合硅胶等。氨基键合硅胶和氰基键合硅胶也可用作反相色谱。

离子交换色谱柱：用离子交换填充剂填充而成的色谱柱。有阳离子交换色谱柱和阴离子交换色谱柱。

手性分离色谱柱：用手性填充剂填充而成的色谱柱。对映异构体的分离通常使用手性分离色谱柱。

色谱柱的内径与长度，填充剂的形状、粒径与粒径分布、孔径、表面积、键合基团的表面覆盖度、载体表面基团残留量，填充的致密与均匀程度等均影响色谱柱的性能，应根据被分离物质的性质来选择合适的色谱柱。色谱柱内径一般为 3.9～4.6mm，填充剂粒径为 3～10μm。超高效液相色谱仪是适应小粒径（约 2μm）填充剂的耐超高压、小进样量、低死体积、高灵敏度检测的高效液相色谱仪。

温度会影响分离效果，品种正文中未指明色谱柱温度时系指室温，应注意室温变化的影响。为改善分离效果可适当提高色谱柱的温度，但一般不宜超过 60℃。

残余硅羟基未封闭的硅胶色谱柱，流动相 pH 一般应在 2～8 之间。残余硅羟基已封闭的硅胶、聚合物复合硅胶或聚合物色谱柱可耐受更广泛 pH 的流动相，适合于 pH 小于 2 或大于 8 的流动相。

（2）检测器：高效液相色谱仪的检测器有多种，分为选择性检测器和通用型检测器两大类。选择性检测器的响应值不仅与被测物质的量有关，还与其结构有关；通用检测器，对所有物质均有响应，响应值几乎仅与被测物质的量有关。高效液相色谱仪常用检测器的类型和适用范围见表4-4。最常用的检测器是紫外-可见分光检测器，包括二极管阵列检测器。

表 4-4　HPLC 常用检测器的类型与适用范围

检测器类别	检测器类型	适用范围
选择性检测器（浓度型检测器）	紫外-可见分光检测器（UV-Vis）	用于具有共轭结构化合物的检测
	光电二极管阵列检测器（DAD）	用于待测物的光谱鉴定和色谱峰的纯度检查
	荧光检测器（FD）	仅适用于在流动相条件下具有荧光或经衍生转化为具有荧光的化合物的检测
	电化学检测器（ECD）	仅适用于在流动相条件下可发生氧化-还原反应的化合物的检测，一般仅应用于无紫外吸收或荧光的化合物的测定
通用型检测器（质量型检测器）	示差折光检测器（DRID）	仅对糖类的检测灵敏度较高，不适于梯度洗脱
	蒸发光散射检测器（ELSD）	适用于 UV 检测困难物质的分析，如糖类和脂质等，以及药物杂质的确认

（3）流动相：反相色谱系统的流动相常用甲醇-水系统和乙腈-水系统，用紫外末端波长检测时，宜选用乙腈-水系统。流动相中应尽可能不用缓冲盐，如需用时，应尽可能使用低浓度缓冲盐。用十八烷基硅烷键合硅胶色谱柱时，流动相中有机溶剂一般不低于 5%，否则易导致柱效下降、色谱系统不稳定。

正相色谱系统的流动相常用两种或两种以上的有机溶剂，如二氯甲烷和正己烷等。

同时注意不同的检测器，对流动相的要求不同。紫外-可见分光检测器所用流动相应符合紫外-可见分光光度法（通则 0401）项下对溶剂的要求；采用低波长检测时，还应考虑有机溶剂的截止使用波长，并选用色谱级有机溶剂。蒸发光散射检测器不得使用含不挥发性盐的流动相。

品种正文项下规定的条件除填充剂种类、流动相组分、检测器类型不得改变外，其余如色谱柱内径与长度、填充剂粒径、流动相流速、流动相组分比例、柱温、进样量、检测器灵敏度等，均可适当改变以达到系统适用性试验的要求。调整流动相组分比例时，当小比例组分的百分比例 X 不大于 33% 时，允许改变范围为 $0.7X～1.3X$；当 X 大于 33% 时，允许改变范围为

$X-10\% \sim X+10\%$。

若需使用小粒径（约 2μm）填充剂，输液泵的性能、进样体积、检测池体积和系统的死体积等必须与之匹配；如有必要，色谱条件也应作适当的调整。当对其测定结果产生争议时，应以品种项下规定的色谱条件的测定结果为准。

当必须使用特定牌号的色谱柱方能满足分离要求时，可在该品种正文项下注明。

2. 系统适用性试验　色谱系统的适用性试验通常包括理论板数（theoretical plates of the column）、分离度（resolution）、灵敏度（sensitivity）、重复性（repeatability）和拖尾因子（tailing factor）等五个参数。其中，分离度和重复性尤为重要。

按各品种正文项下要求对色谱系统进行适用性试验，即用规定的对照品溶液或系统适用性试验溶液在规定的色谱系统进行试验，必要时，可对色谱系统进行适当调整，以符合要求。

（1）色谱柱的理论板数（n）：用于评价色谱柱的分离效能。由于不同物质在同一色谱柱上的色谱行为不同，采用理论板数作为衡量柱效能的指标时，应指明测定物质，一般为待测组分或内标物质的理论板数。

试验方法为：在规定的色谱条件下，注入供试品溶液或各品种项下规定的内标物质溶液，记录色谱图，量出供试品主成分峰或内标物质峰的保留时间 t_R（以分钟或长度计）和峰宽（W）或半高峰宽（$W_{h/2}$），按下式计算色谱柱的理论板数：

$$n = 16 \left(\frac{t_R}{W} \right)^2 \text{ 或 } n = 5.54 \left(\frac{t_R}{W_{h/2}} \right)^2$$

（2）分离度（R）：用于评价待测物质与被分离物质之间的分离程度，是衡量色谱系统效能的关键指标。可以通过测定待测物质与已知杂质的分离度，也可以通过测定待测物质与某一添加的指标性成分（内标物质或其他难分离物质）的分离度，或将供试品或对照品用适当的方法降解，通过测定待测物质与某一降解产物的分离度，对色谱系统进行评价与调整。

无论是定性鉴别还是定量测定，均要求待测物质色谱峰与内标物质色谱峰或特定的杂质对照色谱峰及其他色谱峰之间有较好的分离度。除另有规定外，待测物质色谱峰与相邻色谱峰之间的分离度应大于 1.5。分离度的计算公式为：

$$R = \frac{2 \times (t_{R_2} - t_{R_1})}{W_1 + W_2} \text{ 或 } R = \frac{2 \times (t_{R_2} - t_{R_1})}{1.70 \times \left(W_{1,h/2} + W_{2,h/2} \right)}$$

式中，t_{R_2} 为相邻两色谱峰中后一峰的保留时间；t_{R_1} 为相邻两色谱峰中前一峰的保留时间；W_1、W_2 及 $W_{1,h/2}$、$W_{2,h/2}$ 分别为此相邻两色谱峰的峰宽及半高峰宽（如图 4-2）。

当对测定结果有异议时，色谱柱的理论板数（n）和分离度（R）均以峰宽（W）的计算结果为准。

（3）灵敏度：用于评价色谱系统检测微量物质的能力，通常以信噪比（S/N）来表示。通过测定一系列不同浓度的供试品或对照品溶液来测定信噪比。定量测定时，信噪比应不小于10；定性测定时，信噪比应不小于 3。系统适用性试验中可以设置灵敏度实验溶液来评价色谱系统的检测能力。

（4）拖尾因子（T）：用于评价色谱峰的对称性。拖尾因子计算公式为：

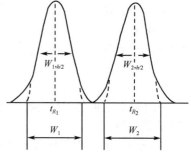

图 4-2　分离度示意图

$$T = \frac{W_{0.05h}}{2d_1}$$

式中，$W_{0.05h}$ 为 5%峰高处的峰宽；d_1 为峰顶在 5%峰高处横坐标平行线的投影点至峰前沿与此平行

图 4-3 拖尾因子示意图

线交点的距离（如图 4-3）。

以峰高作定量参数时，除另有规定外，T 值应在 0.95～1.05 之间。

以峰面积作定量参数时，一般的峰拖尾或前伸不会影响峰面积积分，但严重拖尾会影响基线和色谱峰起止的判断和峰面积积分的准确性，此时应在品种正文项下对拖尾因子作出规定。

（5）重复性：用于评价色谱系统连续进样时响应值的重复性能。采用外标法时，通常取各品种项下的对照品溶液，连续进样五次，除另有规定外，其峰面积测量值的相对标准偏差应不大于 2.0%；采用内标法时，通常配制相当于 80%、100% 和 120% 的对照品溶液，加入规定量的内标溶液，配成三种不同浓度的溶液，分别至少进样两次，计算平均校正因子，其相对标准偏差应不大于 2.0%。这个试验反映了仪器工作性能的稳定性，或称为色谱工作系统的精密度，它是每次开机后首先要做的日常工作，不能作为分析方法学研究中的精密度试验。

3. 测定方法

（1）内标法：按品种正文项下的规定，精密称（量）取对照品和内标物质，分别配成溶液，各精密量取适量，混合配成校正因子测定用的对照溶液。取一定量进样，记录色谱图。测量对照品和内标物质的峰面积或峰高，按下式计算校正因子：

$$校正因子 \ (f) = \frac{A_S / c_S}{A_R / c_R}$$

式中，A_S 为内标物质的峰面积或峰高；A_R 为对照品的峰面积或峰高；c_S 为内标物质的浓度；c_R 为对照品的浓度。

再取各品种项下含有内标物质的供试品溶液，进样，记录色谱图，测量供试品中待测成分和内标物质的峰面积或峰高，按下式计算含量：

$$含量 \ (c_X) = f \cdot \frac{A_X}{A_S' / c_S'}$$

式中，A_X 为供试品的峰面积或峰高；c_X 为供试品的浓度；A_S' 为内标物质的峰面积或峰高；c_S' 为内标物质的浓度；f 为校正因子。

采用内标法，可避免因样品前处理及进样体积误差对测定结果的影响。

（2）外标法：按各品种项下的规定，精密称（量）取对照品和供试品，配制成溶液，分别精密取一定量，进样，记录色谱图，测量对照品溶液和供试品溶液中待测成分的峰面积（或峰高），按下式计算含量：

$$含量 \ (c_X) = c_R \cdot \frac{A_X}{A_R}$$

由于微量注射器不易精确控制进样量，当采用外标法测定时，以手动进样器定量环或自动进样器进样为宜。

4. 方法特点与应用范围 HPLC 法同时具有分离、分析功能，是各国药典收载的方法中应用最广的方法。具有专属性强、灵敏度高、高效能及分析速度快等优点，是药物制剂、多组分样品分析的首选方法，也用于部分原料药的含量测定。在原料药的含量测定中，HPLC 法主要用于多组分抗生素或生化药品，或因所含杂质的干扰测定，而常规方法又难以分离或分离手段繁杂的化学品种。如庆大霉素 C 组分的测定，β-内酰胺类、大环内酯类、四环素类等抗生素的含量测定，甾体激素类药物的含量测定。

（二）气相色谱法

气相色谱法系采用气体为流动相（载气）流经装有填充剂的色谱柱进行分离测定的色谱方法。物质或其衍生物气化后，被载气带入色谱柱进行分离，各组分先后进入检测器，用数据处理系统记录色谱信号。

1. 对仪器的一般要求 所用的仪器为气相色谱仪，由载气源、进样部分、色谱柱、柱温箱、检测器和数据处理系统等组成。进样部分、色谱柱和检测器的温度均应根据分析要求适当设定。

（1）载气源：气相色谱法的流动相为气体，称为载气，氦、氮和氢可用作载气；应根据供试品的性质和检测器种类选择载气，除另有规定外，常用载气为氮气。

（2）进样部分：进样方式一般可采用溶液直接进样、自动进样或顶空进样。

溶液直接进样采用微量注射器、微量进样阀或有分流装置的气化室进样；采用溶液直接进样或自动进样时，进样口温度应高于柱温 30~50℃；进样量一般不超过数微升；柱径越细，进样量应越少，采用毛细管柱时，一般应分流以免过载。

顶空进样适用于固体和液体供试品中挥发性组分的分离和测定。将固态或液态的供试品制成供试液后，置于密闭小瓶中，在恒温控制的加热室中加热至供试品中挥发性组分在液态和气态达到平衡后，由进样器自动吸取一定体积的顶空气注入色谱柱中。

（3）色谱柱：色谱柱为填充柱或毛细管柱。填充柱的材质为不锈钢或玻璃，内径为 2~4mm，柱长为 2~4 m，内装吸附剂、高分子多孔小球或涂渍固定液的载体，粒径为 0.18~0.25mm、0.15~0.18mm 或 0.125~0.15mm。常用载体为经酸洗并硅烷化处理的硅藻土或高分子多孔小球，常用固定液有甲基聚硅氧烷、聚乙二醇等。

毛细管柱的材质为玻璃或石英，内壁或载体经涂渍或交联固定液，内径一般为 0.25、0.32 或 0.53mm，柱长 5~60m，固定液膜厚 0.1~5.0μm，常用的固定液有甲基聚硅氧烷、不同比例组成的苯基甲基聚硅氧烷、聚乙二醇等。

新填充柱和毛细管柱在使用前需老化处理，以除去残留溶剂及易流失的物质，色谱柱如长期未用，使用前应老化处理，使基线稳定。

（4）柱温箱：由于柱温箱温度的波动会影响色谱分析结果的重现性，因此柱温箱控温精度应在 ±1℃，且温度波动小于每小时 0.1℃。温度控制系统分为恒温和程序升温两种。

（5）检测器：气相色谱法有多种检测器。气相色谱仪常见检测器的类型和适用范围见表 4-5。火焰离子化检测器对碳氢化合物响应良好，适合检测大多数的药物。ChP2015 中除另有规定外，一般用火焰离子化检测器。在使用火焰离子化检测器时，一般用氢气作为燃气，空气作为助燃气，检测器温度应高于柱温，并不得低于 150℃，以免水汽凝结，通常为 250~350℃。

表 4-5　GC 常用检测器的名称与适用范围

中文名称	英文名称及缩写	适用范围
火焰离子化检测器	flame ionization detector，FID	大多数药物
氮磷检测器	nitrogen phosphorus detector，NPD	含氮、磷元素的药物
火焰光度检测器	flame photometric detector，FPD	含硫、磷元素的药物
电子捕获检测器	electron capture detector，ECD	含卤素的药物
质谱检测器	mass spectrometer，MS	结构确证
热导检测器	thermal conductivity detector，TCD	应用广，但灵敏度低

ChP 正文各品种项下规定的色谱条件，除检测器种类、固定液品种及特殊指定的色谱柱材料不得改变外，其余如色谱柱内径、长度、载体牌号、粒度、固定液涂布浓度、载气流速、柱温、进样量、检测器的灵敏度等，均可适当改变，以适应具体品种并符合系统适用性试验的要求。一

般色谱图约于 30 分钟内记录完毕。

2. 系统适用性试验　除另有规定外，应照"高效液相色谱法"项下的规定。

3. 测定法

（1）内标法：同高效液相色谱法。

（2）外标法：同高效液相色谱法。

（3）标准溶液加入法：精密称（量）取待测成分对照品适量，配制成适当浓度的对照品溶液，取一定量，精密加入到供试品溶液中，根据外标法或内标法测定主成分含量，再扣除加入的对照品溶液含量，即得供试品溶液中主成分含量。

也可按下述公式进行计算，加入对照品溶液前后校正因子应相同，即：

$$\frac{A_{iS}}{A_X} = \frac{c_X + \Delta c_X}{c_X}$$

则待测组分的浓度 c_X 可通过如下公式进行计算：

$$c_X = \frac{\Delta c_X}{(A_{iS}/A_X) - 1}$$

式中：c_X 为供试品中组分 X 的浓度；A_X 为供试品中组分 X 的色谱峰面积；Δc_X 为所加入的已知浓度的待测组分对照品的浓度；A_{iS} 为加入对照品后组分 X 的色谱峰面积。

由于气相色谱法的进样量一般仅数微升，为减小进样误差，尤其当采用手工进样时，由于留针时间和室温等对进样量也有影响，故最好采用内标法定量；当采用自动进样器时，由于进样重复性的提高，在保证分析误差的前提下，也可采用外标法定量。当采用顶空进样时，由于供试品和对照品处于不完全相同的基质中，故可采用标准溶液加入法以消除基质效应的影响，当标准溶液加入法与其他定量方法结果不一致时，应以标准加入法结果为准。

4. 方法特点与应用范围　GC 法同时具有分离、分析功能，亦具有专属性强、灵敏度高、高效能及分析速度快等优点，但沸点太高、相对分子质量太大或热不稳定的物质不能用 GC 法测定，限制了其应用。本法仅适用于能够气化物质的分析，在 ChP2015 中主要用于残留溶剂的测定，某些药物中水分的测定，某些药物中挥发性杂质的检查，维生素 E 及其制剂、扑米酮片等部分药物的含量测定。

第二节　样品的前处理方法

一、概　　述

药典中收载了一些含卤素（F、Cl、Br、I）、金属（Fe、Sb、As、Hg 等）及 S、P、N 等元素的有机药物。对它们进行鉴别、检查及含量测定时，需根据药物结构中这些元素与药物结合的牢固程度，确定样品是否需要前处理及前处理的方法等。样品前处理系采用一定的方法使待测物质转化为适宜的测定形式后再进行分析测定。一般情况下，样品在转化的同时，定量分析的专属性、灵敏度都会有一定程度的提高。因此样品前处理是药物分析的重要组成部分。

含卤素有机药物，卤原子直接与碳原子相连，根据卤原子与碳原子结合的牢固程度不同，采用不同的前处理方法。如三氯叔丁醇中的氯原子与脂肪链的碳原子相连接，结合不牢固，经碱溶液直接回流即可解离，因此用直接回流后测定法；泛影酸中的三个碘原子都和苯环直接相连接，结合较牢固，需在碱性溶液中加还原剂还原，才能使碳-碘键断裂转化为无机碘化物，因此用碱性还原后测定法；碘苯酯中一个碘原子和苯环直接相连接，结合很牢固，因此采用氧瓶燃烧分解后测定法。

含有金属的有机药物分为两类：一类为含金属的有机药物，其结构中金属原子不直接与碳原子相连，通常为有机酸或酚类的金属盐或配位化合物，其分子结构中的金属离子在水溶液中即可解离（如葡萄糖酸钙、富马酸亚铁）或在稀矿酸中加热（煮沸）转化为无机盐（如十一烯酸锌），若有机结构部分不干扰分析时，可在溶液中直接进行定性鉴别或定量测定；另一类为有机金属药物，其结构中金属原子直接与碳原子以共价键相连接，结合比较牢固，在溶液中一般不能解离成离子状态，需经有机破坏使其转变为无机盐类后进行分析。

根据药物的结构特点，常用的样品前处理方法分为不经有机破坏的分析方法和经有机破坏的分析方法。有机破坏的分析方法包括湿法破坏与干法破坏，湿法破坏适用于含氮有机药物分析的前处理；干法破坏适用于含卤素、S、P 等有机药物分析的前处理，分为高温炽灼法和氧瓶燃烧法。下面介绍药物分析中常用的样品前处理方法：氮测定法和氧瓶燃烧法。

二、氮 测 定 法

氮测定法（determination of nitrogen）是一种准确、可靠的经典分析方法，由 Kjeldahl 首创，后经多次改进，故又称为凯氏定氮法（Kjeldahl nitrogen determination）。本法为湿法破坏，其特点为不需精密仪器，准确度较高，但操作较繁琐。

（一）原理

本法系将含氮药物置凯氏烧瓶中，加硫酸、硫酸盐及适当的催化剂，加热，有机药物被氧化分解（亦称"消解"或"消化"）成二氧化碳和水，有机结合的氮完全转变为 NH_3，并与过量的硫酸结合为硫酸氢铵及硫酸铵，加氢氧化钠成碱性，蒸馏，则 NH_3 随水蒸气蒸出，用硼酸溶液或定量的酸滴定液吸收后，再用酸或碱滴定液滴定，并将滴定结果用空白试验校正。根据与氨作用的酸量计算供试品中氮的含量或换算为被测药物的含量。

凯氏定氮法全过程的反应式可表示如下：

样品破坏（消解、消化、分解）：

$$含氮有机药物 \xrightarrow{H_2SO_4、催化剂} NH_4HSO_4$$

氨的蒸馏和吸收：

$$NH_4HSO_4 + 2NaOH \xrightarrow{\Delta} NH_3 + Na_2SO_4 + 2H_2O$$
$$NH_3 + H_3BO_3 \longrightarrow NH_4BO_2 + H_2O$$

滴定：

$$2NH_4BO_2 + H_2SO_4 + 2H_2O \longrightarrow (NH_4)_2SO_4 + 2H_3BO_3$$

从上述反应式可知，1 mol 的 H_2SO_4 与 2 mol NH_3 或 2 mol N 相当，因此每 1 ml 硫酸滴定液（0.05mol/L）相当于 1.401mg 的 N。

（二）仪器装置

凯氏烧瓶为 30～50 ml（半微量法）或 500 ml（常量法）硅玻璃或硼玻璃制成的硬质茄形烧瓶；蒸馏装置由 1000 ml 的圆底烧瓶（A）、安全瓶（B）、连有氮气球的蒸馏器（C）、漏斗（D）、直形冷凝管（E）、100 ml 锥形瓶（F）和橡皮管夹（G、H）组成，如图 4-4 所示。

半微量法的蒸馏装置在使用之前应清洗干净。操作如下：如图 4-4 连接蒸馏装置，A 瓶中加水适量与甲基红指示液数滴，加稀硫酸使成酸性，加玻璃珠或沸石数粒，从 D 漏斗加水约 50 ml，关闭 G 夹，开放冷凝水，煮沸 A 瓶中的水，当蒸汽从冷凝管尖端冷凝而出时，移去火源，关 H 夹，使 C 瓶中的水反抽到 B 瓶，开 G 夹，放出 B 瓶中的水，关 B 瓶及 G 夹，将冷凝管尖端插入约 50 ml 水中，使水自冷凝管尖端反抽至 C 瓶，再抽至 B 瓶，如上法放去，如此将仪器内部洗涤 2～3 次。

图 4-4　半微量氮测定法装置图

（三）操作法

"氮测定法"收载于药典附录，分为第一法（常量法）和第二法（半微量法）。其操作步骤分为四步：第一步为搭建仪器装置；第二步为取样；第三步为加消解剂进行供试品的消解；第四步为蒸馏与滴定。常量法和半微量法的具体操作步骤如表 4-6 所示。

表 4-6　凯氏定氮法的操作方法

步骤	第一法（常量法）	第二法（半微量法）
取样	约相当于含氮量 25～30 mg	约相当于含氮量 1.0～2.0mg
加入消解剂	依次加入硫酸钾(或无水硫酸钠)10 g 和硫酸铜粉末 0.5g，再沿瓶壁缓缓加硫酸 20 ml	依次加入硫酸钾（或无水硫酸钠）0.3 g 和 30% 硫酸铜溶液 5 滴，再沿瓶壁滴加硫酸 2.0 ml
样品消解	在凯氏瓶口放一小漏斗，而使凯氏烧瓶成 45° 斜置，用直火缓缓加热，使溶液的温度保持在沸点以下，等泡沸停止，强热至沸腾，待溶液成澄明的绿色后，除另有规定外，继续加热 30 分钟，放冷。沿瓶壁缓缓加水 250 ml，振摇使混合，放冷后，加 40% 氢氧化钠溶液 75 ml，注意使沿瓶壁流至瓶底，自成一液层，加锌粒数粒，用氮气球将凯氏烧瓶与冷凝管连接	在凯氏瓶口放一小漏斗，而使凯氏烧瓶成 45° 斜置，用小火缓缓加热使溶液保持在沸点以下，等泡沸停止，逐步加大火力，沸腾至溶液成澄明的绿色后，除另有规定外，继续加热 10 分钟，放冷，加水 2 ml
氨蒸馏和吸收	另取 2% 硼酸溶液 50 ml，置 500 ml 锥形瓶中，加甲基红-溴甲酚绿混合指示剂 10 滴；将冷凝管的下端插入硼酸溶液的液面下，轻轻摆动凯氏烧瓶，使溶液混合均匀，加热蒸发，至接收液的总体积约为 250 ml 时，将冷凝管尖端提出液面，使蒸汽冲洗约 1 分钟，用水淋洗尖端后停止蒸馏	另取 2% 硼酸溶液 10 ml，置 100 ml 锥形瓶中，加甲基红-溴甲酚绿混合指示液 5 滴，将冷凝管尖端插入液面下。然后，将凯氏烧瓶中内容物经由 D 漏斗转入 C 蒸馏瓶中，用水少量淋洗凯氏烧瓶及漏斗数次，再加入 40% 氢氧化钠溶液 10ml，用少量水再洗漏斗数次，关 G 夹，加热 A 瓶进行蒸气蒸馏，至硼酸液开始由酒红色变为蓝绿色时起，继续蒸馏约 10 分钟后，将冷凝管尖端提出液面，使蒸气继续冲洗约 1 分钟，用水淋洗尖端后停止蒸馏
滴定	馏出液用硫酸滴定液（0.05 mol/L）滴定至溶液由蓝绿色变为灰紫色，并将滴定的结果用空白试验校正。每 1ml 硫酸滴定液（0.05mol/L）相当于 1.401mg 的 N	馏出液用硫酸滴定液（0.005 mol/L）滴定至溶液由蓝绿色变为灰紫色，并将滴定的结果用空白实验（空白和供试品所得馏出液的容积应基本相同，约 70～75ml）校正。每 1ml 硫酸滴定液（0.005 mol/L）相当于 0.1401 mg 的 N

（四）讨论

1. 方法的选择　根据取样量的多少确定用第一法或第二法测定氮的含量。

2. 消解剂与催化剂　为了保证药物中有机结合的氮定量被转化，必须完全破坏其有机结构，但由于消解液长时间受热可导致铵盐分解，故常在硫酸中加入硫酸钾或无水硫酸钠来提高硫酸的沸点，以便提高消解的温度，同时可加入催化剂（汞、汞盐、硒粉、铜盐、过氧化氢、二氧化锰等）加快消解速度，以便缩短消解时间。虽然汞或汞盐催化作用最强，但由于汞盐易与氨生成硫酸氨汞配位化合物（[Hg（NH₃）₂]SO₄），使其中的氨不易被碱游离，而且当样品中有卤素存在时，卤素可与汞结合生成难离解的卤化汞（HgX_2）而失去催化作用。硫酸铜因其价廉易得，且无挥发性，毒性低，是凯氏定氮法最常用的催化剂。

3. 注意事项　①当取样量超过 0.1 g 时，应适当增加硫酸的用量，使消解作用完全，并相应地增加 40% 氢氧化钠溶液的用量。②对于含氮量较高（超过 10%）的样品，可在消解液中加入少量多碳化合物（如蔗糖、淀粉等）作为还原剂，以利于氮转化为氨。③对于以肼或偶氮等结构存在的含氮药物，因在消解过程中易于生成氮气而导致损失，需在消解前加锌粉还原，再依法处理。④对于某些难分解的药物（如含氮杂环的药物）的氮，因结合牢固，链键不易断裂而难以消解，故常在消解过程中加入高氯酸和 30% 过氧化氢作为辅助氧化剂，缩短消解时间，并使分解完全。但辅助氧化剂的使用应慎重，不能在高温时加入，应待消解液放冷后加入，并再次加热继续消解。具有强氧化性的高氯酸，若其用量过大，可能生成高氯酸铵而分解或将氮氧化生成氮气而损失，故用量不易过大。另外，值得注意的是，高氯酸在高温加热时易发生爆炸，应谨慎操作。

（五）应用

凡有机含氮药物，无适当的定量分析方法时，多采用氮测定法测定含量。ChP 主要用于含有氨基或酰胺结构药物的含量测定。ChP2015 收载的乙酰胺注射液、门冬酰胺及其片剂、双氯非那胺、扑米酮、甲硫酸新斯的明注射液、泛酸钙、氟尿嘧啶乳膏、硫酸胍乙啶片、氯硝柳胺片、注射用亚锡依替菲宁的含量测定均采用氮测定法。药典通则蛋白质含量测定的第一法即为凯氏定氮法。如双氯非那胺的含量测定：

取本品约 0.3g，精密称定，照氮测定法（通则 0704 第一法）测定。每 1 ml 硫酸滴定液（0.05 mol/L）相当于 15.26 mg 的 $C_6H_6Cl_2N_2O_4S_2$。

双氯非那胺具有磺酰胺结构，结构式如下：

双氯非那胺分子中含两个氮，理论含氮量为 9.18%，取供试品 0.3 g，相当于氮 27.5 mg，故按常量法进行测定。

三、氧瓶燃烧法

氧瓶燃烧法（oxygen flask combustion）系将分子中含有卤素或硫等元素的有机药物在充满氧气的密闭燃烧瓶中进行燃烧，并将燃烧所产生的欲测物质吸收于适当的吸收液中，然后根据欲测物质的性质，采用适宜的分析方法进行鉴别、检查或含量测定。本法的特点为简便、快速、破坏完全，适用于含卤素或含硫、硒等有机药物的鉴别、检查和含量测定，尤其适用于微量样品的分析。是一种常用的有机破坏方法，被各国药典采用。

（一）仪器装置

燃烧瓶为 500ml、1000ml 或 2000ml 无色、磨口、硬质玻璃锥形瓶，瓶塞应严密、空心，底部熔封铂丝一根（直径为 1 mm），铂丝下端做成网状或螺旋状，长度约为瓶身长度的 2/3，如图 4-5-A。

单位 mm

图 4-5 氧瓶燃烧法装置与样品包装操作图

（二）操作法

按各品种项下的规定，精密称取供试品（如为固体，应研细）适量，除另有规定外，置于无灰滤纸（亦称定量滤纸，如图 4-5-B）中心，按虚线折叠（如图 4-5-C）后，固定于铂丝下端的网内或螺旋处，使尾部露出。如为液体供试品，可在透明胶纸和滤纸做成的纸袋中称样，方法为将透明胶纸剪成规定的大小和形状（如图 4-5-D），中部贴一约 16 mm×6 mm 的无灰滤纸条，并于其突出部分贴一 6 mm×35 mm 的无灰滤纸条（如图 4-5-E），将胶纸对折，紧粘住底部及另一边，并使上口敞开（如图 4-5-F）；精密称定重量，用滴管将供试品从上口滴在无灰滤纸条上，立即捏紧粘住上口，精密称定重量，两次重量之差即为供试品重，将含有供试品的纸袋固定于铂丝下端的网内或螺旋处，使尾部露出。另在燃烧瓶内按各品种项下的规定加入吸收液，并将瓶口用水湿润，小心急速通入氧气约 1 分钟（通气管应接近液面，使瓶内空气排尽），立即用表面皿覆盖瓶口，移置他处；点燃包有供试品的滤纸尾部，迅速放入燃烧瓶中，按紧瓶塞，用水少量封闭瓶口，待燃烧完毕（应无黑色碎片），充分振摇，使生成的烟雾完全吸入吸收液中，放置 15 分钟，用水少量冲洗瓶塞及铂丝，合并洗液及吸收液。同法另作空白试验。然后按各品种项下规定的方法进行检查或测定。

（三）吸收液的选择

吸收液的作用是将样品经燃烧分解所产生的各种价态的卤素、硫、硒等，定量地吸收并转变为一定的便于测定的价态。应根据被测物质的种类及所选用的分析方法选择合适的吸收液。氧瓶燃烧法常用吸收液见表 4-7。

表 4-7 氧瓶燃烧法吸收液的选择

样品	燃烧产物	分析方法	吸收液	备注
含氟有机药物	HF	茜素氟蓝比色法	水	
含氯有机药物	HCl	银量法	NaOH 溶液	
含溴有机药物	Br_2，HBr	银量法	NaOH 溶液-二氧化硫饱和溶液	SO_2 把 Br_2 还原为 Br^-
含碘有机药物	主要为 I_2，少量 HIO_3 和 HIO，微量 HI	银量法	NaOH 溶液-二氧化硫饱和溶液	不同价态的碘转变为 NaI
		间接碘量法	NaOH 溶液	不同价态的碘转变为 $NaIO_3$ 和 NaI
含硫有机药物	SO_3	重量法	浓 H_2O_2 溶液-水	燃烧产物转变为 H_2SO_4
含磷有机药物	P_2O_5	钼蓝比色法	水	加少量 HNO_3 加热煮沸，使转化为磷酸
含硒有机药物	SeO_2，少量 SeO_3	二氨基萘比色法	硝酸溶液（1→30）	转变为 H_2SeO_4

（四）注意事项

（1）应根据被燃烧分解的样品量选用适宜大小的燃烧瓶。一般取样量为 10～20 mg 时，使用 500 ml 燃烧瓶；加大样品量时可选用 1000 ml 或 2000 ml 燃烧瓶。正确选用燃烧瓶的目的在于：样品能在足够的氧气中燃烧分解完全；有利于将燃烧分解产物较快地吸收到吸收液中；防止爆炸的可能性。

（2）测定含氟有机药物时应采用石英制燃烧瓶。因为含氟有机药物燃烧后生成的氟化氢气体可腐蚀玻璃，同时与玻璃中的硼生成的硼氟化物（如 BF_3）在水溶液中仅部分解离成氟离子而使氟的测定结果偏低。

（3）应同时做空白试验，防止所用滤纸和试液中有关杂质的干扰。

（4）燃烧时要注意防爆。操作中，应将燃烧瓶洗涤干净，不得残留有机溶剂，也不能用有机润滑剂涂抹瓶塞；燃烧时必须立即用手按紧瓶塞，直到火焰熄灭为止。一般情况下，按规定方法操作，实际上几乎没有爆破危险。但为了保证安全，操作中可戴防护面罩。尤其是组成不明确的新产品测定，更应注意防爆。

（五）应用

ChP2015 测定升华硫、碘苯酯及其注射液含量时，采用氧瓶燃烧法进行有机破坏。

案例 4-1 分析讨论

碘苯酯为含碘的有机药物，碘原子以共价键与苯环相连，结合牢固，因此需氧瓶燃烧法有机破坏。将碘苯酯在充满氧气的密闭的燃烧瓶内燃烧，转变为碘化物，继而氧化为游离的碘，并被定量吸收于吸收液中，和氢氧化钠反应，生成碘化物与碘酸盐，加入溴醋酸溶液，使全部转化为碘酸盐，过量的溴采用甲酸及通空气去除。再加入碘化钾，使与碘酸盐反应生成放大三倍的游离碘，用硫代硫酸钠滴定液滴定，碘与淀粉结合所显的蓝色消失即为终点。其反应式如下：

（1）燃烧

$$\text{（苯环）CH—(CH}_2\text{)}_8\text{—COOC}_2\text{H}_5 \xrightarrow[\text{燃烧}]{O_2} I_2$$

（2）吸收

$$I_2 + 2NaOH \longrightarrow NaIO + NaI + H_2O$$

$$3NaIO \longrightarrow NaIO_3 + 2NaI$$

（3）放大反应

$$3Br_2 + I^- + 3H_2O \xrightarrow{CH_3COOH} IO_3^- + 6HBr$$

$$IO_3^- + 5I^- + 6H^+ \longrightarrow 3I_2 + 3H_2O$$

（4）滴定反应

$$I_2 + 2Na_2S_2O_3 \longrightarrow 2NaI + Na_2S_4O_6$$

碘苯酯分子中含 1 个 I，经燃烧破坏等一系列处理后，全部转变为 IO_3^-，1 mol IO_3^- 与 KI 作用生成 3 mol I_2，消耗 6 mol 硫代硫酸钠。所以碘苯酯与硫代硫酸钠的反应摩尔比为 1：6，滴定度按下式计算：

$$T = \frac{cM}{n} = \frac{0.02 \times 416.34}{6} = 1.388 (\text{mg/ml})$$

本法为直接滴定法，同时进行空白试验，测定结果按下式计算：

$$含量\% = \frac{T(V - V_0)F}{W} \times 100\% = \frac{1.388 \times (V - V_0) \times \dfrac{c}{0.02}}{W} \times 100\%$$

式中，V_0 为空白消耗硫代硫酸钠滴定液的体积，单位 ml；V 为供试品消耗硫代硫酸钠滴定液的体积，单位 ml；c 为硫代硫酸钠滴定液的实际浓度，单位 mol/L；W 为供试品的取样量，单位 mg。

第三节　药品质量标准分析方法验证

药品质量标准分析方法验证的目的是证明采用的方法适合于相应检测要求。在建立药品质量标准时，分析方法需经验证；在药品生产工艺变更、制剂的组分变更、原分析方法进行修订时，则质量标准分析方法也需进行验证。方法验证理由、过程和结果均应记载在药品质量标准起草说明或修订说明中。

需验证的分析项目有：鉴别试验、限量或定量检查、原料药或制剂中有效成分含量测定，以及制剂中其他成分（如防腐剂等，中药中其他残留物、添加剂等）的测定。药品溶出度、释放度等检查中，其溶出量等的测定方法也应进行必要验证。

验证指标有：准确度、精密度（包括重复性、中间精密度和重现性）、专属性、检测限、定量限、线性、范围和耐用性。

在分析方法验证中，须采用标准物质进行试验。

一、准　确　度

准确度（accuracy）系指用该方法测定的结果与真实值或参考值接近的程度，一般用回收率（recovery，%）表示。准确度应在规定的范围内测定。此处及以下规定的"范围"，均系指验证内容"七、范围"项下确定的测试方法适用的高低限浓度或量的区间。

（一）回收率的测定方法

测定回收率的具体方法有"回收试验法"和"加样回收试验法"。

回收试验：纯溶剂或空白样品加已知量 B 的对照品（或标准品）测定，测定值为 C。回收率（R）用下式计算：

$$R = \frac{C}{B} \times 100\%$$

加样回收试验：已准确测定药物含量 A 的真实样品加已知量 B 的对照品（或标准品）测定，测定值为 C。回收率（R）用下式计算：

$$R = \frac{C - A}{B} \times 100\%$$

（二）含量测定方法的准确度

1. 化学药含量测定方法的准确度

（1）原料药：采用对照品进行测定，即用回收试验测定；或用本法所得结果与已知准确度的另一个方法测定的结果进行比较。

（2）制剂：可在处方量空白辅料中，加入已知量被测物对照品进行测定，即用回收试验测定。如不能得到制剂辅料的全部组分，可用加样回收试验测定，即向待测制剂中加入已知量的被测物对照品进行测定。或用所建立方法的测定结果与已知准确度的另一种方法测定结果进行比较。

准确度也可由所测定的精密度、线性和专属性推算出来。

2. 中药化学成分测定方法的准确度　可用加样回收试验测定，即向已知被测成分含量的供试品中再精密加入一定量的被测成分对照品，依法测定。在加样回收试验中须注意对照品的加入量与供试品中被测成分含有量之和必须在标准曲线线性范围之内；加入对照品的量要适当，过小则引起较大的相对误差，过大则干扰成分相对减少，真实性差。

（三）化学药杂质定量测定的准确度

化学药杂质的定量测定常采用色谱法。其准确度的测定可向原料药或制剂处方量空白辅料中加入已知量杂质进行测定。如不能得到杂质或降解产物对照品，可用所建立方法测定的结果与另一成熟的方法进行比较，如药典标准方法或经过验证的方法。在不能测得杂质或降解产物的校正因子或不能测得对主成分的相对校正因子的情况下，可用不加校正因子的主成分自身对照法计算杂质含量。应明确表明单个杂质和杂质总量相当于主成分的重量比（%）或面积比（%）。

（四）校正因子的准确度

对色谱方法而言，绝对（或定量）校正因子是指单位面积的色谱峰代表的待测物质的量。待测定物质与所选定的参照物质的绝对校正因子之比，即为相对校正因子。相对校正因子计算法常应用于化学药有关物质的测定、中药材及其复方制剂中多指标成分的测定。校正因子是指气相色谱法和高效液相色谱法中的相对重量校正因子。

相对校正因子可采用替代物（对照品）和被替代物（待测物）标准曲线斜率比值进行比较获得；采用紫外吸收检测器时，可将替代物（对照品）和被替代物（待测物）在规定波长和溶剂条件下的吸收系数比值进行比较，计算获得。

（五）数据要求

在规定范围内，取同一浓度（相当于100%浓度水平）的供试品，用至少测定六份样品的结果进行评价；或设计三种不同浓度，每种浓度分别制备三份供试品溶液进行测定，用九份样品的测定结果进行评价。采用加样回收试验时，对于化学药，一般中间浓度加入量与所取供试品中待测定成分量之比控制在1:1左右，建议高、中、低浓度对照品加入量与所取供试品中待测定成分量之比控制在1.2:1，1:1，0.8:1左右，应报告已知加入量的回收率（%），或测定结果平均值与真实值之差及其相对标准偏差或置信区间（置信度一般为95%）；对于中药，一般中间浓度加入量与所取供试品中待测定成分量之比控制在1:1左右，建议高、中、低浓度对照品加入量与所取供试品中待测定成分量之比控制在1.5:1，1:1，0.5:1左右，应报告供试品取样量、供试品中含有量、对照品加入量、测定结果和回收率（%）计算值，以及回收率（%）的相对标准偏差（RSD）或置信区间。对于校正因子，应报告测定方法、测定结果和RSD。

样品中待测定成分含量和回收率限度关系可参考表4-8。在基质复杂、组分含量低于0.01%及多成分等分析中，回收率限度可适当放宽。

表4-8 样品中待测定成分含量和回收率限度

待测定成分含量	回收率限度（%）	待测定成分含量	回收率限度（%）
100%	98~101	0.01%	85~110
10%	95~102	10μg/g（ppm）	80~115
1%	92~105	1μg/g	75~120
0.1%	90~108	10μg/kg（ppb）	70~125

二、精　密　度

精密度（precision）系指在规定的条件下，同一份均匀供试品，经多次取样测定所得结果之间的接近程度。一般用偏差（deviation, d）、标准偏差（standard deviation, SD）或相对标准偏差（relative standard deviation, RSD）表示。含量测定和杂质的定量测定应考察方法的精密度。

（一）验证内容

精密度验证内容包括重复性、中间精密度和重现性，其含义及数据要求见表4-9。

表4-9　精密度的验证内容及其要求

验证内容	含义	备注
重复性（repeatability）	在相同条件下，由同一个分析人员测定所得结果的精密度	在规定范围内，取同一浓度（相当于100%浓度水平）的供试品，用至少测定六份的结果进行评价；或设计三种不同浓度，每种浓度分别制备三份供试品溶液进行测定，用九份样品的测定结果进行评价
中间精密度（intermediate-precision）	在同一个实验室，不同时间由不同分析人员用不同设备测定结果之间的精密度	考察随机变动因素（不同日期、不同分析人员、不同仪器）对精密度的影响
重现性（reproducibility）	在不同实验室由不同分析人员测定结果之间的精密度	国家药品质量标准采用的分析方法，应进行重现性试验

（二）数据要求

均应报告偏差、标准偏差、相对标准偏差或置信区间。

样品中待测定成分含量和精密度可接受范围参考表4-10。在基质复杂、含量低于0.01%及多成分等分析中，精密度接受范围可适当放宽。

表4-10　样品中待测定成分含量和精密度RSD可接受范围

待测定成分含量	重复性（RSD）	重现性（RSD）	待测定成分含量	重复性（RSD）	重现性（RSD）
100%	1	2	0.01%	4	8
10%	1.5	3	10μg/g（ppm）	6	11
1%	2	4	1μg/g	8	16
0.1%	3	6	10μg/kg（ppb）	15	32

三、专　属　性

专属性（specificity）系指在其他成分（如杂质、降解产物、辅料等）存在下，采用的分析方法能正确测定被测物的能力。鉴别反应、杂质检查和含量测定方法，均应考察其专属性。如方法专属性不强，应采用多种不同原理的方法予以补充。

（一）鉴别反应

应能区分可能共存的物质或结构相似化合物。不含被测成分的供试品，以及结构相似或组分中的有关化合物，应均呈阴性反应。

（二）含量测定和杂质测定

采用色谱法和其他分离方法，应附代表性图谱，以说明方法的专属性，并应标明各成分在图中的位置，色谱法中的分离度应符合要求。

在杂质对照品可获得的情况下，对于含量测定，试样中可加入杂质或辅料，考察测定结果是否受干扰，并可与未加杂质或辅料的试样比较测定结果。对于杂质检查，也可向试样中加入一定量的杂质，考察各成分包括杂质之间能否得到分离。

在杂质或降解产物不能获得的情况下，可将含有杂质或降解产物的试样进行测定，与另一个经验证了的方法或药典方法比较结果。也可用强光照射、高温、高湿、酸（碱）水解或氧化等方法进行加速破坏，以研究可能存在的降解产物和降解途径对含量测定和杂质测定的影响。含量测定方法应比对两种方法的结果，杂质检查应比对检出的杂质个数，必要时可采用光二极管阵列检测和质谱检测，进行峰纯度检查。

四、检 测 限

检测限（limit of detection，LOD）系指试样中被测物能被检测出的最低量，体现了分析方法定性试验的灵敏度，仅作为限度试验指标和定性鉴别的依据，没有定量意义。药品的鉴别试验和杂质检查方法，均应通过测试确定方法的检测限。

（一）常用方法

1. 直观法 用已知浓度的被测物，试验出能被可靠地检测出的最低浓度或量。如薄层色谱法，可在薄层板上点加不同浓度的供试品溶液，展开后，检视，可观察的最低浓度即为检测限。

2. 信噪比法 用已知低浓度试样测出的信号与空白样品测出的信号（基线噪声）进行比较，算出能被可靠地检测出的最低浓度或量。一般以信噪比为 3∶1 或 2∶1 时相应浓度或注入仪器的量确定检测限。本法适用于能直观显示基线噪音的仪器分析方法，如 HPLC 法。HPLC 色谱图中的信号（S）与噪音（N），如图 4-6 所示。

图 4-6　HPLC 法中信号与噪音

3. 基于响应值标准偏差和标准曲线斜率法 按照 LOD=$3.3\delta/S$ 公式计算。式中 LOD：检测限；δ：响应值的偏差；S：标准曲线的斜率。

δ 可以通过下列方法测得：①测定空白值的标准偏差；②标准曲线的剩余标准偏差或截距的标准偏差来代替。

本法适用于不能直观显示基线噪音的仪器分析方法，如 UV-Vis 法。

（二）数据要求

上述计算方法获得的检测限数据须用含量相近的样品进行验证。应附测定图谱，说明试验过程和检测限结果。

五、定 量 限

定量限（limit of quantitation，LOQ）系指试样中被测物能被定量测定的最低量，其测定结果应符合准确度和精密度要求。对微量或痕量药物分析、定量测定药物杂质和降解产物时，应确定方法的定量限。该验证内容体现了分析方法定量测定的灵敏度。

（一）常用方法

与 LOD 测定方法相同，包括直观法、信噪比法和基于响应值标准偏差和标准曲线斜率法。

信噪比法测定时，一般以信噪比为 10：1 时相应浓度或注入仪器的量确定定量限。

基于响应值标准偏差和标准曲线斜率法按照 $LOQ=10\delta/S$ 公式计算。

（二）数据要求

上述计算方法获得的定量限数据须用含量相近的样品进行验证。应附测定图谱，说明测试过程和定量限结果，包括准确度和精密度验证数据。

六、线　　性

线性（linearity）系指在设计的范围内，测定响应值与试样中被测物浓度呈比例关系的程度。

（一）测定方法

应在规定的范围内测定线性关系。可用同一对照品贮备液经精密稀释，或分别精密称取对照品，制备一系列对照品溶液的方法进行测定，至少制备五份不同浓度的对照品溶液。以测得的响应信号对被测物的浓度作图，观察是否呈线性，再用最小二乘法进行线性回归。必要时，响应信号可经数学转换，再进行线性回归计算。或者可采用描述浓度—响应关系的非线性模型。

（二）数据要求

应列出回归方程、相关系数和线性图（或其他数学模型）。相关系数 r 接近于 1，说明线性关系好。

七、范　　围

范围（range）系指能达到一定精密度、准确度和线性，测试方法适用的高低限浓度或量的区间。

范围应根据分析方法的具体应用及其线性、准确度、精密度结果和要求确定。范围的数据要求见表 4-11。

表 4-11　范围的数据要求

检测项目	范围要求	备注
原料药和制剂含量测定	测定浓度的 80%～120%	
制剂含量均匀度检查	测定浓度的 70%～130%	气雾剂和喷雾剂的范围可适当放宽
溶出度或释放度中的溶出量测定	限度的 ±30%	如规定了限度范围，则应为下限的-20% 至上限的 +20%
杂质测定	限度的 ±20%	
含量测定与杂质测定同时进行	杂质规定限度的-20% 至含量限度（或上限）的+20%	用面积归一化法

在中药分析中，范围应根据分析方法的具体应用和线性、准确度、精密度结果及要求确定。对于有毒的、具特殊功效或药理作用的成分，其验证范围应大于被限定含量的区间。

校正因子测定时，范围一般应根据其应用对象的测定范围确定。

八、耐　用　性

耐用性（ruggedness）系指在测定条件有小的变动时，测定结果不受影响的承受程度，为所建立的方法用于日常检验提供依据。开始研究分析方法时，就应考虑其耐用性。如果测定条件要求苛刻，则应在方法中写明，并注明可以接受变动的范围，可以先采用均匀设计确定主要影响因素，再通过单因素分析等确定变动范围。典型的变动因素有：被测溶液的稳定性、样品的提取次数、时间等。高效液相色谱法中典型的变动因素有：流动相的组成和 pH、不同品牌或不同批号的同类型色谱柱、柱温、流速等。气相色谱法变动因素有：不同品牌或批号的色谱柱、固定相、不同类型的担体、载气流速、柱温、进样口和检测器温度等。

经试验，测定条件小的变动应能满足系统适用性试验要求，以确保方法的可靠性。

九、检验项目与验证指标

验证一种分析方法，并不一定对上述各项指标都有要求，需要视具体方法拟订验证的指标。分析项目和相应的验证指标可参考表 4-12。

表 4-12 检验项目和验证指标

项目 内容	鉴 别	杂质测定		含量测定及 溶出量测定	校正因子
		定量	限度		
准确度	−	+	−	+	+
精密度					
重复性	−	+	−	+	+
中间精密度	−	+[1]	−	+[1]	+
专属性[2]	+	+	+	+	+
检测限	−	−[1]	+	−	+
定量限	−	+	−	−	+
线性	−	+	−	+	+
范围	−	+	−	+	+
耐用性	+	+	+	+	+

注：① 已有重现性验证，不需验证中间精密度；② 如一种方法不够专属，可用其他分析方法予以补充

（中山大学 谢智勇）

第五章　巴比妥类药物的分析

1. 掌握巴比妥类药物的基本结构及主要的理化性质；结构、性质与分析方法之间的关系；银量法、溴量法测定巴比妥类药物含量的原理、方法及注意事项。

2. 熟悉巴比妥类药物常用的鉴别方法；酸碱滴定法、紫外分光光度法、高效液相色谱法及气相色谱法测定该类药物含量的原理及优缺点。

3. 了解巴比妥类药物中特殊杂质的检查原理和方法。

案例 5-1

司可巴比妥钠

结构式：

$$CH_2=CHCH_2,\ CH_3CH_2CH_2CH,\ CH_3$$

问题：

1. 简述其结构、性质及与分析方法间关系。

2. 根据其结构，设计合理的化学鉴别方法；中国药典采用何种方法进行含量测定？简述方法的原理、注意事项，并写出含量计算公式。

3. 查阅 USP、BP、JP 该药物原料及制剂的分析方法，比较四国药典分析方法的异同点。

巴比妥类药物（barbiturates）是一类作用于中枢神经系统的镇静剂，其应用范围可以从轻度镇静到完全麻醉，还可以用作抗焦虑药、安眠药、抗痉挛药。长期使用会导致成瘾性，因此除注射用硫喷妥钠为静脉麻醉药外，其他为国家特殊管理的精神药品。

第一节　结构与性质

一、基本结构

（一）基本结构

巴比妥类药物为巴比妥酸（barbituric acid）的衍生物，具有环状酰脲结构，其基本结构如下：

随取代基的不同构成不同的巴比妥类药物，多数巴比妥类药物在 5 位上有两个取代基，称为

5，5-二取代巴比妥类；少数在 1 位氮原子上还有一个取代基，称为 1，5，5-三取代巴比妥类；2 位羰基上的氧被硫取代后称为 5，5-二取代硫代巴比妥类。

巴比妥类药物已合成了几百种，由于毒副作用比较大，逐渐被苯并二氮杂䓬类取代。目前 ChP2015 收载的本类药物有苯巴比妥及其钠盐、异戊巴比妥及其钠盐、司可巴比妥钠以及注射用硫喷妥钠等原料及制剂 11 种；USP39 还收载了仲丁巴比妥及其钠盐、戊巴比妥及其钠盐和美索比妥；BP2016 收载了巴比妥、甲苯巴比妥。

常见代表药物见表 5-1。

表 5-1 巴比妥类的代表药物

药物名称	化学结构
巴比妥（barbital）	
苯巴比妥（phenobarbital）	
司可巴比妥（secobarbital）	
戊巴比妥（pentobarbital）	
异戊巴比妥（amobarbital）	
仲丁巴比妥（butabarbital）	
甲苯巴比妥（methylphenobarbital）	
美索比妥（methohexital）	
硫喷妥钠（thiopental sodium）	

（二）结构特征

巴比妥类药物的基本结构可以分为两部分：

1. 母核部分　巴比妥酸的环状丙二酰脲结构，是巴比妥类药物的共同部分，决定巴比妥类药物的共性，可以此与其他类药物相区别。

2. 取代基部分　取代基不同，具有不同的理化性质，这些理化性质可用于各种巴比妥类药物之间的相互区别。

二、主　要　性　质

巴比妥类药物一般为白色结晶或结晶性粉末；具有一定的熔点，熔点大多在 96～205℃范围内。在空气中稳定，加热多能升华。游离巴比妥类药物一般微溶或极微溶于水，易溶于乙醇、三氯甲烷等有机溶剂，在氢氧化钠或碳酸钠溶液中溶解，其钠盐则易溶于水，难溶于有机溶剂。巴比妥类药物的主要理化性质如下：

（一）弱酸性

巴比妥类药物的环状结构中含有 1，3-二酰亚胺基团（—CO—NH—CO—），能发生酮式-烯醇式互变异构，在水溶液中能发生二级电离。因此，本类药物具有弱酸性（pKa 值 7.3～8.4），可与强碱反应生成水溶性盐类，常见为钠盐。

巴比妥类药物分子的互变异构与二级电离反应式为：

$$pK_1 = 8 \qquad pK_2 = 12$$

与强碱的成盐反应为：

由于巴比妥类药物钠盐为弱酸强碱盐，故其水溶液呈碱性，加酸酸化后，析出结晶性的游离巴比妥类药物。上述性质可用于巴比妥类药物的提取分离、鉴别、检查和含量测定。

（二）水解反应

1. 巴比妥类药物的水解　巴比妥类药物的环状结构比较稳定，遇酸、氧化剂、还原剂时，一般不会破裂。但与碱液共沸时，酰亚胺（—CONH—）结构即水解，释放出氨气，可使湿润的红色石蕊试纸变蓝。

JP16 收载的异戊巴比妥、巴比妥利用该反应进行鉴别。

2. 巴比妥类药物钠盐的水解　巴比妥类药物的钠盐在吸湿的情况下水解成无效物质。一般情况下，在室温和 pH10 以下水解速度较慢；pH11 以上随着碱度的增加水解速度加快。

$$\underset{R_2}{\overset{R_1}{\diagdown}}\!\!\!\!\!\overset{\overset{H}{N}\;\;ONa}{\bigcirc}\;\;\xrightarrow{H_2O}\;\;\underset{R_2}{\overset{R_1}{\diagdown}}C\!\!\!\overset{COONa}{\underset{CONHCONH_2}{}}\;\;\xrightarrow[\triangle]{H_2O}\;\;\underset{R_2}{\overset{R_1}{\diagdown}}CHCOONa + 2NH_3\uparrow$$

（三）与重金属离子的反应

巴比妥类药物分子结构中含有丙二酰脲（—CONHCONHCO—）或酰亚胺（—CONH—）基团，在适宜 pH 的溶液中，可与某些重金属离子，如 Ag^+、Cu^{2+}、Co^{2+}、Hg^{2+} 等反应呈色或产生有色沉淀，可用于本类药物的鉴别和含量测定。

1. 与银盐的反应　在碳酸钠溶液中，巴比妥类药物与硝酸银试液反应，生成可溶性的一银盐，加入过量的硝酸银试液，则生成难溶性的二银盐白色沉淀。此反应可用于本类药物的鉴别和含量测定。

$$+ AgNO_3 + Na_2CO_3 \longrightarrow \cdots + NaHCO_3 + NaNO_3$$

$$+ AgNO_3 + Na_2CO_3 \longrightarrow \cdots \downarrow + NaHCO_3 + NaNO_3$$

2. 与铜盐的反应　巴比妥类药物在吡啶溶液中生成烯醇式异构体，与铜吡啶试液反应，形成稳定的配位化合物，产生类似双缩脲的颜色反应。反应式如下：

$$2\;\text{吡啶} + CuSO_4 \rightleftharpoons [\text{吡啶}_2Cu]^{2+} + SO_4^{2-}$$

在此反应中，巴比妥类药物呈紫堇色或生成紫色沉淀，含硫巴比妥类药物呈绿色。此反应可用于本类药物的鉴别，及巴比妥类与含硫巴比妥类药物的区别。

3. 与钴盐的反应　巴比妥类药物在碱性溶液中可与钴盐反应，生成紫堇色配位化合物。反应式如下：

$$2\ R_1 \cdots \quad + Co^{2+} + 4(CH_3)_2CHNH_2 \longrightarrow$$

$$\cdots + 2(CH_3)_2CHNH_3^+$$

本反应在无水条件下比较灵敏，且生成的有色产物也较稳定。因此，所用试剂均应不含水分。常用溶剂为无水甲醇或乙醇；钴盐为醋酸钴、硝酸钴或氯化钴；碱以有机碱为好，一般采用异丙胺。

4. 与汞盐的反应　巴比妥类药物与硝酸汞或氯化汞溶液反应，可生成白色汞盐沉淀，此沉淀能在氨试液中溶解。反应式为：

$$\cdots + Hg(NO_3)_2 \xrightarrow{-HNO_3} \cdots \rightleftharpoons \cdots$$

$$\cdots + 2NH_3 + H_2O \longrightarrow \cdots + NH_4NO_3$$

（四）与香草醛（Vanillin）的反应

巴比妥类药物分子结构中具有活泼氢，可与香草醛在浓硫酸存在下发生缩合反应，生成棕红色产物。BP2016采用该反应鉴别戊巴比妥、戊巴比妥钠，如戊巴比妥的鉴别：

取戊巴比妥10mg，加香草醛约10mg和硫酸2ml，混合后在水浴上加热2分钟，显棕红色。放冷，小心加入乙醇5ml，即显紫色并变为蓝色。

反应式为：

加入乙醇后，其反应产物可转变为：

（五）紫外吸收光谱特征

巴比妥类药物的紫外吸收性质和其电离的程度有关。如图 5-1 所示，在酸性溶液中，5，5-二取代和 1，5，5-三取代巴比妥类药物不电离，无明显的紫外吸收；在 pH10 的碱性溶液中，发生一级电离，形成共轭体系结构，在 240nm 波长处有最大吸收；在 pH13 的强碱性溶液中，5，5-二取代巴比妥类药物发生二级电离，共轭体系增大，吸收峰红移至 255nm；1，5，5-三取代巴比妥类药物，因 1 位取代基的存在，不发生二级电离，最大吸收波长仍位于 240nm。

硫代巴比妥类药物在酸性或碱性溶液中均有较明显的紫外吸收，如图 5-2 所示，在盐酸溶液（0.1mol/L）中，两个吸收峰分别在 287nm 和 238nm；在氢氧化钠溶液（0.1mol/L）中，两个吸收峰分别移至 304nm 和 255nm。另外，在 pH13 的强碱性溶液中，硫代巴比妥类药物在 255nm 处的吸收峰消失，只存在 304nm 处的吸收峰。

图 5-1　巴比妥类药物的紫外吸收光谱
（2.5mg/100ml）

A.H$_2$SO$_4$ 溶液（0.05mol/L）；B. pH9.9 缓冲溶液；C. NaOH 溶液（0.1mol/L）（pH13）

图 5-2　硫喷妥的紫外吸收光谱

---：HCl 溶液（0.1mol/L）；—：NaOH 溶液（0.1mol/L）

巴比妥类药物的紫外吸收光谱特征可用于本类药物的鉴别和含量测定。

（六）特殊元素或取代基的反应

1. 烯丙基的反应

（1）与溴试液或碘试液的反应：司可巴比妥钠的分子结构中含有烯丙基，可与溴、碘发生加成反应，使溴试液或碘试液褪色。如与碘试液的反应为：

（2）与高锰酸钾的反应：司可巴比妥钠的分子结构中的烯丙基具有还原性，在碱性溶液中与高锰酸钾反应，将紫色的高锰酸钾还原为棕色的二氧化锰。

2. 芳环取代基的反应　苯巴妥具有苯环取代基，可发生以下反应：

（1）与亚硝酸钠-硫酸反应：苯巴妥与亚硝酸钠-硫酸反应，生成橙黄色产物，并随即变为橙红色，可能是苯环上发生了亚硝基化反应。经试验，本法对巴比妥不显色，因此，本试验可用于苯巴妥与其他不含芳环取代基的本类药物的区别。

（2）与甲醛-硫酸的反应：苯巴妥与甲醛-硫酸反应，生成玫瑰红色产物。

（3）硝化反应：含芳香取代基的巴比妥类药物，与硝酸钾及硫酸共热，可发生硝化反应，生成黄色硝基化合物。反应式为：

3. 硫元素的反应　含有硫元素的硫代巴比妥类药物，在氢氧化钠溶液中与铅离子反应生成白色沉淀；加热后，沉淀转变为黑色的硫化铅。可用于硫代巴比妥类药物的鉴别，亦可用于硫代巴比妥类药物与巴比妥类药物的区别。

第二节　鉴 别 试 验

一、丙二酰脲类鉴别试验

丙二酰脲类反应是巴比妥类药物母核的反应，是本类药物共有的反应，收载在 ChP2015 通则 0301 "一般鉴别试验"项下。ChP2015 中苯巴妥、异戊巴比妥及其钠盐、司可巴比妥钠均用该反应鉴别。如苯巴妥的鉴别：

本品显丙二酰脲类的鉴别反应（通则 0301）。

丙二酰脲类的鉴别反应包括与银盐的反应和与铜盐的反应，具体如下：

1. 与银盐的反应

取供试品约 0.1g，加碳酸钠试液 1ml 与水 10ml，振摇 2 分钟，滤过，滤液中逐滴加入硝酸银试液，即生成白色沉淀，振摇，沉淀即溶解；继续滴加过量的硝酸银试液，沉淀不再溶解。

2. 与铜盐的反应

取供试品约 50mg，加吡啶溶液（1→10）5ml，溶解后，加铜吡啶试液 1ml，即显紫色或生成紫色沉淀。

二、特殊元素或取代基的鉴别试验

（一）丙烯基的鉴别试验

司可巴比妥钠分子结构中含有丙烯基，ChP2015 利用其可使碘试液褪色进行鉴别。方法为：
取本品 0.1g，加水 10ml 溶解后，加碘试液 2ml，所显棕黄色在 5 分钟内消失。

（二）利用芳环取代基的鉴别试验

具有苯环取代基的苯巴比妥，ChP2015 采用以下方法鉴别：
（1）取本品约 10mg，加硫酸 2 滴与亚硝酸钠约 5mg，混合，即显橙黄色，随即转橙红色。
（2）取本品 50mg，置试管中，加甲醛试液 1ml，加热煮沸，冷却，沿管壁缓缓加硫酸 0.5ml，使成两液层，置水浴中加热，接界面显玫瑰红色。

（三）硫元素的鉴别试验

ChP2015 注射用硫喷妥钠的鉴别：
取本品约 0.2g，加氢氧化钠试液 5ml 与醋酸铅试液 2ml，生成白色沉淀；加热后，沉淀变为黑色。

三、测 定 熔 点

巴比妥类药物一般为具有一定熔点的固体，测定其熔点不仅对药品具有鉴别意义，也能反映药品的纯度。

巴比妥类药物常用以下三种方法测定熔点：①游离巴比妥类药物，直接用药典方法测定熔点；②巴比妥类药物的钠盐，加水溶解、加酸酸化，析出相应的游离巴比妥类药物，将沉淀过滤、干燥后，测定熔点；③将巴比妥类药物制成衍生物后，测定衍生物的熔点。

ChP2015 利用测定熔点的方法鉴别苯巴比妥及其钠盐，异戊巴比妥及其钠盐，司可巴比妥钠及注射用硫喷妥钠等。如司可巴比妥钠的鉴别：

取本品约 1g，加水 100ml 溶解后，加稀醋酸 5ml 强力搅拌，再加水 200ml，加热煮沸使溶解成澄清溶液（液面无油状物），放冷，静置待析出结晶，滤过；结晶在 70℃干燥后，依法测定（通则 0612 第一法），熔点约为 97℃。

BP2016 收载的巴比妥类药物的原料药大都采用该法鉴别。如异戊巴比妥钠的鉴别：

取本品约 0.1g，加水 10ml 溶解后，加稀盐酸 10ml 酸化，再加乙醚 20ml 萃取，分取乙醚层，乙醚层用水 10ml 洗涤，加无水硫酸钠脱水，过滤，挥干，残渣在 100～105℃干燥，得供试品残渣，测定残渣的熔点。取异戊巴比妥钠对照品 0.1g，重复以上操作，得对照品残渣。将对照品残渣和供试品残渣等量混合，测定混合物的熔点，混合物熔点与供试品残渣熔点之差不得大于 2℃。熔点约为 157℃。

JP16 异戊巴比妥、巴比妥加对硝基氯苄制成衍生物，测定衍生物熔点进行鉴别。

四、光谱鉴别法

1. 红外分光光度法　红外分光光度法是一种有效而可靠的定性分析手段，ChP2015、USP39、BP2016 均采用 IR 法鉴别该类药物。如 ChP2015 司可巴比妥钠的鉴别：
本品的红外光吸收图谱应与对照的图谱（光谱集 137 图）一致。

2. 紫外分光光度法　USP39 收载的仲丁巴比妥钠、戊巴比妥钠，JP16 收载的苯巴比妥及其粉剂采用该法鉴别。如 JP16 苯巴比妥的鉴别方法为：

以 pH 为 9.6（1→100000）硼酸氯化钾-氢氧化钠缓冲溶液为溶剂，测定苯巴比妥紫外-可见光谱图，所得图谱与标准图谱相比较，在相同波长处显示有相似强度的吸收峰。

五、色谱法

巴比妥类药物具有不同的分子结构，其色谱行为亦不同，可用于鉴别。常用薄层色谱法和高效液相色谱法。

1. 薄层色谱法 BP2016 收载的巴比妥类原料药均用 TLC 法鉴别。如巴比妥的鉴别：

取巴比妥供试品和对照品各适量，分别加乙醇制成每 1ml 中约含 3mg 的溶液作为供试品溶液和对照品溶液，各量取 10μl，分别点于同一硅胶 GF$_{254}$ 薄层板上，以三氯甲烷-乙醇-浓氨水（80：15：5）混合液的下层溶液为展开剂，展开后，晾干，立即于 254nm 紫外光下检测。供试液溶液的主斑点的位置与大小与对照品溶液的主斑点一致。

2. 高效液相色谱法 USP39 该类药物的原料药和制剂大多采用 HPLC 法鉴别，其他各国药典均有部分巴比妥类药物用 HPLC 法鉴别。如 ChP2015 苯巴比妥片的鉴别：

在含量测定项下记录的色谱图中，供试品溶液主峰的保留时间应与对照品溶液主峰的保留时间一致。

六、显微结晶鉴别

巴比妥类药物可根据药物本身或与某种试剂反应产物的特殊晶型，进行鉴别。此法亦适用于生物样品中微量巴比妥类药物的检验。

1. 药物本身的晶形 将热的 1%巴比妥类药物的酸性水溶液，置载玻片上，可立即析出其特征结晶，在显微镜下观察结晶形状：巴比妥为长方形结晶；苯巴比妥在开始结晶时呈现球形，后变为花瓣状结晶。如图 5-3。

A   B

图 5-3 巴比妥与苯巴比妥的显微结晶示意图

A. 巴比妥结晶；B. 苯巴比妥结晶

2. 反应产物的晶形 某些巴比妥类药物可与重金属离子反应，生成具有特殊晶形的沉淀。如巴比妥与硫酸铜-吡啶试液反应，生成十字形的紫色结晶，如图 5-4；苯巴比妥反应后，则生成浅紫色细小不规则或似菱形结晶。其他巴比妥类药物则不能形成结晶，可利用这一特征来区别它们。

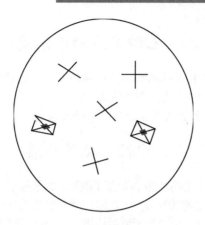

图 5-4 巴比妥铜吡啶结晶示意图

第三节 特殊杂质检查

以苯巴比妥为例说明特殊杂质的检查方法。

链接 5-1

苯巴比妥的合成工艺为：

$$\bigcirc\text{—CH}_2\text{CONH}_2 \xrightarrow[\text{C}_2\text{H}_5\text{OH,H}_2\text{SO}_4]{\text{[水解]},\text{[酯化]}} \bigcirc\text{—CH}_2\text{COOC}_2\text{H}_5$$

$$\xrightarrow[\text{O=C}\begin{smallmatrix}\text{OC}_2\text{H}_5\\\text{OC}_2\text{H}_5\end{smallmatrix},\text{C}_2\text{H}_5\text{ONa}]{\text{[缩合]}} \text{(I)} \xrightarrow[\text{HCl}]{\text{[酸化]},\text{[消除]}}$$

(I)

$$\text{(II)} \xrightarrow[\text{C}_2\text{H}_5\text{Br}]{\text{[乙基取代]}}$$

(II)

$$\xrightarrow[\text{H}_2\text{N}\text{C=O,CH}_3\text{ONa}]{\text{[环合]}} \xrightarrow[\text{HCl}]{\text{[酸析]}}$$

由合成工艺过程可知，苯巴比妥中的特殊杂质主要是中间体Ⅰ、Ⅱ以及副反应产物，ChP2015通过酸度、乙醇溶液的澄清度、中性或碱性物质、有关物质控制。

一、酸　度

本项检查主要用于控制副产物苯基丙二酰脲。中间体Ⅱ的乙基化反应不完全时，会与尿素缩合，产生副产物苯基丙二酰脲，其酸性较苯巴比妥强，能使甲基橙指示剂显红色，故采用在一定量苯巴比妥供试品水溶液中，加入甲基橙指示剂不得显红色的方法，控制酸性杂质的量。ChP2015的检查方法为：

取本品 0.20g，加水 10ml，煮沸搅拌 1 分钟，放冷，过滤，取滤液 5ml，加甲基橙指示剂 1 滴，不得显红色。

二、乙醇溶液的澄清度

本项检查主要是控制苯巴比妥中的乙醇不溶性杂质，如苯巴比妥酸等。这些杂质在乙醇溶液中的溶解度比苯巴比妥小。ChP2015 的检查方法为：

取本品 1.0g，加乙醇 5ml，加热回流 3 分钟，溶液应澄清。

三、中性或碱性物质

本项检查主要是控制中间体 I 的副产物 2-苯基丁酰胺、2-苯基丁酰脲或分解产物等杂质，采用提取重量法。这些杂质不溶于氢氧化钠试液但溶于乙醚；而苯巴比妥具有酸性，溶于氢氧化钠试液，利用溶解度的差异，将杂质分离、提取出来，干燥后称重，控制杂质限量。ChP2015 的检查方法为：

取本品 1.0g，置分液漏斗中，加氢氧化钠试液 10ml 溶解后，加水 5ml 与乙醚 25ml，振摇 1 分钟，分取醚层，用水振摇洗涤三次，每次 5ml，取醚液经干燥滤纸滤过，滤液置 105℃ 恒重的蒸发皿中，蒸干，在 105℃ 干燥 1 小时，遗留残渣不得过 3mg。

四、有 关 物 质

ChP2015 采用高效液相色谱法进行"有关物质"的检查。检查方法为：

色谱条件与系统适用性试验 用辛烷基硅烷键合硅胶为填充剂；以乙腈-水（25∶75）为流动相；检测波长为 220nm。理论板数按苯巴比妥峰计算不低于 2500，苯巴比妥峰与相邻杂质峰间的分离度应符合要求。

测定法 取本品，加流动相溶解并稀释制成每 1ml 含有 1mg 的溶液，作为供试品溶液；精密量取 1ml，置 200ml 量瓶中，用流动相稀释至刻度，摇匀，作为对照溶液。精密量取对照溶液与供试品溶液各 5μl，分别注入液相色谱仪，记录色谱图至主成分峰保留时间的三倍，供试品溶液色谱图中如有杂质峰，单个杂质峰面积不得大于对照溶液主峰面积（0.5%），各杂质峰面积的和不得大于对照溶液主峰面积的两倍（1.0%）。

ChP2015 苯巴比妥片、异戊巴比妥及其制剂、异戊巴比妥钠及其制剂、苯巴比妥钠及其制剂均采用 HPLC 法进行"有关物质"的检查，注射用硫喷妥钠中"有关物质"的检查采用 TLC 法。

司可巴比妥钠的合成过程中也会产生中性或碱性副产物及分解产物，如酰脲、酰胺类物质，因此其质量标准中也设有"中性或碱性物质"检查项，检查方法同苯巴比妥。

第四节 含 量 测 定

巴比妥类药物的含量测定，各国药典采用的方法有银量法（argentimetric titration）、溴量法（bromometry）、酸碱滴定法、提取重量法、紫外分光光度法、高效液相色谱法及气相色谱法等。

一、银 量 法

案例 5-2

ChP2015 苯巴比妥的含量测定

取本品约 0.2g，精密称定，加甲醇 40ml 使溶解，再加新制的 3% 无水碳酸钠溶液 15ml，照电位滴定法（通则 0701），用硝酸银滴定液（0.1mol/L）滴定。每 1ml 硝酸银滴定液（0.1mol/L）相当于 23.22mg 的 $C_{12}H_{22}N_2O_3$。

问题:

1. 简述该含量测定方法的原理。
2. 除电位法外还可以采用何种方法指示终点? 有何优缺点?
3. 历版药典对该法进行了哪些改进?
4. 为什么加入新制的 3%无水碳酸钠溶液?

银量法是利用巴比妥类药物与银盐反应的性质。在滴定过程中,巴比妥类药物首先与银离子反应形成可溶性的一银盐,当被测巴比妥类药物完全形成一银盐后,继续用硝酸银滴定液滴定,稍过量的银离子就与巴比妥类药物形成难溶性的二银盐白色沉淀,使溶液变混浊,以此指示滴定终点。BP2016 苯巴比妥注射液的含量测定采用在黑色背景上观察浑浊出现指示终点。

此法操作简便,专属性强,巴比妥类药物的分解产物或其他一些可能存在的杂质不与硝酸银反应。本法的缺点是受温度影响较大,且难以准确观察混浊的出现。为此对该法进行了改进,经试验,甲醇及 3%无水碳酸钠作为溶剂,银-玻璃电极系统电位法指示终点,本法获得显著改善,并自 ChP1985 沿用至今。

ChP2015 中苯巴比妥钠及其制剂、异戊巴比妥及其制剂、异戊巴比妥钠及其制剂、苯巴比妥的含量测定均采用银量法。

测定中使用的无水碳酸钠溶液需临用新配,因为碳酸钠溶液久置后可吸收空气中二氧化碳,产生碳酸氢钠,使含量明显下降;银电极临用前需用硝酸浸洗 1~2 分钟,再用水清洗干净后使用。

二、溴 量 法

司可巴比妥钠分子结构中含有烯丙基,可与溴定量地发生加成反应。据此,ChP2015 采用溴量法测定司可巴比妥钠及其胶囊的含量。如司可巴比妥钠的含量测定:

取本品约 0.1g,精密称定,置 250ml 碘瓶中,加水 10ml,振摇使溶解,精密加入溴滴定液(0.05mol/L)25ml,再加盐酸 5ml,立即密塞并振摇 1 分钟,在暗处静置 15 分钟后,注意微开瓶塞,加入碘化钾试液 10ml,立即密塞,摇匀后,用硫代硫酸钠滴定液(0.1mol/L)滴定,至近终点时,加淀粉指示液,继续滴定至蓝色消失,并将滴定结果用空白试验校正,即得。每 1ml 溴滴定液(0.05mol/L)相当于 13.01mg 的 $C_{12}H_{17}N_2NaO_3$。

测定原理可用下列反应式表示:

$$Br_2 + 2KI \longrightarrow 2KBr + I_2$$
(剩余)
$$I_2 + 2Na_2S_2O_3 \longrightarrow 2NaI + Na_2S_4O_6$$

由上述反应式可知:司可巴比妥钠与溴反应的摩尔比为 1:1,司可巴比妥钠的分子量为 260.27,因此

$$T = \frac{CM}{n} = \frac{0.05 \times 260.27}{1} = 13.01\,\text{mg/ml}$$

即每 1ml 溴滴定液(0.05mol/L)相当于 13.01mg 的司可巴比妥钠($C_{12}H_{17}N_2NaO_3$)。

本法为剩余滴定法,测定结果按下式计算:

$$含量\% = \frac{13.01 \times 10^{-3} \times (V_0 - V) \times \dfrac{c}{0.1}}{W} \times 100\%$$

式中，V_0 和 V 分别为空白试验和样品测定时消耗硫代硫酸钠滴定液的体积，ml；c 为硫代硫酸钠滴定液的实际浓度，mol/L；W 为供试品的取样量，g。

链接 5-2

溴 滴 定 液

在实际工作中，由于溴易挥发，且腐蚀性强，浓度不易准确控制，所以一般不用溴直接配制溴滴定液，而是用定量的溴酸钾与过量的溴化钾配制成的混合溶液作为溴滴定液。如溴滴定液（0.05mol/L）的配制：取溴酸钾 3.0g 与溴化钾 15g，加水适量使溶解成 1000ml，摇匀。测定时，在供试品的酸性溶液中，溴酸钾与溴化钾发生反应，生成新生态的溴，再与被测物质作用。

$$KBrO_3 + 5KBr + 6HCl \longrightarrow 3Br_2 + 6KCl + 3H_2O$$

三、酸碱滴定法

巴比妥类药物呈弱酸性，可作为一元酸以标准碱液滴定。根据所用溶剂的不同，可分为以下三种滴定方法：

（一）在水-乙醇混合溶剂中的滴定

由于游离巴比妥类药物在水中的溶解度较小，且生成的弱酸盐易于水解，影响滴定终点的观察，故滴定多在醇溶液或含水的醇溶液中进行。BP2016 甲苯巴比妥、苯巴比妥采用该法测定含量。如苯巴比妥的测定：

取本品约 0.2g，精密称定，加乙醇（96%）40ml 溶解后，加水 20ml，用氢氧化钠滴定液（0.1mol/L）滴定，电位法指示，并将滴定结果用空白试验校正。每 1ml 氢氧化钠滴定液（0.1mol/L）相当于 23.22mg 的 $C_{12}H_{12}N_2O_3$。

本法为直接滴定法，同时进行空白试验，测定结果按下式计算：

$$含量\% = \frac{23.22 \times 10^{-3} \times (V - V_0) \times \dfrac{c}{0.1}}{W} \times 100\%$$

式中，V_0 和 V 分别为空白试验和样品测定时消耗氢氧化钠滴定液的体积，ml；c 为氢氧化钠滴定液的实际浓度，mol/L；W 为供试品的取样量，g。

本法操作简便，若采用溴麝香草酚酞作为指示剂，则终点较难判断，并且由于操作过程中易吸收空气中的二氧化碳，而使终点的淡蓝色褪去，采用空白对照亦难以取得满意的结果，因此，常采用电位法指示终点。

（二）在胶束水溶液中的滴定

本法在有机表面活性剂的胶束水溶液进行滴定，用指示剂或电位法指示终点。表面活性剂能改变巴比妥类药物的离解平衡，使药物的 K_a 值增大，使巴比妥类药物酸性增强，从而使滴定终点变化明显。常用的有机表面活性剂有：溴化十六烷基三甲基苄胺（cetyl trimethyl benzylammonium bromide，CTMC）和氯化四癸基二甲基苄胺（tetradacyl dimethyl benzylammonium chloride，TDBA）。测定方法为：

取巴比妥类药物适量，精密称定，加表面活性剂水溶液（0.05mol/L）50ml 溶解后，加 5%的麝香草酚酞指示液 0.5ml，用氢氧化钠滴定液（0.1mol/L）进行滴定。

本法简便，优于在水-乙醇混合溶液中的滴定法。

（三）非水酸量法

基于巴比妥类药物的弱酸性，可用非水酸量法测定含量。

非水酸量法主要用于测定某些有机弱酸的含量。有机弱酸在碱性溶剂中可显著地增强其相对酸度，因此最常用的溶剂为二甲基甲酰胺；常用的滴定液为甲醇钾、甲醇钠或甲醇锂滴定液；常用指示剂为麝香草酚酞，也可用电位法（玻璃-饱和甘汞电极系统）指示终点。在滴定过程中，应注意防止溶剂和碱滴定液吸收大气中的二氧化碳和水蒸气，以及滴定液中溶剂的挥发，因此滴定宜在隔绝二氧化碳条件下进行，并将滴定结果用空白试验校正。USP39 收载的司可巴妥、JP16 收载的苯巴比妥用该法测定含量。如 USP39 司可巴妥的含量测定：

取本品约 450mg，精密称定，置 125ml 锥形瓶中，加二甲基甲酰胺 60ml 使溶解后，加麝香草酚酞指示液 4 滴，在隔绝二氧化碳的条件下，以磁力搅拌器搅拌，用甲醇钠滴定液（0.1mol/L）滴定，并将滴定结果用空白试验校正。每 1ml 甲醇钠滴定液（0.1mol/L）相当于 23.83mg 的 $C_{12}H_{18}N_2O_3$。

四、提取重量法

利用游离巴比妥类药物的弱酸性及其钠盐的碱性，本类药物也可采用提取重量法测定含量。BP2016 收载的戊巴比妥片、苯巴比妥片、苯巴比妥口服溶液、苯巴比妥钠片，USP39 收载的异戊巴比妥钠、注射用异戊巴比妥钠采用本法测定含量。如 BP2016 苯巴比妥钠片的含量测定：

取本品 20 片，精密称定，研细，精密称取适量（约相当于苯巴比妥钠 0.3g），加 2%氯化钠饱和的氢氧化钠溶液 10ml，加盐酸酸化，用乙醚萃取，每次 15ml，直至萃取完全，分取乙醚层，乙醚层用水 2ml 洗涤，合并乙醚液，挥去乙醚，105℃ 干燥至恒重，每 1g 残渣相当于 1.095g 的 $C_{12}H_{11}N_2NaO_3$。

五、紫外分光光度法

巴比妥类药物在酸性介质中几乎不电离，无明显的紫外吸收，但在碱性介质中电离为具有紫外吸收特征的结构，因此可采用 UV 法测定含量。如 ChP2015 注射用硫喷妥钠的含量测定：

取装量差异项下的内容物，混合均匀，精密称取适量（约相当于硫喷妥钠 0.25g），置 500ml 量瓶中，加水使硫喷妥钠溶解并稀释至刻度，摇匀，精密量取适量，用 0.4%氢氧化钠溶液定量稀释制成每 1ml 中约含 5μg 的溶液，照紫外-可见分光光度法（通则 0401），在 304nm 的波长处测定吸光度；另取硫喷妥对照品，精密称定，用 0.4%氢氧化钠溶液溶解并定量稀释制成每 1ml 中约含 5μg 的溶液，同法测定。根据每支的平均装量计算。每 1mg 硫喷妥相当于 1.091mg 的 $C_{11}H_{17}N_2NaO_2S$。

测定结果按下式计算：

$$\text{标示量\%} = \frac{\dfrac{c_R \times \dfrac{A_X}{A_R} \times D \times V}{W} \times \overline{W}}{\text{标示量}} \times 100\% = \frac{\dfrac{1.091 \times c_R \times \dfrac{A_X}{A_R} \times D \times 500 \times 10^{-6}}{W} \times \overline{W}}{\text{标示量}} \times 100\%$$

式中，c_R 为对照品溶液的浓度，μg/ml；A_X、A_R 分别为供试品溶液、对照品溶液的吸光度；V 为供试品溶液的体积，ml；D 为溶液的稀释倍数；W 为供试品的取样量，g；$\overline{W}$ 为平均装量，g/支；标示量为制剂的规格，g/支；1.091 为硫喷妥钠和硫喷妥的分子量比值。

本法为直接紫外分光光度法，即将供试品溶解后，根据供试品溶液的 pH，选用其相应的 λ_{max} 处，直接测定对照品溶液和供试品溶液的吸光度，再计算药物的含量。

USP39 收载的仲丁巴比妥钠、司可巴妥钠注射液、硫喷妥钠及注射用硫喷妥钠均采用 UV 法测定含量。

六、高效液相色谱法

高效液相色谱法是一项高效、快速的分离分析技术，和其他分析方法相比具有柱效高、灵敏度高、分离速度快、适用范围广、重复性好和操作方便等优点，现已成为药物分析中不可缺少的主要方法之一。ChP2015 苯巴比妥片（phenobarbital tablets），USP39 大多数药物及其制剂，BP2016 甲苯巴比妥片、小儿用苯巴比妥口服溶液的含量测定均采用 HPLC 法。如 ChP2015 苯巴比妥片的含量测定：

色谱条件与系统适用性试验　用辛烷基硅烷键合硅胶为填充剂；以乙腈-水（30：70）为流动相；检测波长为220nm。理论板数按苯巴比妥峰计算不低于 2000，苯巴比妥与相邻色谱峰的分离度应符合要求。

测定法　取本品 20 片，精密称定，研细，精密称取适量（约相当于苯巴比妥30mg），置 50ml 量瓶中，加流动相适量，超声 20 分钟使苯巴比妥溶解，放冷，用流动相稀释至刻度，摇匀，滤过，精密量取续滤液 1ml，置 10ml 量瓶中，用流动相稀释至刻度，摇匀，作为供试品溶液，精密量取 10μl 注入液相色谱仪，记录色谱图；另取苯巴比妥对照品，精密称定，加流动相溶解并定量稀释制成每 1ml 中约含苯巴比妥 60μg 的溶液，同法测定，按外标法以峰面积计算，即得。

测定结果按下式计算：

$$标示量\% = \frac{c_R \times \dfrac{A_X}{A_R} \times D \times V}{\dfrac{W}{标示量}} \times 100\% = \frac{c_R \times \dfrac{A_X}{A_R} \times \dfrac{10}{1} \times 50 \times 10^{-3}}{\dfrac{W}{标示量}} \times 100\%$$

式中，c_R 为对照品溶液的浓度，μg/ml；A_X、A_R 分别为供试品溶液、对照品溶液的峰面积；V 为供试品溶液的体积，ml；D 为溶液的稀释倍数；W 为供试品的取样量，mg；$\overline{W}$ 为平均片重，mg/片；标示量为制剂的规格，mg/片。

七、气相色谱法

气相色谱法具有灵敏度高、专属性强的特点，亦可用于巴比妥类药物的含量测定。USP39 收载的仲丁巴比妥、仲丁巴比妥钠口服溶液、仲丁巴比妥钠片、注射用美索比妥钠采用该法测定含量，一般采用内标法定量。如 USP39 仲丁巴比妥的含量测定：

色谱条件与系统适用性试验　玻璃柱（1.8m×4mm），内装涂有 10%G37 的 S1AB 担体，柱温 260℃，气化室温度 260℃，检测室温度 300℃。检测器为火焰离子化检测器。载气为氮气，流速 50ml/min。取对照品溶液重复 5 次进样，校正因子的相对标准偏差应小于 1.0%；仲丁巴比妥峰与内标物质峰的分离度应大于 3.0，仲丁巴比妥峰、内标物的拖尾因子应分别小于 1.3 和 1.2。

内标溶液的制备　精密称取正二十四烷适量，加三氯甲烷制成每 1ml 约含 2mg 的溶液。

对照品溶液的制备　精密称取仲丁巴比妥对照品适量，加三氯甲烷制成每 1ml 约含 2mg 的对照品贮备液。分别移取对照品贮备液、内标溶液各 10ml，混合制成仲丁巴比妥、正二十四烷浓度约为每 1mg/ml 的溶液。

供试品溶液的制备　精密称取供试品适量，加三氯甲烷制成每 1ml 约含 2mg 的供试品贮备液。分别移取供试品贮备液、内标溶液各 10ml，混合制成供试品、正二十四烷浓度约为每 1mg/ml 的溶液。

测定法　分别精密量取对照品溶液和供试品溶液 2μl，注入气相色谱仪，记录色谱图，计算含量。

（江西中医药大学　平欲晖）

第六章 芳酸及其酯类药物的分析

📚 **学习目标**

1. 掌握芳酸及其酯类药物的结构特征、理化性质与分析方法的关系；阿司匹林及其制剂、右布洛芬、氯贝丁酯的鉴别、特殊杂质检查和含量测定的原理与方法。

2. 熟悉二氟尼柳、丙磺舒、对氨基水杨酸钠的鉴别、检查和含量测定方法。

3. 了解其他芳酸及其酯类药物的分析方法。

案例 6-1

已知某药物结构式为：

COOH
OCOCH₃

问题：

1. 根据其结构特点，设计合理的鉴别方法。
2. 查阅其制备方法，推测可能产生的杂质，设计杂质检查方法。
3. 该药物的原料及片剂可用哪些酸碱滴定法测定含量，简述各法的原理及优缺点。
4. 比较现行 ChP、USP、BP、JP 该药物及其制剂的分析项目及方法。

芳酸及其酯类药物（aromatic acid drugs and their esters）系指分子结构中含有苯环和羧基的化合物，羧基可成盐或酯。

第一节 结构与性质

一、基 本 结 构

芳酸类药物分为水杨酸类、苯甲酸类和其他芳酸类。水杨酸类分子结构中含有苯环和羧基，羧基与苯环直接相连，羧基邻位为酚羟基，游离羧基可成盐或酯，酚羟基也可成酯，苯环上还可发生取代。苯甲酸类药物分子结构中含有苯环和羧基，羧基与苯环直接相连，游离羧基呈酸性、可成盐或形成酯，另外苯环上还有其他取代基。典型代表药物见表 6-1。

表 6-1 芳酸及其酯类的典型代表药物

类别	药物名称	化学结构
水杨酸类	水杨酸（salicylic acid）	COOH OH（基本结构）
	阿司匹林（aspirin）	COOH OCOCH₃

类别	药物名称	化学结构
水杨酸类	二氟尼柳（diflunisal）	
	双水杨酯（salsalate）	
	对氨基水杨酸钠（sodium aminosalicylate）	
	贝诺酯（benorilate）	
苯甲酸类	苯甲酸（benzoic acid）	（基本结构）
	丙磺舒（probenecid）	
	甲芬那酸（mefenamic acid）	
	布美他尼（bumetanide）	
其他芳酸类	布洛芬（ibuprofen）	
	右布洛芬（dexibuprofen）	
	双氯芬酸钠（diclofenac sodium）	
	氯贝丁酯（clofibrate）	

二、主要性质

（一）溶解性

本类药物多为具有一定熔点的固体。除钠盐易溶于水以外，其他药物在水中微溶或几乎不溶，而能溶于乙醇、乙醚、三氯甲烷等有机溶剂中。

（二）酸性

具有游离羧基的本类药物具有酸性，属于中等强度的酸或弱酸，其酸性受苯环、羧基和取代基的影响。取代基为卤素、硝基、羟基时能降低苯环电子云密度，使羧基中羟基氧原子的电子云密度降低，从而增加氧氢键极性，较易离解出质子，故酸性较苯甲酸强；反之，取代基为甲基、氨基时能增加苯环电子云密度从而降低氧氢键极性，使酸性较苯甲酸弱。水杨酸结构中的羟基位于苯甲酸的邻位，不仅对羧基有邻位效应，还由于羟基中的氢能与羧基中碳氧双键的氧形成分子内氢键更增强羧基中氧氢键的极性，使酸性增强，因此水杨酸的酸性（$pKa2.95$）比苯甲酸（$pKa4.26$）强得多。阿司匹林为乙酰水杨酸，酸性（$pKa3.49$）较水杨酸要弱些，但比苯甲酸的酸性强。利用本类药物的酸性，可用酸碱滴定法测定含量。

（三）水解性

芳酸酯类药物易水解，一般情况下其水解速度较慢，但在酸或碱存在和加热时，可加速水解反应。在酸性介质中，水解和酯化反应可达到平衡，故不可能全部水解：

$$RCOOR' + H_2O \xrightarrow{H^+} RCOOH + R'OH$$

在碱性介质中，由于碱能中和水解反应生成的酸，使平衡破坏，因此在过量碱（常用氢氧化钠或碳酸钠）存在的条件下，水解可以进行完全：

$$RCOOR' + H_2O \xrightarrow{NaOH} RCOOH + R'OH$$
$$RCOOH + NaOH \longrightarrow RCOONa + H_2O$$

利用水解得到的酸和醇的性质，可鉴别相应的芳酸酯类药物。水解产物也是芳酸酯类原料药及制剂中杂质的主要来源之一，常需检查。利用水解反应，本类药物亦可用水解后剩余滴定法测定含量，即常先将药物在定量过量的氢氧化钠溶液中加热水解，再用盐酸或硫酸滴定剩余的氢氧化钠。

（四）官能团反应

含酚羟基的水杨酸类药物可与三氯化铁反应而显色，可用三氯化铁反应鉴别；含芳伯氨基的对氨基水杨酸钠、水解产生芳伯氨基的贝诺酯，均可用重氮化-偶合反应鉴别，亚硝酸钠滴定法测定含量。含硫的丙磺舒可分解生成亚硫酸盐，氧化生成硫酸盐，用于鉴别。

（五）光谱特征

本类药物分子结构中含有苯环和特征官能团，具有紫外和红外特征吸收，用于鉴别。紫外特征吸收还可用于含量测定。布美他尼、甲芬那酸的荧光特性也可用于鉴别。

第二节 鉴别试验

一、化学鉴别法

（一）与三氯化铁反应

1. 水杨酸类 含酚羟基的水杨酸及其盐在中性或弱酸性条件下，可与三氯化铁试液反应，生成紫堇色配位化合物。

反应适宜的 pH 为 4～6，在强酸性溶液中配位化合物分解。本反应极为灵敏，宜在稀溶液中进行；如取样量大，产生颜色过深时，可加水稀释后观察。

阿司匹林分子结构中无游离的酚羟基，不能直接与三氯化铁试液反应，加水煮沸，酯键受热水解后生成水杨酸，与三氯化铁试液反应，显紫堇色。贝诺酯加氢氧化钠试液煮沸水解再加盐酸酸化后，双水杨酯加氢氧化钠试液煮沸水解后，都能与三氯化铁试液反应呈紫堇色。二氟尼柳加乙醇溶解后，与三氯化铁试液反应，呈深紫色；对氨基水杨酸钠加稀盐酸呈酸性后，与三氯化铁试液反应，呈紫红色；均用于鉴别。

2. 苯甲酸类 丙磺舒具有羧基，与氢氧化钠试液反应生成钠盐，在中性溶液（pH 约 5.0～6.0）中，可与三氯化铁成盐，形成米黄色沉淀，可用于鉴别。其产物结构式为：

$$\left[(CH_3CH_2CH_2)_2N-SO_2-\bigcirc-COO \right]_3Fe$$

苯甲酸的碱性溶液与三氯化铁试液反应，生成碱式苯甲酸铁盐的赭色沉淀，可与水杨酸类药物相区别。ChP2015 苯甲酸的鉴别：

取本品约 0.2g，加 0.4%氢氧化钠溶液 15ml，振摇，滤过，滤液中加三氯化铁试液 2 滴，即生成赭色沉淀。

（二）水解反应

阿司匹林在碳酸钠试液中加热，酯键水解生成水杨酸钠及醋酸钠，加过量稀硫酸后生成水杨酸和醋酸，水杨酸不溶于水而析出白色沉淀，醋酸具有特臭。ChP2015、JP16 采用该反应鉴别阿司匹林。

$$2\underset{\substack{\\ \text{(2-羟基苯甲酸钠)}}}{\text{COONa-OH}} + H_2SO_4 \longrightarrow 2\underset{\substack{\\ \text{(水杨酸)}}}{\text{COOH-OH}}\downarrow + Na_2SO_4$$

$$2CH_3COONa + H_2SO_4 \longrightarrow 2CH_3COOH + Na_2SO_4$$

（三）重氮化-偶合反应

分子结构中具有芳伯氨基或潜在芳伯氨基的药物均可用芳香第一胺类的鉴别反应（即重氮化-偶合反应）鉴别，即在酸性溶液中，与亚硝酸钠试液发生重氮化反应生成重氮盐，再与碱性 β-萘酚偶合生成橙黄到猩红色沉淀。贝诺酯具有潜在的芳伯氨基，加酸水解后产生游离芳伯氨基，可用该反应鉴别。

$$\text{OCOCH}_3\text{—COO—}\text{—NHCOCH}_3 + 3H_2O \xrightarrow[\triangle]{HCl}$$

$$HO\text{—}\text{—NH}_2\cdot HCl + \text{OH—COOH} + 2CH_3COOH$$

$$HO\text{—}\text{—NH}_2 + NaNO_2 + 2HCl \longrightarrow HO\text{—}\text{—N}_2^+Cl^- + NaCl + 2H_2O$$

$$HO\text{—}\text{—N}_2^+Cl^- + \text{—OH} + NaOH \longrightarrow$$

$$\text{OH—N=N—}\text{—OH}\downarrow + NaCl + H_2O$$

（四）其他反应

1. 分解产物的反应　丙磺舒具有磺酰胺结构，与氢氧化钠共熔融，可分解生成亚硫酸钠，经硝酸氧化成硫酸盐，可用硫酸盐反应鉴别。

$$HOOC\text{—}\text{—SO}_2N(CH_2CH_2CH_3)_2 + 3NaOH \longrightarrow$$

$$\text{—ONa} + CO_2\uparrow + H_2O + Na_2SO_3 + HN(CH_2CH_2CH_3)_3$$

$$Na_2SO_3 \xrightarrow{[O]} Na_2SO_4$$

2. 异羟肟酸铁反应　氯贝丁酯分子中具有酯结构，碱水解后与盐酸羟胺生成异羟肟酸盐，在弱酸性条件下加三氯化铁即生成紫色的异羟肟酸铁。

$$Cl\text{—}\text{—O—}\overset{CH_3}{\underset{CH_3}{C}}\text{—COOC}_2H_5 + NH_2OH\cdot HCl + 2KOH \longrightarrow$$

$$Cl\text{—}\text{—O—}\overset{CH_3}{\underset{CH_3}{C}}\text{—}\overset{O}{C}\text{—NHOK} + C_2H_5OH + KCl + H_2O$$

3. 氧化反应 甲芬那酸溶于硫酸后，与重铬酸钾反应显深蓝色，随即变为深绿色。

二、光谱鉴别法

（一）紫外分光光度法

本类药物分子结构中具有苯环和羧基，其紫外吸收光谱具有一定的特征性，可用于鉴别。ChP2015 芳酸及其酯类药物的 UV 法鉴别方法主要有以下几种：

（1）规定一定浓度药物的 λ_{max}。如双氯芬酸钠的鉴别：

取本品，加水溶解并稀释制成每 1ml 中含 20μg 的溶液，照紫外-可见分光光度法（通则 0401）测定，在 276nm 的波长处有最大吸收。

（2）规定一定浓度药物的 λ_{max} 及其吸光度。如甲芬那酸的鉴别：

取本品，加 1mol/L 盐酸溶液-甲醇（1∶99）混合液溶解并稀释制成每 1ml 中含 20μg 的溶液，照紫外-可见分光光度法（通则 0401）测定，在 279nm 与 350nm 的波长处有最大吸收，其吸光度分别为 0.69~0.74 与 0.56~0.60。

（3）规定一定浓度药物的 λ_{max} 及在两波长处的吸光度比值。如二氟尼柳的鉴别：

取本品，加 0.1mol/L 盐酸乙醇溶液溶解并稀释制成每 1ml 中含 20μg 的溶液，照紫外-可见分光光度法（通则 0401）测定，在 251nm 与 315nm 的波长处有最大吸收，吸光度比值应为 4.2~4.6。

（4）规定一定浓度药物的 λ_{max}、λ_{min} 及肩峰。如右布洛芬、布洛芬的鉴别：

取本品，加 0.4%氢氧化钠溶液溶解并稀释制成每 1ml 中约含 0.25mg 的溶液，照紫外-可见分光光度法（通则 0401）测定，在 265nm 与 273nm 的波长处有最大吸收，在 245nm 与 271nm 的波长处有最小吸收，在 259nm 的波长处有一肩峰。

（二）红外分光光度法

IR 法是一种专属性很强、应用广泛的鉴别方法。ChP2015 本类药物的原料大多采用 IR 法鉴别，少数制剂采用溶剂提取法去除辅料后测定。如布洛芬胶囊以丙酮为溶剂溶解，滤过，滤液真空干燥后，采用 IR 法鉴别。

阿司匹林的红外吸收图谱（图 6-1）显示的主要特征吸收与解析见表 6-2。

图 6-1　阿司匹林红外光谱图

表 6-2 阿司匹林的 IR 特征吸收峰归属

峰位（cm^{-1}）	归属
3100~2500	羧基 v_{O-H}
1760，1690	乙酸酯和羧基 $v_{C=O}$
1610，1570，1480，1460	苯环 $v_{C=C}$
1310，1220，1180	乙酸酯和羧基 v_{C-O}
760	邻位取代苯环 δ_{Ar-H}

（三）荧光分光光度法

ChP2015 中布美他尼、甲芬那酸原料及其制剂均根据荧光光谱特征进行鉴别。如甲芬那酸的鉴别：

取本品约 25mg，加三氯甲烷 15ml 溶解后，置紫外光灯（254nm）下检视，显绿色荧光。

三、色谱鉴别法

（一）薄层色谱法

TLC 法设备简单、操作简便，具有分离功能，可排除制剂中辅料的干扰，可用于药物的鉴别。如 ChP2015 中二氟尼柳胶囊的鉴别：

取本品内容物适量（约相当于二氟尼柳 50mg），加甲醇 5ml，振摇使二氟尼柳溶解，滤过，滤液作为供试品溶液；另称取二氟尼柳对照品适量，用甲醇溶解制成每 1ml 中约含 10mg 的溶液，作为对照品溶液，照薄层色谱法（通则 0502）试验，吸取上述两种溶液各 5μl，分别点于同一硅胶 GF$_{254}$ 薄层板上，以正己烷-二氧六环-冰醋酸（85：10：5）为展开剂，展开，晾干，置紫外光灯（254nm）下检视，供试品溶液所显主斑点的位置和颜色应与对照品溶液的主斑点一致。

（二）高效液相色谱法

当药物采用 HPLC 法测定含量，可同时进行鉴别。芳酸及其酯类的许多药物采用该法鉴别。

第三节 特殊杂质检查

一、阿司匹林中特殊杂质的检查

链接 6-1

阿司匹林的合成工艺为：

可能引入的杂质：

（1）原料中带入苯酚，生产工艺中也可产生醋酸苯酯、水杨酸苯酯和乙酰水杨酸苯酯。

醋酸苯酯

水杨酸苯酯

乙酰水杨酸苯酯

（2）生产过程中乙酰化不完全或贮藏过程中水解产生游离水杨酸。水杨酸不仅对人体有毒性，且其分子中所含的酚羟基易被氧化，在空气中生成有色的醌型化合物而使成品变色。

（3）色谱法研究阿司匹林分离得到了除水杨酸外，阿司匹林中尚有几种水杨酸衍生物，如乙酰水杨酸酐（ASAN）、乙酰水杨酰水杨酸（ASSA）和水杨酰水杨酸（SSA）等。动物实验证明以上杂质具有免疫活性。

根据阿司匹林的合成工艺及性质，ChP2015 除控制重金属、干燥失重、炽灼残渣、易炭化物等一般杂质外，还需检查溶液的澄清度、游离水杨酸及有关物质等特殊杂质。

（一）溶液的澄清度

检查碳酸钠试液中不溶物。苯酚、醋酸苯酯、水杨酸苯酯和乙酰水杨酸苯酯均不含羧基，不溶于碳酸钠试液，而阿司匹林溶于碳酸钠试液。利用杂质与阿司匹林溶解行为的差异控制限量。方法为：

取本品 0.50g，加温热至约 45℃的碳酸钠试液 10ml 溶解后，溶液应澄清。

（二）游离水杨酸

ChP2015 采用离子抑制色谱法控制游离水杨酸的限量，方法为：

取本品约 0.1g，精密称定，置 10ml 量瓶中，加 1% 冰醋酸的甲醇溶液适量，振摇使溶解，并稀释至刻度，摇匀，作为供试品溶液（临用新制）；取水杨酸对照品约 10mg，精密称定，置 100ml 量瓶中，加 1% 冰醋酸的甲醇溶液适量使溶解并稀释至刻度，摇匀，精密量取 5ml，置 50ml 量瓶中，用 1% 冰醋酸的甲醇溶液稀释至刻度，摇匀，作为对照品溶液。照高效液相色谱法（通则 0512）试验。用十八烷基硅烷键合硅胶为填充剂；以乙腈-四氢呋喃-冰醋酸-水（20∶5∶5∶70）为流动相；检测波长为 303nm。理论板数按水杨酸峰计算不低于 5000，阿司匹林峰与水杨酸峰的分离度应符合要求。立即精密量取对照品溶液与供试品溶液各 10μl，分别注入液相色谱仪，记录色谱图。供试品溶液色谱图中如有与水杨酸峰保留时间一致的色谱峰，按外标法以峰面积计算，不得过 0.1%。

由于阿司匹林在制剂的制备过程中易水解生成水杨酸，所以 ChP2015 规定，阿司匹林片、阿司匹林肠溶片、阿司匹林肠溶胶囊、阿司匹林泡腾片及阿司匹林栓中均采用 HPLC 法检查游离水杨酸，其限量分别为 0.3%、1.5%、1.0%、3.0%、3.0%。

USP39、JP16 则采用对照法检查。检查原理是利用阿司匹林结构中无酚羟基，不能与高铁盐反应，而水杨酸与高铁盐反应呈紫堇色，与一定量的水杨酸对照液生成的颜色比较，控制水杨酸的限量。

（三）有关物质

阿司匹林临床上的不良反应有过敏性荨麻疹、哮喘、胃肠出血、鼻息肉等，是由乙酰水杨酸酐（ASAN）、乙酰水杨酰水杨酸（ASSA）和水杨酰水杨酸（SSA）等杂质引起的。ChP2015、BP2016 采用 HPLC 法检查阿司匹林中有关物质，以控制这些杂质的限量。ChP2015 的检查方法为：

取本品约 0.1g，精密称定，置 10ml 量瓶中，加 1% 冰醋酸的甲醇溶液适量，振摇使溶解并稀释至刻度，摇匀，作为供试品溶液；精密量取 1ml，置 200ml 量瓶中，用 1% 冰醋酸的甲醇溶液稀释至刻度，摇匀，作为对照溶液；精密量取对照溶液 1ml，置 10ml 量瓶中，用 1% 冰醋酸的甲醇溶液稀释至刻度，摇匀，作为灵敏度溶液。照高效液相色谱法（通则 0512）试验。用十八烷基硅烷键合硅胶为填充剂；以乙腈-四氢呋喃-冰醋酸-水（20∶5∶5∶70）为流动相 A，乙腈为流动相 B，按表 6-3 进行梯度洗脱；检测波长为 276nm。阿司匹林峰的保留时间约为 8 分钟，阿司匹林峰与水杨酸峰的分离度应符合要求。分别精密量取供试品溶液、对照溶液、灵敏度溶液与游离水杨酸检查项下的水杨酸对照品溶液各 10μl，注入液相色谱仪，记录色谱图。供试品溶液色谱图中如有杂质峰，除水杨酸峰外，其他各杂质峰面积的和不得大于对照溶液主峰面积（0.5%）。供试品溶液色谱图中任何小于灵敏度试验主峰面积的峰忽略不计。

表 6-3　阿司匹林梯度洗脱条件

时间（分钟）	流动相 A（%）	流动相 B（%）
0	100	0
60	20	80

二、右布洛芬中特殊杂质的检查

右布洛芬为布洛芬的右旋体，布洛芬的药理活性主要来自右旋体，其药效强于消旋体和左旋体，与等剂量布洛芬消旋体相比具有更高的疗效，较小剂量即可达到治疗作用。在体内，60% 左旋体，可以转换右旋体，为药物的整体水平提供了活性储备。在右布洛芬的制备过程中会引入左布洛芬及有关物质，ChP2015 采用手性 HPLC 法中的手性固定相法检查左布洛芬。方法为：

取本品适量，精密称定，加流动相溶解并定量稀释制成每 1ml 中约含 2mg 的溶液，作为供试品溶液；取左布洛芬对照品适量，精密称定，加流动相溶解并定量稀释制成每 1ml 中含 0.02mg 的溶液，作为对照品溶液（1）。照高效液相色谱法（通则 0512）测定，用 O，O′-二-（4-叔丁基苯甲酰基）-N，N′-二烯丙基-L-酒石酸二胺手性键合相（简称 CHI-TBB）为填充剂（Kromasil，

4.6mm×250mm，5μm 或效能相当的色谱柱）；以正己烷-叔丁甲醚-醋酸（850∶150∶1）为流动相，流速为每分钟 2.0ml；检测波长为 220nm。另取布洛芬适量，加流动相溶解并稀释制成每 1ml 中含 0.2mg 的溶液，作为系统适用性溶液，取 20μl 注入液相色谱仪，理论板数按右布洛芬峰计算不低于 2000，右布洛芬峰与左布洛芬峰的分离度应大于 3.0。精密量取供试品溶液与对照品溶液（1）各 20μl，分别注入液相色谱仪，记录色谱图。供试品溶液色谱图中如有左布洛芬峰，按外标法以峰面积计算，不得过 1.0%。

有关物质的检查采用离子抑制色谱法，色谱条件与方法为：用十八烷基硅烷键合硅胶为填充剂；以乙腈-磷酸溶液（用磷酸调节水相 pH 至 2.5）（45∶55）为流动相；检测波长为 214nm。记录色谱图至主成分峰保留时间的 2 倍，杂质（α-甲基-4-丁基苯乙酸）按外标法以峰面积计算，不得过 0.3%；其他杂质以不加校正因子的主成分自身对照法计算，单个杂质限量为 0.3%，总量不得过 0.7%。

三、贝诺酯中特殊杂质的检查

贝诺酯是阿司匹林和对乙酰氨基酚所生成的酯，在生产和贮藏过程中酯键易水解，故 ChP2015 规定检查对氨基酚、游离水杨酸和有关物质。

（一）对氨基酚

对氨基酚在一定条件下可与碱性亚硝基铁氰化钠反应呈蓝绿色，而贝诺酯无此反应，以供试品不显色控制对氨基酚的量。方法为：

取本品 1.0g，加甲醇溶液（1→2）20ml，搅匀，加碱性亚硝基铁氰化钠试液 1ml，摇匀，放置 30 分钟，不得显蓝绿色。

$$Na_2[Fe(CN)_5NO] + H_2O \longrightarrow Na_2[Fe(CN)_5H_2O] + NO$$

$$Na_2[Fe(CN)_5H_2O] + H_2N-\!\!\!\!\bigcirc\!\!\!\!-OH \longrightarrow Na_2[Fe(CN)_5H_2N-\!\!\!\!\bigcirc\!\!\!\!-OH] + H_2O$$

蓝绿色

（二）游离水杨酸

利用贝诺酯结构中无酚羟基，不能直接与高铁盐反应，而杂质水杨酸可与高铁盐反应生成紫堇色的配位化合物，与一定量水杨酸对照液在相同条件下所显颜色进行对比，控制游离水杨酸的量。方法为：

取本品 0.1g，加乙醇 5ml，加热溶解后，加水适量，摇匀，滤入 50ml 比色管中，加水使成 50ml，立即加新制的稀硫酸铁铵溶液（取 1mol/L 盐酸溶液 1ml，加硫酸铁铵指示液 2ml，再加水适量使成 100ml）1ml，摇匀，30 秒钟内如显色，与对照液（精密称取水杨酸 0.1g，置 1000ml 量瓶中，加水溶解后，加冰醋酸 1ml，摇匀，再加水适量至刻度，摇匀，精密量取 1ml，加乙醇 5ml 与水 44ml，再加上述新制的稀硫酸铁铵溶液 1ml，摇匀）比较，不得更深（0.1%）。

（三）有关物质

贝诺酯生产和贮藏过程中的有关物质主要为对乙酰氨基酚、萨罗酚、乙酰扑热息痛、阿司匹林、水杨酸等杂质，ChP2015 采用离子抑制色谱法检查。色谱条件与方法为：用十八烷基硅烷键合硅胶为填充剂；以水（用磷酸调节水相 pH 至 3.5）-甲醇（44∶56）为流动相；检测波长为 240nm。分别配制 0.4mg/ml、4μg/ml、10μg/ml 的供试品溶液、对照溶液、对乙酰氨基酚对照品溶液，分别注入液相色谱仪，记录色谱图。记录色谱图至主成分峰保留时间的 2.5 倍。供试品溶液色谱图中如有与对照品溶液保留时间一致的色谱峰，其峰面积不得大于对照溶液主峰面积的 0.1 倍（0.1%），其他单个杂质峰面积不得大于对照溶液主峰面积的 0.5 倍（0.5%），各杂质峰面积的和不得大于对照溶液主峰面积（1.0%）。

四、甲芬那酸中特殊杂质的检查

甲芬那酸主要以邻-氯苯甲酸（o-chlorobenzioc acid）和2，3-二甲基苯胺（2，3-dimethylaniline）为原料，在铜的催化下缩合而成。ChP2015 规定进行铜、2，3-二甲基苯胺及有关物质的检查。

（一）铜

铜的检查采用原子吸收分光光度法，限度为 0.001%。方法为：

取本品 1.0g，置石英坩埚中，加硫酸湿润，炽灼待灰化完全后，残渣用 0.1mol/L 硝酸溶液溶解并定量转移至 25ml 量瓶中，并稀释至刻度，摇匀，作为供试品溶液；精密量取标准铜溶液（精密称取硫酸铜 0.393g，置 1000ml 量瓶中，加 0.1mol/L 硝酸溶液溶解并稀释至刻度，摇匀，精密量取 10ml，置 100ml 量瓶中，用 0.1mol/L 硝酸溶液稀释至刻度，摇匀）1.0ml，置 25ml 量瓶中，用 0.1mol/L 硝酸溶液稀释至刻度，摇匀，作为对照品溶液。取上述两种溶液，照原子吸收分光光度法（通则 0406），在 324.8nm 的波长处分别测定。供试品溶液的吸光度不得大于对照品溶液的吸光度（0.001%）。

（二）2，3-二甲基苯胺

甲芬那酸中可能存在未反应完全的原料 2，3-二甲基苯胺，具有引起高铁血红蛋白血症，损害中枢神经系统、心血管系统和肝等危害。ChP2015 采用 GC 法检查。方法为：

取本品适量，精密称定，加二氯甲烷-甲醇（3∶1）溶液溶解并定量稀释制成每 1ml 中约含 25mg 的溶液，作为供试品溶液；另取 2，3-二甲基苯胺适量，精密称定，加二氯甲烷-甲醇（3∶1）溶液溶解并定量稀释制成每 1ml 中约含 2.5μg 的溶液，作为对照品溶液。照气相色谱法（通则 0521）试验，以聚乙二醇（PEG-20M）为固定液的毛细管柱为色谱柱，对照品溶液采用恒温 150℃，供试品溶液采用程序升温，起始温度 150℃，维持至 2，3-二甲基苯胺出峰后，以每分钟 70℃的速率升温至 220℃，维持 20 分钟，进样口温度为 250℃，检测器温度为 260℃。精密量取供试品溶液与对照品溶液各 1μl，分别注入气相色谱仪，记录色谱图。供试品溶液中如有与 2，3-二甲基苯胺保留时间一致的色谱峰，其峰面积不得大于对照品溶液中 2，3-二甲基苯胺峰面积（0.01%）。

（三）有关物质

ChP2015 采用 HPLC 法中不加校正因子的主成分自身对照法检查。供试品溶液色谱图中如有杂质峰，单个杂质峰面积不得大于对照溶液主峰面积的 0.2 倍（0.1%），各杂质峰面积的和不得大于对照溶液主峰面积（0.5%）。

五、氯贝丁酯中特殊杂质的检查

链接 6-2

氯贝丁酯的合成工艺为：

可能引入的杂质：①生产过程中原料残存及氯贝丁酯分解产生对氯酚，毒性较大；②生成过程中的主要中间体对氯苯氧异丁酸；③合成过程中引入酯类、其他挥发性杂质及残留溶剂等。

根据氯贝丁酯的合成工艺及性质，ChP2015 规定检查酸度、对氯酚及挥发性杂质。酸度检查采用酸碱滴定法，对氯酚及挥发性杂质检查采用 GC 法。

（一）酸度

取本品 2.0g，加中性乙醇（对酚酞指示液显中性）10ml 溶解后，加酚酞指示液数滴与氢氧化钠滴定液（0.1mol/L）0.15ml，应显粉红色。

（二）对氯酚

取本品 10.0g，加氢氧化钠试液 20ml，振摇提取，分取下层液，用水 5ml 振摇洗涤后，留作挥发性物质检查用。上述水洗液并入碱性提取液中，用三氯甲烷振摇洗涤 2 次，每次 5ml，弃去三氯甲烷液，加稀盐酸使成酸性，用三氯甲烷提取 2 次，每次 5ml，合并三氯甲烷提取液，并加三氯甲烷稀释成 10ml，作为供试品溶液；另取 0.0025%对氯酚的三氯甲烷溶液作为对照品溶液。照气相色谱法（通则 0521），用 2m 玻璃色谱柱，以甲基硅橡胶（SE-30）为固定液，涂布浓度为 5%，在柱温 160℃测定。含对氯酚不得过 0.0025%。

（三）挥发性杂质

照气相色谱法（通则 0521），照对氯酚检查项下的色谱条件。取对氯酚项下经碱液洗涤后的本品适量，经无水硫酸钠干燥，作为供试品；称取适量，用三氯甲烷稀释制成每 1ml 中约含 10mg 的溶液作为预试溶液，取预试溶液适量注入气相色谱仪，调节检测灵敏度或进样量使仪器适合测定；取供试品溶液注入气相色谱仪，记录色谱图至主成分峰保留时间的 2 倍。供试品溶液色谱图中如有杂质峰，各杂质峰面积的和不得大于总峰面积的千分之五。

此外，对氨基水杨酸钠的合成多以间氨基酚为原料，因此在成品中可能有未反应完全的间氨基酚；另外，对氨基水杨酸钠不稳定，吸潮、见光、受热易发生脱羧反应，生成间氨基酚。间氨基酚不仅有毒，而且可被氧化成 3，5，3′，5′-四羟基联苯醌，呈明显的红棕色，故需检查。ChP2015 采用离子对色谱法检查有关物质，配制 1mg/ml 的供试品溶液、1μg/ml 的对照溶液、1μg/ml 的间氨基酚对照品溶液，分别注入液相色谱仪，记录色谱图。规定间氨基酚按外标法以峰面积计算不得过 0.1%，其他单个杂质峰面积不得大于对照溶液主峰面积（0.1%），各杂质峰面积的和不得大于对照溶液主峰面积的五倍（0.5%）。

第四节 含量测定

一、酸碱滴定法

（一）直接滴定法

含有游离羧基的芳酸类药物，呈酸性，可用碱滴定液直接滴定测定含量。如 ChP2015 阿司匹林的含量测定：

取本品约 0.4g，精密称定，加中性乙醇（对酚酞指示液显中性）20ml 溶解后，加酚酞指示液 3 滴，用氢氧化钠滴定液（0.1mol/L）滴定。每 1ml 氢氧化钠滴定液（0.1mol/L）相当于 18.02mg 的 $C_9H_8O_4$。

反应式如下：

本法为直接滴定法，测定结果按下式计算：

$$含量\% = \frac{18.02 \times 10^{-3} \times V \times \dfrac{c}{0.1}}{W} \times 100\%$$

式中，V 为样品测定时消耗氢氧化钠滴定液的体积，ml；c 为氢氧化钠滴定液的实际浓度，mol/L；W 为供试品的取样量，g。

为了使阿司匹林易于溶解且防止测定过程中由于酯键水解而使结果偏高，采用中性乙醇为溶剂。阿司匹林为弱酸，用氢氧化钠滴定时，化学计量点偏碱性，故指示剂选用在碱性区变色的酚酞。

滴定应在不断振摇下稍快地进行，以防止局部碱浓度过大致使阿司匹林中酯键水解。本法简便、快速，但专属性差，易受阿司匹林的降解产物水杨酸及醋酸的干扰。故本法不适用于水杨酸含量较高的样品测定。

ChP2015 中二氟尼柳、双水杨酯、水杨酸、苯甲酸、甲芬那酸、布美他尼、布洛芬、右布洛芬、双水杨酯片均采用氢氧化钠滴定液直接滴定测定含量。测定时，右布洛芬、布洛芬、布美他尼以中性乙醇为溶剂；水杨酸、苯甲酸以中性稀乙醇为溶剂；甲芬那酸在乙醇中微溶，在水中不溶，所以以微温的无水中性乙醇为溶剂。二氟尼柳以甲醇-水为溶剂、双水杨酯以乙醇为溶剂，用氢氧化钠直接滴定，均将滴定结果用空白试验校正，以扣除溶剂所带来的误差。

（二）水解后剩余滴定法

利用阿司匹林酯结构在碱性溶液中易于水解的特性，加入定量过量的氢氧化钠滴定液，加热使酯键水解，剩余的氢氧化钠滴定液用硫酸或盐酸滴定液回滴定。USP39、BP2016、JP16 均采用该法测定阿司匹林含量。由于氢氧化钠滴定液在受热时易吸收空气中的二氧化碳，用酸回滴时，酸滴定液的消耗体积减少，致使测定结果偏高，故需在相同条件下进行空白试验校正。为减小二氧化碳的影响，JP16 在装有附带二氧化碳吸收管（碱石灰，氧化钙与氢氧化钠/钾的混合物）的回流冷凝器的烧瓶中进行水解。JP16 阿司匹林的含量测定：

取预先干燥的阿司匹林约 1.5g，精密称定，置烧瓶[装有附带二氧化碳吸收管（碱石灰）的回流冷凝器]中，精密加氢氧化钠滴定液（0.5mol/L）50ml，缓缓煮沸 10 分钟，加酚酞指示液 3 滴，立即用硫酸滴定液（0.25mol/L）滴定，并将滴定结果用空白试验校正。每 1 ml 氢氧化钠滴定液（0.5mol/L）相当于 45.04mg 的 $C_9H_8O_4$。

反应式：

$$2NaOH + H_2SO_4 \longrightarrow Na_2SO_4 + 2H_2O$$

由上述反应式可知：阿司匹林与氢氧化钠反应的摩尔比为 1：2。

该法为具有酯结构药物的一般含量测定方法。JP16 氯贝丁酯的含量测定亦采用该法。

（三）两步滴定法

由于阿司匹林片、肠溶片等制剂中加入了少量的酒石酸或枸橼酸作为稳定剂，并且阿司匹林制剂在生产和贮藏过程中水解可能产生水杨酸、醋酸，均可消耗碱滴定液，使测定结果偏高，因此 ChP2005 采用"两步滴定法"测定阿司匹林片和阿司匹林肠溶片的含量。

"两步滴定法"系指测定过程分为两步进行，第一步中和消除供试品中存在的酸性附加剂和降解产物的干扰，同时阿司匹林也被中和为钠盐。

$$\begin{array}{c}\text{酒石酸}\\\text{枸橼酸}\\\text{水杨酸}\\\text{醋 酸}\end{array}\right\} + NaOH \longrightarrow \text{钠盐} + H_2O$$

第二步水解后剩余滴定法测定含量：

$$2NaOH + H_2SO_4 \longrightarrow Na_2SO_4 + 2H_2O$$

由上述反应式可知：阿司匹林与氢氧化钠反应的摩尔比为 1：1。阿司匹林的分子量为 180.16，因此：

$$T = \frac{cM}{n} = \frac{0.1 \times 180.16}{1} = 18.02\,\text{mg/ml}$$

本法为剩余滴定法，测定结果按下式计算：

$$\text{标示量\%} = \frac{\dfrac{T(V_0 - V)F}{W} \times \overline{W}}{\text{标示量}} \times 100\% = \frac{\dfrac{18.02 \times 10^{-3} \times (V_0 - V) \times \dfrac{c}{0.05}}{W} \times \overline{W}}{\text{标示量}} \times 100\%$$

式中，V_0 和 V 分别为空白试验和样品测定时消耗硫酸滴定液的体积，单位 ml；c 为硫酸滴定液的实际浓度，单位 mol/L；W 为供试品的取样量，单位 g；$\overline{W}$ 为平均片重，单位 g/片；标示量为制剂的规格，单位 g/片。

氯贝丁酯分子中具有羧酸酯结构，水解时定量消耗氢氧化钠，可用水解后剩余滴定法测定含量，但其合成过程中易引入酸性杂质，使含量测定结果偏高。为了消除供试品中共存酸性杂质的干扰，ChP2015 收载的氯贝丁酯及其胶囊亦采用两步滴定法测定含量。如氯贝丁酯的含量测定：

取本品约 2g，精密称定，置锥形瓶中，加中性乙醇（对酚酞指示液显中性）10ml 与酚酞指示液数滴，滴加氢氧化钠滴定液（0.1mol/L）至显粉红色，再精密加氢氧化钠滴定液（0.5mol/L）20ml，加热回流 1 小时至油珠完全消失，放冷，用新沸过的冷水洗涤冷凝管，洗液并入锥形瓶中，加酚酞指示液数滴，用盐酸滴定液（0.5mol/L）滴定，并将滴定的结果用空白试验校正。每 1ml 氢氧化钠滴定液（0.5mol/L）相当于 121.4mg 的 $C_{12}H_{15}ClO_3$。

反应式为：

$$NaOH + HCl \longrightarrow NaCl + H_2O$$

（四）非水溶液滴定法

利用双氯芬酸钠的弱碱性，ChP2015 采用非水碱量法测定含量，方法为：

取本品约 0.25g，精密称定，加冰醋酸 40ml 溶解，照电位滴定法（通则 0701），用高氯酸滴定液（0.1mol/L）滴定，并将滴定的结果用空白试验校正。每 1ml 高氯酸滴定液（0.1mol/L）相当于 31.81mg 的 $C_{14}H_{10}Cl_2NNaO_2$。

二、亚硝酸钠滴定法

利用对氨基水杨酸钠结构中芳伯氨基与亚硝酸钠的反应，ChP2015 采用亚硝酸钠滴定法测定含量，电位法指示终点。方法为：

取本品约 0.15g，精密称定，加水 20ml 溶解后，加 50%溴化钠溶液 10ml 与冰醋酸 25ml，照电位滴定法（通则 0701），快速加入亚硝酸钠滴定液（0.1mol/L）5ml 后，继续用该滴定液滴定至终点。每 1ml 亚硝酸钠滴定液（0.1mol/L）相当于 17.52mg 的 $C_7H_6NNaO_3$。

三、紫外分光光度法

（一）直接紫外分光光度法

利用丙磺舒在盐酸乙醇溶液中，在 249nm 波长处有最大吸收，ChP2015 采用 UV 法测定丙磺舒片的含量，过滤除去辅料的干扰，方法为：

取本品 10 片，精密称定，研细，精密称取适量（约相当于丙磺舒 60mg），置 200ml 量瓶中，加乙醇 150ml 与盐酸溶液（9→100）4ml，置 70℃水浴上加热 30 分钟，放冷，用乙醇稀释至刻度，摇匀，滤过，精密量取续滤液 5ml，置 100ml 量瓶中，加盐酸溶液（9→100）2ml，用乙醇稀释至刻度，摇匀，照紫外-可见分光光度法（通则 0401），在 249nm 的波长处测定吸光度，按 $C_{13}H_{19}NO_4S$ 的吸收系数（$E_{1cm}^{1\%}$）为 338 计算，即得。

本法为吸收系数法，测定结果按下式计算：

$$\text{标示量}\% = \frac{\dfrac{\dfrac{A}{E_{1cm}^{1\%} l \times 100} \times D \times V}{W}}{\text{标示量}} \times 100\% = \frac{\dfrac{\dfrac{A}{338 \times 1 \times 100} \times \dfrac{100}{5} \times 200 \times 10^3}{W}}{\text{标示量}} \times 100\%$$

式中，A 为供试品溶液的吸光度；V 为供试品溶液的体积，ml；D 为溶液的稀释倍数；W 为供试品的取样量，g；$\overline{W}$ 为平均片重，g/片；标示量为制剂的规格，g/片。

ChP2015 二氟尼柳片剂及胶囊的含量测定亦采用该法，对照品比较法定量。

（二）柱分配色谱-紫外分光光度法

USP39 采用该法测定阿司匹林胶囊和栓剂的含量，采用柱色谱分离法消除辅料及降解产物的干扰。如阿司匹林胶囊的含量测定：

色谱柱的制备 空柱（2.5cm×20cm）下端塞入少量玻璃棉，装入填充剂，即硅藻土 3g 和新制碳酸氢钠液（1→12）2ml 的混合物。

对照品溶液的制备 取阿司匹林对照品约 50mg，精密称定，置 50ml 量瓶中，加冰醋酸 0.5ml，加三氯甲烷至刻度，摇匀；精密量取 5ml，置 100ml 量瓶中，用冰醋酸-三氯甲烷溶液（1→100）稀释至刻度，摇匀，制成每 1ml 约含 50μg 的溶液。

供试溶液的制备：取胶囊 20 粒，尽可能完全倾出内容物，精密称定，研细，混匀；取细粉适量（相当于阿司匹林 50mg），精密称定，置 50ml 量瓶中，加入盐酸-甲醇溶液（1→50）1ml，加三氯甲烷至刻度，摇匀。精密量取 5ml，移置色谱柱填充剂上，用三氯甲烷 5ml 和 25ml 相继洗涤，弃去洗脱液，用冰醋酸-三氯甲烷溶液（1→10）10ml 洗脱后，再用冰醋酸-三氯甲烷溶液（1→100）85ml 洗脱，洗脱液收集于 100ml 量瓶中，并用冰醋酸-三氯甲烷溶液（1→100）稀释至刻度，摇匀。

测定法：以三氯甲烷为空白，用 1cm 吸收池，于最大吸收波长 280nm 处，立即测定对照品溶液和供试溶液的吸光度，计算即得。

在硅藻土-碳酸氢钠色谱柱中，阿司匹林及水杨酸成钠盐保留于柱上，先用三氯甲烷洗脱除去中性或碱性杂质，再用醋酸酸化，使阿司匹林游离，以三氯甲烷洗脱后测定其含量。该法不需特殊仪器，结果重现性较好，但操作较繁琐。

（三）离子交换-紫外分光光度法

USP39 氯贝丁酯及其胶囊的含量测定采用该法。氯贝丁酯在 226nm 波长处有最大吸收，可用紫外-可见分光光度法测定含量。但杂质对氯酚、对氯苯氧异丁酸等在 226nm 处也有吸收，对测定有干扰。本法利用氯贝丁酯不能发生电离，而杂质在碱性条件下电离的性质，用强碱性阴离子交换树脂吸附酸性杂质，收集洗脱液，对照品比较法定量测定氯贝丁酯的含量。方法为：

离子交换树脂的预处理：在烧杯中加入 1mol/L 的氢氧化钠溶液 75ml 和强碱性聚苯乙烯-二乙烯苯型阴离子交换树脂（50～100 目）约 3g，放置约 15 分钟（偶尔搅拌）。用水洗涤树脂，直至洗液对石蕊试纸显中性，最后用甲醇洗涤 3 次，每次 50ml，备用。

离子交换柱的制备：在离子交换柱管（1cm×15cm）下端填塞适量玻璃棉，用甲醇湿法装入足够量的离子交换树脂，使柱床高度为 6～8cm。

对照品溶液的制备：取氯贝丁酯对照品适量，精密称定，用甲醇溶解并稀释制成每 1ml 中约含 20μg 的溶液，即得。

供试品溶液的制备：取供试品约 200mg，精密称定，置 100ml 量瓶中，加入甲醇至刻度，混匀；精密量取 10ml，移入离子交换柱，将洗脱液收集于 100ml 量瓶中，再用甲醇 25ml 冲洗柱子，洗脱液收集于同一量瓶中，并用甲醇稀释至刻度，摇匀。精密量取该溶液 5.0ml，置 50ml 量瓶中，用甲醇稀释至刻度，摇匀，即得。

测定法　取供试品溶液和对照品溶液，分置 1cm 吸收池中，以甲醇为空白，在最大吸收波长 226nm 处同时测定吸收度，按下式计算本品的含量%：

$$含量\% = \frac{c_R \times \dfrac{A_X}{A_R} \times \dfrac{50}{5.0} \times \dfrac{100}{10} \times 100 \times 10^{-3}}{W} \times 100\%$$

式中，c_R 为对照品溶液的浓度，μg/ml；A_X、A_R 分别为供试品溶液、对照品溶液的吸光度；W 为供试品的取样量，mg。

四、高效液相色谱法

HPLC 法具有分离分析功能，可消除有关物质、辅料等的干扰，因此 ChP2015 收载的贝诺酯、丙磺舒原料及大部分制剂采用该法测定含量。

（一）离子抑制色谱法

该类药物大部分为弱酸性药物，采用离子抑制色谱法测定含量。如 ChP2015 阿司匹林栓的含量测定：

色谱条件与系统适用性试验　用十八烷基硅烷键合硅胶为填充剂，以乙腈-四氢呋喃-冰醋酸-水（20：5：5：70）为流动相；检测波长为 276nm。理论板数按阿司匹林峰计算不低于 3000，阿司匹林峰与水杨酸峰的分离度应符合要求。

测定法　取本品 5 粒，精密称定，置小烧杯中，在 40～50℃水浴上微温熔融，在不断搅拌下放冷，精密称取适量（约相当于阿司匹林 0.1g），置 50ml 量瓶中，加 1%冰醋酸的甲醇溶液适量，在 40～50℃水浴中充分振摇使阿司匹林溶解，放冷，用 1%冰醋酸的甲醇溶液稀释至刻度，摇匀，置冰浴中冷却 1 小时，取出，迅速滤过，取续滤液作为供试品贮备液。精密量取供试品贮备液 5ml，置 100ml 量瓶中，用 1%冰醋酸的甲醇溶液稀释至刻度，摇匀，精密量取 10μl 注入液相色谱仪，记录色谱图；另取阿司匹林对照品，精密称定，加 1%冰醋酸的甲醇溶液振摇使溶解并定量稀释制成每 1ml 中约含 0.1mg 的溶液，同法测定。按外标法以峰面积计算，即得。

测定结果按下式计算：

$$\text{标示量\%} = \frac{\dfrac{c_R \times \dfrac{A_X}{A_R} \times D \times V}{W}}{\text{标示量}} \times \overline{W} \times 100\% = \frac{\dfrac{c_R \times \dfrac{A_X}{A_R} \times \dfrac{100}{5} \times 50 \times 10^{-3}}{W}}{\text{标示量}} \times \overline{W} \times 100\%$$

式中，c_R 为对照品溶液的浓度，mg/ml；A_X、A_R 分别为供试品溶液、对照品溶液的峰面积；V 为供试品溶液的体积，ml；D 为溶液的稀释倍数；W 为供试品的取样量，g；$\overline{W}$ 为平均粒重，g/粒；标示量为制剂的规格，g/粒。

本法为离子抑制色谱法，流动相中加入冰醋酸是为了抑制阿司匹林的解离。为消除栓剂基质对测定的影响，以 1%冰醋酸的甲醇溶液为介质，40～50℃水浴加热使阿司匹林溶解，冰浴中冷却使基质重新凝固后，过滤除去。

（二）离子对色谱法

ChP2015 对氨基水杨酸钠制剂采用离子对色谱法测定含量。如对氨基水杨酸钠肠溶片的含量测定：

色谱条件与系统适用性试验：用十八烷基硅烷键合硅胶为填充剂；以乙腈-10%四丁基氢氧化铵溶液-0.05mol/L 磷酸二氢钠（100：2：900）为流动相；检测波长为265nm。分别取间氨基酚、5-氨基水杨酸（美沙拉嗪）和对氨基水杨酸钠对照品各适量，加流动相溶解制成每 1ml 中含间氨基酚和 5 -氨基水杨酸各 5μg、对氨基水杨酸钠 10μg 的混合溶液作为系统适用性溶液，取系统适用性溶液 20μl，注入液相色谱仪，记录色谱图，出峰顺序依次为间氨基酚、5-氨基水杨酸、对氨基水杨酸钠，相邻各色谱峰之间的分离度均应符合要求。

测定法：取本品 10 片，除去包衣，精密称定，研细，精密称取细粉适量（约相当于对氨基水杨酸钠100mg），置 100ml 量瓶中，加流动相使对氨基水杨酸钠溶解并稀释至刻度，摇匀，滤过，精密量取续滤液 5ml，置 100ml 量瓶中，用流动相稀释至刻度，摇匀，作为供试品溶液，精密量取 20μl 注入液相色谱仪，记录色谱图；另取对氨基水杨酸钠对照品，精密称定，同法测定。按外标法以峰面积计算，即得。

本法为离子对色谱法。在磷酸盐缓冲溶液中，对氨基水杨酸钠电离出的阴离子，与带正电荷的离子对试剂四丁基氢氧化铵生成离子对，调整了色谱保留行为，从而提高了样品分析的重现性和色谱峰的对称性。

（内蒙古医科大学　王焕芸）

第七章 胺类药物的分析

本 章 要 求

1. 掌握芳胺类、苯乙胺类药物的结构、性质及与分析方法间的关系；芳胺类药物的化学鉴别反应；亚硝酸钠滴定法的原理、测定的主要条件、终点指示方法及注意事项。

2. 熟悉两类药物中特殊杂质的来源及检查方法；溴量法、比色法测定苯乙胺类药物含量的原理及方法。

3. 了解两类药物的其他分析内容及国内外药典同类药物分析方法的差异。

案例 7-1

已知某药物结构式为：

$$H_2N \text{—} \bigcirc \text{—} C(=O)\text{—}O\text{—}CH_2CH_2\text{—}N(CH_2CH_3)_2 \quad , HCl$$

问题：

1. 根据该药物的结构，分析其性质，设计合理的化学鉴别反应。

2. 根据其结构特点，该药物可能产生何种杂质？杂质检查采用何种方法？

3. 该药物可采用哪些方法进行含量测定？现行 ChP、USP、BP、JP 各采用何种方法测定该药物及其制剂的含量？比较方法的异同点。

分子结构中以氨基为主要活性官能团的药物即可归属为胺类药物。该类药物涉及面较广，临床应用广泛，国内外药典收载的品种较多。按化学结构可分为芳胺类、芳烃胺类、磺酰胺类等药物。本章重点讨论对氨基苯甲酸酯类、酰苯胺类及苯乙胺类药物的质量分析方法。

第一节 芳胺类药物的分析

一、结构与性质

芳胺类药物（aromatic amines drugs）是氨基直接取代在芳环上的药物。基本结构有两类：对氨基苯甲酸酯类和酰苯胺类。

（一）基本结构与典型药物

对氨基苯甲酸酯类药物的基本结构为：

$$R_1HN \text{—} \bigcirc \text{—} C(=O)\text{—}OR_2 \quad (R_3)$$

酰苯胺类药物均系苯胺的酰基衍生物，结构共性是具有芳酰胺基，基本结构为：

芳胺类的典型代表药物见表 7-1。

表 7-1 芳胺类的典型代表药物

类别	药物名称	化学结构
对氨基苯甲酸酯类	苯佐卡因（benzocaine）	
	盐酸普鲁卡因（procaine hydrochloride）	, HCl
	盐酸奥布卡因（benoxinate hydrochloride）	, HCl
	盐酸丁卡因（tetracaine hydrochloride）	, HCl
酰苯胺类	对乙酰氨基酚（paracetamol）	
	醋氨苯砜（acedapsone）	
	盐酸利多卡因（lidocaine hydrochloride）	, HCl
	盐酸布比卡因（bupivacaine hydrochloride）	, HCl
	盐酸罗哌卡因（ropivacaine hydrochloride）	, HCl

盐酸普鲁卡因胺（procainamide hydrochloride）的化学结构为：

该药物与盐酸普鲁卡因的化学结构不同之处仅在酯键改为酰胺键，其化学性质与对氨基苯甲酸酯类药物相似，在此一并列入讨论。

（二）性质

1. 芳伯氨基特性 上述药物除盐酸丁卡因外，均具有芳伯氨基或潜在的芳伯氨基（酰胺键水解），可发生芳香第一胺反应（primary aromatic amines）；可与芳醛发生缩合反应，生成 Schiff 碱；易氧化变色等。

2. 水解特性 分子结构中的酯键或酰胺键易水解。光线、热或碱性条件可以促进水解。酰苯胺类药物中的对乙酰氨基酚、醋氨苯砜水解速率较快；盐酸利多卡因、盐酸布比卡因、盐酸罗哌卡因在酰氨基邻位存在两个甲基，由于空间位阻影响，水解较难。

3. 弱碱性 大多数药物分子结构中具有脂烃胺侧链，具有弱碱性，可用非水碱量法测定含量。

4. 酚羟基特性 对乙酰氨基酚结构中有酚羟基，可与三氯化铁反应呈色。

5. 与重金属离子的反应 盐酸利多卡因、盐酸布比卡因等结构中的芳酰胺基可与重金属盐（铜离子或钴离子）发生反应，生成有色的配位化合物沉淀。

6. 光吸收特性 本类药物都有苯环等共轭结构，在紫外光区有特征吸收；苯环、芳伯氨基、酰胺基、羟基、酯键等具有特征的红外吸收。

7. 溶解性 本类药物的游离碱多为碱性油状液体或低熔点的固体，难溶于水，可溶于有机溶剂；其盐酸盐均系白色结晶性粉末，具有一定的熔点，易溶于水、乙醇，难溶于有机溶剂。

二、鉴 别 试 验

（一）芳香第一胺反应

该反应又称为重氮化-偶合反应，收载于药典通则"一般鉴别试验"项下，用于具有游离芳伯氨基或潜在芳伯氨基药物的鉴别。其原理为：具有芳伯氨基的药物在酸性条件下与亚硝酸钠反应生成重氮盐，后者再在碱性条件下，与 β 萘酚偶合生成颜色鲜艳的偶氮染料。方法为：

取供试品约 50mg，加稀盐酸 1ml，必要时缓缓煮沸使溶解，放冷，加 0.1mol/L 亚硝酸钠溶液数滴，加与 0.1mol/L 亚硝酸钠等体积的 1mol/L 脲溶液，振摇 1 分钟，滴加碱性 β-萘酚试液数滴，视供试品不同，生成由粉红到猩红色沉淀。

苯佐卡因、盐酸普鲁卡因、盐酸奥布卡因、盐酸普鲁卡因胺结构中含有芳伯氨基，可直接用该反应鉴别。如 ChP2015 盐酸普鲁卡因的鉴别：

本品显芳香第一胺类的鉴别反应（通则 0301）。反应式如下：

对乙酰氨基酚、醋氨苯砜需先水解后，才能用该反应鉴别。如 ChP2015 对乙酰氨基酚的鉴别：

取本品约 0.1g，加稀盐酸 5ml，置水浴中加热 40 分钟，放冷；取 0.5ml，滴加亚硝酸钠试液 5 滴，摇匀，用水 3ml 稀释后，加碱性 β-萘酚试液 2ml，振摇，即显红色。反应式如下：

盐酸利多卡因、盐酸布比卡因、盐酸罗哌卡因因邻位空间位阻效应，重氮化反应速率较慢。

盐酸丁卡因结构中没有芳伯氨基，无重氮化-偶合反应。但结构中的芳仲氨基在盐酸溶液中可与亚硝酸钠反应，生成 N-亚硝基化合物白色沉淀，可与同类其他药物相区别。

（二）与三氯化铁反应

对乙酰氨基酚结构中具有酚羟基，可直接与三氯化铁试液反应呈蓝紫色，用于鉴别。反应式如下：

（三）水解产物反应

盐酸普鲁卡因与苯佐卡因结构中均具有酯键，在碱性条件下可以水解，利用其水解产物的特性可进行鉴别。ChP2015 盐酸普鲁卡因的鉴别：

取本品约 0.1g，加水 2ml 溶解后，加 10%氢氧化钠溶液 1ml，即生成白色沉淀；加热，变为油状物；继续加热，发生的蒸气能使湿润的红色石蕊试纸变为蓝色；热至油状物消失后，放冷，加盐酸酸化，即析出白色沉淀。

盐酸普鲁卡因与氢氧化钠溶液反应生成普鲁卡因白色沉淀，该沉淀熔点低，加热，变为油状物；继续加热则酯键水解，生成二乙氨基乙醇和对氨基苯甲酸钠；二乙氨基乙醇具碱性，能使湿润的红色石蕊试纸变蓝色；对氨基苯甲酸钠加盐酸生成对氨基苯甲酸白色沉淀。反应式如下：

$$NH_2\text{—}\bigcirc\text{—}COOCH_2CH_2N(C_2H_5)_2 \cdot HCl \xrightarrow{NaOH}$$

$$NH_2\text{—}\bigcirc\text{—}COOCH_2CH_2N(C_2H_5)_2\downarrow$$

$$\xrightarrow{NaOH} NH_2\text{—}\bigcirc\text{—}COONa + HOCH_2CH_2N(C_2H_5)_2\uparrow$$

$$NH_2\text{—}\bigcirc\text{—}COONa \xrightarrow{HCl} NH_2\text{—}\bigcirc\text{—}COOH\downarrow \xrightarrow{HCl}$$

$$HCl \cdot H_2N\text{—}\bigcirc\text{—}COOH$$

ChP2015 苯佐卡因的鉴别：

取本品约 0.1g，加氢氧化钠试液 5ml，煮沸，即有乙醇生成；加碘试液，加热，即生成黄色沉淀，并发出碘仿臭气。反应式如下：

$$H_2N\text{—}\bigcirc\text{—}COOC_2H_5 + NaOH \longrightarrow H_2N\text{—}\bigcirc\text{—}COONa + C_2H_5OH$$

$$C_2H_5OH + 4I_2 + 6NaOH \longrightarrow CHI_3\downarrow + 5NaI + HCOONa + 5H_2O$$

（四）与重金属离子反应

1. 盐酸利多卡因　盐酸利多卡因结构中具有芳酰胺，在碳酸钠溶液中与硫酸铜反应生成蓝紫色配位化合物，此有色物转溶于三氯甲烷显黄色。本类其他药物在同样条件下，不发生此反应。如 ChP2015 盐酸利多卡因的鉴别：

取本品 0.2g，加水 20ml 溶解后，取溶液 2ml，加硫酸铜试液 0.2ml 与碳酸钠试液 1ml，即显蓝紫色；加三氯甲烷 2ml，振摇后放置，三氯甲烷层显黄色。反应式如下：

盐酸利多卡因在酸性溶液中与氯化钴试液反应，生成亮绿色细小钴盐沉淀。

$$2 \underset{CH_3}{\overset{CH_3}{\bigcirc}} NHCOCH_2N \underset{C_2H_5}{\overset{C_2H_5}{}} + CoCl_2 \longrightarrow$$

$$\underset{CH_3}{\overset{CH_3}{\bigcirc}} NHCOCH_2N \underset{C_2H_5}{\overset{C_2H_5}{}} \quad \underset{H_5C_2}{\overset{H_5C_2}{}} NCH_2CON \underset{H_3C}{\overset{H_3C}{\bigcirc}}$$
$$Co$$

2. 盐酸普鲁卡因胺 盐酸普鲁卡因胺结构中具有芳酰胺，可被浓过氧化氢氧化成羟肟酸，再与三氯化铁作用形成配位化合物羟肟酸铁，该反应称为羟肟酸铁反应，可用于其鉴别。ChP2015 盐酸普鲁卡因胺的鉴别：

取本品 0.1g，加水 5ml，加三氯化铁试液与浓过氧化氢溶液各 1 滴，缓缓加热至沸，溶液显紫红色，随即变为暗棕色至棕黑色。反应式如下：

$$H_2N-\bigcirc-CONHCH_2CH_2N(C_2H_5)_2 + H_2O_2 \longrightarrow$$

$$H_2N-\bigcirc-CON(OH)CH_2CH_2N(C_2H_5)_2 + H_2O$$

$$3\, H_2N-\bigcirc-CON(OH)CH_2CH_2N(C_2H_5)_2 + FeCl_3 \longrightarrow$$

$$\left[H_2N-\bigcirc-CON(OH)CH_2CH_2N(C_2H_5)_2 \right]_3 Fe + 3HCl$$

（五）制备衍生物测熔点

制备衍生物测熔点是国内外药典常用的鉴别方法之一。如 JP16 盐酸奥布卡因的鉴别：

取本品约 0.1g，加水 8ml 溶解后，加硫氰酸铵试液 3ml，产生油状物；用玻璃棒摩擦容器内壁，形成白色结晶；收集获得的晶体，用水重结晶，将晶体在真空、五氧化二磷干燥器中干燥 5 小时，依法测定熔点，熔点约为 103～106℃。

（六）紫外分光光度法

利用本类药物在紫外光区的特征吸收，可进行鉴别，该法是国内外药典鉴别该类药物的常用方法之一。如 ChP2015 盐酸布比卡因的鉴别：

取本品，精密称定，按干燥品计算，加 0.01mol/L 盐酸溶液溶解并定量稀释制成每 1ml 中约含 0.40mg 的溶液，照紫外-可见分光光度法（通则 0401）测定，在 263nm 与 271nm 的波长处有最大吸收；其吸光度分别为 0.53～0.58 与 0.43～0.48。

ChP2015 对乙酰氨基酚凝胶、注射用盐酸丁卡因、盐酸罗哌卡因及其制剂、盐酸普鲁卡因胺片及注射液、醋氨苯砜等均用该法鉴别。

（七）红外分光光度法

本类药物的官能团在红外光区有特征吸收，各国药典均采用 IR 法鉴别。如 ChP2015 对乙酰氨基酸咀嚼片的鉴别：

取本品适量（约相当于对乙酰氨基酚 100mg），加丙酮 10ml，研磨溶解，滤过，滤液水浴蒸干，残渣经减压干燥，依法测定。本品的红外光吸收图谱应与对照的图谱（光谱集 131 图）一致。

IR 法测定时应注意：有机碱的盐酸盐用溴化钾压片时可能发生复分解反应而生成有机碱的氢溴酸盐，因此采用氯化钾压片。盐酸普鲁卡因的红外吸收图谱见图 7-1，显示的主要特征吸收与解析见表 7-2。

图 7-1　盐酸普鲁卡因的红外吸收图谱（氯化钾压片）

表 7-2　盐酸普鲁卡因的 IR 特征吸收峰归属

峰位（cm^{-1}）	归属
3315，3200	ν_{NH_2}（伯胺）
2585	ν_{N^+H}（胺基）
1692	$\nu_{C=O}$（酯羰基）
1645	δ_{N-H}（胺基）
1604，1520	$\nu_{C=C}$（苯环）
1271，1170，1115	ν_{C-O}（酯基）

（八）高效液相色谱法

本类药物的一些制剂，用 HPLC 法测定含量的同时，可用 HPLC 法鉴别。

此外，本类药物多为盐酸盐，可用氯化物的反应进行鉴别。

三、特殊杂质检查

（一）盐酸普鲁卡因中对氨基苯甲酸的检查

盐酸普鲁卡因分子结构中的酯键，易发生水解反应，生成对氨基苯甲酸。对氨基苯甲酸经长期贮存或高温加热，可进一步脱羧转化为苯胺，苯胺又可被氧化为有色物质，导致药物疗效下降，而且毒性增加。ChP2015 采用 HPLC 法检查对氨基苯甲酸，方法为：

取本品，精密称定，加水溶解并定量稀释制成每 1ml 中含 0.2mg 的溶液，作为供试品溶液；另取对氨基苯甲酸对照品，精密称定，加水溶解并定量稀释制成每 1ml 中含 1μg 的溶液，作为对照品溶液；取供试品溶液 1ml 与对照品溶液 9ml 混合均匀，作为系统适用性溶液。照高效液相色谱法（通则 0512）试验，用十八烷基硅烷键合硅胶为填充剂；以含 0.1%庚烷磺酸钠的 0.05mol/L 磷酸二氢钾溶液（用磷酸调节 pH 至 3.0）-甲醇（68∶32）为流动相；检测波长为 279nm。取系统适用性溶液 10μl，注入液相色谱仪，理论板数按对氨基苯甲酸峰计算不低于 2000，盐酸普鲁卡因峰和对氨基苯甲酸峰的分离度应大于 2.0。精密量取对照品溶液与供试品溶液各 10μl，分别注入液相色谱仪，记录色谱图。供试品溶液色谱图中如有与对氨基苯甲酸峰保留时间一致的色谱峰，按外标法以峰面积计算，不得过 0.5%。

本法为离子对色谱法。注射用盐酸普鲁卡因采用以上方法检查对氨基苯甲酸，规定按外标法以峰面积计算，不得过标示量的 0.5%。盐酸普鲁卡因注射液采用离子对色谱法检查有关物质，配制供试品溶液（0.2mg/ml）、对照溶液（2μg/ml）和对氨基苯甲酸对照品溶液（2.4μg/ml）进行试验，规定按外标法以峰面积计算，对氨基苯甲酸不得过标示量的 1.2%，其他杂质峰面积的和不得大于对照溶液的主峰面积（1.0%）。

（二）盐酸丁卡因中有关物质的检查

盐酸丁卡因的酯键，也易水解为对丁氨基苯甲酸，脱羧，进一步发生 N-取代芳胺的重排反应，生成芳伯胺，而易氧化变色。因此 ChP2015 规定其原料及其制剂均需进行有关物质的检查，采用 TLC 法。如盐酸丁卡因中有关物质的检查：

取本品，精密称定，加水溶解并定量稀释制成每 1ml 中含 50mg 的溶液，作为供试品溶液；另取对丁氨基苯甲酸对照品，精密称定，加甲醇溶解并定量稀释制成每 1ml 中含 0.10mg 的溶液，作为对照品溶液。照薄层色谱法（通则 0502）试验，吸取上述两种溶液各 5μl，分别点于同一硅胶 GF_{254} 薄层板上，以三氯甲烷-甲醇-异丙胺（98：7：2）为展开剂，展开，晾干，置紫外灯（254nm）下检视。供试品溶液如显杂质斑点，其颜色与对照品溶液的主斑点比较，不得更深（0.2%）。

（三）对乙酰氨基酚中特殊杂质的检查

链接 7-1

对乙酰氨基酚的合成工艺

对乙酰氨基酚的合成可以对硝基氯苯为原料，水解制得对硝基酚，经还原生成对氨基酚，再用冰醋酸酰化后制得。

也有采用以酚为原料经亚硝化及还原反应制成对氨基酚的路线来生产本品。

根据对乙酰氨基酚的合成工艺及性质，ChP2015 除控制酸度、氯化物、硫酸盐、干燥失重、炽灼残渣、重金属等一般杂质外，还需检查乙醇溶液的澄清度与颜色、对氨基酚及有关物质、对氯苯乙酰胺等特殊杂质。

1. 乙醇溶液的澄清度与颜色 对乙酰氨基酚的合成工艺中使用铁粉作为还原剂，如带入成品中，可使乙醇溶液产生浑浊；中间体对氨基酚易被氧化为有色的醌式产物，在乙醇中呈橙红色或棕色。为控制还原剂及氧化产物的量，需进行乙醇溶液的澄清度与颜色检查。检查方法为：

取本品 1.0g，加乙醇 10ml 溶解后，溶液应澄清无色；如显浑浊，与 1 号浊度标准液（通则 0902 第一法）比较，不得更浓；如显色，与棕红色 2 号或橙红色 2 号标准比色液（通则 0901 第一法）比较，不得更深。

2. 对氨基酚及有关物质 在合成过程中，由于对氨基酚乙酰化不完全或对乙酰氨基酚贮藏不当发生水解，均可在成品中引入对氨基酚。除此之外，合成中还易引入副产物、降解产物如对氯苯乙酰胺、O-乙酰基对乙酰氨基酚、偶氮苯、氧化偶氮苯、苯醌和醌亚胺等。ChP2015 采用离子对色谱法检查对氨基酚及有关物质以控制以上杂质的量，方法为：

临用新制。取本品适量，精密称定，加溶剂[甲醇-水（4：6）]制成每 1ml 中约含 20mg 的溶液，作为供试品溶液；另取对氨基酚对照品适量，精密称定，加上述溶剂溶解并制成每 1ml 中约含对氨基酚 0.1mg 的溶液，作为对照品溶液。精密量取对照品溶液与供试品溶液各 1ml，置同一 100ml 量瓶中，用上述溶剂稀释至刻度，摇匀，作为对照溶液。照高效液相色谱法（通则 0512）

试验。用辛烷基硅烷键合硅胶为填充剂；以磷酸盐缓冲液（取磷酸氢二钠 8.95g，磷酸二氢钠 3.9g，加水溶解至 1000ml，加 10%四丁基氢氧化铵溶液 12ml）-甲醇（90∶10）为流动相；检测波长为 245nm；柱温为 40℃；理论板数按对乙酰氨基酚峰计算不低于 2000，对氨基酚峰与对乙酰氨基酚峰的分离度应符合要求。精密量取对照品溶液与供试品溶液各 20μl，分别注入液相色谱仪，记录色谱图至主成分峰保留时间的四倍；供试品溶液色谱图中如有与对氨基酚保留时间一致的色谱峰，按外标法以峰面积计算，含对氨基酚不得过 0.005%，其他单个杂质峰面积不得大于对照溶液中对乙酰氨基酚峰面积的 0.1 倍（0.1%），其他各杂质峰面积的和不得大于对照溶液中对乙酰氨基酚峰面积的 0.5 倍（0.5%）。

3. 对氯苯乙酰胺 由于对氯苯乙酰胺极性小，无法与对氨基酚及有关物质在同一色谱条件下检查，ChP2015 将流动相中甲醇的比例从 10%提高到 40%后独立检查，采用杂质对照品对照，按外标法以峰面积计算，含对氯苯乙酰胺不得过 0.005%。

在制剂的制备过程中，对乙酰氨基酚易降解产生对氨基酚，所以对乙酰氨基酚的片剂、咀嚼片、泡腾片、胶囊、颗粒、滴剂均采用 HPLC 法检查对氨基酚，注射液亦采用 HPLC 法检查有关物质。

（四）盐酸罗哌卡因中特殊杂质的检查

盐酸罗哌卡因为长效酰胺类局麻药，其分子中有一个手性碳原子，存在两个异构体，由于右旋体即 R-盐酸罗哌卡因心脏毒性较大，目前临床使用左旋体，即 S-盐酸罗哌卡因。左旋体在制备过程中会引入右旋体及有关物质，ChP2015 采用 HPLC 法检查有关物质，手性固定相法检查右旋异构体。右旋异构体的检查方法为：

取本品适量，加流动相溶解并定量稀释制成每1ml 含 0.1mg 的溶液，作为供试品溶液；精密量取适量，用流动相定量稀释制成每1ml 含 1μg 的溶液，作为对照溶液。照高效液相色谱法（通则 0512）试验，用 α-酸糖蛋白柱（AGP，4.0mm×100mm，5μm 或效能相当的色谱柱）；以异丙醇—磷酸盐缓冲液（取磷酸二氢钾2.72g，加水 800ml 溶解，用 0.1mol/L 氢氧化钠溶液调节 pH 至 7.1，加水稀释至 1000ml）（10∶90）为流动相；检测波长为 210nm。取右旋盐酸罗哌卡因对照品与盐酸罗哌卡因各适量，加流动相溶解并稀释制成每 1ml 中分别含 0.05mg 的混合溶液，取 20μl 注入液相色谱仪，右旋盐酸罗哌卡因峰与盐酸罗哌卡因峰的分离度应符合要求。精密量取供试品溶液与对照溶液各 20μl，分别注入液相色谱仪。供试品溶液色谱图中如有与右旋盐酸罗哌卡因保留时间一致的色谱峰，其峰面积不得大于对照溶液主峰面积的 0.5 倍（0.5%）。

USP39、BP2016 均采用 CE 法进行盐酸罗哌卡因对映体纯度（enantiomeric purity）的检查，分别以 2，6-二-O-甲基-β-环糊精、二甲基-β-环糊精为手性拆分试剂，规定供试品 S-盐酸罗哌卡因中 R-盐酸罗哌卡因的限量不得超过 0.5%。

四、含 量 测 定

案例 7-2

ChP2015 盐酸普鲁卡因的含量测定

取本品约 0.6g，精密称定，照永停滴定法（通则 0701），加水 40ml 与盐酸溶液（1→2）15ml，置电磁搅拌器上，搅拌使溶解，再加溴化钾 2g，插入铂-铂电极后，将滴定管的尖端插入液面下约 2/3 处，在 15～25℃，用亚硝酸钠滴定液（0.1mol/L）迅速滴定，随滴随搅拌，至近终点时将滴定管尖端提出液面，用少量水淋洗尖端，洗液并入溶液中，继续缓缓滴定，至电流计指针突然偏转，并不再回复，即为滴定终点。每 1ml 亚硝酸钠滴定液（0.1mol/L）相当于 27.28mg 的 $C_{13}H_{20}N_2O_2 \cdot HCl$。

> **问题：**
> 　1. 简述该含量测定方法的原理。
> 　2. 该法测定时，影响滴定反应的条件有哪些？
> 　3. 永停滴定法是如何指示终点的？除永停滴定法外，还有哪些确定终点的方法？
> 　4. 本含量测定中，为什么滴定管尖端开始插入液面下 2/3 处，放入大部分滴定液，近终点时又提出液面，缓缓滴定至终点？
> 　5. 盐酸利多卡因、盐酸布比卡因、盐酸罗哌卡因均有潜在的芳伯氨基，可否利用本法进行含量测定？为什么？

（一）亚硝酸钠滴定法

分子结构中具有芳伯氨基或水解后具有芳伯氨基的药物，在酸性条件下可与亚硝酸钠定量反应，均可用亚硝酸钠滴定法（sodium nitrite titration）测定含量。本法适用范围广，被各国药典采用。

1. 原理　芳伯氨基在酸性溶液中与亚硝酸钠定量反应，生成重氮盐，反应式如下：

$$Ar\!-\!NHCOR + H_2O \xrightarrow[\Delta]{H^+} Ar\!-\!NH_2 + RCOOH$$

$$Ar\!-\!NH_2 + NaNO_2 + 2HCl \longrightarrow Ar\!-\!N_2^+Cl^- + NaCl + 2H_2O$$

2. 测定条件　重氮化反应的速率受多种因素影响，且亚硝酸钠滴定液及反应生成的重氮盐均不够稳定。因此在测定中应注意以下主要条件：

（1）加入适量溴化钾加快反应速率：在盐酸存在下，重氮化反应的机理为：

$$NaNO_2 + HCl \longrightarrow HNO_2 + NaCl$$

$$HNO_2 + HCl \longrightarrow NOCl + H_2O$$

显然，整个反应速率取决于第一步。而第一步反应的快慢与含芳伯氨基化合物中芳伯氨基的游离程度及 NO^+ 的浓度密切相关。

芳伯氨基的游离程度与被测药物的结构及溶液的酸度有关。在一定强度酸性溶液中，若芳伯氨基的碱性较弱，则成盐的比例较小，即游离芳伯氨基多，重氮化反应速率就快；反之，若芳伯氨基碱性较强，则成盐的比例较大，游离芳伯氨基较少，重氮化反应速率就慢。

芳伯氨基碱性强弱，与苯胺芳环上，特别是氨基对位上的取代基密切相关，如对位为吸电子基团，如—NO_2、—SO_3H、—COOH、—X 等，则芳伯氨基碱性减弱，反应速率加快；如对位为斥电子基团，如—CH_3、—OH、—OR 等，则芳伯氨基碱性加强，反应速率减慢。但在一定强度酸性溶液中，当被测物确定后，芳伯氨基的游离程度是确定的，即决定了重氮化反应的速率。且重氮化反应为分子反应，速率较慢，所以为加快重氮化反应速率，测定时一般向供试溶液中加入适量溴化钾（中国药典规定加入 2g），其作用机理为：

溴化钾与盐酸作用产生溴化氢，后者与亚硝酸作用生成 NOBr：

$$HNO_2 + HBr \rightleftharpoons NOBr + H_2O \tag{7-1}$$

若供试溶液中仅有 HCl，则生成 NOCl：

$$HNO_2 + HCl \rightleftharpoons NOCl + H_2O \tag{7-2}$$

由于式（7-1）的平衡常数比式（7-2）约大 300 倍，因此大大增大了供试液中 NO^+ 的浓度，从而加速了重氮化反应的进行。

（2）酸的种类及其浓度：重氮化反应的速率与酸的种类及浓度有关，在 HBr 中最快，HCl 中次之，H_2SO_4 或 HNO_3 中最慢。由于氢溴酸价格昂贵，且胺类药物的盐酸盐较其硫酸盐的溶解度大，反应速率也快，所以多采用盐酸。盐酸的用量按其反应，1mol 的芳胺需与 2mol 的盐酸作用，但实际测定时加入盐酸的量一般按芳胺药物与酸的物质的量之比约为 1：2.5～6。因为加过量的盐酸可以加快重氮化反应的速率，增加重氮盐的稳定性，防止生成偶氮氨基化合物而影响测定结果。

$$Ar-N_2^+Cl^- + H_2N-Ar \longrightarrow Ar-N\!=\!N-Ar + HCl$$

由反应式可知，酸度增强，反应向左进行，抑制偶氮氨基化合物的生成。但酸度过大，又会阻碍芳伯氨基的游离，反而影响重氮化反应速率；且在太浓的盐酸中亚硝酸更易分解。

（3）反应温度：温度升高，重氮化反应速率加快；但温度高时，亚硝酸逸失，且重氮盐分解：

$$Ar-N_2^+Cl^- + H_2O \longrightarrow Ar-OH + N_2\uparrow + HCl$$

一般温度每升高 10℃，重氮化反应速率加快 2.5 倍，但重氮盐分解的速率也相应地加快 2 倍。综合考虑并经试验证明，反应可在室温（10～30℃）进行。

（4）滴定方式与速度控制：重氮化反应为分子反应，反应速率较慢，故滴定不宜过快，特别是在临近终点阶段。为避免滴定过程中亚硝酸的挥发和分解，滴定时应将滴定管尖端插入液面下约 2/3 处，一次将大部分亚硝酸钠滴定液在搅拌条件下迅速加入；近终点时，将滴定管尖端提出液面，用少量水淋洗尖端，由于此时尚未反应的芳伯氨基药物的浓度极低，需缓缓滴定，每滴下 1 滴滴定液后，需搅拌 1～5 分钟，再确定终点是否真正到达。这样既可以缩短滴定时间，又不影响测定结果。

3. 指示终点的方法　指示终点的方法有电位滴定法、永停滴定法、外指示剂法和内指示剂法等。

（1）永停滴定法：ChP2015 采用永停滴定法指示终点。永停滴定可用永停滴定仪或图示装置（图 7-2）。电流计的灵敏度为 10^{-9}A/格，电极为铂-铂电极系统。滴定时，将电极插入供试品溶液，调节 R_1 使加于电极上的电压约为 50mV。用亚硝酸钠滴定液滴定。滴定过程中，边滴定边观察电流计指针变化情况。终点前，溶液中无亚硝酸，线路无电流或仅有很小电流通过，电流计指针指零；到达终点时，溶液中有微量亚硝酸存在，电极去极化，发生氧化还原反应，线路中遂有电流通过，此时电流计指针突然偏转，并不再回复，即为滴定终点。

图 7-2　永停滴定装置图

（2）电位滴定法：USP39、BP2016、JP16 主要采用电位滴定法指示终点。采用铂-甘汞电极系统，当重氮化反应完成时，溶液中微过量的亚硝酸，使电位产生突跃。

（3）外指示剂法：常用碘化钾-淀粉糊剂或指示液，滴定到达终点时，稍过量的亚硝酸钠在酸性溶液中氧化碘化钾，析出的碘遇淀粉即显蓝色。

$$NO_2^- + 2I^- + 4H^+ \rightleftharpoons I_2 + 2NO\uparrow + 2H_2O$$

这种指示剂不能直接加到被滴定的溶液中，只能在临近终点时，用玻棒蘸出少许溶液，在外面与指示剂接触来判断终点，因此称为外指示剂。

以碘化钾-淀粉作外指示剂的方法，适用于多种物质的测定。操作中应注意：①防止误判终点：由于被滴定溶液的酸性强，未达到终点时，碘化钾在酸性条件下遇光被空气中的氧缓慢氧化而游离出碘，遇淀粉显蓝色，故应加以区别，不能误认为已到终点。②注意减少供试品溶液损失：亚硝酸钠液（0.1 mol/L）在过量 1～2 滴时，方可灵敏地指示终点。由于多次外试，会损失供试品而增加误差，所以初次使用者较难掌握。有时需预先计算标准溶液的消耗量，在接近理论终点前，再缓缓滴定并取测定液试验终点，如此可减少供试品损失。

碘化钾-淀粉指示液中常加入 $ZnCl_2$，起防腐作用。亦可使用淀粉碘化钾试纸、对二甲氨基苯甲醛试纸或亚甲蓝试纸指示终点。

（4）内指示剂法：外指示剂法操作麻烦、终点不易掌握，滴定液经常取出容易造成误差，所以多年来，国内外对亚硝酸钠滴定法用内指示剂进行了研究，常用的有中性红、橙黄Ⅳ-亚甲蓝和二氰双邻氮菲亚铁等。

中性红是较为优良的内指示剂，溶液稳定，终点突跃明显。重氮盐为无色者，加 2～3 滴；若重氮盐有色，则加 8～10 滴。但由于指示剂的褪色反应是不可逆的，在滴定过程中，指示剂可能因 $NaNO_2$ 局部过浓而过早地被破坏。因此，最好在临近终点前才加入指示剂。

使用内指示剂虽操作方便，但重氮盐有色时，特别是颜色较深者，则终点颜色变化较难观察，而且各种芳胺类化合物的重氮化反应速度亦各不相同，因而目前尚未普遍推广，且普遍适用的内指示剂有待寻找。

（二）非水碱量法

本类药物分子结构多具有脂烃胺侧链，具有弱碱性，在冰醋酸等非水溶剂中可与高氯酸定量反应，可用非水碱量法测定含量。JP16 盐酸奥布卡因、盐酸丁卡因、利多卡因，ChP2015 盐酸布比卡因等含量测定采用该法。如 ChP2015 盐酸布比卡因的含量测定：

取本品约 0.2g，精密称定，加冰醋酸 20ml 与醋酐 20ml 溶解后，照电位滴定法（通则 0701），用高氯酸滴定液（0.1mol/L）滴定，并将滴定的结果用空白试验校正。每1ml 高氯酸滴定液（0.1mol/L）相当于 32.49mg 的 $C_{18}H_{28}N_2O \cdot HCl$。

（三）紫外分光光度法

对乙酰氨基酚在 0.4% 氢氧化钠溶液中，于 257nm 波长处有最大吸收，其紫外吸收特征可用于原料及部分制剂的含量测定。与亚硝酸钠滴定法相比，该法灵敏度高、操作简便，因此被国内外药典广泛收载。JP16 采用甲醇-水混合溶剂，在 244nm 波长处测定其吸光度，对照品比较法定量。ChP2015 采用吸收系数定量，测定对乙酰氨基酚原料、片剂、咀嚼片、栓剂、胶囊及颗粒的含量。如对乙酰氨基酚的含量测定：

取本品约 40mg，精密称定，置 250ml 量瓶中，加 0.4% 氢氧化钠溶液 50ml 溶解后，加水至刻度，摇匀，精密量取 5ml，置 100ml 量瓶中，加 0.4% 氢氧化钠溶液 10ml，加水至刻度，摇匀，照紫外-可见分光光度法（通则 0401），在 257nm 的波长处测定吸光度，按 $C_8H_9NO_2$ 的吸收系数（$E_{1cm}^{1\%}$）为 715 计算，即得。

本法为吸收系数法，测定结果按下式计算：

$$含量\% = \dfrac{\dfrac{A}{715\times1\times100}\times\dfrac{100}{5}\times250\times10^3}{W}\times100\%$$

式中，A 为供试品溶液的吸光度；W 为供试品的取样量，单位 mg。

USP39 采用 UV 法测定盐酸普鲁卡因注射液的含量，对照品比较法定量。

（四）高效液相色谱法

HPLC 法兼具分离与定量测定的特点，特别适合于药物制剂的测定。目前国内外药典越来越广泛地采用该法进行本类药物含量测定。如 ChP2015 盐酸布比卡因注射液的含量测定：

色谱条件与系统适用性试验：用十八烷基硅烷键合硅胶为填充剂（pH 适应范围大于 8.0）；以 0.02mol/L 磷酸盐缓冲液（取磷酸二氢钾 2.72g 与氢氧化钠 0.75g，加水 1000ml 使溶解，调节 pH 至 8.0）-乙腈（35∶65）为流动相；检测波长为 240nm。布比卡因峰与相邻杂质峰的分离度应符合要求。

测定法：精密量取本品适量，用流动相稀释制成每 1ml 中约含 25μg 的溶液，作为供试品溶液，精密量取 20μl 注入液相色谱仪，记录色谱图；另取盐酸布比卡因对照品同法测定。按外标法以峰面积计算，即得。

第二节　苯乙胺类药物的分析

一、结构与性质

（一）基本结构与典型药物

苯乙胺类药物（phenylethylamines drugs）具有苯乙胺的基本结构，苯环上大都有酚羟基。其基本结构为：

$$R_1—CH—CH—NH—R_2 \cdot HX$$
$$\quad\quad | \quad\quad |$$
$$\quad\quad OH \quad R_3$$

常见苯乙胺类药物的结构见表 7-3。

表 7-3　常见苯乙胺类药物的结构

药物名称	结构式
肾上腺素（adrenaline）	
盐酸异丙肾上腺素（isoprenaline hydrochloride）	
盐酸去氧肾上腺素（phenylephrine hydrochloride）	
盐酸多巴胺（dopamine hydrochloride）	

续表

药物名称	结构式
重酒石酸去甲肾上腺素（noradrenaline bitartrate）	
重酒石酸间羟胺（metaraminol bita-rtrate）	
盐酸苯乙双胍（phenformin hydro-chloride）	
盐酸克仑特罗（clenbuterol hyd-rochloride）	
硫酸沙丁胺醇（salbutamol sulfate）	

（二）主要理化性质

1. 弱碱性 本类药物结构中均有脂烃胺侧链，显弱碱性。

2. 酚羟基性质 本类药物大多具有邻苯二酚或苯酚结构，可与三氯化铁反应呈色，或被氧化剂氧化呈色。酚羟基邻、对位的氢较活泼，易被溴取代，可用溴量法测定含量。

3. 旋光性 多数药物具手性碳原子，具有旋光性。性状项下多收载比旋度的测定。

4. 光谱特征 本类药物含共轭体系及苯环、羟基、氨基等，具有特征的紫外和红外吸收。

5. 溶解性 多数药物的游离碱难溶于水，易溶于有机溶剂，其盐可溶于水。

此外，药物分子结构中苯环上的其他取代基，如盐酸克仑特罗的芳伯氨基，也可供分析用。

二、鉴 别 试 验

（一）与三氯化铁反应

酚羟基在弱酸性条件下，与 Fe^{3+} 络合呈色，加入碱性溶液，随即被高铁离子氧化而显紫色或紫红色。ChP2015 收载的本类鉴别方法见表 7-4。

表 7-4 苯乙胺类药物与三氯化铁的显色反应

药物	方法与现象
肾上腺素/盐酸肾上腺素注射液	翠绿色，加氨试液，即变紫色，最后变成紫红色
盐酸去氧肾上腺素	紫色
重酒石酸去甲肾上腺素	翠绿色，再缓缓加碳酸氢钠试液，即显蓝色，最后变成红色
重酒石酸去甲肾上腺素注射液	翠绿色
盐酸多巴胺/盐酸多巴胺注射液	墨绿色；滴加 1%氨溶液，即转变成紫红色

续表

药物	方法与现象
盐酸多巴酚丁胺/盐酸多巴酚丁胺注射液	绿色，加氨试液，即变蓝紫色、紫色，最后变成紫红色
盐酸异丙肾上腺素/盐酸异丙肾上腺素注射液	深绿色；加新制的 5% 碳酸氢钠溶液，即变蓝色，然后变成红色
硫酸沙丁胺醇/硫酸沙丁胺醇片/硫酸沙丁胺醇注射液/硫酸沙丁胺醇胶囊/硫酸沙丁胺醇缓释片	紫色，加碳酸氢钠试液，即生成橙黄色浑浊

（二）氧化反应

本类药物结构中多含酚羟基、邻二酚羟基，易被碘、过氧化氢、铁氰化钾等氧化剂氧化而呈现不同颜色，可用于鉴别或区别。

肾上腺素在中性或酸性溶液中，被碘或过氧化氢氧化生成肾上腺素红显血红色。盐酸异丙肾上腺素在盐酸溶液中，被碘氧化生成异丙肾上腺素红，加硫代硫酸钠溶液使碘的棕色消褪，溶液显淡红色。而重酒石酸去甲肾上腺素在酸性条件下比较稳定，几乎不与碘反应，为了与肾上腺素和盐酸异丙肾上腺素相区别，ChP2015 重酒石酸去甲肾上腺素的鉴别方法为：

取本品约 1mg，加酒石酸氢钾的饱和溶液 10ml 溶解，加碘试液 1ml，放置 5 分钟后，加硫代硫酸钠试液 2ml，溶液为无色或仅显微红色或淡紫色。

硫酸沙丁胺醇在硼砂溶液中被铁氰化钾氧化为醌式结构，再与 4-氨基安替比林缩合，生成易溶于三氯甲烷的橙红色产物。ChP2015 的鉴别方法为：

取本品约 10mg，加 0.4% 硼砂溶液 20ml 使溶解，加 3% 4-氨基安替比林溶液 1ml 与 2% 铁氰化钾溶液 1ml，加三氯甲烷 10ml 振摇，放置使分层，三氯甲烷层显橙红色。

（三）与亚硝基铁氰化钠反应

重酒石酸间羟胺分子中具有脂肪伯氨基，可用其专属反应——亚硝基铁氰化钠反应（Rimini 试验）进行鉴别。ChP2015 的鉴别方法为：

取本品约 5mg，加水 0.5ml 使溶解，加亚硝基铁氰化钠试液两滴、丙酮两滴与碳酸氢钠 0.2g，在 60℃ 的水浴中加热一分钟，即显红紫色。

（四）双缩脲反应

盐酸去氧肾上腺素的芳环侧链具有氨基醇结构，可显双缩脲特征反应。即在强碱性条件下，与硫酸铜反应，生成紫色配位化合物，该配合物易溶于水不溶于乙醚，加乙醚振摇后，醚层不应显色。ChP2015 盐酸去氧肾上腺素的鉴别：

取本品约 10mg，加水 1ml 溶解后，加硫酸铜试液一滴与氢氧化钠试液 1ml，摇匀，即显紫色；加乙醚 1ml 振摇，乙醚层应不显色。

盐酸麻黄碱亦可用双缩脲反应鉴别，但其生成的配位化合物易溶于乙醚，醚层呈紫红色。以此区别二者。

（五）紫外分光光度法与红外分光光度法

ChP2015 采用 UV 法鉴别的本类药物见表 7-5。

表 7-5 苯乙胺类药物的紫外光谱鉴别法

药物	溶剂	浓度（μg/ml）	λ_{max}（nm）	A
重酒石酸间羟胺	水	100	272	
盐酸多巴胺	0.5%硫酸溶液	30	280	
盐酸异丙肾上腺素	水	50	280	约 0.50

续表

药物	溶剂	浓度（μg/ml）	λ_max（nm）	A
盐酸克仑特罗	0.1mol/L 盐酸溶液	30	243、296	
盐酸苯乙双胍	水	10	234	
硫酸沙丁胺醇	水	80	276	
硫酸特布他林	0.1mol/L 盐酸溶液	100	276	

ChP2015 收载的苯乙胺类原料药除肾上腺素、重酒石酸去甲肾上腺素外，均采用 IR 法鉴别。此外硫酸特布他林吸入气雾剂亦采用 IR 法鉴别，方法为：

取装量差异项下的内容物，加三氯甲烷适量，用 5 号垂熔玻璃漏斗滤过，滤液备用；滤渣用三氯甲烷 25ml 洗涤。照红外分光光度法（通则 0402）测定，其红外光吸收图谱应与对照的图谱（光谱集 668 图）一致。

（六）薄层色谱法与高效液相色谱法

药物采用 HPLC 法测定含量，可同时进行鉴别，ChP2015 本类药物的许多药物采用该法鉴别。少数药物亦可采用 TLC 法鉴别，如 ChP2015 盐酸去氧肾上腺素注射液的鉴别，方法为：

避光操作。取本品，置水浴上蒸干，加甲醇制成每 1ml 中约含盐酸去氧肾上腺素 20mg 的溶液，作为供试品溶液；另取盐酸去氧肾上腺素对照品适量，加甲醇制成每 1ml 约含 20mg 的溶液，作为对照品溶液。照薄层色谱法（通则 0502）试验，吸取上述两种溶液各 10μl，分别点于同一硅胶 G 薄层板上，以异丙醇-三氯甲烷-浓氨溶液（80：5：15）为展开剂，展开，晾干，喷以重氮苯磺酸试液使显色。供试品溶液所显主斑点的位置和颜色应与对照品溶液的主斑点一致。

此外，本类药物的盐酸盐、硫酸盐也可用氯化物、硫酸盐的反应鉴别。

三、特殊杂质检查

（一）酮体的检查

苯乙胺类药物大多由其酮体氢化还原制得，若氢化还原不完全，可能引入酮体杂质。酮体一般在 310nm 波长处有最大吸收，而药物本身在此波长处几乎没有吸收，利用此光谱性质的差异，ChP2015 采用 UV 法检查酮体。检查条件及限度要求见表 7-6。

表 7-6　紫外分光光度法检查酮体的条件与限度

药物	杂质	溶剂	浓度（mg/ml）	测定波长（nm）	吸光度（限度）
肾上腺素	酮体	HCl（9→2000）	2.0	310	≤0.05
重酒石酸去甲肾上腺素	酮体	水	2.0	310	≤0.05
盐酸去氧肾上腺素	酮体	0.01mol/L HCl	4.0	310	≤0.20
盐酸甲氧明	酮胺	水	1.5	347	≤0.06
硫酸沙丁胺醇	沙丁胺酮	0.01mol/L HCl	2.4	310	≤0.10

（二）有关物质的检查

本类药物除检查酮体外，由于酚羟基易被氧化，故其质量标准中常需检查有关物质。有关物质检查多采用色谱法，以便使药物与结构性质相近的杂质完全分离，避免相互干扰。ChP2015 收载的本类药物除盐酸苯乙双胍采用纸色谱法，盐酸去氧肾上腺素及其注射液采用 TLC 法，其余均采用 HPLC 法检查有关物质。如盐酸苯乙双胍中有关物质的检查：

　　取本品 1.0g，置 10ml 量瓶中，加甲醇溶解并稀释至刻度，摇匀，照纸色谱法（通则 0501）试验，精密吸取 0.2ml，分别点于两张色谱滤纸条（7.5cm×50cm）上，并以甲醇作空白点于另一色谱滤纸条上，样点直径均为 0.5 ~1cm；照下行法，将上述色谱滤纸条同置展开室内，以乙酸乙酯-乙醇-水（6：3：1）为展开剂，展开至前沿距下端约 7cm 处，取出，晾干，用显色剂（取 10% 铁氰化钾溶液 1ml，加 10% 亚硝基铁氰化钠溶液与 10% 氢氧化钠溶液各 1ml，摇匀，放置 15 分钟，加水 10ml 与丙酮 12ml，混匀）喷其中一张点样纸条（有关双胍显红色带，R_f 值约为 0.1），参照此色谱带，在另一张点样纸条及空白纸条上，剪取其相应部分并向外延伸 1cm，并分剪成碎条，精密量取甲醇各 20ml，分别进行萃取，照紫外-可见分光光度法（通则 0401），在 232nm 的波长处测定吸光度，不得过 0.48。

四、含 量 测 定

　　苯乙胺类药物的原料药大多采用非水碱量法测定含量，少数采用溴量法。制剂的测定大多采用 HPLC 法，少数采用紫外-可见分光光度法。

（一）非水碱量法

　　利用本类药物的弱碱性，ChP2015 中原料药大多采用非水碱量法测定含量。测定的主要条件见表 7-7。

表 7-7　非水碱量法测定本类药物的主要条件

药物	溶剂	滴定剂	终点指示	醋酸汞试液
肾上腺素	冰醋酸	高氯酸	结晶紫，蓝绿色	—
重酒石酸去甲肾上腺素	冰醋酸	高氯酸	结晶紫，蓝绿色	—
盐酸多巴胺	冰醋酸	高氯酸	结晶紫，蓝绿色	5ml
盐酸多巴酚丁胺	无水甲酸+醋酐	高氯酸	电位法	—
盐酸异丙肾上腺素	冰醋酸	高氯酸	结晶紫，蓝色	5ml
盐酸苯乙双胍	冰醋酸+醋酐	高氯酸	电位法	—
盐酸氯丙那林	冰醋酸	高氯酸	结晶紫，蓝绿色	3ml
硫酸沙丁胺醇	冰醋酸+醋酐	高氯酸	结晶紫，蓝绿色	—
硫酸特布他林	冰醋酸+乙腈	高氯酸	电位法	—

（二）溴量法

　　苯乙胺类药物中的苯酚结构，酚羟基邻、对位氢较活泼，能与溴定量地发生溴代反应，可用溴量法测定含量。ChP2015 盐酸去氧肾上腺素及其注射液、重酒石酸间羟胺采用溴量法测定含量。如盐酸去氧肾上腺素注射液的含量测定：

　　精密量取本品 5ml，置碘瓶中，加稀盐酸 1ml，小心煮沸至近干，放冷，加水 20ml，精密加溴滴定液（0.05mol/L）25ml，再加盐酸 2ml，立即密塞，摇匀，放置 15 分钟并时时振摇，注意微开瓶塞，加碘化钾试液 7ml，立即密塞，振摇后，用硫代硫酸钠滴定液（0.1mol/L）滴定，至近终点时，加淀粉指示液，继续滴定至蓝色消失，并将滴定的结果用空白试验校正。每 1ml 溴滴定液（0.05mol/L）相当于 3.395mg 的 $C_9H_{13}NO_2 \cdot HCl$。

　　反应式如下：

$$KBrO_3 + 5KBr + 6HCl \longrightarrow 3Br_2 + 6KCl + 3H_2O$$

$$Br_2 + 2KI \longrightarrow 2KBr + I_2$$
$$I_2 + 2Na_2S_2O_3 \longrightarrow 2NaI + Na_2S_4O_6$$

（三）紫外-可见分光光度法

基于苯乙胺类药物的特征紫外吸收，ChP2015 采用 UV 法测定重酒石酸间羟胺注射液、盐酸甲氧明注射液的含量，吸收系数法定量。

利用盐酸克仑特罗分子结构中芳伯氨基的特性，ChP2015 采用重氮化-偶合反应比色法测定盐酸克仑特罗栓的含量，方法为：

取本品 20 粒，精密称定，切成小片，精密称取适量（约相当于盐酸克仑特罗 0.36mg），置分液漏斗中，加温热的三氯甲烷 20ml 使溶解，用盐酸溶液（9→100）振摇提取 3 次（20ml、15ml、10ml），分取酸提取液，置 50ml 量瓶中，用盐酸溶液（9→100）稀释至刻度，摇匀，滤过，取续滤液，作为供试品溶液；另取盐酸克仑特罗对照品适量，精密称定，加盐酸溶液（9→100）溶解并定量稀释制成每 1ml 含 7.2μg 的溶液，作为对照品溶液。精密量取对照品溶液与供试品溶液各 15ml，分别置 25ml 量瓶中，各加盐酸溶液（9→100）5ml 与 0.1%亚硝酸钠溶液 1ml，摇匀，放置 3 分钟，各加 0.5%氨基磺酸铵溶液 1ml，摇匀，时时振摇 10 分钟，再各加 0.1%盐酸萘乙二胺溶液 1ml，摇匀，放置 10 分钟，用盐酸溶液（9→100）稀释至刻度，摇匀，照紫外-可见分光光度法（通则 0401），在 500nm 的波长处分别测定吸光度，计算，即得。

测定结果按下式计算：

$$标示量\% = \frac{\dfrac{c_R \times \dfrac{A_X}{A_R} \times D \times V}{W}\times \overline{W}}{标示量} \times 100\% = \frac{\dfrac{c_R \times \dfrac{A_X}{A_R} \times 50 \times 10^{-3}}{W}\times \overline{W}}{标示量} \times 100\%$$

式中，c_R 为对照品溶液的浓度，单位μg/ml；A_X、A_R 分别为供试品溶液、对照品溶液的吸光度；V 为供试品溶液的体积，单位 ml；D 为溶液的稀释倍数；W 为供试品的取样量，单位 mg；$\overline{W}$ 为平均粒重，单位 g/粒；标示量为制剂的规格，单位 g/粒。

为消除栓剂基质的影响，加三氯甲烷使栓剂基质溶解后，用盐酸溶液（9→100）提取盐酸克仑特罗。提取液加亚硝酸钠试液，反应生成重氮盐，在酸性溶液中，与盐酸萘乙二胺偶合显色，在 500nm 波长处测定吸光度，对照品比较法定量。反应式为：

上述偶合试剂遇亚硝酸也能显色，干扰比色测定。所以在重氮化反应完全后，应先加氨基磺酸铵，将剩余的亚硝酸分解除去，再加偶合试剂。

$$2HNO_2 + 2H_2NSO_3NH_4 \longrightarrow 2N_2\uparrow + (NH_4)_2SO_4 + H_2SO_4 + H_2O$$

（四）高效液相色谱法

本类药物的制剂大多采用 HPLC 法测定含量。由于本类药物极性较强，为了调整保留时间和分离度，多采用离子对色谱法或离子抑制色谱法。如 ChP2015 盐酸异丙肾上腺素注射液的含量测定：

色谱条件与系统适用性试验　用十八烷基硅烷键合硅胶为填充剂；以庚烷磺酸钠溶液（取庚烷磺酸钠 1.76g，加水 800ml 使溶解）-甲醇（80∶20），用 1mol/L 磷酸溶液调节 pH 至 3.0 为流动相；检测波长为 280nm。取重酒石酸肾上腺素对照品适量，加含 1%焦亚硫酸钠的流动相溶解并稀释制成每 1ml 中含 0.2mg 的溶液作为溶液（1），取盐酸异丙肾上腺素对照品适量，加 0.1%焦亚硫酸钠溶液溶解并稀释制成每 1ml 中含 0.02mg 的溶液作为溶液（2），取溶液（1）1ml 与溶液（2）18ml，混匀，作为系统适用性溶液。取 20μl 注入液相色谱仪，理论板数按异丙肾上腺素峰计算不低于 2000，肾上腺素峰与异丙肾上腺素峰的分离度应大于 3.5。

测定法：精密量取本品 2ml，置 50ml 量瓶中，用 0.1%焦亚硫酸钠溶液稀释至刻度，摇匀，精密量取 20μl，注入液相色谱仪，记录色谱图。另取盐酸异丙肾上腺素对照品，精密称定，同法测定。按外标法以峰面积计算，即得。

本法是基于盐酸异丙肾上腺素、重酒石酸肾上腺素都与庚烷磺酸钠形成离子对，保留在 C_{18} 柱上。为保证样品的稳定，溶液配制时均加焦亚硫酸钠溶液。

（福建医科大学　黄丽英）

第八章　磺胺类药物与喹诺酮类药物的分析

本章要求

1. 掌握磺胺类、喹诺酮类典型药物的结构与性质，磺胺类、喹诺酮类药物鉴别的化学鉴别法、含量测定的亚硝酸钠滴定法。

2. 熟悉磺胺类、喹诺酮类药物紫外及红外鉴别的方法；非水滴定法、紫外分光光度法及高效液相色谱法进行含量测定的原理。

3. 了解两类药物的其他分析项目与方法。

抗菌药物是指对细菌具有抑制和杀灭作用的药物，包括抗生素和合成抗菌药——磺胺类和喹诺酮类，本章重点讨论两类合成抗菌药物的分析。

第一节　磺胺类药物的分析

案例 8-1

复方磺胺嘧啶片的处方为：

磺胺嘧啶	400g
甲氧苄啶	80g
辅料	适量
制成	1000 片

两种物质的结构式如下：

磺胺嘧啶(sulfadiazine)　　　　　甲氧苄啶(trimethoprim)

问题：

1. 根据药物的结构及复方制剂的处方，设计合理的鉴别方法。

2. 查阅历版中国药典，该复方制剂的含量测定都采用过哪些方法？简述各法的原理及优缺点。

磺胺类药物（sulfonamide）是 20 世纪 30 年代被发现的能用于预防和治疗细菌感染性疾病的化学治疗药物，也是应用最早的化学合成药品之一。本类药物主要通过干扰细菌的叶酸代谢而抑制细菌的生长繁殖，它具有抗菌谱广、血药浓度高、组织分布广等特点。ChP2015 收载原料及制剂共 34 个品种。

一、结构与性质

（一）基本结构与代表药物

常用的磺胺类药物，除少数外，一般为对氨基苯磺酰胺的衍生物，其基本结构如下：

磺酰胺上的两个氮原子所连接的取代基不同，构成了不同的磺胺类药物。磺胺类的典型代表药物见表 8-1。

表 8-1　磺胺类的典型代表药物

药物名称	化学结构
磺胺甲𫫇唑（sulfamethoxazole）	
磺胺异𫫇唑（sulfafurazole）	
磺胺嘧啶（sulfadiazine）	

（二）性质

1. 酸碱两性　本类药物分子结构中具有酸性的磺酰胺基（—SO_2NH—）和碱性的芳伯氨基（R_1＝H），故多为酸碱两性化合物。在水中几乎不溶，在稀盐酸、氢氧化钠试液中易溶。

2. 芳伯氨基的反应　磺胺类药物（R_1＝H）多具有游离的芳伯氨基，均可用芳香第一胺反应鉴别，亚硝酸钠滴定法测定含量。此外，芳伯氨基还可以与多种芳醛（如香草醛、水杨醛和对-二甲氨基苯甲醛等）在酸性溶液中缩合成有色的席夫氏碱（Schiff's base）。

3. 与金属离子反应　磺胺类药物分子结构中磺酰胺基上的氢原子比较活泼，可被金属离子（Cu^{2+}、Ag^+、Co^{2+}）取代，生成不同颜色的沉淀，可用于本类药物的鉴别。

4. 与生物碱沉淀试剂的反应　磺胺类药物的取代基 R_2 若为含氮杂环，在酸性溶液中可与生物碱沉淀试剂（如苦味酸试液、碘试液、碘化汞钾试液、碘化铋钾试液等）反应生成沉淀，用于鉴别。磺胺类药物与苦味酸形成的沉淀，也可在显微镜下观察其晶形加以区别。

5. 紫外与红外吸收光谱特征　本类药物结构中有共轭体系、芳伯氨基、含氮杂环、磺酰胺基，有特征的紫外和红外吸收光谱。

二、鉴别试验

（一）芳香第一胺反应

磺胺甲𫫇唑、磺胺异𫫇唑、磺胺嘧啶、磺胺多辛均含有芳伯氨基，均可用芳香第一胺反应即重氮化-偶合反应鉴别。如 ChP2015 磺胺甲噁唑的鉴别：

本品显芳香第一胺类的鉴别反应（通则 0301）。

（二）与金属离子反应

本类药物磺酰胺基上的氢原子比较活泼，具有酸性，在氢氧化钠溶液中生成钠盐，这些钠盐可以和金属离子（如 Cu^{2+}、Ag^+、Co^{2+} 等）生成难溶性沉淀。其中与硫酸铜的反应常用于本类药物的鉴别。反应如下：

铜盐沉淀的颜色随取代基的不同而不同，有的还有颜色变化过程，这些颜色和变化过程，常用于磺胺类药物的鉴别和初步区分。ChP2015 收载本类药物与铜盐的反应见表 8-2。

表 8-2　磺胺类药物与铜盐的反应

药物名称	反应现象
磺胺甲噁唑	草绿色沉淀
磺胺异噁唑	淡棕色，放置后析出暗绿色絮状沉淀
磺胺嘧啶	黄绿色沉淀，放置后变紫色
磺胺醋酰钠	蓝绿色沉淀
磺胺多辛	黄绿色沉淀，放置后变淡蓝色

在生成钠盐的过程中，若氢氧化钠溶液过量，氢氧化钠将与硫酸铜试剂反应，生成蓝色的氢氧化铜沉淀，导致鉴别反应不能进行。因此，ChP2015 中规定了氢氧化钠溶液的加入量，以确保既生成钠盐，又不致产生氢氧化铜沉淀。如 ChP2015 磺胺甲噁唑的鉴别：

取本品约 0.1g，加水与 0.4%氢氧化钠溶液各 3ml，振摇使溶解，滤过，取滤液，加硫酸铜试液一滴，即生成草绿色沉淀（与磺胺异噁唑的区别）。

（三）紫外分光光度法

磺胺类药物在紫外光区有特征吸收，可用于鉴别。如 ChP2015 柳氮磺吡啶的鉴别：

取本品 0.15g，精密称定，置 100ml 量瓶中，加 0.1mol/L 氢氧化钠溶液 10ml 使溶解，用水稀释至刻度，摇匀，精密量取 1ml，置 200ml 量瓶中，加水 180ml，用醋酸-醋酸钠缓冲液（pH4.5）稀释至刻度，照紫外-可见分光光度法（通则 0401）测定，在 359nm 的波长处有最大吸收。

（四）红外分光光度法

本类药物具有共同的母核，为区别不同的磺胺药物，各国药典均将 IR 法作为本类药物的主要鉴别方法。

磺胺类药物分子结构中有苯环、磺酰胺基、胺基、嘧啶、噁唑等，在 $3500 \sim 3300cm^{-1}$ 有氨基的两个伸缩振动峰；在 $1650 \sim 1600cm^{-1}$ 有一个较强的氨基面内弯曲振动峰；在 $1600 \sim 1450cm^{-1}$ 有苯环的骨架振动峰；在 $1350\ cm^{-1}$ 和 $1150cm^{-1}$ 附近有两个强的吸收峰，此为磺酰基特征峰；在 $900 \sim 650cm^{-1}$ 有苯环芳氢的面外弯曲振动峰；磺胺类药物为对位二取代苯，在 $850 \sim 800cm^{-1}$ 有一个强的特征峰。磺胺甲噁唑的红外吸收光谱图见图 8-1。

图 8-1　磺胺甲噁唑的红外吸收光谱图

（五）色谱法

ChP2015 收载的磺胺类药物的复方制剂均采用 HPLC 法测定含量，因此相应药物的鉴别亦采用 HPLC 法。TLC 法亦被用于复方制剂的鉴别。当 HPLC 法和 TLC 法同时出现时，一般两项选做一项。如复方磺胺甲噁唑片的鉴别：

（1）取本品的细粉适量（约相当于磺胺甲噁唑 0.2g），加甲醇 10ml，振摇，滤过，取滤液作为供试品溶液；另取磺胺甲噁唑对照品 0.2g 与甲氧苄啶对照品 40mg，加甲醇 10ml 溶解，作为对照品溶液。照薄层色谱法（通则 0502）试验，吸取上述两种溶液各 5μl，分别点于同一硅胶 GF$_{254}$ 薄层板上，以三氯甲烷-甲醇-N, N-二甲基甲酰胺（20∶2∶1）为展开剂，展开，晾干，置紫外光灯（254nm）下检视。供试品溶液所显两种成分的主斑点的位置和颜色应与对照品溶液的主斑点相同。

（2）在含量测定项下记录的色谱图中，供试品溶液两主峰的保留时间应与对照品溶液相应的两主峰的保留时间一致。

以上两项可选做一项。

三、含 量 测 定

（一）亚硝酸钠滴定法

磺胺类药物（R$_1$＝H）多具有游离的芳伯氨基，因此本类药物的原料及单方制剂大多采用亚硝酸钠滴定法测定含量。如 ChP2015 磺胺嘧啶锌软膏的含量测定：

取本品约5g，精密称定，置烧杯中，加三氯甲烷30ml，微温搅拌使基质溶解，放冷，照永停滴定法（通则0701），用亚硝酸钠滴定液（0.1mol/L）滴定。每1ml亚硝酸钠滴定液（0.1mol/L）相当于30.00mg的 $C_{20}H_{18}N_8O_4S_2Zn \cdot 2H_2O$。

（二）非水酸量法

磺胺异噁唑虽含有芳伯氨基，但亚硝酸钠不与其按定量关系反应，因此不能用亚硝酸钠滴定法测定含量。利用该药物分子中磺酰胺基的酸性，ChP2015采用非水酸量法测定磺胺异噁唑及其片剂的含量，如磺胺异噁唑片的测定：

取本品10片，精密称定，研细，精密称取适量（约相当于磺胺异噁唑0.5g），加N，N-二甲基甲酰胺40ml使溶解，加偶氮紫指示液三滴，用甲醇钠滴定液（0.1mol/L）滴定至溶液恰显蓝色，并将滴定的结果用空白试验校正。每1ml甲醇钠滴定液（0.1mol/L）相当于26.73mg的 $C_{11}H_{13}N_3O_3S$。

该法测定结果准确，终点明显，但与亚硝酸钠滴定法相比成本较高，甲醇钠滴定液的配制与标定过程复杂，并且由于有机溶剂的挥发将使溶液浓度改变，需临用前标定。滴定过程易受空气中 CO_2 的影响。

（三）紫外-可见分光光度法

对于单组分（仅含一种对紫外光有吸收的成分）的样品，或虽为多组分，但各组分间互不干扰的制剂，可用直接紫外分光光度法测定含量。如果制剂中各成分相互干扰而不能直接测定时，则可采用计算分光光度法测定含量。

1. 直接紫外分光光度法　复方磺胺嘧啶片为磺胺嘧啶（SD）与甲氧苄啶（TMP）的复方制剂，处方中除磺胺嘧啶外，还有磺胺增效剂甲氧苄啶，SD和TMP在盐酸溶液（9→100）中的紫外吸收光谱如图8-2所示。SD的最大吸收波长为308nm，而TMP在此波长处无吸收，因此可用直接测定法测定SD的含量，对照品比较法定量。

ChP2005复方磺胺嘧啶片中磺胺嘧啶的含量测定：

取本品10片，精密称定，研细，精密称取细粉适量（约相当于磺胺嘧啶0.2g），置100ml量瓶中。加0.4%氢氧化钠溶液适量，振摇使磺胺嘧啶溶解，并稀释至刻度，摇匀，滤过。精密量取续滤液2ml，置另一100ml量瓶中，加盐酸溶液（9→100）稀释至刻度，摇匀。照紫外分光光度法，在308nm处测定吸收度。另取磺胺嘧啶对照品适量，精密称定，加盐酸溶液（9→100）溶解并定量稀释成每1ml中约含40μg的溶液，同法测定，即得。

2. 双波长分光光度法　复方磺胺嘧啶片中，在TMP的最大吸收波长处，SD也有吸收，如图8-3所示，因此不能用直接紫外分光光度法测定甲氧苄啶（TMP）的含量。为消除SD的干扰，ChP2005采用双波长分光光度法，不经分离，直接测定TMP的含量。

双波长分光光度法的关键是选择测定波长（λ_2）和参比波长（λ_1），波长选择的原则是：干扰组分在 λ_2 和 λ_1 处的吸光度应相等，待测组分在两波长的 ΔA 尽量大。

本法中，在SD的最大吸收波长处（308.0nm）TMP无吸收，选用此波长为参比波长，SD的等吸收点约为277.4nm，在TMP的最大吸收峰附近，可作为TMP的测定波长，以测定TMP的含量。因此先用醋酸提取TMP，SD仅部分被提出，用盐酸溶液（9→1000）稀释后，以308.0nm为参比波长，再在277.4nm波长附近，用SD对照品溶液的稀释液选择等吸收点，作为测定波长。分别取供试品溶液和TMP对照品溶液，在测定波长和参比波长处测定吸光度，计算，即得。方法为：

图 8-2　复方磺胺嘧啶片 SD 测定的紫外吸收光谱

1. TMP（5.0μg/ml）；2.SD（40.0μg/ml）；3.SD+TMP；

4.辅料

图 8-3　复方磺胺嘧啶片 TMP 测定的紫外吸收光谱

1.TMP（20.0μg/ml）；2.SD；3.SD+TMP；4.辅料

取本品 10 片，精密称定，研细，精密称取适量（约相当于甲氧苄啶 40mg），置 100ml 量瓶中，加冰醋酸 30ml 振摇使甲氧苄啶溶解，加水稀释至刻度，摇匀，滤过，取续滤液作为供试品溶液；另精密称取甲氧苄啶对照品 40mg 和磺胺嘧啶对照品 0.3g，分置 100ml 量瓶中，各加冰醋酸 30ml 溶解，加水稀释至刻度，摇匀，前者作为对照品溶液（Ⅰ），后者滤过，取续滤液作为对照品溶液（Ⅱ）。精密量取供试品溶液与对照品溶液（Ⅰ）和（Ⅱ）各 5ml，分置于 100ml 量瓶中，各加盐酸溶液（9→1000）稀释至刻度，摇匀，照紫外-可见分光光度法，取对照品溶液（Ⅱ）的稀释液，以 308.0nm 为参比波长 λ_1，在 277.4nm 波长附近（每间隔 0.2nm）选择等吸收点波长为测定波长 λ_2，要求两波长处的吸收度差值（ΔA）为 0。再在 λ_2 和 λ_1 处分别测定供试品溶液的稀释液与对照品溶液（Ⅰ）的稀释液的吸光度，求出各自的吸光度差值（ΔA），计算，即得。

该法可消除共存组分的干扰，但影响因素较多，重复性较差，ChP2010 改用 HPLC 法测定。

（四）高效液相色谱法

ChP2015 收载的磺胺嘧啶片、磺胺嘧啶混悬液及磺胺类药物的复方制剂均采用高效液相色谱法测定含量。如 ChP2015 复方磺胺嘧啶片的含量测定：

色谱条件与系统适用性试验：用十八烷基硅烷键合硅胶为填充剂；以乙腈-0.3%醋酸铵溶液（20∶80）为流动相；检测波长为 220nm。理论板数按甲氧苄啶峰计算不低于 3000，磺胺嘧啶峰与甲氧苄啶峰间的分离度应符合要求。

测定法：取本品 10 片，精密称定，研细，精密称取适量（约相当于磺胺嘧啶 80mg），置 100ml 量瓶中，加 0.1mol/L 氢氧化钠溶液 10ml，振摇使磺胺嘧啶溶解，再加甲醇适量，振摇使甲氧苄啶溶解，用甲醇稀释至刻度，摇匀，滤过，精密量取续滤液 5ml，置 50ml 量瓶中，用流动相稀释至刻度，摇匀，作为供试品溶液，精密量取 20μl，注入液相色谱仪，记录色谱图；另取磺胺嘧啶对照品 80mg 和甲氧苄啶对照品 10mg，精密称定，置同一 100ml 量瓶中，加 0.1mol/L 氢氧化钠溶液 10ml，振摇使磺胺嘧啶溶解，再加甲醇适量，振摇使甲氧苄啶溶解，用甲醇稀释至刻度，摇匀，精密量取适量，再用流动相定量稀释制成每 1ml 中约含磺胺嘧啶 80μg 与甲氧苄啶 10μg 的溶液，同法测定。按外标法以峰面积计算，即得。

第二节 喹诺酮类药物的分析

喹诺酮类（quinolones）药物是以原核生物 DNA 回旋酶为作用靶点、含有 4-喹诺酮母核的化学合成抗菌药物。自 1962 年萘啶酸问世以来，经过五十多年的发展，临床应用已从第一代的萘啶酸、第二代的吡哌酸，发展到第三代（如诺氟沙星）和第四代（如司帕沙星），成为仅次于β-内酰胺类、适应症扩展到包括呼吸系统在内各领域感染的抗菌药物。ChP2015 收载原料及制剂共 46 个品种。

一、结构与性质

（一）典型结构与代表药物

本类药物为 4-喹诺酮-3-羧酸的衍生物。具有 1，4-二氢-4-氧代-3-喹啉羧酸的基本结构：

在喹诺酮母核上引入不同的基团即形成各种喹诺酮类药物，典型代表药物见表 8-3。

表 8-3　喹诺酮类的典型代表药物

药物名称	化学结构
吡哌酸（pipemidic acid）	
诺氟沙星（norfloxacin）	
环丙沙星（ciprofloxacin）	
氧氟沙星（ofloxacin）	
左氧氟沙星（levofloxacin）	

续表

药物名称	化学结构
氟罗沙星（fleroxacin）	
依诺沙星（enoxacin）	
司帕沙星（sparfloxacin）	

（二）性质

1. 酸碱两性　喹诺酮类药物结构中含有碱性氮原子显碱性，含有羧基显酸性，故为酸碱两性化合物。几乎不溶于水，一般易溶于醋酸或氢氧化钠。

2. 不稳定性　本类药物对光、氧化剂均不稳定。如萘啶酸在氧存在下，经光作用，即分解为脱羧萘啶酸（Ⅰ）及双酮产物（Ⅱ），其热分解产物除脱羧产物外，还有双聚物（Ⅲ），结构如下：

萘啶酸　　　　（Ⅰ）　　　　（Ⅱ）　　　　　　（Ⅲ）

本类药物 3、4 位为羧基和羰基，极易和金属离子如钙、镁、锌等形成螯合物，降低药物的抗菌活性。

3. 有机氟化物的反应　从以诺氟沙星为代表的第三代开始，本类药物在分子结构中引入了氟原子，故又称为氟喹诺酮类（fluoquinolones）。分子结构中的氟原子，可用有机氟化物的反应鉴别。

4. 旋光性　左氧氟沙星、盐酸左氧氟沙星为左旋体，氧氟沙星为消旋体。

5. 紫外与红外吸收光谱特征　本类药物均具有共轭体系、含氟、苯环、羧基，在紫外和红外光区有特征吸收，可用于分析。

二、鉴别试验

（一）化学鉴别法

1. 与丙二酸的呈色反应　本类药物分子中叔胺基团与丙二酸和醋酐共热，生成有色产物，可用于鉴别。ChP2015 中诺氟沙星软膏、乳膏，盐酸左氧氟沙星片及胶囊均用此反应鉴别。如盐酸左氧氟沙星片的鉴别：

取本品细粉适量（约相当于左氧氟沙星，按 $C_{18}H_{20}FN_3O_4$ 计 10mg），置干燥具塞试管中，加丙二酸约 10mg 与醋酐 0.5ml，在水浴中加热 5～10 分钟，溶液显红棕色。

2. 盐酸盐与甲磺酸盐的鉴别　本类药物若为盐酸盐，可用氯化物的反应鉴别。若为甲磺酸盐，加碱共热分解生成亚硫酸盐，酸化分解出具有还原性的二氧化硫；二氧化硫在酸性条件下还原碘酸钾析出碘，遇淀粉显蓝色。ChP2015 甲磺酸培氟沙星及其制剂均用该反应鉴别。如甲磺酸培氟沙星的鉴别：

取本品约 30mg，加氢氧化钠 0.2g，加水数滴，溶解后置酒精灯上小火蒸干至炭化，加水数滴与 2mol/L 盐酸溶液 3～4ml，缓缓加热，即产生二氧化硫气体，能使湿润的碘酸钾淀粉试纸（取滤纸条浸入含有 5% 碘酸钾溶液与淀粉指示液的等体积混合液中湿透后，取出干燥，即得）显蓝色。

（二）光谱法

本类药物分子结构中均具有共轭体系，在紫外光区有特征吸收，因此可用 UV 法鉴别。ChP2015 中一些喹诺酮类药物采用 UV 法进行鉴别的条件和方法见表 8-4。

表 8-4　喹诺酮类药物的紫外光谱鉴别法

药物	溶剂	浓度（µg/ml）	λ_{max}（nm）	λ_{min}（nm）
左氧氟沙星原料、片剂、滴眼液	0.1mol/L HCl 溶液	5	226、294	263
吡哌酸原料、片剂、胶囊	0.01mol/L HCl 溶液	3	275	
盐酸洛美沙星原料、片剂、胶囊	0.1mol/L HCl 溶液	5	287	
司帕沙星片、胶囊	0.1% 氢氧化钠溶液	7.5	291	
依诺沙星片、乳膏、胶囊、滴眼液	0.1mol/L 氢氧化钠溶液	4	266、346	
氟罗沙星片、胶囊	0.1mol/L HCl 溶液	6	286、320	
氧氟沙星片、胶囊、眼膏、滴耳液、滴眼液	0.1mol/L HCl 溶液	6	294	
诺氟沙星乳膏	0.4% 氢氧化钠溶液	5	273	
诺氟沙星滴眼液	pH7.4 的磷酸盐缓冲液	5	271	

红外光谱特征性强，除光学异构体及长链烷烃同系物外，几乎没有两种化合物具有完全相同的红外吸收光谱，因此各国药典均采用 IR 法对药物进行鉴别。ChP2015 收载的本类药物的原料除诺氟沙星外，其余均用 IR 法鉴别。

（三）色谱法

ChP2015 收载的本类药物大多采用 HPLC 法或 TLC 法鉴别，二者同时出现时，选做一项。如诺氟沙星的 TLC 法鉴别：

取本品与诺氟沙星对照品适量，分别加三氯甲烷-甲醇（1∶1）制成每 1ml 含 2.5mg 的溶液，作为供试品溶液与对照品溶液，照薄层色谱法（通则 0502）试验，吸取上述两种溶液各 10µl，分别点于同一硅胶 G 薄层板上，以三氯甲烷-甲醇-浓氨溶液（15∶10∶3）为展开剂，展开，晾干，置紫外灯（365nm）下检视。供试品溶液所显主斑点的位置与荧光应与对照品溶液主斑点的位置与荧光相同。

三、特殊杂质检查

（一）溶液澄清度的检查

溶液澄清度的检查是控制碱性溶液中的不溶性杂质。喹诺酮类药物在碱溶液中易溶，而生产和贮藏过程中引入的中间体、副产物等有关物质在碱中不溶解，因此各国药典大都规定了溶液澄清度的检查。如 ChP2015 氧氟沙星中溶液澄清度的检查：

取本品5份，各0.5g，分别用氢氧化钠试液10ml溶解后，溶液应澄清；如显浑浊，与2号浊度标准液（通则0902第一法）比较，均不得更浓。

（二）吸光度

喹诺酮类药物在可见光区无吸收，通过控制在420～450nm波长处的吸光度，以控制有色杂质的限量。ChP2015左氧氟沙星、司帕沙星、乳酸环丙沙星注射液、盐酸左氧氟沙星、盐酸洛美沙星、氧氟沙星及其滴耳液等药物的检查项下均规定了吸光度的检查。如司帕沙星中吸光度的检查：

取本品，精密称定，加0.1mol/L氢氧化钠溶液溶解并定量稀释制成每1ml中含0.4mg的溶液，照紫外-可见分光光度法（通则0401），在440nm的波长处测定吸光度，不得过0.15。

（三）有关物质

喹诺酮类药物属于化学合成类抗菌药物，在合成过程中可能引入工艺杂质，在贮存过程中也可能存在降解杂质，不仅降低疗效，还可能引起过敏等毒性反应，因此其检查项下大多收载"有关物质"，各国药典多采用HPLC法进行检查。如ChP2015氧氟沙星中有关物质的检查：

取本品适量，精密称定，加0.1mol/L盐酸溶液溶解并定量稀释制成每1ml中约含1.2mg的溶液，作为供试品溶液；精密量取适量，用0.1mol/L盐酸溶液定量稀释制成每1ml中约含2.4μg的溶液，作为对照溶液；精密量取对照溶液适量，用0.1mol/L盐酸溶液定量稀释制成每1ml中约含0.24μg的溶液，作为灵敏度溶液。另精密称取杂质A对照品约18mg，置100ml量瓶中，加6mol/L氨溶液1ml与水适量使溶解，用水稀释至刻度，摇匀，精密量取2ml，置100ml量瓶中，用水稀释至刻度，摇匀，作为杂质A对照品溶液。照高效液相色谱法（通则0512）试验，用十八烷基硅烷键合硅胶为填充剂；以醋酸铵高氯酸钠溶液（取醋酸铵4.0g和高氯酸钠7.0g，加水1300ml使溶解，用磷酸调节pH值至2.2）-乙腈（85∶15）为流动相A，乙腈为流动相B，按下表进行线性梯度洗脱。流速为每分钟1.0ml；柱温为40℃。取氧氟沙星对照品、环丙沙星对照品和杂质E对照品各适量，加0.1mol/L盐酸溶液溶解并稀释制成每1ml中约含氧氟沙星1.2mg，环丙沙星和杂质E各6μg的混合溶液，取10μl注入液相色谱仪，以294nm为检测波长，记录色谱图，氧氟沙星峰的保留时间约为15分钟。氧氟沙星峰与杂质E峰和氧氟沙星峰与环丙沙星峰的分离度应分别大于2.0与2.5。取灵敏度溶液10μl注入液相色谱仪，以294nm为检测波长，记录色谱图，主成分峰高的信噪比应大于10。精密量取供试品溶液、对照溶液和杂质A对照品溶液各10μl，分别注入液相色谱仪，以294nm和238nm为检测波长，记录色谱图。供试品溶液色谱图中如有杂质峰，杂质A（238nm检测）按外标法以峰面积计算，不得过0.3%；其他单个杂质（294nm检测）峰面积不得大于对照溶液主峰面积（0.2%），其他杂质峰面积的和（294nm检测）不得大于对照溶液主峰面积的2.5倍（0.5%）。供试品溶液色谱图中小于灵敏度溶液主峰面积的峰可忽略不计。

时间（分钟）	流动相A（%）	流动相B（%）
0	100	0
18	100	0
25	70	30
39	70	30
40	100	0
50	100	0

杂质A $C_{13}H_9F_2NO_4$ 杂质E $C_{17}H_{18}FN_3O_4$

（四）光学异构体

左氧氟沙星为氧氟沙星的左旋体，其体外抗菌活性约为氧氟沙星的两倍，在其制备过程中可引入右氧氟沙星。ChP2015 中左氧氟沙星、盐酸左氧氟沙星除在性状项下收载比旋度以控制药物质量外，还需进行右氧氟沙星的检查，采用高效液相色谱的手性流动相法，以硫酸铜 D-苯丙氨酸溶液为流动相。如左氧氟沙星中右氧氟沙星的检查：

取本品适量，加流动相溶解并稀释制成每 1ml 中约含 1.0mg 的溶液，作为供试品溶液，精密量取适量，用流动相定量稀释制成每 1ml 中约含 10μg 的溶液，作为对照溶液。精密量取对照溶液适量，用流动相定量稀释制成每 1ml 中约含 0.5μg 的溶液，作为灵敏度溶液。照高效液相色谱法（通则 0512）测定。用十八烷基硅烷键合硅胶为填充剂；以硫酸铜 D-苯丙氨酸溶液（取 D-苯丙氨酸 1.32g 与硫酸铜 1g，加水 1000ml 溶解后，用氢氧化钠试液调节 pH 值至 3.5）-甲醇（82：18）为流动相；柱温 40℃，检测波长为 294nm。取左氧氟沙星和氧氟沙星对照品各适量，加流动相溶解并定量稀释制成每 1ml 中约含左氧氟沙星 1mg 和氧氟沙星 20μg 的溶液，取 20μl 注入液相色谱仪，记录色谱图，右氧氟沙星与左氧氟沙星依次流出，右、左旋异构体峰的分离度应符合要求。取灵敏度溶液 20μl 注入液相色谱仪，主成分色谱峰峰高的信噪比应大于 10。再精密量取供试品溶液和对照溶液各 20μl，分别注入液相色谱仪，记录色谱图，供试品溶液色谱图中右氧氟沙星峰面积不得大于对照溶液主峰面积（1.0%）。

（五）防腐剂

一般滴眼剂是一种多剂量剂型，病人在多次使用时，很易染菌，所以要加抑菌剂即防腐剂。加了防腐剂的滴眼剂，应控制防腐剂的限量。ChP2015 左氧氟沙星滴眼液中苯扎溴铵的检查，盐酸环丙沙星滴眼液中苯扎溴铵或羟苯乙酯的检查，氧氟沙星滴眼液中苯扎溴铵的检查，诺氟沙星滴眼液中羟苯甲酯或羟苯丙酯的检查均采用 HPLC 法，并规定含防腐剂的量应为标示量的 80%～120%。如诺氟沙星滴眼液中羟苯甲酯或羟苯丙酯的检查：

色谱条件与系统适用性试验：用十八烷基硅烷键合硅胶为填充剂；以 1% 的冰醋酸-甲醇（40：60）为流动相；检测波长为 255nm。羟苯甲酯与羟苯丙酯峰的分离度应符合要求。

测定法：精密量取本品 3ml，置 25ml 量瓶中，加流动相稀释至刻度，摇匀，滤过，精密量取续滤液 20μl 注入液相色谱仪，记录色谱图；另取羟苯甲酯、羟苯丙酯对照品适量，加流动相溶解并定量稀释制成每 1ml 中各约含 1mg 的混合溶液，精密量取适量，用流动相定量稀释制成每 1ml 中各约含 30μg 的混合溶液，同法测定。按外标法以峰面积计算。供试品中含羟苯甲酯或羟苯丙酯应为标示量的 80%～120%。

四、含量测定

（一）非水碱量法

吡哌酸具有弱碱性，ChP2015 采用非水碱量法测定含量，方法为：

取本品约 0.2g，精密称定，加冰醋酸 20ml 溶解后，加结晶紫指示液一滴，用高氯酸滴定液（0.1mol/L）滴定至溶液显纯蓝色，并将滴定的结果用空白试验校正。每 1ml 高氯酸滴定液（0.1mol/L）相当于 30.33mg 的 $C_{14}H_{17}N_5O_3$。

（二）紫外分光光度法

本类药物具有共轭体系，在紫外光区有特征吸收，可用于本类药物的含量测定，ChP2015 采用 UV 法测定吡哌酸片及胶囊、诺氟沙星乳膏的含量。如诺氟沙星乳膏的含量测定：

精密称取本品适量（约相当于诺氟沙星 5mg），置分液漏斗中，加三氯甲烷 15ml，振摇后，用氯化钠饱和的 0.1%氢氧化钠溶液 25ml、20ml、20ml 和 10ml 分次提取，合并提取液，置 100ml 量瓶中，加 0.1mol/L 氢氧化钠溶液稀释至刻度，摇匀，滤过，精密量取续滤液 10ml，用 0.4%氢氧化钠溶液定量稀释制成每 1ml 中约含 5μg 的溶液，照紫外-可见分光光度法（通则 0401），在 273nm 的波长处测定吸光度；另取诺氟沙星对照品适量，精密称定，加 0.4%氢氧化钠溶液溶解并定量稀释制成每 1ml 中约含 5μg 的溶液，同法测定，计算，即得。

由于乳膏的基质会干扰测定，因此利用基质易溶于有机溶剂，而药物有羧基，具酸性，可溶于氢氧化钠溶液的性质进行预处理。本法为对照品比较法，采用供试品溶液和对照品平行的操作方法，既可消除仪器和方法的误差，也可降低不同实验室间测定结果的误差。

（三）高效液相色谱法

ChP2015 收载的本类药物及其制剂绝大多数采用 HPLC 法测定含量。由于本类药物为酸碱两性化合物，可在水溶液中发生解离，用常规反相高效液相色谱法测定时，会出现色谱峰拖尾，对称性差，分离度低和保留值不稳定等问题，因此本类药物的测定多采用离子抑制色谱法或离子对色谱法。如盐酸环丙沙星胶囊的含量测定：

色谱条件与系统适用性试验：用十八烷基硅烷键合硅胶为填充剂；以 0.025mol/L 磷酸溶液-乙腈（87：13）（用三乙胺调节 pH 至 3.0±0.1）为流动相；流速为每分钟 1.5ml，检测波长为 278nm。取氧氟沙星对照品、环丙沙星对照品和杂质 I 对照品各适量，加流动相溶解并稀释制成每 1ml 中约含氧氟沙星 5μg、环丙沙星 0.1mg 和杂质 I 10μg 的混合溶液，取 20μl 注入液相色谱仪，记录色谱图，环丙沙星峰的保留时间约为 12 分钟，氧氟沙星峰与环丙沙星峰和环丙沙星峰与杂质 I 峰的分离度均应符合要求。

测定法：取装量差异项下的内容物，混合均匀，精密称取适量（约相当于环丙沙星 0.2g），置 200ml 量瓶中，加流动相适量振摇溶解并稀释至刻度，摇匀，滤过，精密量取续滤液 5ml，置 50ml 量瓶中，用流动相稀释至刻度，摇匀，作为供试品溶液，精密量取 20μl，注入液相色谱仪，记录色谱图；另取环丙沙星对照品，同法测定。按外标法以峰面积计算供试品中 $C_{17}H_{18}FN_3O_3$ 的含量。

环丙沙星为两性化合物，在水溶液中可解离，若单独以磷酸溶液为流动相，洗脱时会产生拖尾峰，在流动相中加入适量三乙胺扫尾剂，可克服拖尾现象。

（吉林医药学院　郭淑英）

第九章　杂环类药物的分析

本章要求

1. 掌握吡啶类、吩噻嗪类、苯并二氮杂䓬类药物结构、性质及与分析方法间的关系，三类药物的化学鉴别反应，吡啶类药物的特殊杂质检查及含量测定的氧化还原滴定法。

2. 熟悉吩噻嗪类药物的含量测定方法。

3. 了解本章其他的分析项目与方法。

案例 9-1

已知某药物结构式为：

问题：

1. 简述其结构、性质及与分析方法的关系。

2. 根据药物的结构，设计合理的化学鉴别反应。

3. 查阅该药物的生产工艺，并根据其结构特点，分析可能产生的杂质，并制订合理的检查方法。

4. 根据药物的结构与性质，分析其可用哪些方法进行含量测定，并查阅历版中国药典及 USP、BP 各采用何种方法进行含量测定，简述各法的原理，并比较各法的优缺点。

环状有机化合物的碳环中夹杂有非碳元素原子（称为杂原子，常见的杂原子有氧、硫、氮等）的化合物为杂环化合物（heterocyclic compound）。杂环化合物种类繁多、数量庞大，自然界中不少有生理活性的化合物为杂环化合物，如生物碱、维生素、抗生素等；在化学合成药物中，杂环类药物占有相当数量，并已成为现代药物中应用较广、品种较多的一大类药物。

通常所指的杂环类药物（hetero drugs）主要指化学合成的杂环类药物。根据其所含杂原子的种类和数目、环的元数与环数的不同，可将杂环类药物分成不同的大类，如吡啶类、吩噻嗪类、苯并二氮杂䓬类、呋喃类、吡唑酮类、嘧啶类等。根据环上取代基的类型、数目及位置的不同又可衍生出数目众多的同系列药物。本章仅以吡啶类、吩噻嗪类、苯并二氮杂䓬类药物中的几种典型药物为例进行讨论。

第一节　吡啶类药物的分析

一、结构与性质

（一）基本结构与代表药物

吡啶类药物（pyridyls）的基本结构为吡啶环或二氢吡啶环：

吡啶(pyridine)　　　　二氢吡啶(dihydropyridine)

常见代表药物见表 9-1。

表 9-1　吡啶类的代表药物

药物名称	化学结构
异烟肼（isoniazid）	
尼可刹米（nikethamide）	
硝苯地平（nifedipine）	
苯磺酸氨氯地平（amlodipine Besilate）	
尼莫地平（nimodipine）	
尼群地平（nitrendipine）	

（二）性质

1. 吡啶环或二氢吡啶环　吡啶环上的氮原子为碱性氮原子（水中 pK_b 值为 8.8），可以与一些沉淀试剂如重金属盐类（如氯化汞、硫酸铜）等发生沉淀反应；此外，吡啶环在一定条件下可发生开环反应。

基本结构为二氢吡啶环的二氢吡啶类药物，具有还原性；二氢吡啶环遇光极不稳定，易发生光化学歧化作用；与碱作用，二氢吡啶环1，4-位氢均可发生解离，形成p-π共轭而发生颜色变化。

2. 取代基

（1）酰肼基：异烟肼分子中，吡啶环 γ 位上被酰肼基取代，酰肼基具有较强的还原性，可被不同的氧化剂氧化，也可与某些含羰基的试剂发生缩合反应。

（2）酰氨基：尼可刹米分子中，吡啶环 β 位上被酰氨基取代，遇碱水解后释放出具有碱性的二乙胺。

（3）硝基：二氢吡啶类药物苯环上大多有硝基，硝基具有氧化性，可被还原剂还原为芳伯氨基，可用重氮化-偶合反应鉴别。

此外，本类药物均有共轭体系，在紫外光区有特征吸收，具有特征的红外光谱。

二、鉴 别 试 验

（一）吡啶环的反应

1. 吡啶环的开环反应 本反应适用于吡啶环的α位无取代基，且 β 或 γ 位被羧基衍生物所取代的吡啶类药物。

（1）戊烯二醛反应（köning 反应）：溴化氰作用于吡啶环，使环上氮原子由3价转变为5价，吡啶环水解，形成戊烯二醛，再与苯胺缩合，形成黄色的戊烯二醛衍生物。如ChP2015尼可刹米的鉴别：

取本品一滴，加水50ml，摇匀，分取2ml，加溴化氰试液2ml与2.5%苯胺溶液3ml，摇匀，溶液渐显黄色。

反应式如下：

（黄色）

（2）二硝基氯苯反应：在无水条件下，吡啶及其某些衍生物与2，4-二硝基氯苯混合共热或共热至熔融；冷却后，加醇制氢氧化钾试液使残渣溶解，溶液显紫红色。ChP2015 用该反应鉴别异烟腙（ftivazide）。方法为：

取本品约50mg，加2，4-二硝基氯苯50mg与乙醇3ml，置水浴中煮沸2～3分钟，放冷，加10%氢氧化钠溶液2滴，静置后，即显鲜红色。

BP2016采用该反应鉴别异烟肼注射液和异烟肼口服溶液。如异烟肼注射液的鉴别：

取本品适量（约相当于异烟肼25mg），加乙醇5ml，加硼砂0.1g及5%的2，4-二硝基氯苯乙醇溶液5ml，水浴蒸干，继续加热10min，残渣加甲醇10ml搅拌溶解后，即显紫红色。

反应式如下：

2. 沉淀反应 本类药物含有吡啶环，可与某些重金属盐类形成沉淀。如尼可刹米可与硫酸铜及硫氰酸铵作用生成草绿色配位化合物沉淀。ChP2015 采用本法鉴别尼可刹米：

取本品两滴，加水 1ml，摇匀，加硫酸铜试液两滴与硫氰酸铵试液三滴，即生成草绿色沉淀。反应式如下：

异烟肼、尼可刹米可与氯化汞形成白色沉淀。

二氢吡啶类药物，也可与重金属盐类形成沉淀，尼莫地平与氯化汞反应生成白色沉淀、尼群地平与碘化铋钾反应生成橙红色沉淀，可用于鉴别。如 ChP2015 尼莫地平注射液的鉴别：

取本品适量（约相当于尼莫地平 20mg），置分液漏斗中，加乙醚 30ml 振摇提取，静置，分取乙醚层，置水浴上蒸干，放冷，残渣加乙醇 2ml，搅拌使溶解，移至试管中，加 1%氯化汞溶液 3ml，即发生白色沉淀。

（二）二氢吡啶的解离反应

二氢吡啶类药物的丙酮溶液与氢氧化钠反应显橙红色。其反应机理为，二氢吡啶类药物与碱作用，二氢吡啶环 1，4-位氢均可发生解离，形成 p-π 共轭而发生颜色变化。反应式如下：

或

ChP2015 用于硝苯地平及其制剂、尼群地平及其制剂等的鉴别。如硝苯地平的鉴别：

取本品约 25mg，加丙酮 1ml 溶解，加 20%氢氧化钠溶液 3～5 滴，振摇，溶液显橙红色。

（三）酰肼基的反应

1. 还原反应 异烟肼的酰肼基具有还原性，可还原硝酸银为单质银，在试管壁上形成银镜，肼基被氧化生成氮气。ChP2015 采用本法鉴别异烟肼：

取本品约 10mg，置试管中，加水 2ml 溶解后，加氨制硝酸银试液 1ml，即发生气泡与黑色浑浊，并在试管壁上生成银镜。

反应式如下：

$$+ 4AgNO_3 + 5NH_3 \cdot H_2O \longrightarrow \text{(产物)} + 4Ag\downarrow + N_2\uparrow + 4NH_4NO_3 + 4H_2O$$

此外，异烟肼与亚硒酸反应，将其还原生成红色硒沉淀，亦可用于鉴别。

$$+ SeO_2 \longrightarrow \text{(产物)} + N_2\uparrow + Se\downarrow + H_2O$$

2. 缩合反应 异烟肼的酰肼基与芳醛缩合生成腙，如与香草醛反应生成异烟腙，为黄色结晶，并具有固定的熔点，可用于鉴别。BP2016 采用该反应鉴别异烟肼：

取本品约 0.1g，加水 2ml 和 10g/L 香草醛溶液 10ml，用玻棒摩擦试管壁，即析出黄色沉淀，用 5ml 稀乙醇（70%）重结晶，在 100～105℃ 干燥后，测定熔点，其熔点为 226～231℃。

另外，异烟肼还可与对二甲氨基苯甲醛、水杨醛缩合；与 1，2-萘醌-4-磺酸在碱性下缩合呈红色，凡具有—NH_2 或活泼—CH_2 者均有此反应。

$$+ 3NaOH \longrightarrow \text{(产物)} + Na_2SO_3 + 3H_2O$$

（四）分解产物的反应

尼可刹米与氢氧化钠试液加热，分解产生二乙胺，有臭味，并能使湿润的红色石蕊试纸变蓝。ChP2015 采用本法鉴别尼可刹米：

取本品 10 滴，加氢氧化钠试液 3ml，加热，即发生二乙胺的臭气，能使湿润的红色石蕊试纸变蓝色。

此外，异烟肼、尼可刹米等与无水碳酸钠或氢氧化钙共热，可发生脱羧降解产生吡啶，有臭味逸出。

（五）重氮化-偶合反应

二氢吡啶类药物苯环上硝基具有氧化性，在酸性下被锌粉还原为芳伯氨基，可用重氮化-偶合反应鉴别。BP2016、JP16 均用该反应鉴别硝苯地平。如 BP2016 硝苯地平的鉴别：

取本品 25mg，加 10ml 盐酸-水-乙醇混合溶液（1.5：3.5：5），微热，加入锌粒 0.5g，放置 5 分钟，滤过，滤液加亚硝酸钠溶液（10g/L）5ml，放置 2 分钟，再加入氨基磺酸铵溶液（50g/L）2ml，摇匀，加入盐酸萘乙二胺溶液（5g/L）2ml，即显红色（持续 5 分钟以上）。

（六）紫外分光光度法与红外分光光度法

本类药物均具有芳杂环，在紫外光区有特征吸收，可用 UV 法鉴别。各国药典均采用该法鉴别本类药物。如 ChP2015 尼群地平软胶囊的鉴别：

避光操作。取本品的内容物约 1g，置 100ml 量瓶中，用无水乙醇稀释至刻度，摇匀，取 10ml，置 100ml 量瓶中，用无水乙醇稀释至刻度，照紫外-可见分光光度法（通则 0401）测定，在 353nm 与 303nm 的波长处分别测定吸光度，在 353nm 与 303nm 的吸光度比值应为 2.1～2.3。

IR 法是一种有效而可靠的定性分析手段，各国药典均采用 IR 法鉴别本类药物原料，部分制剂亦用 IR 法鉴别。如 ChP2015 尼可刹米注射液的鉴别：

取本品适量（约相当于尼可刹米 20mg），加二氯甲烷 20ml，振摇提取，水浴蒸干二氯甲烷层，残渣经减压干燥，依法测定。本品的红外光吸收图谱应与对照的图谱（光谱集 135 图）一致。

（七）色谱法

HPLC 法具有分离、分析的功能，ChP2015 异烟肼及异烟肼片、硝苯地平片等十多种制剂的鉴别均采用该法。

TLC 法设备简单、操作简便，具有分离功能，可排除原料中有关物质、制剂中辅料的干扰，可用于药物的鉴别，各国药典均用 TLC 法鉴别吡啶类药物。如 ChP2015 苯磺酸氨氯地平的鉴别：

取本品与苯磺酸氨氯地平对照品，分别加甲醇溶解并稀释制成每 1ml 中含氨氯地平约 5mg 的溶液，作为供试品溶液与对照品溶液。照薄层色谱法（通则 0502）试验，吸取上述两种溶液各 10μl，分别点于同一硅胶 G 薄层板上，以甲基异丁基酮-冰醋酸-水（2：1：1）的上层液为展开剂，展开后，晾干，喷以稀碘化铋钾试液，供试品溶液所显主斑点的位置和颜色应与对照品溶液主斑点的位置和颜色相同。

三、特殊杂质检查

（一）异烟肼中游离肼的检查

异烟肼的合成一般为 4-甲基吡啶氧化成异烟酸后，再与水合肼进行酰化制得。常用氧化剂有高锰酸钾、硝酸、次亚氯酸钠等。异烟肼的合成路线表示如下：

异烟肼在制备时原料反应不完全、或在贮藏过程中降解均可引入游离肼。肼是一种诱变剂和致癌物质。BP2016 采用 TLC 法检查异烟肼中的游离肼和有关物质。ChP2015 异烟肼及其制剂均采用 TLC 法检查游离肼，如异烟肼中游离肼的检查：

取本品，加丙酮-水（1：1）溶解并稀释制成每 1ml 中约含 100mg 的溶液，作为供试品溶液；另取硫酸肼对照品，加丙酮-水（1：1）溶解并稀释制成每 1ml 中约含 0.08mg（相当于游离肼 20μg）的溶液，作为对照品溶液；取异烟肼与硫酸肼各适量，加丙酮-水（1：1）溶解并稀释制成每 1ml 中分别含异烟肼 100mg 及硫酸肼 0.08mg 的混合溶液，作为系统适用性溶液。照薄层色谱法（通则 0502）试验，吸取上述三种溶液各 5μl，分别点于同一硅胶 G 薄层板上，以异丙醇-丙酮（3：2）为展开剂，展开，晾干，喷以乙醇制对二甲氨基苯甲醛试液，15 分钟后检视。系统适用性溶液所显游离肼与异烟肼的斑点应完全分离，游离肼的 R_f 值约为 0.75，异烟肼的 R_f 值约为 0.56。在供试品溶液主斑点前方与对照品溶液主斑点相应的位置上，不得显黄色斑点。

（二）有关物质

异烟肼的制备过程中会引入工艺杂质。尼可刹米在生产和贮藏过程中易引入 N-乙基烟酰胺（ethylnicotinamide）和化学结构不明的有关物质。ChP2015 异烟肼、尼可刹米及其制剂均采用 HPLC 不加校正因子的主成分自身对照法进行有关物质的检查。

二氢吡啶类药物遇光极不稳定，易发生光化学歧化作用，引入杂质，因此各国药典标准中均规定在避光条件下进行有关物质检查，大多采用 HPLC，亦可采用 TLC。

如硝苯地平在光照、氧化剂存在条件下，降解为硝苯吡啶衍生物 2,6-二甲基-4-（2-硝基苯基）-3,5-吡啶二甲酸二甲酯（杂质Ⅰ），在日光及漫射光的作用下除将二氢吡啶芳构化以外，还能将硝基转化为亚硝基，形成亚硝基吡啶衍生物 2,6-二甲基-4-（2-亚硝基苯基）-3,5-吡啶二甲酸二甲酯（杂质Ⅱ）。杂质Ⅱ为硝苯地平的主要光分解物，对人体极为有害。且杂质Ⅰ和Ⅱ对光很敏感，随着药物浓度的降低，光解速度加快，造成杂质量迅速增加。

杂质Ⅰ　　　　　　　　硝苯地平　　　　　　　　杂质Ⅱ

ChP2015、USP39、BP2016 硝苯地平项下均规定采用 HPLC 进行有关物质的检查。如 ChP2015 硝苯地平中有关物质的检查：

避光操作。取本品，精密称定，加甲醇溶解并定量稀释制成每 1ml 中约含 1mg 的溶液，作为供试品溶液；另取 2,6-二甲基-4-（2-硝基苯基）-3,5-吡啶二甲酸二甲酯（杂质Ⅰ）对照品与 2,6-二甲基-4-（2-亚硝基苯基）-3,5-吡啶二甲酸二甲酯（杂质Ⅱ）对照品，精密称定，加甲醇溶解并定量稀释制成每 1ml 中各约含 10μg 的混合溶液，作为对照品贮备液；分别精密量取供试品溶液与对照品贮备液各适量，用流动相定量稀释制成每 1ml 中分别含硝苯地平 2μg、杂质Ⅰ1μg 与杂质Ⅱ1μg 的混合溶液，作为对照溶液。照高效液相色谱法（通则 0512）试验。用十八烷基硅烷键合硅胶为填充剂；以甲醇-水（60∶40）为流动相；检测波长为 235nm。取硝苯地平对照品、杂质Ⅰ对照品与杂质Ⅱ对照品各适量，加甲醇溶解并稀释制成每 1ml 中各约含 1mg、10μg 和 10μg 的混合溶液，取 20μl，注入液相色谱仪，杂质Ⅰ峰、杂质Ⅱ峰与硝苯地平峰之间的分离度均应符合要求。精密量取供试品溶液与对照溶液各 20μl，分别注入液相色谱仪，记录色谱图至主成分峰保留时间的两倍。供试品溶液的色谱图中如有与杂质Ⅰ峰、杂质Ⅱ峰保留时间一致的色谱峰，按外标法以峰面积计算，均不得过 0.1%；其他单个杂质峰面积不得大于对照溶液中硝苯地平峰面积（0.2%）；杂质总量不得过 0.5%。

四、含 量 测 定

（一）氧化还原滴定法

1. 溴酸钾滴定法　异烟肼的酰肼基具有较强的还原性，可在强酸性介质中用溴酸钾滴定液直接滴定。异烟肼与溴酸钾反应的摩尔比为 3∶2。

BP2016 异烟肼及其片剂的含量测定采用该法。如异烟肼的含量测定：

取本品 0.250g，置 100ml 量瓶中，加水使溶解并稀释至刻度。量取 20.0ml，加水 100ml、盐酸 20ml、溴化钾 0.2g 与甲基红指示液 0.05ml，用溴酸钾滴定液（0.0167mol/L），不断振摇，滴定至红色消失。每 1ml 溴酸钾滴定液（0.0167mol/L）相当于 3.429mg 的 $C_6H_7N_3O$。

以甲基红指示液指示终点，终点时，微过量的溴酸钾氧化甲基红使其红色消失，即为终点。甲基红是不可逆氧化还原指示剂，为防止溶液中溴酸钾局部浓度过高使指示剂破坏而提前到达终点，要求在不断振摇下滴定。

2. 溴量法 异烟肼在稀盐酸介质中可被定量过量的溴氧化，剩余的溴用碘量法测定。异烟肼与溴反应的摩尔比为 1 : 2。

BP2016 收载的异烟肼注射液采用该法测定含量。方法为：

精密量取本品适量（约相当于异烟肼 0.4g），加水稀释至 250ml，摇匀。精密量取 25ml，置具塞锥形瓶中，精密加溴滴定液（0.05mol/L）25ml，再加盐酸 5ml，立即密塞并振摇 1 分钟，在暗处静置 15 分钟后，注意微开瓶塞，加碘化钾 1g，立即密塞，摇匀后，用硫代硫酸钠滴定液（0.1mol/L）滴定，至近终点时，加淀粉指示液，继续滴定至蓝色消失，并将滴定的结果用空白试验校正。每 1ml 溴滴定液（0.05mol/L）相当于 3.429mg 的 $C_6H_7N_3O$。

本法为剩余滴定法，测定结果按下式计算：

$$标示量\% = \frac{\dfrac{T(V_0 - V)F}{V_S}}{标示量} \times 100\% = \frac{\dfrac{3.429 \times 10^{-3} \times (V_0 - V) \times \dfrac{c}{0.1}}{V_S}}{标示量} \times 100\%$$

式中，V_0 和 V 分别为空白试验和样品测定时消耗硫代硫酸钠滴定液的体积，ml；c 为硫代硫酸钠滴定液的实际浓度，mol/L；V_S 为供试品的取样体积，ml；标示量为制剂的规格，g/ml。

3. 铈量法 利用二氢吡啶类药物的还原性，可用铈量法测定含量。ChP2015 收载的二氢吡啶类原料药，BP2016 收载的尼莫地平、尼群地平、硝苯地平，JP16 收载的尼群地平采用该法测定含量。如 ChP2015 硝苯地平的含量测定：

取本品约 0.4g，精密称定，加无水乙醇 50ml，微温使溶解，加高氯酸溶液（取 70% 高氯酸 8.5ml，加水至 100ml）50ml、邻二氮菲指示液三滴，立即用硫酸铈滴定液（0.1mol/L）滴定，至近终点时，在水浴中加热至 50℃左右，继续缓缓滴定至橙红色消失，并将滴定的结果用空白试验校正。每 1ml 硫酸铈滴定液（0.1mol/L）相当于 17.32mg 的 $C_{17}H_{18}N_2O_6$。

硝苯地平与硫酸铈反应的摩尔比为 1 : 2。用邻二氮菲指示液指示终点。终点时微过量的 Ce^{4+} 将指示液中的 Fe^{2+} 氧化成 Fe^{3+}，使橙红色消失，以指示终点。邻二氮菲指示液应临用新制。

（二）非水碱量法

利用吡啶环的弱碱性，本类药物亦可采用非水碱量法测定含量。如 ChP2015 尼可刹米的含量测定：

取本品约 0.15g，精密称定，加冰醋酸 10ml 与结晶紫指示液一滴，用高氯酸滴定液（0.1mol/L）滴定至溶液显蓝绿色，并将滴定的结果用空白试验校正。每 1ml 高氯酸滴定液（0.1mol/L）相当于 17.82mg 的 $C_{10}H_{14}N_2O$。

ChP2015 收载的异烟腙、异烟腙片，JP16 收载的异烟肼亦用该法测定含量。

（三）紫外分光光度法

本类药物均具有芳杂环，在紫外光区有特征吸收，因此可用 UV 法测定含量。如 ChP2015 尼可刹米注射液的含量测定：

用内容量移液管精密量取本品 2ml，置 200ml 量瓶中，用 0.5%硫酸溶液分次洗涤移液管内壁，洗液并入量瓶中，用 0.5%硫酸溶液稀释至刻度，摇匀；精密量取适量，用 0.5%硫酸溶液定量稀释成每 1ml 中约含尼可刹米 20μg 的溶液，照紫外-可见分光光度法（通则 0401），在 263nm 的波长处测定吸光度，按 $C_{10}H_{14}N_2O$ 的吸收系数（$E_{1cm}^{1\%}$）为 292 计算，即得。

由于本品黏度较大，用内容量移液管移取样品，0.5%硫酸溶液溶解样品。内容量移液管为按盛装液体的体积进行刻度的移液管，用于精密移取黏度较大的液体，如糖浆剂和油溶液等。正确的使用方法为：精密吸取溶液，拭干管端外壁，放出内容物后，用适当溶剂对移液管内壁分次进行洗涤，将样品完全转移出来。

ChP2015 尼群地平软胶囊亦用该法测定含量，对照品比较法定量。方法为：

避光操作，取本品 10 粒，置小烧杯中，用剪刀剪破囊壳，加无水乙醇少量，振摇使溶解后，将内容物与囊壳全部转移至具塞锥形瓶中，用无水乙醇反复冲洗剪刀及小烧杯，洗液并入锥形瓶中，将锥形瓶密塞，置 40℃水浴中加热 15 分钟，并时时振摇，将内容物移入 100ml 量瓶中，用无水乙醇反复冲洗囊壳和锥形瓶，洗液并入量瓶中，用无水乙醇稀释至刻度，摇匀，精密量取 2ml，置 100ml 量瓶中，用无水乙醇稀释至刻度，摇匀，照紫外-可见分光光度法（通则 0401）在 353nm 的波长处测定吸光度；另取尼群地平对照品适量，精密称定，用无水乙醇溶解并定量稀释制成每 1ml 中约含 20μg 的溶液，同法测定，计算，即得。

（四）高效液相色谱法

HPLC 法通过分离可消除有关物质及制剂中辅料的干扰，准确测定药物含量。ChP2015、USP39、JP16 异烟肼原料及其制剂，BP2016 异烟肼口服溶液均采用本法测定含量。各国药典二氢吡啶类药物的制剂也大多采用本法测定含量。如 ChP2015 异烟肼的含量测定：

色谱条件与系统适用性试验：用十八烷基硅烷键合硅胶为填充剂；以 0.02mol/L 磷酸氢二钠溶液（用磷酸调 pH 至 6.0）-甲醇（85∶15）为流动相；检测波长为 262nm。理论板数按异烟肼峰计算不低于 4000。

测定法：取本品适量，精密称定，加水溶解并定量稀释制成每 1ml 中约含 0.1mg 的溶液，精密量取 10μl 注入液相色谱仪，记录色谱图；另取异烟肼对照品，同法测定。按外标法以峰面积计算，即得。

第二节　吩噻嗪类药物的分析

一、结构与性质

（一）基本结构与代表药物

吩噻嗪类药物（phenothiazines）为吩噻嗪的衍生物，分子结构中均含有硫氮杂蒽母核，基本结构为：

硫氮杂蒽(phenothiazine)

随母核 2 位碳原子上 R′ 取代基，10 位氮原子上 R 取代基的不同，构成各种吩噻嗪类药物，常见代表药物见表 9-2。

表 9-2 吩噻嗪类的代表药物

药物名称	化学结构
盐酸氯丙嗪（chlorpromazine hydrochloride）	
盐酸异丙嗪（promethazine hydrochloride）	
奋乃静（perphenazine）	
盐酸氟奋乃静（fluphenazine hydrochloride）	
癸氟奋乃静（fluphenazine decanoate）	
盐酸三氟拉嗪（trifluoperazine hydrochloride）	
盐酸硫利达嗪（thioridazine hydrochloride）	

（二）性质

1. 紫外吸收光谱特征 本类药物的硫氮杂蒽母核为三环共轭的大π体系，一般在紫外光区有三个吸收峰，分别在 204～209nm（205nm 附近）、250～265nm（254nm 附近）和 300～325nm（300nm 附近），最强峰多在 254nm 附近。

硫氮杂蒽母核的硫为负二价，易被氧化，其氧化产物为砜（$>SO_2$）和亚砜（$>SO$），与未取代的吩噻嗪母核的吸收光谱（图 9-1）有明显不同，吸收峰增加成四个吸收峰。

图 9-1　吩噻嗪及其氧化产物的紫外吸收图谱

a. 吩噻嗪；b. 吩噻嗪的亚砜化合物；c. 吩噻嗪的砜化物

2. 易氧化呈色 本类药物硫氮杂蒽母核的硫为负二价，具有还原性，易被氧化剂氧化呈色。此性质可用于本类药物的鉴别。

3. 与金属离子络合呈色 本类药物分子结构中的硫，可与金属钯离子络合形成有色的配位化合物，其氧化产物砜和亚砜则无此反应。此性质可用于本类药物的鉴别和含量测定，并且专属性强。

4. 弱碱性 本类药物母核上的氮原子碱性极弱，但十位氮上 R 取代基为脂烃胺基、哌啶基、哌嗪基，碱性较强，可用非水碱量法测定含量，也可与盐酸成盐。

二、鉴 别 试 验

（一）显色反应

1. 氧化剂氧化显色 吩噻嗪类药物可被氧化剂如硫酸、硝酸、溴水（加热至沸）、三氯化铁试液以及过氧化氢（在酸性介质中加热至 80℃）等氧化呈色，且药物不同，所呈颜色也有差异，可用于鉴别。常见吩噻嗪类药物的呈色反应见表 9-3。

表 9-3　常见吩噻嗪类药物与氧化剂的呈色反应

药物	氧化剂				
	硫酸	硝酸	溴水	三氯化铁	过氧化氢
盐酸氯丙嗪	樱桃红色，放置色渐深	红色，渐变淡黄色	鲜绯红色	红色	—
盐酸异丙嗪	樱桃红色，放置色渐深	红色沉淀，加热即溶解，由红色转橙黄色	暗樱红色（略混）	—	—
奋乃静	红色，加热变深	—	—	—	深红色，放置渐退

续表

药物	氧化剂				
	硫酸	硝酸	溴水	三氯化铁	过氧化氢
盐酸氟奋乃静	淡红色，温热变红褐色	—	—	—	—
盐酸三氟拉嗪	—	微带红色的白色沉淀；放置红色变深，加热变黄色	—	—	—
盐酸硫利达嗪	蓝色	—	—	—	—

2. 与钯离子络合显色　硫氮杂蒽母核中未被氧化的硫原子可与钯离子在适当的 pH 溶液中络合显色，用于鉴别。如 ChP2015 癸氟奋乃静的鉴别：

取本品约 50mg，加甲醇 2ml 溶解后，加 0.1%氯化钯溶液 3ml，即有沉淀生成，并显红色，再加过量的氯化钯溶液，颜色变深。

反应式如下：

（二）分解产物的反应

含氟有机药物与碳酸钠及碳酸钾在 600℃同炽灼，分解成氟化物，与酸性茜素锆试液反应生成 $[ZrF_6]^{2-}$ 配位离子，茜素游离使溶液由红色变为黄色，可用于鉴别。如 ChP2015 癸氟奋乃静的鉴别：

取本品 15～20mg，加碳酸钠与碳酸钾各约 0.1g，混匀，在 600℃炽灼 15～20 分钟，放冷，加水 2ml 使溶解，加盐酸溶液（1→2）酸化，滤过，滤液加茜素锆试液 0.5ml，应显黄色。

（三）紫外分光光度法与红外分光光度法

吩噻嗪类药物的紫外吸收特征性强，且随 2 位和 10 位上取代基的不同，可引起最大吸收峰的位移。如 2 位上被卤素取代时，吸收峰红移 5～10nm，同时使 250～265nm 区段的峰强度增大；2 位上被—SCH₃ 或—COCH₃ 基取代时，则吸收峰红移更显著，并在 240～245nm 及 275～285nm 波长处有强吸收。吩噻嗪类药物的紫外特征吸收见表 9-4。药典收载的本类药物大多用 UV 法鉴别。

表 9-4　吩噻嗪类药物的紫外吸收特征

药物	溶剂	浓度（μg/ml）	λ_{max}（nm）	$E_{1cm}^{1\%}$	吸光度（A）	吸光度比值
盐酸氯丙嗪	盐酸（9→1000）	5	254、306		$A_{254}\approx 0.46$	
盐酸异丙嗪	0.01mol/L 盐酸	6	249	883～937		
奋乃静	甲醇	10	258、313			$A_{313/A258}=0.12\sim 0.13$
癸氟奋乃静	乙醇	10	260			
盐酸氟奋乃静	盐酸（9→1000）	10	255	553～593		
盐酸莫雷西嗪	乙醇-水（1∶1）	10	268	360～375		
盐酸硫利达嗪	乙醇	8	264、315			

另外，吩噻嗪类药物由于取代基 R 和 R′的不同，可产生不同的红外光谱，国内外药典大多采用 IR 法进行鉴别。

（四）色谱法

ChP2015 收载的盐酸氟奋乃静及其制剂、癸氟奋乃静注射液采用 HPLC 法鉴别；盐酸异丙嗪及其制剂用 TLC 或 HPLC 法鉴别。

三、有关物质的检查

吩噻嗪类药物易被氧化生成砜类化合物，遇光分解及在合成过程中的副反应均会产生有关物质，因此吩噻嗪类药物的原料及制剂均需进行有关物质的检查，采用 TLC 法或 HPLC 法。

检查时应注意：①避光操作；②溶液应临用时配制，否则杂质增多。

四、含量测定

（一）非水碱量法

利用吩噻嗪类药物 10 位取代基上脂烃胺基、哌啶基、哌嗪基的碱性，可在非水介质中直接用高氯酸滴定。目前，各国药典中大多采用非水碱量法测定吩噻嗪类药物原料药的含量。如 ChP2015 中盐酸氯丙嗪的含量测定：

取本品约 0.2g，精密称定，加冰醋酸 10ml 与醋酐 30ml 溶解后，照电位滴定法（通则 0701），用高氯酸滴定液（0.1mol/L）滴定，并将滴定的结果用空白试验校正。每 1ml 高氯酸滴定液（0.1mol/L）相当于 35.53mg 的 $C_{17}H_{19}ClN_2S \cdot HCl$。

ChP2015 奋乃静注射液、JP16 盐酸氯丙嗪注射液为消除溶剂水对测定的干扰，采用样品碱化、有机溶剂提取，挥干有机溶剂后，非水碱量法测定。如 ChP2015 奋乃静注射液的含量测定：

精密量取本品适量（约相当于奋乃静 125mg），置分液漏斗中，加氢氧化钠试液 2ml 使成碱性，用三氯甲烷振摇提取四次，每次 20ml，合并提取液，以置有无水硫酸钠 5g 的干燥滤纸滤过，滤液置水浴上蒸干，加冰醋酸 10ml 溶解，加结晶紫指示液一滴，用高氯酸滴定液（0.1mol/L）滴定，并将滴定的结果用空白试验校正。每 1ml 高氯酸滴定液（0.1mol/L）相当于 20.20mg 的 $C_{21}H_{26}ClN_3OS$。

奋乃静与高氯酸反应的摩尔比为 1:2。

（二）紫外-可见分光光度法

吩噻嗪类药物的制剂大多利用其紫外吸收特性，采用 UV 法测定含量。吩噻嗪类药物易被氧化，在空气或日光中放置变色，为防止变色，应避光操作。

1. 直接紫外分光光度法　对于辅料无干扰的吩噻嗪类药物制剂，可用直接 UV 法测定含量。如 ChP2015 盐酸氯丙嗪注射液的含量测定：

精密量取本品适量（约相对于盐酸氯丙嗪 50mg），置 200ml 量瓶中，用盐酸溶液（9→1000）稀释至刻度，摇匀；精密量取 2ml，置 100ml 量瓶中，用盐酸溶液（9→1000）稀释至刻度，摇匀，照紫外-可见分光光度法（通则 0401），在 254nm 的波长处测定吸光度，按 $C_{17}H_{19}ClN_2S \cdot HCl$ 的吸收系数（$E_{1cm}^{1\%}$）为 915 计算，即得。

2. 提取后的紫外分光光度法　吩噻嗪类药物的某些制剂，采用直接 UV 法测定含量时，共存杂质或辅料对测定结果有干扰，可利用游离吩噻嗪类药物易溶于有机溶剂，盐类易溶于水的性质提取分离，再进行测定。如 BP2016 氯丙嗪口服溶液的含量测定：

精密量取本品适量（约相当于盐酸氯丙嗪 0.1g），置 500ml 量瓶中，用 2mol/L 盐酸稀释至刻度，摇匀。精密量取 10ml，置分液漏斗中，加水 20ml，加 13.5mol/L 的氨试液使成碱性，用乙醚振摇提取六次，每次 25ml，合并乙醚液，用盐酸溶液（1→100）振摇提取四次，每次 25ml，合并盐酸提取液，置 250ml 量瓶中，用盐酸溶液（1→100）稀释至刻度，摇匀，照紫外-可见分光光度法，在 254nm 的波长处测定吸光度，按 $C_{17}H_{19}ClN_2S \cdot HCl$ 的吸收系数（$E_{1cm}^{1\%}$）为 914 计算，即得。

3. 提取-双波长分光光度法　吩噻嗪类药物中的氧化物杂质（如砜、亚砜等）具有碱性，经提取分离也不能除去。利用氧化产物与药物吸收光谱的差异，可用提取-双波长分光光度法测定含量。如 USP39 盐酸氯丙嗪注射液的含量测定：

精密量取本品适量（约相当于盐酸氯丙嗪 100mg），置 500ml 量瓶中，加 0.1mol/L 盐酸溶液稀释至刻度，摇匀，精密量取 10ml，置 250ml 分液漏斗中，加水 20ml，加氨试液使成碱性，用乙醚振摇提取四次，每次 25ml，合并乙醚液，用 0.1mol/L 盐酸溶液振摇提取四次，每次 25ml，合并盐酸提取液，置 250ml 量瓶中，通气除去残留乙醚，加 0.1mol/L 盐酸溶液稀释至刻度，摇匀，作为供试品溶液；以 0.1mol/L 盐酸溶液作空白，照紫外-可见分光光度法，分别在 254nm 及 277nm 的波长处测定吸光度；另精密称取盐酸氯丙嗪对照品适量，加 0.1mol/L 盐酸溶液溶解并定量稀释制成每 1ml 中约含 8μg 的溶液，作为对照品溶液，同法测定，计算，即得。

测定波长为盐酸氯丙嗪的最大吸收波长 254nm，参比波长为 277nm，氧化产物在 254nm 与 277nm 波长处的吸光度相等。

4. 二阶导数分光光度法　吩噻嗪类药物制剂中其他干扰组分如抗氧剂等，采用碱化后有机溶剂萃取-分光光度法、双波长分光光度法，可以消除其干扰，但操作繁琐，待测组分因经两次提取易损失，致使测定结果精密度不高，准确度较差。可采用二阶导数光谱法，消除抗氧剂等其他组分的干扰，且可提高测定的精密度和灵敏度。BP2016 采用二阶导数光谱法测定奋乃静片（2mg/片或 ≥2%w/w）的含量：

避光操作。取本品 10 片，置 500ml 量瓶中，加水 50ml，超声振荡 15 分钟使分散，水浴加热 3 分钟，不断振摇，放冷，加乙醇 400ml，超声振荡 2 分钟，振摇 5 分钟，用乙醇稀释至刻度，摇匀，滤过，取续滤液适量，用乙醇稀释制成含奋乃静 0.001% 的溶液，作为供试品溶液；照紫外-可见分光光度法，在 210～290nm 的波长区间记录二阶导数吸收光谱，量取 265nm 与 255nm 波长处的峰-谷振幅值；另精密称取奋乃静对照品适量，加乙醇溶解并定量稀释制成含奋乃静 0.001% 的溶液，作为对照品溶液，同法测定，计算，即得。

5. 钯离子比色法　吩噻嗪类药物在适当 pH 的溶液中，可与钯离子形成有色络合物，在 500nm 波长附近有最大吸收，据此进行比色测定。本法可选择性地用于未被氧化的吩噻嗪类药物的测定，专属性强。因为钯离子只与未被氧化的硫原子形成配位化合物，故可消除本类药物中氧化产物的干扰。如 USP39 奋乃静糖浆的含量测定：

精密量取本品适量（约相当于奋乃静 6mg），置 25ml 量瓶中，用水稀释至刻度，摇匀，精密量取 10ml，置 125ml 分液漏斗中，加水 25ml，加氨试液调节 pH 为 10～11，用三氯甲烷振摇提取四次，每次 20ml，以置有无水硫酸钠的干燥滤纸滤过，合并滤液，置沸水浴上氮气流下蒸发至约 5ml 后，移开水浴，氮气流下吹干，残留物精密加入盐酸-乙醇溶液（取乙醇 500ml，加水 300ml，加盐酸 10ml，加水至 1000ml，摇匀）15.0ml 溶解，必要时滤过。精密量取 10ml，与氯化钯溶液（取氯化钯 100mg，置 100ml 量瓶中，加盐酸 1ml 和水 50ml，水浴加热使溶解，放冷，加水稀释至刻度，摇匀，置棕色瓶中保存，30 天内使用。临用前，取精密量取 50ml，置 500ml 量瓶中，加盐酸 4ml，无水醋酸钠 4.1g，用水稀释至刻度，摇匀）15.0ml，混合均匀，必要时滤过，作为供试品溶液；以试剂作空白，照紫外-可见分光光度法，在 480nm 的波长处测定吸光度；另精密称取奋乃静对照品适量，加盐酸-乙醇溶液制成每 1ml 中约含 160μg 的溶液，作为对照品溶液，同法测定。计算，即得。

（三）高效液相色谱法

药物中的有关物质，制剂中的辅料及稳定剂等，常对主成分的含量测定造成干扰，因此 HPLC 法也广泛应用于吩噻嗪类药物的含量测定。如 ChP2015 盐酸氟奋乃静注射液的含量测定：

色谱条件与系统适用性试验 用十八烷基硅烷键合硅胶为填充剂；以 0.01mol/L 磷酸二氢钾溶液（用磷酸调节 pH 至 2.5）-甲醇-乙腈（52：28：20）为流动相 A；以甲醇-乙腈（58：42）为流动相 B，按下表进行梯度洗脱；检测波长为 259nm；理论板数按盐酸氟奋乃静峰计算不低于 3000。

时间（分钟）	流动相 A（%）	流动相 B（%）
0	100	0
36	100	0
60	70	30
61	100	0
70	100	0

测定法：精密量取本品适量（约相当于盐酸氟奋乃静 10mg），置 50ml 量瓶中，用流动相 A 稀释至刻度，摇匀，精密量取 10ml，置 25ml 量瓶中，用流动相 A 稀释至刻度，摇匀，作为供试品溶液，精密量取 20μl 注入液相色谱仪，记录色谱图；另取盐酸氟奋乃静对照品，同法测定。按外标法以峰面积计算，即得。

第三节 苯并二氮杂䓬类药物的分析

一、结构与性质

（一）基本结构与代表药物

苯并二氮杂䓬类药物（benzodiazepines）为取代苯环与七元含氮杂环并合而成的有机药物，其中 1，4-苯并二氮杂䓬类药物生理活性最强，是目前临床应用最广泛的抗焦虑、抗惊厥药。基本结构为：

苯并二氮杂䓬(benzodiazepine)

常见代表药物见表 9-5。

表 9-5 苯并二氮杂䓬类的代表药物

药物名称	化学结构
氯氮䓬（chlordiazepoxide）	

药物名称	化学结构
地西泮（diazepam）	
氯硝西泮（clonazepam）	
奥沙西泮（oxazepam）	
阿普唑仑（alprazolam）	
三唑仑（triazolam）	

（二）性质

1. 弱碱性　二氮杂䓬七元环上的氮原子具有较强的碱性，但与苯环并合后碱性降低。

2. 水解性　通常情况下七元环较稳定，但在强酸性溶液中二氮杂䓬七元环水解开环，生成相应的二苯甲酮衍生物，这是本类药物的主要有关物质；其水解产物所呈现的某些特性，也可用于本类药物的鉴别和含量测定。

3. 紫外与红外吸收光谱特征　苯并二氮杂䓬分子结构中有共轭体系及苯环、氨基等，具有特征的紫外和红外吸收。由于二氮杂䓬七元环上两个氮原子性质不同，在不同的 pH 介质中，会以不同的分子形式存在（质子化分子 H_2A^+，中性分子 HA，去质子化分子 A^-），从而影响其紫外光谱性质。

二、鉴 别 试 验

（一）化学鉴别法

1. 沉淀反应 苯并二氮䓬类药物均为含氮杂环，可与生物碱沉淀试剂反应生成沉淀用于鉴别，常见苯并二氮杂䓬类药物与生物碱沉淀试剂的反应见表 9-6。

表 9-6 苯并二氮杂䓬类药物与生物碱沉淀试剂的反应

药物	溶剂	沉淀试剂	现象
氯氮䓬	盐酸溶液（9→1000）	碘化铋钾	橙红色沉淀
氯硝西泮	稀盐酸	碘化铋钾	橙红色沉淀，放置后，沉淀颜色变深
盐酸氟西泮	水	碘化铋钾	橙红色沉淀
阿普唑仑	盐酸溶液（9→1000）	硅钨酸	白色沉淀
	盐酸溶液（9→1000）	碘化铋钾	橙红色沉淀
地西泮	水	碘化铋钾	橙红色沉淀
三唑仑	稀盐酸	碘化铋钾	橙色沉淀，放置后，色渐变深

2. 水解后呈芳香第一胺反应 氯氮䓬、艾司唑仑、劳拉西泮、硝西泮、奥沙西泮的二氮杂䓬环在盐酸溶液（1→2）中，缓缓加热煮沸，水解开环，产生芳伯氨基，因此可用水解后的芳香第一胺反应鉴别。如 ChP2015 氯氮䓬的鉴别：

取本品约 10mg，加盐酸溶液（1→2）15ml，缓缓煮沸 15 分钟，放冷；溶液显芳香第一胺类的鉴别反应（通则 0301）。

即环上 1 位未被取代的氯氮䓬在酸性下加热，1，2 位双键水解断裂，形成具有芳伯氨基的 2-氨基-5-氯-二苯甲酮，其反应如下：

地西泮等 1 位有取代的苯并二氮杂䓬类药物无此反应。

3. 硫酸-荧光反应 苯并二氮杂䓬类药物溶于硫酸或稀硫酸后，在紫外光（365nm）下，呈现不同颜色的荧光，可用于鉴别。如地西泮溶于硫酸显黄绿色荧光；艾司唑仑在稀硫酸中显天蓝色荧光。

4. 分解产物的反应 本类药物大多为有机氯化物，用氧瓶燃烧法破坏，生成氯化氢，以氢氧化钠溶液吸收，加硝酸酸化，显氯化物的反应。ChP2015 用于地西泮的鉴别。

（二）光谱法

各国药典均采用 UV 法鉴别该类药物，ChP2015 收载的苯并二氮杂䓬类药物的紫外吸收特征见表 9-7。

表 9-7 苯并二氮杂䓬类药物的紫外吸收特征

药物	溶剂	浓度（$\mu g/ml$）	λmax（nm）	$E_{1cm}^{1\%}$	吸光度（A）	吸光度比值
三唑仑	无水乙醇	5	221			
艾司唑仑	盐酸溶液（9→1000）	10	271	349～367		
地西泮	0.5% 硫酸的甲醇溶液	5	242、284、366	284nm 处为 440～468	$A_{242}\approx0.51$ $A_{284}\approx0.23$	
劳拉西泮	乙醇	5	230	1070～1170		
盐酸氟西泮	硫酸甲醇溶液（1→36）	10	239、284、363			$A_{239}/A_{284}=1.95～2.50$
硝西泮	无水乙醇	8	220、260、310			$A_{260}/A_{310}=1.45～1.65$
氯硝西泮	0.5% 硫酸的乙醇溶液	10	252、307			
氯氮䓬	盐酸溶液（9→1000）	7	245、308			
奥沙西泮	乙醇	10	229、315（较弱）			

ChP2015 收载的本类药物的原料均采用 IR 法鉴别。

（三）色谱法

苯并二氮杂䓬类药物发展很快，目前临床应用的品种不断增多。由于本类药物结构相似，用化学方法有时难于区别，因此可用色谱法鉴别或区分本类药物。

三、有关物质的检查

苯并二氮杂䓬类药物在生产或贮藏过程中易引入中间体、副产物和分解产物等有关物质。因此本类药物的原料及制剂大多需进行有关物质的检查，采用 TLC 法或 HPLC 法。

如氯氮䓬在合成过程中，易引入中间体 7-氯-5-苯基-1，3-二氢-1，4-苯并二氮杂䓬-2-酮-4-氧化物（有关物质 A，杂质Ⅱ）、6-氯-2-（氯甲基）-4-苯基喹唑啉-3-氧化物（有关物质 B）等氧化物，以及分解产物 2-氨基-5-氯二苯酮（有关物质 C，杂质Ⅰ）。ChP2015 采用 HPLC 法检查有关物质，方法为：

A   B   C

避光操作，临用新制。取本品适量，精密称定，加流动相溶解并稀释制成每 1ml 中约含 0.2mg

的溶液，作为供试品溶液；另取 2-氨基-5-氯二苯酮（杂质Ⅰ）对照品适量，精密称定，加流动相溶解并稀释制成每 1ml 中约含 20μg 的溶液，作为对照品溶液；精密量取供试品溶液 0.2ml 与对照品溶液 1ml，置同一 100ml 量瓶中，用流动相稀释至刻度，摇匀，作为对照溶液。照高效液相色谱法（通则 0512）测定，用十八烷基硅烷键合硅胶为填充剂；以乙腈-水（50∶50）为流动相；检测波长为 254nm。称取氯氮䓬对照品约 20mg，加流动相 5ml 振摇使溶解，加 1mol/L 盐酸溶液 5ml，室温放置约 20 小时，加 1mol/L 氢氧化钠溶液 5ml，用流动相稀释至 100ml，摇匀，作为系统适用性溶液，量取 10μl 注入液相色谱仪，记录色谱图。出峰顺序依次为 7-氯-5-苯基-1，3-二氢-1，4-苯并二氮杂䓬-2-酮-4-氧化物（杂质Ⅱ）与氯氮䓬，杂质Ⅱ相对保留时间约为 0.7，二者分离度应大于 5.0。精密量取对照溶液和供试品溶液各 10μl，分别注入液相色谱仪，记录色谱图至主成分峰保留时间的 5 倍。供试品溶液的色谱图中如有与杂质Ⅰ保留时间一致的色谱峰，按外标法以峰面积计算，不得过 0.1%，如有与杂质Ⅱ保留时间一致的色谱峰，其峰面积不得大于对照溶液中氯氮䓬峰面积（0.2%），其他单个杂质峰面积不得大于对照溶液中氯氮䓬峰面积的 0.5 倍（0.1%），各杂质峰面积的和不得大于对照溶液中氯氮䓬峰面积的 2.5 倍（0.5%），供试品溶液色谱图中小于对照溶液中氯氮䓬峰面积 0.25 倍的色谱峰可忽略不计。

四、含 量 测 定

ChP2015 中，本类药物的原料药大多采用非水碱量法测定含量。而制剂的含量测定，采用 UV 法或 HPLC 法。如氯氮䓬片的含量测定采用 UV 法，对照品比较法定量，方法为：

取本品 20 片，精密称定，研细，精密称取适量（约相当于氯氮䓬 30mg），置 100ml 量瓶中，加盐酸溶液（9→1000）70ml，充分振摇使氯氮䓬溶解，用盐酸溶液（9→1000）稀释至刻度，摇匀，滤过，精密量取续滤液 5ml，置 100ml 量瓶中，用盐酸溶液（9→1000）稀释至刻度，摇匀，作为供试品溶液，照紫外-可见分光光度法（通则 0401），在 308nm 的波长处测定吸光度。另取氯氮䓬对照品，精密称定，加盐酸溶液（9→1000）溶解并稀释制成每 1ml 中约含 15μg 的溶液，同法测定。计算，即得。

地西泮注射液的含量测定采用 HPLC 法，方法为：

色谱条件与系统适用性试验用十八烷基硅烷键合硅胶为填充剂；以甲醇-水（70∶30）为流动相；检测波长为 254nm。理论板数按地西泮峰计算不低于 1500。

测定法 精密量取本品适量（约相当于地西泮 10mg），置 50ml 量瓶中，用甲醇稀释至刻度，摇匀，作为供试品溶液，精密量取 10μl 注入液相色谱仪，记录色谱图；另取地西泮对照品约 10mg，精密称定，同法测定。按外标法以峰面积计算，即得。

（中国医科大学　冯雪松）

第十章 生物碱类药物的分析

本章要求

1. 掌握典型生物碱类药物的结构与性质、特征鉴别反应、含量测定的非水碱量法、酸性染料比色法及高效液相色谱法。
2. 熟悉生物碱类药物的一般鉴别试验、特殊杂质检查的主要方法、含量测定的提取酸碱滴定法。
3. 了解生物碱类药物的其他分析方法。

案例 10-1

已知某药物结构式为：

$$\left[\quad \right]_2 \cdot H_2SO_4 \cdot H_2O$$

问题：
1. 根据其结构特点，设计合理的鉴别方法。
2. 查阅其制备方法，推测可能产生的杂质，设计杂质检查方法。
3. 简述 ChP2015 中该原料药、片剂及注射液含量测定方法的原理及优缺点。
4. 查阅现行 USP、BP 和 JP 中该药物及其制剂的含量测定方法，对四国药典分析方法进行比较。

生物碱（alkaloids）是一类存在于生物体内的含氮有机化合物，绝大多数存在于植物体内，少数存在于动物体内（如蟾酥碱），因多数具有碱性，称为生物碱。生物碱常具有特殊而显著的生理活性，并在临床上广泛使用，故需对其质量进行严格控制。

第一节 结构与性质

生物碱类药物数目繁多，结构复杂。临床常用的生物碱类药物按其母核不同主要分为六类：苯烃胺类（phenhydrocarbon amines）、托烷类（tropanes）、喹啉类（quinoline）、异喹啉类（isoquinolines）、吲哚类（indoles）及黄嘌呤类（xanthines）等。

生物碱及其盐类多为结晶或结晶性粉末，具有一定的熔点。游离生物碱大多不溶或难溶于水，溶解或易溶于有机溶剂，在稀酸水溶液中形成盐而溶解；某些游离生物碱也能溶于水，如麻黄碱；部分两性或酸性的生物碱可溶于碱性水溶液，如吗啡。生物碱盐类多数易溶于水，不溶或难溶于有机溶剂。生物碱分子大多数具有手性碳原子，呈光学活性。

一、苯 烃 胺 类

本类生物碱具有苯烃胺结构，代表药物为盐酸麻黄碱和盐酸伪麻黄碱，结构如下：

盐酸麻黄碱（ephedrine hydrochloride）盐酸伪麻黄碱（pseudoephedrine hydrochloride）

主要性质：

1. 碱性 结构中氮原子位于侧链，属脂肪胺类，碱性较强（如麻黄碱的 pK_b 为 4.44），易与酸成盐。

2. 旋光性 侧链上具有不对称碳原子，具有旋光性，盐酸麻黄碱为左旋体，盐酸伪麻黄碱为右旋体。

3. 光谱特征 分子结构中具有苯环、羟基及胺基，具有特征紫外和红外吸收光谱。

二、托 烷 类

本类生物碱大多数是由莨菪烷（托烷）衍生的氨基醇与有机酸缩合而成的酯，代表药物为硫酸阿托品和氢溴酸山莨菪碱，结构如下：

硫酸阿托品(atropine sulfate)

氢溴酸山莨菪碱(anisodamine hydrobromide)

主要性质：

1. 碱性 结构中氮原子位于五元脂环上，碱性较强（如阿托品的 pK_b 为 4.35），易与酸成盐。

2. 水解性 结构中的酯键易水解，生成莨菪醇和莨菪酸。

3. 旋光性 分子结构中具有不对称碳原子，氢溴酸山莨菪碱为左旋体，硫酸阿托品为外消旋体（不呈现旋光性）。

4. 光谱特征 分子结构中具有苯环、羰基、羟基、胺基，具有特征紫外和红外吸收光谱。

三、喹 啉 类

本类生物碱具有喹啉环结构，代表药物为硫酸奎宁和硫酸奎尼丁，结构如下：

硫酸奎宁(quinine sulfate)

硫酸奎尼丁(quinidine sulfate)

主要性质：

1. 碱性 结构中包含喹啉环和喹核碱两部分。其中，喹核碱所含氮原子为脂环氮，碱性强，可与硫酸成盐；喹啉环所含氮原子为芳环氮，碱性较弱，不能与硫酸成盐。奎宁的 pK_{b1} 为 5.1，pK_{b2} 为 9.7，饱和水溶液的 pH 为 8.8；奎尼丁的 pK_{b1} 为 5.4，pK_{b2} 为 10.0，碱性稍弱于奎宁。

2. 旋光性 分子中均有三个手性碳原子，具有旋光性，硫酸奎宁为左旋体，硫酸奎尼丁为右旋体。立体结构的不同导致两者药理作用的不同，硫酸奎宁为抗疟药，硫酸奎尼丁为抗心律失常药。

3. 光谱特征 喹啉环为芳杂环，具有特征紫外和红外吸收光谱；硫酸奎宁和硫酸奎尼丁在稀硫酸溶液中均显蓝色荧光。

四、异喹啉类

本类生物碱具有异喹啉环结构，代表药物为盐酸吗啡和磷酸可待因，结构如下：

盐酸吗啡(morphine hydrochloride)　　　磷酸可待因(codeine phosphate)

主要性质：

1. 碱性 吗啡分子中含有叔胺基团和酚羟基，为两性化合物，但碱性略强，pK_b 为 6.13，饱和水溶液的 pH 为 8.5，可与盐酸形成稳定的盐供临床使用；可待因分子中含有叔胺基团，无酚羟基，故碱性较吗啡稍强，pK_b 为 6.04。

2. 旋光性 盐酸吗啡的分子结构中有不对称碳原子，具有旋光性，为左旋体。

3. 光谱特征 异喹啉环为芳杂环，具有特征紫外和红外吸收光谱。

五、吲哚类

本类生物碱具有吲哚环结构，大多数结构复杂，代表药物为利血平和马来酸麦角新碱，结构如下：

利血平(reserpine)　　　马来酸麦角新碱(ergometrine maleate)

主要性质：

1. 碱性 利血平的分子结构中含有两个氮原子。其中，吲哚环氮原子因与苯环共轭，碱性极弱；脂环叔胺氮因受 $C_{20} \sim C_{19}$ 竖键空间位阻的影响，碱性很弱（pK_{b1} 为 7.93），不能与酸结合成稳定的盐。麦角新碱的分子结构中含有三个氮原子，可与一分子的马来酸成盐。

2. 水解性 利血平分子结构中的酯键与弱碱接触或受热易分解。

3. 旋光性 利血平和马来酸麦角新碱的分子结构中均具有不对称碳原子，具有旋光性，利血平为左旋体，马来酸麦角新碱为右旋体。

4. 光谱特征 吲哚环为芳杂环，具有特征紫外和红外吸收光谱。

六、黄嘌呤类

本类生物碱具有黄嘌呤结构，代表药物为咖啡因和茶碱，结构如下：

咖啡因(caffeine)　　　　茶碱(theophylline)

主要性质：

1. 碱性　咖啡因和茶碱的分子中均含有四个氮原子，但由于受到邻位羰基的影响，产生 p～π 共轭效应，碱性弱。咖啡因的 pK_b 为 14.2，不能与酸形成稳定的盐，以游离碱存在；茶碱因氮原子上的氢原子非常活泼而呈酸性，可与碱成盐，如与乙二胺形成的盐为氨茶碱。

2. 光谱特征　黄嘌呤为芳杂环，具有特征紫外和红外吸收光谱。

第二节　鉴　别　试　验

生物碱类药物的分子结构中均含有氮原子，因此具有一些共性的鉴别反应；不同生物碱的分子结构又各具特点，所以具有特征鉴别反应。

一、一般鉴别方法

生物碱类药物的一般鉴别方法主要包括物理常数测定、化学法、光谱法和色谱法。

（一）物理常数测定

生物碱类药物可以通过测定熔点、旋光度等物理常数进行鉴别。ChP2015 部分生物碱类药物的熔点和比旋度见表 10-1。

表 10-1　ChP2015 部分生物碱类药物的熔点和比旋度

药品名称	熔点	比旋度		
		$[\alpha]_D^{20}$	溶剂	浓度
盐酸麻黄碱	217～220℃	−33°～−35.5°	水	50mg/ml
盐酸伪麻黄碱	183～186℃	+61.0°～+62.5°	水	50mg/ml
秋水仙碱		−240°～−250°	乙醇	10mg/ml
硫酸阿托品	不低于 189℃，熔融时同时分解			
氢溴酸山莨菪碱	176～181℃	−9.0°～−11.5°	水	0.1g/ml
氢溴酸东莨菪碱	195～199℃，熔融时同时分解	−24°～−27°	水	50mg/ml
二盐酸奎宁		−223°～−229°	0.1mol/L 盐酸	30mg/ml
硫酸奎宁		−237°～−244°	0.1mol/L 盐酸	20mg/ml
硫酸奎尼丁		+275°～+290°	0.1mol/L 盐酸	20mg/ml
盐酸吗啡		−110.0°～−115.0°	水	20mg/ml
利血平		−115°～−131°	三氯甲烷	10mg/ml
马来酸麦角新碱		+53°～+56°	水	10mg/ml
咖啡因	235～238℃			

（二）化学鉴别法

1. 沉淀反应 大多数生物碱在酸性水溶液中，可与生物碱沉淀试剂反应，生成难溶或不溶于水的盐类、复盐或络合盐沉淀，用于生物碱类药物的鉴别。生物碱沉淀试剂包括重金属盐类和大分子的酸类。常用的重金属盐类生物碱沉淀试剂有：碘化铋钾（Dragendorff 试剂）、碘化汞钾（Mayer试剂）、碘化钾-碘（Wagner 试剂）、二氯化汞、氯化金、氯化铂等。常用的大分子酸类生物碱沉淀试剂有：磷钼酸（Sonnenschein 试剂）、硅钨酸（Bertrand 试剂）、苦味酸（Hager 试剂）、鞣酸等。如 ChP2015 咖啡因的鉴别：

取本品的饱和水溶液 5ml，加碘试液 5 滴，不生成沉淀；再加稀盐酸 3 滴，即生成红棕色的沉淀，并能在稍过量的氢氧化钠试液中溶解。

2. 显色反应 大多数生物碱可与生物碱显色试剂反应，呈现不同的颜色，用于生物碱类药物的鉴别。常用的生物碱显色试剂有浓硫酸、浓硝酸、钼硫酸、钒硫酸、硒硫酸和甲醛硫酸等。反应机理可能是氧化、脱水、缩合等。如 ChP2015 磷酸可待因的鉴别：

取本品约 1mg，置白瓷板上，加含亚硒酸 2.5mg 的硫酸 0.5ml，立即显绿色，渐变蓝色。

（三）光谱法

1. 紫外吸收光谱特征 大多数生物碱类药物含有芳环等共轭结构，在紫外光区有特征吸收，可用于鉴别。如 ChP2015 盐酸伪麻黄碱的鉴别。

取本品，加水制成每 1ml 中含 0.5mg 的溶液，照紫外-可见分光光度法（通则 0401）测定，在251nm、257nm 与 263nm 处有最大吸收。

2. 红外吸收光谱特征 本类药物的原料药大多采用该法进行鉴别。

3. 荧光光谱特征 硫酸奎宁、硫酸奎尼丁在稀硫酸溶液中均显蓝色荧光，马来酸麦角新碱的水溶液显蓝色荧光，利用荧光特性可进行鉴别。如 ChP2015 硫酸奎尼丁的鉴别：

取本品约 20mg，加水 20ml 溶解后，分取溶液 10ml，加稀硫酸使成酸性，即显蓝色荧光，加几滴盐酸，荧光即消失。

（四）色谱法

1. 薄层色谱法 生物碱类药物多以盐的形式供临床使用。但是，生物碱盐的极性强，不易溶于展开剂（一般含有较大比例的有机溶剂），且与硅胶产生牢固吸附造成严重拖尾。因此，在使用TLC 法时，应先使生物碱盐呈游离状态。然而，即使是游离生物碱，也可被弱酸性的硅胶牢固吸附而严重拖尾。所以，解决色斑的拖尾现象是生物碱类药物及其他碱性有机药物在硅胶薄层色谱分离中的一个重要问题。这个问题常采用以下两种方法加以解决：

（1）在展开剂中加入碱性试剂：使用碱性展开剂是常用且简便的方法。一般以氨、二乙胺等为碱性试剂。加入的碱性试剂一方面中和生物碱盐中的酸，使生物碱游离；另一方面中和硅胶的弱酸性，从而降低色斑拖尾的严重程度。如 ChP2015 消旋山莨菪碱的鉴别：

取本品与消旋山莨菪碱对照，分别加甲醇制成每 1ml 中含 3mg 的溶液。照薄层色谱法（通则 0502）试验，吸取上述两种溶液各 10μl，分别点于同一硅胶 GF$_{254}$ 薄层板上，用甲苯-丙酮-乙醇-浓氨溶液（4∶5∶0.6∶0.4）为展开剂，展开，晾干，置紫外光灯（254nm）下检视，供试品溶液所显主斑点的位置和颜色应与对照品溶液的主斑点相同。

（2）制备薄层板时在硅胶中加入碱性试剂：使用碱处理的硅胶板进行分离分析也能有效低生物碱类药物色斑拖尾的程度。一般地，取硅胶适量，加入一定量的氢氧化钠，搅拌均匀，铺制成薄板，以中性溶剂为展开剂。

2. 高效液相色谱法 本类药物的部分制剂在采用 HPLC 法测定含量的同时，采用该法进行鉴别。

二、特征鉴别反应

（一）双缩脲反应

双缩脲反应为芳环侧链具有氨基醇结构生物碱的特征反应，ChP2015 盐酸麻黄碱采用该反应进行鉴别：

取本品约 10mg，加水 1ml 溶解后，加硫酸铜试液两滴与 20%氢氧化钠溶液 1ml，即显蓝紫色；加乙醚 1ml，振摇后，放置，乙醚层即显紫红色，水层变成蓝色。

反应机理：在碱性条件下，Cu^{2+} 与仲胺基形成蓝紫色配位化合物。其中，无水配位化合物 $[(C_{10}H_{15}NO)_2CuO]$ 及含 2 分子水的配位化合物 $[(C_{10}H_{15}NO)_2CuO \cdot 2H_2O]$ 易溶于乙醚呈紫红色，含 4 分子水的配位化合物 $[(C_{10}H_{15}NO)_2CuO \cdot 4H_2O]$ 则溶于水呈蓝色。

（二）Vitali 反应

Vitali 反应为托烷生物碱类药物的特征反应，ChP2015 硫酸阿托品、氢溴酸山莨菪碱、氢溴酸东莨菪碱、消旋山莨菪碱均采用该反应进行鉴别。

反应机理：托烷生物碱类的酯键水解生成莨菪酸。莨菪酸与发烟硝酸共热得到黄色的莨菪酸三硝基衍生物，与氢氧化钾醇溶液或固体氢氧化钾作用转变成醌型产物，呈深紫色。

（三）绿奎宁反应

绿奎宁反应为 6-位含氧喹啉衍生物的特征反应，ChP2015 硫酸奎宁、硫酸奎尼丁、二盐酸奎宁均用该反应进行鉴别。如硫酸奎宁的鉴别：

取本品约 20mg，加水 20ml 溶解后，分取溶液 5ml，加溴试液三滴与氨试液 1ml，即显翠绿色。

反应机理：6-位含氧喹啉经氯水（或溴水）氧化、氯化（溴化），与氨水缩合，生成绿色的二醌基亚胺的铵盐。

（四）异喹啉类生物碱的特征反应

1. Marquis 反应　　Marquis 反应为含酚羟基的异喹啉类生物碱的特征反应，如 ChP2015 盐酸吗啡采用该反应进行鉴别：

取本品约 1mg，加甲醛硫酸试液一滴，即显紫堇色。

反应机理：含酚羟基的异喹啉类生物碱与甲醛-硫酸反应，生成具有醌式结构的有色化合物。

2. Frohde 反应　Frohde 反应为吗啡的特征反应，ChP2015 盐酸吗啡的鉴别：

取本品约 1mg，加钼硫酸试液 0.5ml，即显紫色，继变为蓝色，最后变为棕绿色。

3. 还原反应　吗啡具有弱还原性，在水溶液中被铁氰化钾氧化生成伪吗啡，而铁氰化钾被还原成亚铁氰化钾，再与试液中的三氯化铁反应生成普鲁士蓝显蓝绿色。可待因无还原性，故无此反应。ChP2015 盐酸吗啡采用本反应与可待因进行区别：

取本品约 1mg，加水 1ml 溶解后，加稀铁氰化钾试液一滴，即显蓝绿色（与可待因的区别）。

$$4C_{17}H_{19}NO_3 + 4K_3Fe(CN)_6 \longrightarrow H_4Fe(CN)_6 + 2C_{34}H_{35}N_2O_6 + 3K_4Fe(CN)_6$$

$$3K_4Fe(CN)_6 + 4FeCl_3 \longrightarrow Fe_4\left[Fe(CN)_6\right]_3 + 12KCl$$

（五）吲哚类生物碱的特征反应

吲哚环上 β 位氢原子较活泼，能与芳醛发生缩合反应而显色。

1. 与香草醛反应　ChP2015 利血平采用该反应进行鉴别，方法为：

取本品约 1mg，加新制的香草醛试液 0.2ml，约两分钟后显玫瑰红色。

2. 与对二甲氨基苯甲醛反应　ChP2015 利血平、马来酸麦角新碱均采用该反应进行鉴别。如马来酸麦角新碱的鉴别：

取本品约 1mg，加水 1ml 溶解后，加对二甲氨基苯甲醛试液 2ml，五分钟后，显深蓝色。

（六）紫脲酸铵反应

紫脲酸铵反应为黄嘌呤类生物碱的特征反应，ChP2015 咖啡因和茶碱均采用该反应进行鉴别。如咖啡因的鉴别：

取本品约 10mg，加盐酸 1ml 与氯酸钾 0.1g，置水浴上蒸干，残渣遇氨气即显紫色；再加氢氧化钠试液数滴，紫色即消失。

第三节 特殊杂质检查

生物碱类药物一般通过植物提取来制备，所以常常伴有其他生物碱。另一方面，生物碱类药物多数具有光学活性。然而，其他生物碱及光学异构体常常具有特殊而且显著的生理活性或毒性。为了保证用药安全，必须对生物碱类药物中的这些特殊杂质加以严格控制。因此，多国药典规定对生物碱类药物中的"有关物质"、"其他生物碱"、旋光性杂质、残留溶剂等进行检查。

生物碱类药物中特殊杂质，常利用药物和杂质在物理性质（溶解行为、旋光性、对光选择性吸收）、化学性质（颜色反应）以及色谱行为的差异进行检查。

一、有关物质的检查

1. 高效液相色谱法 生物碱类药物在提取中，可能引入的杂质成分较复杂，绝大多数生物碱药物要进行有关物质的检查，检查方法主要为HPLC法。如ChP2015茶碱中有关物质的检查：

取本品，加流动相溶解并稀释制成每1ml中含2mg的溶液，作为供试品溶液；精密量取适量，用流动相定量稀释制成每1ml中含10μg的溶液，作为对照溶液；另取茶碱对照品和可可碱对照品各适量，加流动相溶解并稀释制成每1ml中各含10μg的溶液，作为系统适用性试验溶液。照高效液相色谱法（通则0512）试验，用十八烷基硅烷键合硅胶为填充剂；以醋酸盐缓冲液（取醋酸钠1.36g，加水100ml使溶解，加冰醋酸5ml，再加水稀释至1000ml，摇匀）-乙腈（93：7）为流动相；检测波长为271nm。取系统适用性试验溶液20μl，注入液相色谱仪，记录色谱图，理论板数按茶碱峰计算不低于5000，可可碱峰与茶碱峰的分离度应大于2.0。精密量取供试品溶液与对照溶液各20μl，分别注入液相色谱仪，记录色谱图至主成分峰保留时间的三倍。供试品溶液的色谱图中如有杂质峰，单个杂质峰面积不得大于对照溶液主峰面积的0.2倍（0.1%），各杂质峰面积的和不得大于对照溶液主峰面积（0.5%）。

本检查采用离子抑制色谱法（ion suppression chromatography，ISC）抑制茶碱的离解，增加疏水缔合作用，促进分离；采用不加校正因子的主成分自身对照法进行限量检查。

2. 薄层色谱法 ChP2015硫酸奎尼丁、马来酸麦角新碱、咖啡因等部分药物采用TLC法检查有关物质。如马来酸麦角新碱中有关物质的检查：

取本品，精密称定，加乙醇-浓氨溶液（9：1）溶解并定量稀释制成每1ml中含5mg的溶液与每1ml中含0.2mg的溶液，分别作为供试品溶液（1）与供试品溶液（2）；另取马来酸麦角新碱对照品，精密称定，用上述溶剂溶解并定量稀释制成每1ml中含5mg的溶液，作为对照品溶液。照薄层色谱法（通则0502）试验，吸取上述三种溶液各10μl，分别点于同一硅胶G薄层板上，以三氯甲烷-甲醇-水（25：8：1）为展开剂，展开，晾干，置紫外光灯（365nm）下检视。供试品溶液（1）主斑点的位置和颜色应与对照品溶液的主斑点相同，如显杂质斑点，其颜色与对照品溶液对应的杂质斑点比较，不得更深，并不得显对照品溶液以外的杂质斑点；供试品溶液（2）除主斑点外，不得显任何杂质斑点。

二、其他生物碱的检查

1. 薄层色谱法 奎宁主要来源于金鸡纳树皮，在提取分离过程中除得到奎宁外，还可引入奎尼丁、辛可宁和辛可尼丁等其他金鸡纳碱，ChP2015采用TLC法检查，方法为：

取本品，用稀乙醇制成每1ml约含10mg的溶液，作为供试品溶液；精密量取适量，用稀乙醇稀释制成每1ml中约含50μg的溶液，作为对照溶液。照薄层色谱法（通则0502）试验，吸取上述两种溶液各5μl，分别点于同一硅胶G薄层板上，以三氯甲烷-丙酮-二乙胺（5：4：1.25）为展开剂，展开，微热使展开剂挥散，喷以碘铂酸钾试液使显色。供试品溶液如显杂质斑点，与对照溶液的主斑点比较，不得更深。

ChP2015 氢溴酸山莨菪碱中其他生物碱的检查亦采用 TLC 法。为解决在硅胶薄层板上生物碱的拖尾现象，采用中性氧化铝（活度Ⅱ～Ⅲ级）薄层板，三氯甲烷-无水乙醇（95：5）为展开剂，稀碘化铋钾试液-碘化钾试液（1：1）为显色剂进行检查。

2. 沉淀反应 氢溴酸东莨菪碱中其他生物碱的检查是利用碱性及溶解性的差异，采用沉淀反应进行检查。东莨菪碱的碱性较强，其他生物碱碱性较弱，在氢溴酸东莨菪碱的水溶液中加入氨试液，东莨菪碱不游离析出，溶液不发生浑浊；若存在其他生物碱杂质，其他生物碱游离，溶液显浑浊。在氢溴酸东莨菪碱的水溶液中加入氢氧化钾试液，东莨菪碱游离析出，溶液显浑浊；在碱性条件下进一步水解生成异东莨菪醇和莨菪酸的钾盐，溶液浑浊消失。ChP2015 氢溴酸东莨菪碱中其他生物碱的检查：

取本品 0.10g，加水 2ml 溶解后，分成两等份：一份中加氨试液 2～3 滴，不得发生浑浊；另一份中加氢氧化钾试液数滴，只许发生瞬即消失的类白色浑浊。

3. 显色反应 吗啡在酸性溶液中加热，可脱水，经分子重排生成阿扑吗啡。阿扑吗啡在碳酸氢钠碱性条件下被碘氧化，生成水溶性的绿色化合物；此产物能溶于乙醚呈红色，水中残留的产物仍呈绿色。ChP2015 盐酸吗啡采用显色反应检查阿扑吗啡，方法为：

取本品 50mg，加水 4ml 溶解后，加碳酸氢钠 0.10g 与 0.1mol/L 碘溶液 1 滴，加乙醚 5ml，振摇提取，静置分层后，乙醚层不得显红色，水层不得显绿色。

三、旋光性杂质的检查

硫酸阿托品为莨菪碱的消旋体，若生产过程中消旋化不完全会引入莨菪碱，莨菪碱毒性较大，ChP2015 采用旋光法对硫酸阿托品中的莨菪碱进行限量检查，方法为：

取本品，按干燥品计算，加水溶解并制成每 1ml 中含 50mg 的溶液，依法测定（通则 0621），旋光度不得过−0.40°。

四、不溶物、易氧化物及氧化产物的检查

1. 不溶物的检查 硫酸奎宁与硫酸奎尼丁在制备过程中可能引入无机盐及其他生物碱等杂质，可利用药物与杂质在溶解行为方面的差异对其进行检查。ChP2015 硫酸奎宁中三氯甲烷-乙醇中不溶物的检查：

取本品 2.0g，加三氯甲烷-无水乙醇（2：1）的混合液 15ml，在 50℃加热 10 分钟后，用称定重量的垂熔坩埚滤过，滤渣用上述混合液分五次洗涤，每次 10ml，在 105℃干燥至恒重，遗留残渣不得过 2mg。

2. 易氧化物的检查 氢溴酸东莨菪碱在制备过程中可能引入还原性杂质，可通过使高锰酸钾溶液褪色的反应对其进行检查。ChP2015 氢溴酸东莨菪碱中易氧化物的检查：

取本品 0.15g，加水 5ml 溶解后，在 15～20℃加高锰酸钾滴定液（0.02mol/L）0.05ml，10 分钟内红色不得完全消失。

3. 氧化产物的检查 利血平在生产或运输过程中，在光照或有氧存在的条件下易氧化变质，可利用药物与氧化产物在光吸收特性方面的差异，采用紫外分光光度法对其进行检查。ChP2015 利血平中氧化产物的检查：

取本品 20mg，置 100ml 量瓶中，加冰醋酸溶解并稀释至刻度，摇匀，照紫外-可见分光光度法（通则 0401），在 388nm 的波长处测定吸光度，不得过 0.10。

第四节 含量测定

生物碱原料药的含量，主要利用其碱性，采用非水碱量法测定；制剂的含量测定方法主要有提取酸碱滴定法、紫外-可见分光光度法、色谱法等方法。

一、非水碱量法

（一）基本原理

生物碱类药物一般具有弱碱性。在水溶液中用酸直接滴定它们时，常常不能产生明显的突跃，故不能获得满意的测定结果；但在非水酸性介质中，它们的相对碱性显著增强，能用高氯酸直接滴定。国内外药典多采用非水碱量法测定生物碱及其盐类原料药的含量。

1. 溶剂 冰醋酸是最常用的非水酸性溶剂。当很弱的碱在冰醋酸中仍然没有足以辨认的滴定突跃时，可在冰醋酸中加入醋酐，以此混合物为溶剂，甚至可以直接以醋酐为溶剂。随着溶剂中醋酐量的不断增加，滴定突跃将显著增大，直至获得满意的测定结果。一般地，当碱的 K_b 为 $10^{-10} \sim 10^{-8}$ 时，宜以冰醋酸为溶剂；K_b 为 $10^{-12} \sim 10^{-10}$ 时，宜以冰醋酸与醋酐的混合物为溶剂；$K_b < 10^{-12}$ 时，应以醋酐为溶剂。

2. 滴定液 高氯酸的冰醋酸溶液是最常用的滴定液。因为，在冰醋酸中高氯酸具有足够强的酸性，且绝大多数有机碱的高氯酸盐易溶于有机溶剂，利于滴定反应的进行。

由于冰醋酸具有挥发性，且其体积膨胀系数较大（1.1×10^{-3}/℃），温度和贮存条件对滴定液的浓度有较显著的影响。因此，若滴定供试品与标定高氯酸滴定液时的温度差别超过10℃，则应重新标定；若未超过10℃，则可根据下式将高氯酸滴定液的浓度加以校正。

$$N_1 = \frac{N_0}{1 + 0.0011(t_1 - t_0)}$$

式中，0.0011 为冰醋酸的体积膨胀系数；t_0 为标定高氯酸滴定液时的温度；t_1 为滴定供试品时的温度；N_0 为 t_0 时高氯酸滴定液的浓度；N_1 为 t_1 时高氯酸滴定液的浓度。

3. 指示终点的方法 电位滴定法是确定非水碱量法滴定终点的基本方法。当采用指示剂法时，一般是在电位滴定的同时，观察指示剂的颜色变化，选择变色点与电位滴定终点相吻合的指示剂。

采用电位滴定法时，以玻璃电极为指示电极，饱和甘汞电极（玻璃套管内装氯化钾的饱和无水甲醇溶液）或银-氯化银电极为参比电极，也可使用复合电极。

采用指示剂法时，常用结晶紫为指示剂。结晶紫的变色较复杂，由碱区到酸区的颜色变化依次为：紫、蓝、蓝绿、绿、黄绿、黄。因此，滴定不同强度的碱时，结晶紫的终点颜色不同。滴定较强的生物碱时，以蓝色为终点；碱性次之时，以蓝绿色或绿色为终点；碱性较弱时，以黄绿或黄色为终点。此外，还可使用 α-萘酚苯甲醇、喹哪啶红等为指示剂。

（二）测定方法

一般采用半微量法。方法为：

除另有规定外，精密称取供试品适量[约消耗高氯酸滴定液（0.1mol/L）8ml]，加冰醋酸 10～30ml 使溶解，加各品种项下规定的指示液 1～2 滴，用高氯酸滴定液（0.1mol/L）滴定。终点颜色以电位滴定时的突跃点为准，并将滴定的结果用空白试验校正。

（三）原料药的含量测定

临床应用的生物碱有游离生物碱，但大多数为生物碱盐。游离生物碱可用非水碱量法直接测定含量。如 ChP2015 咖啡因的含量测定：

取本品约 0.15g，精密称定，加醋酐-冰醋酸（5∶1）的混合液 25ml，微温使溶解，放冷，加结晶紫指示液一滴，用高氯酸滴定液（0.1mol/L）滴定至溶液显黄色，并将滴定的结果用空白试验校正。每 1ml 高氯酸滴定液（0.1mol/L）相当于 19.42mg 的 $C_8H_{10}N_4O_2$。

生物碱盐的非水酸碱滴定，实质上是酸性强的高氯酸从生物碱盐中不断置换出弱酸的过程。反应方程式为：

$$BH^+ \cdot A^- + HClO_4 \longrightarrow BH^+ \cdot ClO_4^- + HA$$

式中，$BH^+ \cdot A^-$ 表示生物碱盐，HA 表示被置换出的弱酸。常见无机酸在冰醋酸中的酸性以下列顺序依次递减：

$$HClO_4 > HBr > H_2SO_4 > HCl > HSO_4^- > HNO_3$$

被置换出的弱酸酸性不同，对滴定反应的影响也不同。当其酸性较强时，滴定反应不能定量进行，需根据情况采用相应的测定条件，保证滴定反应定量进行。

1. 氢卤酸盐的测定 由于氢卤酸在冰醋酸中酸性较强，使置换反应不能进行完全。一般处理方法为：滴定前加入醋酸汞试液 3～5ml，使氢卤酸形成难以解离的卤化汞，而氢卤酸盐则转变成可定量测定的醋酸盐，再用高氯酸滴定。

$$2BH^+ \cdot X^- + Hg(Ac)_2 \longrightarrow 2BH^+ \cdot Ac^- + HgX_2$$

醋酸汞用量不足时，可影响滴定终点而使测定结果偏低；过量的醋酸汞（理论用量的 1～3 倍）不影响测定结果。如 ChP2015 盐酸麻黄碱的含量测定：

取本品约 0.15g，精密称定，加冰醋酸 10ml，加热溶解后，加醋酸汞试液 4ml 与结晶紫指示液一滴，用高氯酸滴定液（0.1mol/L）滴定至溶液显翠绿色，并将滴定的结果用空白试验校正。每 1ml 高氯酸滴定液（0.1mol/L）相当于 20.17mg 的 $C_{10}H_{15}NO \cdot HCl$。

因醋酸汞试液具有一定毒性和对环境有污染，故在方法建立时，应尽量减少使用，现一些有机碱氢卤酸盐的测定已改用电位滴定法或 HPLC。

2. 硫酸盐的测定 在水中，硫酸为二元强酸，但在冰醋酸介质中，因为冰醋酸的碱性弱于水，硫酸只能发生一级解离，生成 HSO_4^-，故为一元强酸。因此，有机碱硫酸盐在冰醋酸中用高氯酸滴定时，只能滴定至有机碱的硫酸氢盐。

$$(BH^+)_2 \cdot SO_4^{2-} + HClO_4 \longrightarrow BH^+ \cdot ClO_4^- + BH^+ \cdot HSO_4^-$$

在测定生物碱硫酸盐时，应注意生物碱分子结构中氮原子的碱性强弱，正确判断反应的摩尔比，以准确计算含量测定结果。如阿托品为一元碱，硫酸阿托品与高氯酸反应的摩尔比为 1∶1。奎宁的分子结构中虽然有二个氮原子，但喹啉环所含氮原子碱性较弱，不能与硫酸成盐；只有喹核碱所含氮原子的碱性强，可与硫酸成盐。而在冰醋酸介质中，奎宁的碱性增强，二个氮原子均可与高氯酸反应，因此硫酸奎宁与高氯酸反应的摩尔比为 1∶3，反应如下：

ChP2015 硫酸奎宁的含量测定：

取本品约 0.2g，精密称定，加冰醋酸 10ml 溶解后，加醋酐 5ml 与结晶紫指示液 1～2 滴，用高氯酸滴定液（0.1mol/L）滴定至溶液显蓝绿色，并将滴定的结果用空白试验校正。每 1ml 高氯酸滴定液（0.1mol/L）相当于 24.90mg 的（$C_{20}H_{24}N_2O_2$）$_2 \cdot H_2SO_4$。

3. 硝酸盐的测定 在冰醋酸介质中，硝酸的酸性不强，滴定反应可定量进行。但是，被高氯酸置换出的硝酸可氧化指示剂使其褪色，滴定终点难以观察，一般采用电位法指示终点。如 ChP2015 硝酸毛果芸香碱的含量测定：

取本品约 0.2g，精密称定，加冰醋酸 30ml，微热使溶解，放冷，照电位滴定法（通则 0701），用高氯酸滴定液（0.1mol/L）滴定，并将滴定的结果用空白试验校正。每 1ml 高氯酸滴定液（0.1mol/L）相当于 27.13mg 的 $C_{11}H_{16}N_2O_2 \cdot HNO_3$。

4. 磷酸盐的测定 在冰醋酸介质中，磷酸的酸性极弱，不影响有机碱磷酸盐与高氯酸滴定液的定量反应，可直接滴定。如 ChP2015 磷酸可待因的含量测定：

取本品约 0.25g，精密称定，加冰醋酸 10ml 溶解后，加结晶紫指示液一滴，用高氯酸滴定液（0.1mol/L）滴定至溶液显绿色，并将滴定的结果用空白试验校正。每 1ml 高氯酸滴定液（0.1mol/L）相当于 39.74mg 的 $C_{18}H_{21}NO_3 \cdot H_3PO_4$。

5. 有机酸盐的测定 在冰醋酸介质中，有机酸的酸性极弱，可直接滴定。如 ChP2015 马来酸麦角新碱的含量测定：

取本品约 60mg，精密称定，加冰醋酸 20ml 溶解后，加结晶紫指示液一滴，用高氯酸滴定液（0.05mol/L）滴定至溶液显蓝绿色，并将滴定的结果用空白试验校正。每 1ml 高氯酸滴定液（0.05mol/L）相当于 22.07mg 的 $C_{19}H_{23}N_3O_2 \cdot C_4H_4O_4$。

（四）制剂的含量测定

非水碱量法的专属性较差，生物碱类药物的制剂需经适当处理方可用该法测定含量。

1. 注射液

（1）主药对热稳定的注射液：取一定量的样品，水浴上蒸干，在一定温度下干燥后，按原料药项下的方法测定。如 ChP2015 磷酸可待因注射液的含量测定：

精密量取本品适量（约相当于磷酸可待因 0.3g），置水浴上蒸干，在 105℃干燥一小时，放冷，加冰醋酸 10ml 溶解后，加结晶紫指示液一滴，用高氯酸滴定液（0.1mol/L）滴定至溶液显绿色，并将滴定的结果用空白试验校正。每 1ml 高氯酸滴定液（0.1mol/L）相当于 42.44mg 的 $C_{18}H_{21}NO_3 \cdot H_3PO_4 \cdot 1\frac{1}{2}H_2O$。

（2）主药对热不稳定的注射液：取一定量的样品，碱化，经有机溶剂反复提取完全，蒸去溶剂后，按原料药项下的方法测定。如 ChP2015 氢溴酸烯丙吗啡注射液的含量测定：

精密量取本品 20ml，加氨试液 5ml，用异丙醇-三氯甲烷（1:3）提取 5 次，每次 15ml，提取液分别用同一份水 7ml 洗涤，静置待分层后，分取三氯甲烷液，置锥形瓶中，合并提取液，置水浴上蒸干，加无水乙醇 2ml，蒸干后，再加无水乙醇 2ml，蒸干至无乙醇臭，放冷，加三氯甲烷 20ml、冰醋酸 30ml、醋酐 3ml 与结晶紫指示液两滴，用高氯酸滴定液（0.1mol/L）滴定至溶液显纯蓝色，并将滴定的结果用空白试验校正。每 1ml 高氯酸滴定液（0.1mol/L）相当于 39.23mg 的 $C_{19}H_{21}NO_3 \cdot HBr$。

本法为直接滴定法，同时进行空白试验，测定结果按下式计算：

$$标示量\% = \frac{\dfrac{T(V-V_0)F}{V_S}}{标示量} \times 100\% = \frac{\dfrac{39.23 \times (V-V_0) \times \dfrac{c}{0.1}}{20.00}}{标示量} \times 100\%$$

式中，V_0 和 V 分别为空白试验和样品测定时消耗高氯酸滴定液的体积，ml；c 为高氯酸滴定液的实际浓度，mol/L；V_S 为供试品的取样体积，ml；标示量为制剂的规格，mg/ml。

2. 片剂 片剂中许多赋形剂如硬脂酸盐、苯甲酸盐、羧甲基纤维素钠等都消耗高氯酸，使含量测定结果偏高。一般需经提取分离并干燥后方可用该法测定含量。如 ChP2015 硫酸奎宁片的含量测定：

取本品 20 片，除去包衣后，精密称定，研细，精密称取适量（约相当于硫酸奎宁 0.3g），置分液漏斗中，加氯化钠 0.5g 与 0.1mol/L 氢氧化钠溶液 10ml，混匀，精密加三氯甲烷 50ml，振摇 10 分钟，静置，分取三氯甲烷液，用干燥滤纸滤过，精密量取续滤液 25ml，加醋酐 5ml 与二甲基黄指示液两滴，用高氯酸滴定液（0.1mol/L）滴定至溶液显玫瑰红色，并将滴定的结果用空白试验校正。每 1ml 高氯酸滴定液（0.1mol/L）相当于 19.57mg 的 $(C_{20}H_{24}N_2O_2)_2 \cdot H_2SO_4 \cdot 2H_2O$。

$$(OH^+)_2 \cdot SO_4^{2-} + 2NaOH \longrightarrow 2Q + Na_2SO_4 + 2H_2O$$

$$2Q + 4HClO_4 \longrightarrow 2\left[(QH_2^{2+}) \cdot (ClO_4^-)_2\right]$$

采用碱化、有机溶剂提取后的非水碱量法测定硫酸奎宁片的含量，可排除片剂辅料对非水碱量法的干扰。从上式可知，硫酸奎宁片的含量测定中，硫酸奎宁与高氯酸反应的摩尔比为 1∶4。测定结果按下式计算：

$$标示量\% = \frac{\dfrac{T(V-V_0)F}{W} \times \overline{W}}{标示量} \times 100\% = \frac{\dfrac{19.57 \times (V-V_0) \times \dfrac{c}{0.1} \times 10^{-3}}{W} \times \overline{W}}{标示量} \times 100\%$$

式中，V_0 和 V 分别为空白试验和样品测定时消耗高氯酸滴定液的体积，ml；c 为高氯酸滴定液的实际浓度，mol/L；W 为供试品的取样量，g；$\overline{W}$ 为平均片重，g/片；标示量为制剂的规格，g/片。

二、提取酸碱滴定法

（一）基本原理

碱性较强的生物碱类药物（K_b 为 $10^{-9} \sim 10^{-6}$），可利用其盐大多数易溶于水，其游离碱大多数不溶于水而溶于有机溶剂的性质，经碱化、有机溶剂提取后，采用酸碱滴定法测定其含量。

（二）一般方法

1. 碱化 将供试品溶于水或稀酸中，加入适当的碱化试剂使生物碱游离。

常用的碱化试剂有氨水、氢氧化钠、氢氧化钙、碳酸钠和碳酸氢钠等。一般碱化试剂的碱性应强于被测生物碱，并应考虑生物碱的性质及共存物的影响。强碱为碱化试剂易使含酯结构的生物碱（如阿托品和利血平）水解；使含酚羟基的生物碱（如吗啡）形成盐而溶于水，难以被有机溶剂提取；使与生物碱共存的脂肪性物质发生乳化，导致提取不完全。氨水的 pK_b 为 4.76，可使 pK_b 为 6～9 的生物碱游离，又不会使其分解或与其成盐，而且具有挥发性，易被除去。因此氨水为最常用的碱化试剂。

2. 有机溶剂提取 用适当的有机溶剂分次（四次以上）振摇提取，使游离的生物碱完全转入有机溶剂中，合并有机相，用水洗涤以除去混存的碱化试剂和水溶性杂质，再用无水硫酸钠或植物胶（西黄蓍胶）脱水，滤过，得到游离生物碱的有机溶剂提取液。第一次提取时，有机溶剂的用量至少应为水液体积的 1/2；以后每次提取时，有机溶剂的用量均为第一次的 1/2。

提取溶剂应符合以下要求：与水不相混溶；对生物碱具有极大的溶解度，对其他物质不溶或几乎不溶；对生物碱及碱化试剂均呈化学惰性；沸点低，易于挥去。

最常用的的提取溶剂为三氯甲烷（但提取强碱性生物碱时不宜采用，因为强碱与三氯甲烷长时间接触或加热可使三氯甲烷分解生成盐酸）。采用三氯甲烷为提取溶剂时，应将三氯甲烷提取液蒸发至近干，加入滴定液，再加热除尽三氯甲烷。需要注意的是，以三氯甲烷为提取溶剂时，常产生乳化现象。为了预防乳化，可采用弱碱性的碱化试剂，并避免过于猛烈的振摇。对于已经形成的乳化层，可用下列方法进行破坏：①旋转分液漏斗（加速分层）；②加少量乙醇并轻轻转动分液漏斗；③加饱和氯化钠溶液数滴（盐析）；④如为碱性水液，加少量酸液，反之，加少量碱液；⑤经少量脱脂棉过滤；⑥用热毛巾在分液漏斗外部热敷。

也可用乙醚、二氯甲烷或混合溶剂为提取溶剂。使用乙醚时，应在溶液中加入中性盐（如氯化钠）使水层饱和，以减少乙醚在水中的溶解，促进提取；蒸发乙醚时，宜先通风或吹入空气使乙醚尽量挥发，再行干燥，并避免蒸干而引起爆炸。

3. 测定

（1）直接滴定法：将提取液中的有机溶剂蒸干，残渣用少量中性乙醇溶解，用酸滴定液直接滴定。

一般地，直接滴定生成的生物碱盐为强酸弱碱盐，水解呈酸性，故应选用变色范围在酸性区域的指示剂。

（2）剩余滴定法：将提取液中的有机溶剂蒸干，于残渣中加入定量过量的酸滴定液，再用碱滴定液滴定剩余的酸。对于易挥发或易分解的生物碱（如麻黄碱、烟碱），应在蒸至近干时加入酸滴定液，使生物碱成盐，再继续加热将残余的有机溶剂除尽，放冷，依法滴定。

使用剩余滴定法时，滴定终点为中性或弱碱性，可选择变色范围在近中性或弱碱性区域的指示剂。

（3）酸滴定液返提后碱滴定液剩余滴定法：直接于提取液中加入定量过量的酸滴定液，使生物碱定量成盐而进入水层，分取水层，有机层用水分次振摇提取。合并水层，以碱滴定液回滴。

（三）制剂的含量测定

提取酸碱滴定法的操作繁琐，误差较大，主要用于碱性较强的生物碱制剂的含量测定。

ChP2015 磷酸氯喹注射液以氢氧化钠为碱化试剂、乙醚为提取溶剂，采用剩余滴定法测定含量，方法为：

精密量取本品适量（约相当于磷酸氯喹 0.3g），用水稀释至 30ml，加 20% 氢氧化钠溶液 3ml，摇匀，用乙醚提取四次，每次 20ml，合并乙醚液，用 10ml 水洗涤，水洗涤液再用 15ml 乙醚提取一次，合并前后两次的乙醚液，蒸发至近 2~3ml 时，精密加盐酸滴定液（0.1mol/L）25ml，温热蒸去乙醚并使残渣溶解，冷却，加溴甲酚绿指示液数滴，用氢氧化钠滴定液（0.1mol/L）滴定。每 1ml 盐酸滴定液（0.1mol/L）相当于 25.79mg 的 $C_{18}H_{26}ClN_3 \cdot 2H_3PO_4$。

ChP2015 磷酸可待因糖浆以氨试液为碱化试剂、三氯甲烷为提取溶剂，采用剩余滴定法测定含量，方法为：

用内容量移液管精密量取本品 10ml，以水洗出移液管内的附着液，置分液漏斗中，加氨试液使成碱性，用三氯甲烷振摇提取至少四次，第一次 25ml，以后每次各 15ml，至可待因提尽为止，每次得到的三氯甲烷液均用同一份水 10ml 洗涤，洗液用三氯甲烷 5ml 振摇提取，合并三氯甲烷液，置水浴上蒸干，精密加硫酸滴定液（0.01mol/L）25ml，加热使溶解，放冷，加甲基红指示液 2 滴，用氢氧化钠滴定液（0.02mol/L）滴定。每 1ml 硫酸滴定液（0.01mol/L）相当于 8.488mg 的 $C_{18}H_{21}NO_3 \cdot H_3PO_4 \cdot 1\frac{1}{2}H_2O$。

三、紫外-可见分光光度法

生物碱类药物大多含有芳环等共轭结构，在紫外光区有特征吸收，或与显色剂反应生成有色产物，可采用紫外-可见分光光度法测定含量。

（一）紫外分光光度法

ChP2015 磷酸氯喹片、盐酸吗啡片及盐酸吗啡注射液等采用本法测定含量。如盐酸吗啡注射液的含量测定：

精密量取本品适量，用 0.1mol/L 氢氧化钠溶液定量稀释制成每 1ml 中约含吗啡 20μg 的溶液，照紫外-可见分光光度法（通则 0401），在 250nm 的波长处测定吸光度；另取吗啡对照品适量，精密称定，用 0.1mol/L 氢氧化钠溶液溶解并定量稀释制成每 1ml 中约含 20μg 的溶液，同法测定。计算，结果乘以 1.317，即得盐酸吗啡（$C_{17}H_{19}NO_3 \cdot HCl \cdot 3H_2O$）的含量。

（二）酸性染料比色法

在一定 pH 条件下，一些酸性染料可与生物碱类药物定量结合显色，可测定吸光度计算生物碱类药物的含量。该方法具有一定的专属性和准确度，灵敏度高，适用于小剂量生物碱类药物制剂的含量测定。

1. 基本原理 在适当 pH 的水溶液中，生物碱类药物（B）可与氢离子结合成阳离子（BH^+），一些酸性染料可解离成阴离子（In^-），上述阳离子与阴离子能定量结合生成电中性的、吸收光谱明显红移的有色离子对（$BH^+ \cdot In^-$），该离子对可以被有机溶剂定量萃取。在一定波长处测定有机溶剂中离子对的吸光度，对照品比较法定量，即可计算生物碱类药物的含量。反应示意式为：

$$B + H^+ \longrightarrow BH^+$$

$$HIn \rightleftharpoons H^+ + In^-$$

$$BH^+ + In^- \longrightarrow (BH^+ \cdot In^-)_{水相} \xrightarrow{\ 有机溶剂\ } (BH^+ \cdot In^-)_{有机相}$$

2. 测定条件的选择 酸性染料比色法测定生物碱类药物含量的关键是离子对的定量形成与定量萃取。由以上示意式可知，水相的 pH、生物碱的性质、酸性染料的种类、有机溶剂的种类等是影响酸性染料比色法的重要因素。

（1）水相 pH 的选择：在影响酸性染料比色法的因素中，水相 pH 最为重要。如果 pH 过低，H^+ 浓度高，抑制酸性染料的离解，使 In^- 浓度过低，影响离子对的形成；如果 pH 过高，H^+ 浓度低，生物碱多呈游离状态，使 BH^+ 浓度过低，也影响离子对的形成。为了准确测定生物碱类药物的含量，水相的 pH 应能使生物碱定量形成阳离子（BH^+）、酸性染料形成足够的阴离子（In^-），并定量生成溶于有机溶剂的离子对，过量的酸性染料则继续保留在水相。

一般可依据生物碱和酸性染料的 pK 以及离子对在两相中的分配系数进行确定 pH 范围，然后通过试验确定水相最佳 pH，见表 10-2。

表 10-2　提取生物碱溴麝香草酚蓝离子对的最佳 pH

生物碱	离子对的结合比 （生物碱-染料）	最佳 pH	
		实验值	理论值
阿托品	1：1	5.2～6.4	5.6～6.8
可待因	1：1	5.2～5.8	5.8～6.0
麻黄碱	1：1	5.2～6.4	6.0～6.6
毛果芸香碱	1：2	5.2	5.2～5.8
奎宁	1：2	3.0～4.6	4.2～6.4

（2）酸性染料的选择：酸性染料的选择应符合以下条件：①应能与生物碱定量结合，且生成的离子对在有机相中有足够大的溶解度；②生成的离子对在最大吸收波长处有较高的吸光度；③酸性染料在有机相中应不溶或很少溶解。

可用于本法的酸性染料较多，常用磺酸酞类指示剂，包括溴麝香草酚蓝（bromothymol blue）、溴酚蓝（bromophenol blue）、溴甲酚绿（bromocresol green）、溴甲酚紫（bromocresol purple）、甲基橙（methyl orange）等。溴麝香草酚蓝（BTB）与生物碱生成的离子对具有极高的有机溶剂提取常数（log$K$ 为 8.0），故被认为是最好的酸性染料。

酸性染料的浓度对测定结果影响不大，有足够量即可。增加酸性染料的浓度，可以提高测定的灵敏度。但如果浓度太高，易产生严重的乳化层，且不易去除，往往影响测定结果。

（3）有机溶剂的选择：有机溶剂的选择应符合以下条件：①应与水不相混溶；②具有高的离子对提取率。常用的有机溶剂有三氯甲烷、二氯甲烷、二氯乙烯、乙醚等。其中，三氯甲烷能与离子对形成氢键，选择性好，在水中的溶解度小，且混溶的微量水分易于除去，是较理想的溶剂，最为常用。

（4）有机相中水分的影响：用有机溶剂提取有色离子对时应严防水分的混入。因为有机溶剂中的微量水分会使有机溶剂发生混浊，影响比色；另一方面，水中过量的酸性染料会干扰测定。因此，常在有机相中加入脱水剂或经干燥滤纸滤过，以除去其中的微量水分。

（5）共存物的影响　酸性染料中的有色杂质如果混入有机相，将干扰测定。可在加入供试品前，将缓冲液与酸性染料的混合液用所选有机溶剂萃取弃去，以除去酸性染料中的有色杂质。强酸可改变体系的 pH；碱性物质不但可改变体系的 pH，还可能与酸性染料发生反应，它们对测定均有干扰。制剂中的赋形剂等一般不干扰测定。

3. 制剂的含量测定　ChP2015 硫酸阿托品片、硫酸阿托品注射液、氢溴酸山莨菪碱片、氢溴酸山莨菪碱注射液采用本法测定含量。如硫酸阿托品片的含量测定：

取本品 20 片，精密称定，研细，精密称取适量（约相当于硫酸阿托品 2.5mg），置 50ml 量瓶中，加水振摇使硫酸阿托品溶解并稀释至刻度，滤过，取续滤液，作为供试品溶液。另取硫酸阿托品对照品约 25mg，精密称定，置 25ml 量瓶中，加水溶解并稀释至刻度，摇匀，精密量取 5ml，置 100ml 量瓶中，加水稀释至刻度，摇匀，作为对照品溶液。

精密量取供试品溶液与对照品溶液各 2ml，分别置预先精密加入三氯甲烷 10ml 的分液漏斗中，各加溴甲酚绿溶液〔取溴甲酚绿 50mg 与邻苯二甲酸氢钾 1.021g，加 0.2mol/L 氢氧化钠溶液 6.0ml 使溶解，再用水稀释至 100ml，摇匀，必要时滤过〕2.0ml，振摇提取两分钟后，静置使分层，分取澄清的三氯甲烷液，照紫外-可见分光光度法（通则 0401），在 420nm 的波长处分别测定吸光度，计算，并将结果乘以 1.027，即得。

四、荧光分析法

某些物质受紫外光或可见光照射激发后能发射出比激发光波长较长的荧光（fluorescence）。当激发光强度、波长、所用溶剂及温度等条件固定时，物质在一定浓度范围内，其发射光强度与溶液中该物质的浓度成正比关系，可用作定量分析。因为不易测定物质的绝对荧光强度，因此荧光分析法采用对照品比较法测定含量。荧光分析法灵敏度高、专属性强，主要用于含量较低的制剂分析。如 ChP2015 利血平片（规格：0.1mg、0.25mg）的含量测定：

避光操作。取本品 20 片，如为糖衣片应除去包衣，精密称定，研细，精密称取适量（约相当于利血平 0.5mg），置 100ml 棕色量瓶中，加热水 10ml，摇匀，加三氯甲烷 10ml，振摇，用乙醇稀释至刻度，摇匀，滤过，精密量取续滤液，用乙醇定量稀释制成每 1ml 约含利血平 2μg 的溶液，作为供试品溶液；另精密称取利血平对照品 10mg，置 100ml 棕色量瓶中，加三氯甲烷 10ml 使利血平溶解，用乙醇稀释至刻度，摇匀；精密量取 2ml，置 100ml 棕色量瓶中，用乙醇稀释至刻度，摇匀，作为对照品溶液。精密量取对照品溶液与供试品溶液各 5ml，分别置具塞试管中，加五氧化二钒试液 2.0ml，激烈振摇后，在 30℃放置一小时，照荧光分析法（通则 0405），在激发波长 400nm、发射波长 500nm 处测定荧光强度，计算，即得。

$$标示量\% = \dfrac{c_r \times \dfrac{R_X - R_{Xb}}{R_r - R_{rb}} \times D \times 100}{\dfrac{W}{标示量}} \times \overline{W} \times 100\%$$

式中，$\overline{W}$ 为平均片重，mg/片或 g/片；D 为供试品溶液的稀释倍数；标示量为片剂的规格，mg/片或 g/片。

五、高效液相色谱法

案例 10-2

ChP2015 阿片（Opium）的分析

本品为罂粟科植物罂粟 *Papaver somniferum* L. 的未成熟蒴果被划破后渗出的乳状液经干燥制成。含吗啡按无水吗啡（$C_{17}H_{19}NO_3$）计算，不得少于 9.5%。其含量测定方法为：

照高效液相色谱法（通则 0512）测定。

色谱条件与系统适用性试验　用辛烷基硅烷键合硅胶为填充剂；以 0.05mol/L 磷酸二氢钾溶液-0.0025mol/L 庚烷磺酸钠水溶液-乙腈（5∶5∶2）为流动相；检测波长为 220nm。理论板数按吗啡峰计算不低于 1000。

固相萃取柱系统适用性试验　用十八烷基硅烷键合硅胶为填充剂，以测定法中相同的处理条件和洗脱条件试验。精密量取浓度为每 1ml 中含吗啡对照品 0.5mg 的 5% 醋酸溶液 0.5ml，置处理后的固相萃取柱上，同法洗脱，用 5ml 量瓶收集洗脱液至刻度，摇匀，作为系统适用性溶液。精密量取系统适用性溶液与含量测定项下的对照品溶液各 10μl，分别注入液相色谱仪，记录色谱图。按下列公式计算，系统适用性试验结果（f_s）应在 0.97～1.03 之间。

系统适用性试验结果

$$(f_s) = \dfrac{A_X / c_X}{A_R / c_R}$$

式中，A_X 为系统适用性溶液吗啡峰面积；A_R 为对照品溶液吗啡峰面积；c_X 为系统适用性溶液浓度；c_R 为对照品溶液浓度。

测定法：取固相萃取柱一支，依次用甲醇-水（3∶1）15ml 与水 5ml 冲洗，再用 pH 约为 9 的氨水溶液（取水适量，滴加氨试液至 pH9）冲洗至流出液 pH 约为 9，待用。取本品约 5g，研细（过五号筛），精密称取约 1g，置 200ml 量瓶中，加 5% 醋酸溶液适量，超声处理 30 分钟使吗啡溶解，取出，放冷，用 5% 醋酸溶液稀释至刻度，摇匀，滤过，精密量取续滤液 0.5ml，置上述固相萃取柱上，滴加氨试液适量使柱内溶液的 pH 约为 9（上样前另取同体积的续滤液预先调试，以确定滴加氨试液的量），摇匀，待溶剂滴尽后，用水 20ml 冲洗，用含 20% 甲醇的 5% 醋酸溶液洗脱，用 5ml 量瓶收集洗脱液至刻度，摇匀，精密量取 10μl 注入液相色谱仪，记录色谱图；另取吗啡对照品，精密称定，加含 20% 甲醇的 5% 醋酸溶液溶解并定量稀释制成每 1ml 约含吗啡 0.05mg 的溶液，同法测定。按外标法以峰面积计算，即得。

问题：

1. 查阅文献，阿片主要含有哪些化学成分？其中，起镇痛、止泻作用的成分主要有哪些？ChP2015 阿片中吗啡的含量为什么按无水吗啡（$C_{17}H_{19}NO_3$）计算？

2. 含量测定中采用了何种样品处理方法？它有何优点？固相萃取柱为何要依次用甲醇-水、水、pH 约为 9 的氨水溶液冲洗？样品处理时，为何用 20% 甲醇的 5% 醋酸溶液为洗脱液？

3. 含量测定采用 HPLC 法的何种模式？为何采用这种模式？

HPLC 法在生物碱类药物的含量测定中应用广泛，主要采用 RP-HPLC 法，多采用化学键合相为固定相，如十八烷基硅烷键合硅胶（C_{18}）、辛烷基硅烷键合硅胶（C_8）。由于受键合基团位阻等因素的影响，硅胶表面的硅醇基不能被完全键合，存在游离硅醇基。分离生物碱类药物时，这些未被硅烷化的游离硅醇基可与碱性药物发生吸附、离子交换等作用，使色谱柱的分离效能下降，生物碱类药物的保留时间延长（甚至不能洗脱），色谱峰变宽、拖尾。因此生物碱类药物的含量测定主要采用离子对色谱法和离子抑制色谱法。

对于易解离、碱性较强的生物碱类药物可采用离子对色谱法测定。该法是将离子对试剂（含待测离子的反离子，counter ion）加入含水流动相中，反离子与待测离子（呈解离状态的药物）作用生成电中性的离子对，增加药物与非极性固定相之间的相互作用，从而改善分离效果。分析生物碱类药物或带正电荷的物质时，一般采用烷基磺酸盐类离子对试剂。其中，常用的有戊烷磺酸钠（sodium 1-pentanesulfonate）、己烷磺酸钠（sodium 1-hexanesulfonate）、庚烷磺酸钠（sodium 1-heptanesulfonate）、十二烷基磺酸钠（sodium 1-dodecanesulfonate）等。离子对试剂的碳链越长，所形成的离子对在反相色谱中的保留越强。离子对试剂的浓度一般为 3～10mmol/L。分析时，流动相中需加入合适的缓冲溶液调节 pH 至 3～5，使生物碱以离子形式存在。

对于弱碱性生物碱及其盐类采用离子抑制色谱法测定。在流动相中加入少量弱碱，一方面抑制固定相表面游离硅醇基的活性；另一方面抑制生物碱类药物的电离，增加其脂溶性，降低生物碱类药物的保留时间，从而改善分离，并增加生物碱类药物色谱峰的对称性。最常用三乙胺（triethylamine，TEA），TEA 对固定相的作用是可逆的，当用不含 TEA 的流动相冲洗色谱柱时，可恢复色谱柱原有的性能。

也可采用经特别封端处理的化学键合填料为固定相，也能获得相对较好的色谱峰。

案例 12-2 阿片中吗啡的测定采用离子对色谱法。ChP2015 收载的部分生物碱类药物 HPLC 法含量测定的色谱条件见表 10-3。

表 10-3　ChP2015 部分生物碱类药物 HPLC 法含量测定的色谱条件

药物	固定相	流动相	检测波长
盐酸麻黄碱注射液、滴鼻液	C_{18}	磷酸盐缓冲液（调节 pH 至 3.0±0.1）-乙腈（90：10）	210nm
秋水仙碱片	C_8	甲醇-水（40：60）	254nm
硫酸阿托品眼膏	C_{18}	0.05mol/L 磷酸二氢钾溶液（含 0.0025mol/L 庚烷磺酸钠）-乙腈（84：16）（用磷酸或氢氧化钠试液调节 pH 至 5.0）	225nm
氢溴酸东莨菪碱原料、片剂及注射液	C_8	0.25%十二烷基硫酸钠溶液（用磷酸调节 pH 至 2.5）-乙腈（60：40）	210nm
消旋山莨菪碱片、注射液	C_{18}	0.01mol/L 磷酸二氢钾溶液（含 0.15%三乙胺溶液，用磷酸调节 pH 6.5）-甲醇（70：30）	220nm
磷酸伯氨喹原料、片剂	C_8	水-乙腈-四氢呋喃-三氟乙酸（90：9：1：0.1）	265nm
磷酸哌喹原料、片剂	C_{18}	乙腈-0.1%三氯乙酸溶液（用磷酸调节 pH 至 2.1±0.05）（25：75）	349nm
盐酸吗啡缓释片	C_{18}	甲醇-0.05mol/L 磷酸二氢钾溶液（1：4）	280nm
磷酸可待因片	C_{18}	0.03mol/L 醋酸钠溶液（用冰醋酸调节 pH 至 3.5）-甲醇（25：10）	280nm
利血平原料、注射液	C_{18}	乙腈-1%乙酸铵溶液（46：54）	268nm
茶碱缓释胶囊	C_{18}	醋酸盐缓冲液（取醋酸钠 1.36g，加水 100ml 使溶解，加冰醋酸 5ml，以水稀释至 1000ml，摇匀）-乙腈（93：7）	271nm

（湖南医药学院　马廷升）

第十一章 维生素类药物的分析

本章要求

1. 掌握维生素类药物的结构、性质及与分析方法之间的关系。维生素A鉴别的三氯化锑反应、含量测定的紫外分光光度法，维生素B₁鉴别的硫色素反应，维生素C基于还原性的鉴别和含量测定方法及维生素E含量测定的气相色谱法。

2. 熟悉维生素B₁及其制剂的含量测定方法，维生素E的鉴别和检查。

3. 了解维生素类药物的其他分析内容。

案例 11-1

已知某药物结构式为：

分子量176.13

问题：

1. 根据其结构特点，设计合理的鉴别方法。

2. 查阅其生产路线，可能产生哪些杂质，ChP2015杂质检查收载了哪些项目，其检查各采用什么方法？

3. ChP2015中该药物原料药、片剂、注射剂的含量测定采用何种方法，简述方法的原理；设计测定方法的流程图（包括试剂、指示终点的方法），并简述各种试剂的作用。

4. 查阅现行USP、BP、JP，该药物原料及制剂各用什么方法测定含量，并比较各法的优缺点。

维生素（vitamins）是维持机体正常生命活动必需的一类生物活性物质。一旦缺乏，就会产生维生素缺乏症。如缺乏维生素A，就会患干眼症、夜盲症等；缺乏维生素D，会出现佝偻病或软骨化症等。维生素在人体内不能自行合成，须从食物中摄取。从化学结构上看，维生素类均为有机化合物，但并不是同一类化合物，其中有些是醇、酯，有些是酸、胺，还有些是酚和醛类，各具不同的理化性质和生理作用。目前已发现的维生素有60余种，多已能人工合成，但迄今被世界公认和临床常用的维生素有14种。ChP2015收载维生素A、B₁、B₂、B₆、B₁₂、C、D₂、D₃、E、K₁、叶酸、烟酸、烟酰胺、泛酸钙等原料及制剂近50个品种。目前维生素的分类多按其溶解度不同分为脂溶性和水溶性两大类，脂溶性维生素包括维生素A、D、E、K等；水溶性维生素包括维生素B₁、B₂、B₆、B₁₂、C、叶酸、烟酸、烟酰胺和泛酸等。本章重点讨论维生素A、维生素B₁、维生素C及维生素E的分析。

第一节 维生素A的分析

维生素A（vitamin A）包括维生素A₁（视黄醇，retinol）、维生素A₂（去氢维生素A，dehydroretinol）

和维生素 A_3（去水维生素 A，anhydroretinol）等，其中维生素 A_1 活性最高，维生素 A_2 的生物活性是维生素 A_1 的 30%～40%，维生素 A_3 的生物活性是维生素 A_1 的 0.4%，故通常所说的维生素 A 是指维生素 A_1。维生素 A_1 是一种不饱和脂肪醇，在自然界主要来自鲛类无毒海鱼肝脏中提取的脂肪油（通称为鱼肝油，cod liver oil），其含量高达 600 000 国际单位/克（IU/g），在鱼肝油中维生素 A 多以各种酯类混合物的形式存在，其中主要为醋酸酯和棕榈酸酯；目前主要采用人工合成方法制取。ChP2015 收载的维生素 A 是指人工合成的维生素 A 醋酸酯结晶加精制植物油制成的油溶液，还收载维生素 A 软胶囊、维生素 AD 软胶囊和维生素 AD 滴剂。USP39 收载了维生素 A 及其醋酸酯、棕榈酸酯混合物的食用油溶液。BP2016 收载人工合成浓缩维生素 A 是维生素 A 及维生素 A 醋酸酯、丙酸酯和棕榈酸酯混合物的植物油溶液，除此还收载了天然维生素 A 酯浓缩物。

一、结构与性质

（一）结构

维生素 A 的结构为具有一个共轭多烯醇侧链的环己烯，因而具有许多立体异构体。天然维生素 A 主要是全反式维生素 A，R 不同则决定是维生素 A 醇或其酯，见表 11-1。

表 11-1　维生素 A 醇及酯

名称	—R	分子式	摩尔质量	晶型及熔点
维生素 A 醇（retinol）	—H	$C_{20}H_{30}O$	286.44	黄色棱形结晶 62～64℃
维生素 A 醋酸酯（vitamin A acetate）	—$COCH_3$	$C_{22}H_{32}O_2$	328.48	淡黄色棱形结晶 57～58℃
维生素 A 棕榈酸酯（vitamin A palmitate）	—$COC_{15}H_{31}$	$C_{36}H_{60}O_2$	524.84	无定型或结晶 28～29℃

此外，尚有多种其他异构体[包括新维生素 A_a（2-顺式）、新维生素 A_b（4-顺式）、新维生素 A_c（2，4-二顺式）、异维生素 A_a（6-顺式）、异维生素 A_b（2，6-二顺式）]，具有相似的化学性质，但各具不同的光谱特性和生物效价；鱼肝油中还有去氢维生素 A、去水维生素 A、鲸醇（kitol）等；这些物质在 310～340nm 波长处均有紫外吸收，并能与显色剂产生相近的颜色，所以在测定维生素 A 含量时需考虑这些因素的干扰。

去氢维生素A　　　　　　　　去水维生素A

（二）性质

1. 溶解性　维生素 A 与三氯甲烷、乙醚、环己烷或石油醚能任意混合，在乙醇中微溶，在水中不溶。

2. 易氧化性　维生素 A 结构中的共轭多烯醇侧链含有多个不饱和键，性质不稳定，对光敏感，易被空气中的氧或氧化剂氧化，在加热或有金属离子存在时可促进氧化，生成无生物活性的环氧化物、维生素 A 醛或维生素 A 酸。因此，维生素 A 要装于铝制或其他适宜的容器内，充氮气，密封，在凉暗处保存，或加入抗氧剂以提高药物的稳定性；若长期贮存也可发生异构化，使活性下降，维生素 A 制剂应遮光、密封，在阴凉干燥处保存。

3. 脱水反应 维生素 A 对酸不稳定，在一定条件下（如在无水乙醇-盐酸溶液中）可发生脱水反应，生成去水维生素 A。

4. 与三氯化锑反应呈色 维生素 A 在三氯甲烷中能与三氯化锑作用，产生不稳定的蓝色，可用于鉴别及比色法测定含量。

5. 紫外吸收光谱特征 维生素 A 结构中具有共轭多烯醇侧链，在 325～328nm 范围内有最大吸收，可用于鉴别和含量测定。

二、鉴 别 试 验

（一）三氯化锑反应（Carr-Price 反应）

维生素 A 在饱和无水三氯化锑的无醇三氯甲烷溶液中即显蓝色，渐变成紫红色。本反应的机理为维生素 A 与氯化锑（Ⅲ）中存在的亲电试剂氯化高锑（Ⅴ）作用形成不稳定的蓝色正碳离子，通过互变异构而稳定。反应式如下：

因为水可使三氯化锑水解成氯化氧锑（SbOCl），乙醇可以和正碳离子作用使其正电荷消失，因此反应需在无水、无醇条件下进行。

ChP2015 收载的维生素 A 及其制剂均采用该法鉴别。维生素 A 的鉴别：

取本品 1 滴，加三氯甲烷 10ml 振摇使溶解；取出 2 滴，加三氯甲烷 2ml 与 25%三氯化锑的三氯甲烷溶液 0.5ml，即显蓝色，渐变成紫红色。

USP39 维生素 A 及其制剂的鉴别均采用该法。

（二）紫外分光光度法

维生素 A 分子中含有五个共轭双键，其无水乙醇溶液在 326nm 的波长处有最大吸收。在盐酸催化下加热，发生脱水反应生成去水维生素 A。后者比维生素 A 多一个共轭双键，故其最大吸收峰红移，同时在 350～390nm 的波长之间出现 3 个吸收峰（图 11-1）。BP2016 用该法鉴别天然维生素 A 酯浓缩物，方法为：

取约相当于 10IU 的维生素 A 供试品，加无水乙醇-盐酸（100∶1）溶液溶解，立即用紫外分光光度计在 300～400nm 的波长范围内进行扫描，应在 326nm 的波长处有单一的吸收峰。将此溶液置水浴上加热 30s，迅速冷却，照上法进行扫描，则应在 348、367 和 389nm 的波长处有三个尖锐的吸收峰，且在 332nm 的波长处有较低的吸收峰或拐点。

（三）薄层色谱法

USP39、BP2016、JP16 均采用 TLC 法鉴别维生素A。BP2016 维生素A的鉴别：

取本品适量，精密称定，加环己烷（含 1mg/ml 2,6-二叔丁基对甲酚）溶解并稀释制成每 1ml 中约含 3300 单位的溶液，作为供试品溶液。另取维生素A合成酯对照品适量（每 1ml 中分别约含 3300 单位的维生素A各种酯），加环己烷（含 1mg/ml 2,6-二叔丁基对甲酚）溶解并稀释制成每 1 ml 中含 10mg 的维生素A合成酯溶液，作为混合对照品溶液。照薄层色谱法试验，吸取上述两种溶液各 3μl，分别点于同一硅胶 GF$_{254}$ 薄层板上，以环己烷-乙醚（80：20）为展开剂，展至薄层板的 2/3 处，取出，晾干，置紫外光灯（254nm）下检视。混合对照品溶液作为系统适用性试验溶液，各斑点分离度应符合要求，从起始线至前沿线依次为维生素A

图 11-1　维生素A和去水维生素A的紫外
吸收光谱图

1. 维生素A；2. 去水维生素A

醋酸酯、维生素A丙酸酯、维生素A棕榈酸酯。供试品溶液所显主斑点或其它斑点的位置和颜色应与对照品溶液的各斑点一致。

USP39 维生素A的鉴别：

取本品适量（液体样品），加二氯甲烷制成每 10.0 ml 中约含 5 mg 的维生素A醇溶液，作为供试品溶液；如为固体样品，取本品（约相当于 5 mg 维生素A醇），精密称定，置分液漏斗中，加水 75 ml 使溶解，充分振摇 1 mim，加二氯甲烷 10ml，充分振摇 1 min，离心，分取澄清的二氯甲烷层，作为供试品溶液。另取维生素A醋酸酯对照品和维生素A棕榈酸酯对照品，加二氯甲烷溶解并稀释制成每 1 ml 中分别含 0.2 mg 的维生素A醋酸酯和维生素A棕榈酸酯溶液，作为混合对照品溶液。照薄层色谱法试验，吸取供试品溶液 10μl、混合对照品溶液 15μl，分别点于同一硅胶 G 薄层板上，以环己烷：乙醚（4：1）为展开剂，展距 10 cm，取出，晾干，喷以磷钼酸试液使显色。混合对照品溶液作为系统适用性试验溶液，维生素A醋酸酯和维生素A棕榈酸酯显 2 个蓝绿色主斑点，R_f 值分别为 0.45±0.10 和 0.7±0.1。供试品溶液在与对照品溶液相应的位置上显示相同颜色的蓝绿色斑点，并且 R_f 值在对照品溶液相应斑点 R_f 值的 ±0.1 范围内。

三、含 量 测 定

ChP2015 通则 0721 为维生素A测定法，共收载二法，第一法紫外-可见分光光度法，第二法高效液相色谱法，维生素A、维生素A软胶囊的测定采用第一法，维生素 AD 软胶囊、维生素 AD 滴剂的测定采用第二法。

（一）紫外-可见分光光度法（三点校正法）

紫外-可见分光光度法是 ChP2015 及很多国家药典维生素A含量测定的法定方法。通常也被称为"三点校正法"或"三波长校正法"。

1. 三点校正法的建立　维生素A在 325～328nm 波长范围内具有最大吸收，可用于含量测定。其最大吸收峰的位置随溶剂的不同而不同，表 11-2 为维生素A在不同溶剂中的最大吸收波长、吸收系数和换算因子。

表 11-2 维生素 A 在不同溶剂中的紫外吸收数据

溶剂	维生素 A 醋酸酯			维生素 A 醇		
	λ_{max}（nm)	$E_{1cm}^{1\%}$	换算因子	λ_{max}（nm)	$E_{1cm}^{1\%}$	换算因子
环己烷	327.5	1530	1900	326.5	1755	1900
异丙醇	325	1600	1830	325	1820	1830

但维生素 A 原料中常混有杂质，包括其多种异构体，氧化降解产物，合成中间体以及副产物等，维生素 A 制剂中还含有稀释用油。这些杂质均在 310～340nm 波长范围内有吸收，所以干扰维生素 A 测定。因此，在测定维生素 A 的含量时，为排除这些杂质的干扰，采用"三点校正法"测定含量，即在三个波长处测得吸光度后，在规定的条件下以校正公式进行校正，再计算维生素 A 的真实含量。

2. 测定原理 本法的原理主要基于以下两点。

（1）杂质的无关吸收在 310～340nm 的波长范围内呈线性，且随波长的增加吸光度下降。

（2）物质对光的吸收呈加和性。即供试品在各波长处的吸光度值是维生素 A 与杂质吸光度的代数和，吸收曲线也是二者吸收的叠加。

3. 波长选择 三点波长的选择原则为：一点选择在维生素 A 的最大吸收波长处（λ_1），其他两点在 λ_1 的两侧各选一点（λ_2 和 λ_3）。

（1）直接测定法(等波长差法)：使 $\lambda_3-\lambda_1=\lambda_1-\lambda_2$。ChP 规定，测定维生素 A 醋酸酯时 $\lambda_1=328$nm，$\lambda_2=316$nm，$\lambda_3=340$nm，$\Delta\lambda=12$nm。

（2）皂化法（等吸收比法）：$A_{\lambda_2}=A_{\lambda_3}=6/7\,A_{\lambda_1}$。ChP 规定，测定维生素 A 醇时，$\lambda_1=325$nm，$\lambda_2=310$nm，$\lambda_3=334$nm。

4. 直接测定法 本法适用于纯度高的维生素 A 醋酸酯的含量测定。

（1）方法：取供试品适量，精密称定，加环己烷溶解并定量稀释制成每1ml 中含9～15 单位的溶液，照紫外-可见分光光度法（通则 0401），测定其吸收峰波长，并在表 11-3 所列各波长处测定吸光度，计算各吸光度与波长328nm 处吸光度的比值，并计算各波长处吸光度比值与药典规定值的差值，判断差值是否超过±0.02，见表 11-3。

表 11-3 维生素 A 测得吸光度值与规定值及数据相关处理

波长（nm)	测得吸光度	吸光度的比值		两个比值的差值
		药典规定值	计算值	
300	A_0	0.555	A_0/A_2	
316	A_1	0.907	A_1/A_2	
328	A_2	1.000	A_2/A_2	
340	A_3	0.811	A_3/A_2	
360	A_4	0.299	A_4/A_2	

（2）A 值的选择

1）如果吸收峰波长在 326～329nm 之间，且所测得各波长吸光度比值的差值均不超过规定值的±0.02，直接用328nm 波长处测得的吸光度 A_{328} 进行计算。

2）如果吸收峰波长在 326～329nm 之间，且所测得各波长吸光度比值的差值有一个及以上超过规定值的±0.02，应按下式求出校正后的吸光度，并计算 f 值：

$$A_{328（校正)}=3.52（2A_{328}-A_{316}-A_{340}）$$

$$f = \frac{A_{328(校正)} - A_{328}}{A_{328}} \times 100\%$$

a. 如果 f 值在 ±3.0% 之间，则仍直接用 A_{328} 进行计算。

b. 如果 f 值在 −15%～−3% 之间，则以 $A_{328(校正)}$ 进行计算。

c. 如果 f 值小于 −15% 或大于 +3%，则供试品需按皂化法测定。

3）如果吸收峰波长不在 326～329nm 之间，则供试品需按皂化法测定。

上述判断方法可示意如下：

（3）结果计算

1）求 $E_{1cm}^{1\%}$：由 $A = E_{1cm}^{1\%} \cdot C \cdot L$，求得 $E_{1cm}^{1\%} = \dfrac{A}{CL}$，$A$ 为 328nm 波长处直接测得的吸光度值，即 A_{328}；或采用校正公式计算出的校正值，即 $A_{328(校正)}$。

2）求效价（IU/g）：$IU/g = E_{1cm}^{1\%} \times 1900$。

3）求维生素 A 醋酸酯占标示量的百分含量：

$$标示量\% = \frac{IU/g \times \overline{W}}{标示量} \times 100\% = \frac{E_{1cm}^{1\%} \times 1900 \times \overline{W}}{标示量} \times 100\% = \frac{\dfrac{A}{CL} \times 1900 \times \overline{W}}{标示量} \times 100\%$$

5. 皂化法　本法适用于维生素 A 醇的含量测定。

（1）方法：精密称取供试品适量（约相当于维生素 A 总量 500 单位以上，重量不多于 2g），置皂化瓶中，加乙醇 30ml 与 50% 氢氧化钾溶液 3ml，置水浴中煮沸回流 30 分钟，冷却后，自冷凝管顶端加水 10ml 冲洗冷凝管内部管壁，将皂化液移至分液漏斗中（分液漏斗活塞涂以甘油淀粉润滑剂），皂化瓶用水 60～100ml 分数次洗涤，洗液并入分液漏斗中，用不含过氧化物的乙醚振摇提取 4 次，每次振摇约 5 分钟，第一次 60ml，以后各次 40ml，合并乙醚液，用水洗涤数次，每次约 100ml，洗涤应缓缓旋动，避免乳化，直至水层遇酚酞指示液不再显红色，乙醚液用铺有脱脂棉与无水硫酸钠的滤器滤过，滤器用乙醚洗涤，洗液与乙醚液合并，放入 250ml 量瓶中，用乙醚稀释至刻度，摇匀；精密量取适量，置蒸发皿内，微温挥去乙醚，迅速加异丙醇溶解并定量稀释制成每 1ml 中含维生素 A 9～15 单位，照紫外-可见分光光度法（通则 0401），在 300nm、310nm、325nm 与 334nm 四个波长处测定吸光度，并测定吸收峰的波长。

（2）A 值的选择

1）如果吸收峰的波长在 323～327nm 之间，且 300nm 波长处的吸光度与 325nm 波长处的吸光度的比值不超过 0.73，按下式计算校正吸光度，并计算 f 值：

校正公式：$A_{325(校正)} = 6.815 A_{325} - 2.555 A_{310} - 4.260 A_{334}$

$$f = \frac{A_{325(校正)} - A_{325}}{A_{325}} \times 100\%$$

a. 如果 f 值在 ±3% 之间，则直接用 A_{325} 进行计算。

b. 如果 f 值小于 −3% 或大于 +3%，则以 $A_{325(校正)}$ 进行计算。

2）如果吸收峰的波长不在 323～327nm 之间，或 300nm 波长处的吸光度与 325nm 波长处的吸光度的比值超过 0.73，则应色谱分离后，照上述方法测定。方法为：

自上述皂化后的乙醚提取液 250ml 中，另精密量取适量（相当于维生素 A 300～400 单位），微温挥去乙醚至约剩 5ml，再在氮气流下吹干，立即精密加入甲醇 3ml，溶解后，采用维生素 D 测定法（通则 0722）第二法项下的净化用色谱系统，精密量取溶解后溶液 500μl，注入液相色谱仪，分离并准确收集含有维生素 A 的流出液，在氮气流下吹干，而后照上述方法自"迅速加异丙醇溶解"起，依法操作并计算含量。

（3）结果计算

1）求 $E_{1cm}^{1\%}$：由 $A = E_{1cm}^{1\%} \cdot C \cdot L$，求得 $E_{1cm}^{1\%} = \dfrac{A}{CL}$，A 为 325nm 波长处直接测得的吸光度值，即 A_{325}；或采用校正公式计算出的校正值，即 $A_{325(校正)}$。

2）求效价（IU/g）：$\text{IU}/g = E_{1cm}^{1\%} \times 1830$

3）求维生素 A 醇占标示量的百分含量：

$$标示量\% = \frac{\text{IU}/g \times \overline{W}}{标示量} \times 100\% = \frac{E_{1cm}^{1\%} \times 1830 \times \overline{W}}{标示量} \times 100\% = \frac{\dfrac{A}{CL} \times 1830 \times \overline{W}}{标示量} \times 100\%$$

6. 讨论

（1）校正公式采用三点法，除其中一点是在吸收峰波长处测得外，其他两点分别在吸收峰两侧的波长处测定，因此仪器波长若不够准确时，会有较大误差，故在测定前，应对仪器波长进行校正。

（2）测定应在半暗室中快速进行，所用试药不得含有氧化性物质，以避免被紫外线或氧化性物质破坏。

（3）换算因子：维生素 A 的含量用生物效价即每克所含国际单位（IU/g）表示。维生素 A 的国际单位规定：

1IU=0.344μg 全反式维生素 A 醋酸酯；1IU=0.300μg 全反式维生素 A 醇

换算因子定义为单位 $E_{1cm}^{1\%}$ 数值所相当的效价。即：

$$换算因子 = \frac{效价(\text{IU}/g)}{E_{1cm}^{1\%}(\lambda_{max})}$$

因此，每 1g 维生素 A 醋酸酯相当的国际单位数为：

$$\frac{1 \times 10^6 \mu g}{0.344 \mu g/\text{IU}} = 2\,907\,000\text{IU}$$

每 1g 维生素 A 醇相当的国际单位数为：

$$\frac{1 \times 10^6 \mu g}{0.300 \mu g/\text{IU}} = 3\,330\,000\text{IU}$$

由表 11-2 可知，维生素 A 醋酸酯在环己烷中的 $E_{1cm}^{1\%}$ 为 1530，所以直接滴定法测定维生素 A 醋酸酯时：

$$换算因子 = \frac{2\,907\,000}{1530} = 1900$$

维生素 A 醇在异丙醇中的 $E_{1cm}^{1\%}$ 为 1820，所以皂化法测定维生素 A 醇时：

$$换算因子 = \frac{3\,330\,000}{1820} = 1830$$

（二）高效液相色谱法

ChP2010 新增 HPLC 法作为维生素 A 的法定含量测定方法，ChP2015 仍采用此法。HPLC 法具有分离分析功能，可排除维生素 A 中共存物质的干扰，本法适用于维生素 A 醋酸酯原料及其制剂中维生素 A 的含量测定。方法为：

色谱条件与系统适用性试验　用硅胶为填充剂，以正己烷-异丙醇（997∶3）为流动相，检测波长为 325nm。取系统适用性试验溶液 10μl，注入液相色谱仪，维生素 A 醋酸酯主峰与其顺式异构体峰的分离度应大于 3.0。精密量取对照品溶液 10μl，注入液相色谱仪，连续进样 5 次，主成分峰面积的相对标准偏差不得过 3.0%。

系统适用性试验溶液的制备 取维生素 A 对照品适量（约相当于维生素 A 醋酸酯 300mg），置烧杯中，加入碘试液 0.2ml，混匀，放置约 10 分钟，定量转移至 200ml 量瓶中，用正己烷稀释至刻度，摇匀；精密量取 1ml，置 100ml 量瓶中，用正己烷稀释至刻度，摇匀。

测定法 精密称取供试品适量（约相当于 15mg 维生素 A 醋酸酯），置 100ml 量瓶中，用正己烷稀释至刻度，摇匀，精密量取 5ml，置 50ml 量瓶中，用正己烷稀释至刻度，摇匀，作为供试品溶液。另精密称取维生素 A 对照品适量（约相当于 15mg 维生素 A 醋酸酯），同法制成对照品溶液。精密量取供试品溶液与对照品溶液各 10μl，分别注入液相色谱仪，记录色谱图，按外标法以峰面积计算，含量应符合规定。

本法为正相高效液相色谱法，以硅胶为填充剂，以非极性溶剂正己烷-异丙醇（997∶3）为流动相。系统适用性试验中加入碘试液 0.2ml，目的是将对照品中部分维生素 A 醋酸酯转化成其顺式异构体，进行分离度考察。若维生素 A 对照品中含有维生素 A 醋酸酯顺式异构体，则可直接用作系统适用性分离度考察，不必再做破坏性实验。

ChP2015 维生素 AD 软胶囊、维生素 AD 滴剂用该法测定含量。

USP39 亦采用 HPLC 法测定维生素 A 及其制剂含量。采用 L8 色谱柱（4.6mm×15cm，3μm）；正己烷为流动相，流速约 1ml/min；检测波长为 325nm。维生素 A 醋酸酯和维生素 A 棕榈酸酯色谱峰的分离度不得小于 10；重复进样的相对标准偏差不得超过 3.0%。以维生素 A 为对照品，同时对维生素 A 醋酸酯和维生素 A 棕榈酸酯进行含量测定。根据测定的峰面积，利用校正系数法计算维生素 A 醋酸酯和维生素 A 棕榈酸酯相当于维生素 A 的含量。

（三）三氯化锑比色法

维生素 A 与三氯化锑的无水无醇三氯甲烷溶液作用，产生不稳定的蓝色，在 618~620nm 的波长处有最大吸收，可用于维生素 A 的比色法测定。该法操作简便、快速，目前仍为食品或饲料中维生素 A 含量测定的常用方法。方法为：

取维生素 A 对照品，制成系列浓度的三氯甲烷溶液，加入一定量的三氯化锑的三氯甲烷溶液，在 5~10s 内，于 620nm 波长处测定吸光度，绘制标准曲线。按同法测定供试品溶液的吸光度，根据标准曲线计算含量。

测定时应注意：①操作须迅速，由于产生的蓝色不稳定，一般规定加入三氯化锑后应在 5~10 秒钟内测定；②反应须无水，水可使三氯化锑水解产生 SbOCl 而使溶液浑浊，影响比色；③温度须恒定，温度对呈色影响很大，样品测定时的温度与绘制标准曲线时温度相差应在 ±1℃ 以内，否则，需重新绘制标准曲线；④操作须谨慎，三氯化锑试剂有较强的腐蚀性，易损坏皮肤和仪器，使用时应严加注意；⑤误差须防止，由于在相同条件下，某些有关物质均可与三氯化锑显蓝色，干扰测定，常使测定结果偏高，应加以注意。

第二节　维生素 B₁ 的分析

维生素 B₁（vitamin B₁），别名盐酸硫胺（thiamine hydrochloride），广泛存在于各种食物中，如谷物、蔬菜、牛奶、鸡蛋等，现在均用化学合成方法制取。本品具有维持糖代谢及神经传导与消化正常功能的作用。主要用于治疗脚气病、多发性神经炎和胃肠道疾病。ChP2015、BP2016 收载维生素 B₁ 及其片剂和注射液；除此 USP39 还收载维生素 B₁ 口服溶液；JP16 收载了维生素 B₁ 及其注射液和粉剂。

一、结构与性质

（一）结构

维生素 B₁ 是由氨基嘧啶环和噻唑环通过亚甲基连接而成的季铵类化合物，噻唑环上季铵及嘧啶环上氨基，为两个碱性基团，可与酸成盐。化学名称为氯化 4-甲基-3〔（2-甲基-4-氨基-5-嘧啶基）甲基〕-5-（2-羟基乙基）噻唑鎓盐酸盐。结构式如下：

（二）性质

1. 溶解性　维生素 B₁ 在水中易溶，在乙醇中微溶，在乙醚中不溶，其水溶液显酸性。干燥品在空气中迅即吸收约 4%的水分。

2. 硫色素反应　噻唑环在碱性介质中开环，再与嘧啶环上的氨基环合，经铁氰化钾等氧化剂氧化成具有荧光的硫色素，后者溶于正丁醇或异丁醇中显蓝色荧光。

3. 与生物碱沉淀试剂反应　分子中含有两个杂环（嘧啶环和噻唑环），故可与某些生物碱沉淀试剂反应生成组成恒定的沉淀，可用于鉴别和含量测定。

4. 紫外吸收光谱特征　维生素 B₁ 具有芳杂环共轭结构，其盐酸溶液（9→1000）在 246nm 的波长处有最大吸收，吸收系数（$E_{1cm}^{1\%}$）为 406～436，可用于鉴别和含量测定。

5. 氯化物的特性　维生素 B₁ 为盐酸盐，故本品的水溶液显氯化物的鉴别反应。

二、鉴别试验

（一）硫色素反应

硫色素反应为维生素 B₁ 所特有的专属性反应，ChP2015 用该法鉴别维生素 B₁ 及其制剂。如维生素 B₁ 的鉴别：

取本品约 5mg，加氢氧化钠试液 2.5ml 溶解后，加铁氰化钾试液 0.5ml 与正丁醇 5ml，强力振摇 2 分钟，放置使分层，上面的醇层显强烈的蓝色荧光；加酸使成酸性，荧光即消失；再加碱使成碱性，荧光又显出。

其原理为：维生素 B₁ 在碱性溶液中，可被铁氰化钾氧化生成硫色素。硫色素溶于正丁醇（或异丁醇）中，显蓝色荧光。反应式如下：

USP39 收载的维生素 B_1 片、注射液及口服溶液；BP2016 收载的维生素 B_1 原料、片剂及注射液；JP16 收载的维生素 B_1 原料、注射液及粉剂均用该反应鉴别。

（二）沉淀反应

维生素 B_1 分子结构中有含氮杂环，可与生物碱沉淀试剂反应生成沉淀，

（1）维生素 B_1 与二氯化汞反应生成白色沉淀。

（2）维生素 B_1 与碘化汞钾反应生成淡黄色沉淀 ［B］·H_2HgI_4。

（3）维生素 B_1 与碘反应生成棕红色沉淀 ［B］·HI·I_2。

（4）维生素 B_1 与硅钨酸生成白色沉淀 ［B］$_2$·SiO_2（OH）$_2$·$12WO_3$·$4H_2O$。

（5）维生素 B_1 与苦味酸（trinitrophenol）生成扇形白色结晶。

$$B·2O_2N—C_6H_4—N\overset{N=C—CH_3}{\underset{\underset{O}{|}}{|}}C—NO_2$$

USP39 收载的维生素 B_1 片采用与二氯化汞、碘试液反应生成沉淀进行鉴别；维生素 B_1 注射液采用与二氯化汞、碘试液、碘化汞钾、苦味酸反应生成沉淀进行鉴别。

（三）与铅离子反应

维生素 B_1 与 NaOH 试液共热，分解产生硫化钠，可与硝酸铅或醋酸铅反应生成硫化铅黑色沉淀，可供鉴别。USP39 收载的维生素 B_1 片用该反应鉴别。

（四）紫外与红外吸收光谱

JP16 采用 UV 法鉴别维生素 B_1。ChP2015、USP39、BP2016、JP16 均用 IR 法鉴别维生素 B_1。ChP2015 的方法为：

取本品适量，加水溶解，水浴蒸干，在 105℃干燥 2 小时测定。本品的红外光吸收图谱应与对照的图谱（光谱集 1205 图）一致。

（五）薄层色谱法

BP2016 维生素 B_1 片和注射液的鉴别采用 TLC 法，采用涂层纤维素 F_{254} 为吸附剂，冰醋酸-水-正丁醇（15：25：60）为展开剂，以维生素 B_1 的水溶液（0.1%）点样 2μl，展开 15cm，空气中挥干，105℃加热 30 分钟，喷以 0.3%铁氰化钾和 10%氢氧化钠的等体积混合液，在紫外灯下（365nm）检视，比较供试品和对照品溶液斑点的位置和颜色即可鉴别。

（六）氯化物反应

本品的水溶液显氯化物的鉴别反应（通则 0301）。

三、有关物质的检查

ChP2015、USP39、BP2016、JP16 均采用 HPLC 法检查维生素 B_1 中的有关物质，ChP2015 维生素 B_1 制剂中也采用 HPLC 法进行有关物质的检查。ChP2015 维生素 B_1 原料中有关物质的检查方法为：

取本品，精密称定，用流动相溶解并稀释制成每 1ml 中约含 1mg 的溶液作为供试品溶液；精密量取 1ml，置 100ml 量瓶中，用流动相稀释至刻度，摇匀，作为对照溶液。照高效相色谱法（通则 0512）试验，用十八烷基硅烷键合硅胶为填充剂，以甲醇-乙腈-0.02mol/L 庚烷磺酸钠溶

液（含 1%三乙胺，用磷酸调节 pH 值至 5.5）（9∶9∶82）为流动相，检测波长为 254nm，理论板数按维生素 B₁ 峰计算不低于 2000，维生素 B₁ 峰与前后峰的分离度均应符合要求。取对照溶液 20μl 注入液相色谱仪，调节检测灵敏度，使主成分色谱峰的峰高约为满量程的 20%。再精密量取供试品溶液与对照溶液各 20μl，分别注入液相色谱仪，记录色谱图至主成分峰保留时间的 3 倍。供试品溶液色谱图中如有杂质峰，各杂质峰面积的和不得大于对照溶液主峰面积的 0.5 倍（0.5%）。

本法为离子对色谱法，以庚烷磺酸钠为离子对试剂。

四、含 量 测 定

维生素 B₁ 及其制剂常用的含量测定方法有非水碱量法、紫外-可见分光光度法、硫色素荧光法和高效液相色谱法。

（一）非水碱量法

维生素 B₁ 分子中含有碱性的已成盐的伯胺和季铵基团，在非水酸性介质中，均可与高氯酸作用。根据消耗高氯酸的量即可计算维生素 B₁ 的含量。ChP2015 维生素 B₁ 的含量测定：

取本品约 0.12g，精密称定，加冰醋酸 20ml 微热使溶解，放冷，加醋酐 30ml，照电位滴定法（通则 0701），用高氯酸滴定液（0.1mol/L）滴定，并将滴定的结果用空白试验校正。每 1ml 高氯酸滴定液（0.1mol/L）相当于 16.86mg 的 $C_{12}H_{17}ClN_4OS \cdot HCl$。

维生素 B₁ 含有两个碱性基团，故与高氯酸反应的摩尔比为 1∶2。维生素 B₁（$C_{12}H_{17}ClN_4OS \cdot HCl$）的分子量为 337.27，故高氯酸滴定液（0.1mol/L）相当于维生素 B₁ 的滴定度为：

$$T = 0.1 \times \frac{1}{2} \times 337.27 = 16.86 (mg/ml)$$

BP2016 亦采用非水碱量法测定维生素 B₁ 含量，以无水甲酸-醋酐（5∶50）为溶剂，用电位法指示终点。

（二）紫外分光光度法

维生素 B₁ 分子中具有芳杂环共轭结构，在紫外光区有特征吸收，测定其最大吸收波长处的吸光度，采用吸收系数法计算含量。ChP2015 收载的维生素 B₁ 片及注射液均采用本法测定含量。

1. 维生素 B₁ 片的测定 取本品 20 片，精密称定，研细，精密称取适量（约相当于维生素 B₁25mg），置 100ml 量瓶中，加盐酸溶液（9→1000）约 70ml。振摇 15 分钟使维生素 B₁ 溶解，加盐酸溶液（9→1000）稀释至刻度，摇匀，用干燥滤纸滤过，精密量取续滤液 5ml，置另一 100ml 量瓶中，再加盐酸溶液（9→1000）稀释至刻度，摇匀，照紫外-可见分光光度法，在 246nm 的波长处测定吸光度，按 $C_{12}H_{17}ClN_4OS \cdot HCl$ 的吸收系数 $E_{1cm}^{1\%}$ 为 421 计算，即得。

测定结果按下式计算：

$$标示量\% = \frac{\dfrac{A}{421 \times 1 \times 100} \times \dfrac{100}{5} \times 100 \times 10^3}{\dfrac{W}{标示量}} \times \overline{W} \times 100\%$$

式中，A 为供试品溶液的吸光度；W 为供试品的取样量，mg；$\overline{W}$ 为平均片重，mg/片；标示量为制剂的规格，mg/片。

2. 维生素 B₁ 注射液的测定 精密量取本品适量（约相当于维生素 B₁50mg），置 200ml 量瓶中，加水稀释至刻度，摇匀，精密量取 5ml，置 100ml 量瓶中，再加盐酸溶液（9→1000）稀释至刻度，摇匀，照紫外-可见分光光度法，在 246nm 的波长处测定吸光度，按 $C_{12}H_{17}ClN_4OS \cdot HCl$ 的吸收系数 $E_{1cm}^{1\%}$ 为 421 计算，既得。

测定结果按下式计算：

$$标示量\% = \frac{\dfrac{A}{421 \times 1 \times 100} \times \dfrac{100}{5} \times \dfrac{200}{V_S} \times 10^3}{标示量} \times 100\%$$

式中，A 为供试品溶液的吸光度；V_S 为供试品溶液的取样体积，ml；标示量为制剂的规格，mg/ml。

由于维生素 B_1 的紫外吸收随溶液 pH 的变化而变化，而辅料的紫外吸收不随溶液 pH 的变化而变化。pH7（磷酸盐缓冲液）时，有两个吸收峰，在 232～233 nm 波长处，$E_{1cm}^{1\%} = 345$；在 266 nm 波长处，$E_{1cm}^{1\%} = 255$。pH2（0.1mol/L 盐酸溶液）时，最大吸收在 246 nm 波长处，$E_{1cm}^{1\%} = 421$。故也可用差示分光光度法测定维生素 B_1 片的含量，可消除背景和辅料的干扰。

（三）高效液相色谱法

USP39、JP16 收载的维生素 B_1 及其制剂、BP2016 收载的维生素 B_1 制剂、JP16 收载的维生素 B_1 及其制剂均用该法测定含量。如 USP39 维生素 B_1 的测定：

溶液的制备　取苯甲酸甲酯，加甲醇制成 2%（v/v）的溶液，作为内标溶液。精密称取维生素 B_1 对照品适量，加流动相溶解并稀释制成每1ml 中含维生素 B_1 1 mg 的溶液；精密量取 20.0 ml，置 50 ml 量瓶中，精密加入内标溶液 5.0 ml，加流动相稀释至刻度，作为对照品溶液（每1ml 中含维生素 B_1 400μg）。精密称取本品适量，加流动相溶解并稀释制成每1ml 中含维生素 B_1 2 mg 的溶液；精密量取 10.0 ml，置 50 ml 量瓶中，精密加入内标溶液 5.0 ml，加流动相稀释至刻度，作为供试品溶液。

色谱条件与系统适用性试验　L_1 色谱柱（4 mm×30 cm）；以 0.005mol/L 的 1-辛烷磺酸钠的 1%冰醋酸溶液为溶液 A，甲醇-乙腈（3：2）为溶液 B，溶液 B-溶液 A（40：60）为流动相；流速 1ml/min（流速应调整至使维生素 B_1 的保留时间约为 12 分钟）；检测波长 254nm。取对照品溶液 10 μl 注入液相色谱仪，记录色谱图，理论板数按维生素 B_1 峰计算不低于 1500，维生素 B_1 峰的拖尾因子不大于 2.0，维生素 B_1 峰与内标物质峰的分离度不小于 4.0，维生素 B_1 与内标物质峰面积比值的相对标准偏差不大于 2.0%。

测定法　分别精密量取供试品溶液和对照品溶液各 10 μl，分别注入液相色谱仪，记录色谱图，按内标法以峰面积计算，即得。

（四）硫色素荧光法

1. 原理　维生素 B_1 在碱性溶液中被铁氰化钾氧化成硫色素，用异丁醇提取后，在紫外光（λ_{ex}365nm）照射下呈现蓝色荧光（λ_{em}435nm），通过与对照品荧光强度比较，即可测定含量。USP 曾用该法测定维生素 B_1 片的含量。

2. 方法

（1）氧化试剂的制备：取新鲜配制的 1.0%铁氰化钾溶液 4.0ml，加 3.5mol/L 氢氧化钠溶液制成 100ml，于 4 小时内使用。

（2）对照品溶液的制备：取维生素 B_1 对照品约 25mg，精密称定，置 1000ml 量瓶中，加 300ml 的稀乙醇溶液（1→5）使溶解，用 3 mol/L 盐酸溶液调节至 pH=4.0，用稀乙醇稀释至刻度，作为对照品贮备液，避光冷藏，每月配制一次。取贮备液适量，用 0.2 mol/L 盐酸溶液逐步定量稀释至 0.2μg/ml 的溶液。

（3）供试品溶液的制备：取本品不少于 20 片置于合适的瓶子中，加入 0.2 mol/L 盐酸液至瓶子的一半，置水浴上加热并不断搅拌，直至维生素 B_1 片完全溶解并分散均匀。放冷，取适量上述瓶中溶液至量瓶中，加 0.2 mol/L 盐酸液至刻度。如果溶液不澄清，可以离心或者过滤（滤纸不得吸收维生素 B_1）。精密量取 5ml，用 0.2mol/L 盐酸液逐步定量稀释至 0.2μg/ml 的溶液。

（4）测定方法：取 40ml 具塞试管 3 支或 3 支以上，各精密加入对照品溶液 5ml，于其中 2 支（2 支以上）试管中迅速（1～2s 内）加入氧化试剂各 3.0ml，在 30s 内再加入异丁醇 20.0ml，密塞，剧烈振摇 90s。于另 1 支试管中加 3.5mol/L 氢氧化钠溶液 3.0ml 以代替氧化试剂，并照上述方法操作，作为空白。

另取 3 支或 3 支以上的相同试管，各精密加入供试品溶液 5ml，照上述对照品溶液管的方法，同法处理。

于上述 6 支或 6 支以上试管中，各加入无水乙醇 2ml，旋摇数秒，待分层后，取上层澄清的异丁醇液约 10ml，置荧光计测定池内，测定其荧光强度（输入和输出的最大波长分别为 365nm 和 435nm）。

5ml 供试品溶液中的维生素 B_1 的 μg 数 $= \dfrac{A-b}{S-d} \times 0.2 \times 5$

式中 A 和 S 分别为供试品溶液和对照品溶液测得的平均荧光读数；b 和 d 则分别为其相应的空白读数；0.2 为对照品溶液的浓度（μg/ml）；5 为测定时对照品溶液的取样体积（ml）。

3. 讨论

（1）本法以维生素 B_1 所特有硫色素反应为原理，故不受氧化破坏产物的干扰，测定结果较为准确。但操作繁琐，且荧光测定受干扰因素较多。

（2）本法中使用的氧化剂，除铁氰化钾外，尚可用氯化汞或溴化氰。其中，溴化氰能将维生素 B_1 完全定量地氧化为硫色素，在一定浓度范围内与荧光强度成正比。在体内药物分析中，尿液中某些代谢产物不干扰测定，故本法亦适用于临床体液分析。

第三节　维生素 C 的分析

维生素 C（vitamin C）是人类与坏血病的斗争中发现的一种营养物质，又称抗坏血酸，临床用于防治坏血病，提高免疫力，预防冠心病，大量静脉注射用于克山病的治疗。维生素 C 有 4 种光学异构体，其中以 L-构型右旋体的活性最强，所以又称 L-抗坏血酸（L-ascorbic acid）。各国药典收载的均为 L-抗坏血酸。ChP2015 收载有维生素 C 原料、片剂及泡腾片、颗粒及泡腾颗粒和注射液；USP39 收载了维生素 C 及口服溶液；BP2016 收载了维生素 C 原料、片剂、注射液咀嚼片；JP16 收载了维生素 C 原料、注射液和粉剂。

一、结构与性质

（一）结构

维生素 C 的化学结构与糖类十分相似，具有烯二醇和内酯环，且有两个手性碳原子（C_4、C_5），具旋光性。因此维生素 C 的性质极为活泼。结构式如下：

（二）性质

1. 溶解性　维生素 C 为水溶性维生素，在水中易溶，在乙醇中略溶，其水溶液呈酸性。

2. 酸性　维生素 C 分子结构中具有烯二醇基，其中 C_3-OH 由于受共轭效应的影响，酸性较强（$pK_1=4.17$）；C_2-OH 由于形成分子内氢键，酸性较弱（$pK_2=11.57$），故维生素 C 一般表现为一元酸，可与碳酸氢钠作用生成钠盐。

3. 旋光性　分子结构中有两个手性碳，故有 4 个光学异构体，其中 L（+）-抗坏血酸活性最强。本品水溶液的比旋度为 +20.5°～+21.5°。

4. 还原性 分子中的烯二醇基具极强的还原性，易被氧化成二酮基而成为去氢抗坏血酸，加氢又可还原为抗坏血酸。在碱性溶液或强酸性溶液中能被进一步水解为二酮古洛糖酸而失去活性，此反应为不可逆反应。

L-抗坏血酸　　　　　　L-去氢抗坏血酸　　　　　　L-二酮古洛糖酸
（有生物活性）　　　　　（有生物活性）　　　　　　（无生物活性）

5. 水解性 双键的存在使内酯环变得较稳定，因此维生素 C 和碳酸钠作用可生成单钠盐，不致发生水解；但在强碱中，内酯环可水解开环，生成酮酸盐。反应式如下：

6. 糖类的性质 维生素 C 的化学结构与糖类相似，具有糖类的性质和反应。

7. 紫外吸收光谱特征 维生素 C 具有共轭双键，其稀盐酸溶液在 243nm 波长处有最大吸收，$E_{1cm}^{1\%}$ 为 560，可用于鉴别和含量测定。若在中性或碱性条件下，则红移至 265nm 处。

二、鉴 别 试 验

（一）与硝酸银反应

维生素 C 分子中有烯二醇基，具有强还原性，可将硝酸银还原为黑色金属银沉淀。ChP2015 和 BP2016 采用该法鉴别。反应式如下：

（二）与 2，6-二氯靛酚反应

2，6-二氯靛酚为一染料，其氧化型在酸性介质中为玫瑰红色，在碱性介质中为蓝色。与维生素 C 反应，可被还原成无色的酚亚胺。ChP2015 维生素 C 及其制剂、BP2016 维生素 C 片及其咀嚼片、JP16 维生素 C 及其制剂采用该法鉴别。反应式如下：

玫瑰红色

无色

（三）与其他氧化剂反应

维生素 C 还可被亚甲蓝、碱性酒石酸铜试液、高锰酸钾等氧化剂氧化为去氢抗坏血酸，同时抗坏血酸可使氧化剂褪色、产生沉淀或呈现颜色。如 ChP2015 维生素 C 注射液的鉴别：

取本品，用水稀释制成 1ml 中含维生素 C 10mg 的溶液，取 4ml，加 0.1mol/L 的盐酸溶液 4ml，混匀，加 0.05% 亚甲蓝乙醇溶液 4 滴，置 40℃ 水浴中加热，3 分钟内溶液应由深蓝色变为浅蓝色或完全褪色。

USP39 采用与碱性酒石酸铜的反应鉴别维生素 C 原料及片剂，采用与亚甲蓝的反应鉴别维生素 C 注射液和口服溶液。JP16 采用与高锰酸钾反应鉴别维生素 C 及其制剂。

（四）糖类的反应

维生素 C 在三氯醋酸或盐酸存在下可发生水解、脱羧，生成戊糖，戊糖失水转化为糠醛，加入吡咯并加热至 50℃，即产生蓝色。USP39 用该反应鉴别维生素 C 片及口服溶液。

戊糖

糠醛　蓝色

（五）紫外与红外吸收光谱

维生素 C 的 0.01mol/L 盐酸溶液，在 243nm 波长处有最大吸收，利用此特征，BP2016 采用

UV 法鉴别维生素 C，规定其吸收系数为 545～585。

ChP2015、USP39、BP2016 均采用 IR 法鉴别维生素 C。

（六）薄层色谱法或高效液相色谱法

ChP2015 维生素 C 片、泡腾片、泡腾颗粒、注射液、颗粒均用 TLC 法鉴别。如 ChP2015 维生素 C 片的鉴别：

取本品细粉适量（约相当于维生素 C 10mg），加水 10ml，振摇使维生素 C 溶解，滤过，取滤液作为供试品溶液；另取维生素 C 对照品，加水溶解并稀释制成 1ml 中约含 1mg 的溶液，作为对照品溶液。照薄层色谱法（通则 V B）试验，吸取上述两种溶液各 2μl，分别点于同一硅胶 GF$_{254}$ 薄层板上，以乙酸乙酯-乙醇-水（5：4：1）为展开剂，展开，晾干，立即（1 小时内）置紫外灯（254nm）下检视。供试品溶液所显主斑点的位置和颜色应与对照品溶液的主斑点相同。

BP2016 亦用 TLC 鉴别维生素 C 片、注射液及咀嚼片。USP39 采用 HPLC 法鉴别维生素 C 注射液。

三、杂 质 检 查

ChP2015 规定应检查维生素 C 原料的澄清度和颜色及其片剂、注射剂的颜色，泡腾片和泡腾颗粒的酸度，采用 AAS 法对维生素 C 原料中的铁、铜离子进行检查。

（一）溶液澄清度和颜色检查

维生素 C 性质活泼，其水溶液在高于或低于 pH5～6 时，受空气、光线和温度的影响比较大，分子中的内酯环可发生水解开环，并进一步发生脱羧反应生成糠醛聚合而呈色。因此，维生素 C 及其制剂在贮存期间易变色，且颜色随贮存时间的延长而逐渐加深。为保证产品质量，须控制其有色杂质的量。ChP2015 采用控制吸光度的方法，具体如下：

1. 原料 取维生素 C 供试品 3.0g，加水 15ml，振摇使溶解，溶液应澄清无色；如显色，将溶液经 4 号垂熔玻璃漏斗滤过，取滤液，照紫外-可见分光光度法（通则 0401），在 420nm 的波长处测定吸光度，不得过 0.03。

2. 片剂 取本品的细粉适量（约相当于维生素 C 1.0g），加水 20ml，振摇使溶解，滤过，滤液照紫外-可见分光光度法（通则 0401），在 440nm 的波长处测定吸光度，不得过 0.07。

3. 注射剂 取本品适量，加水稀释成 1ml 中含维生素 C 50mg 的溶液，照紫外-可见分光光度法（通则 0401），在 420nm 的波长处测定吸光度，不得过 0.06。

维生素 C 在制剂过程中有色杂质的量会增加，故制剂的杂质限量比原料药要宽一些。片剂和注射剂中所含有色杂质的吸收峰略有不同，故测定限量时所用波长也不同。

（二）铁、铜离子的检查

维生素 C 有很强的还原性，在一定条件下极易被氧化，一些重金属离子（如：铁、铜）也可使维生素 C 氧化，从而使药物变质，因此 ChP2015、BP2016 采用 AAS 法检查维生素 C 原料药中的铁、铜离子，ChP2015 的检查方法为：

1. 铁 取本品 5.0g 两份，精密称定，分别置 25ml 量瓶中，一份中加 0.1 mol/L 硝酸溶液溶解并稀释至刻度，摇匀，作为供试品溶液（B）；另一份中加标准铁溶液（精密称取硫酸铁铵 863mg，置 1000ml 量瓶中，加 1mol/L 硫酸溶液 25ml，加水稀释至刻度，摇匀，精密量取 10ml，置 100ml 量瓶中，加水稀释至刻度，摇匀）1.0ml，加 0.1 mol/L 硝酸溶液溶解并稀释至刻度，摇匀，作为对照品溶液（A）。照原子吸收分光光度法（通则 0406），在 248.3nm 的波长处分别测定，应符合规定。

2. 铜 取本品 2.0g 两份，精密称定，分别置 25ml 量瓶中，一份中加 0.1 mol/L 硝酸溶液溶解并稀释至刻度，摇匀，作为供试品溶液（B）；另一份中加标准铜溶液（精密称取硫酸铜 393mg，置 1000ml 量瓶中，加水溶解并稀释至刻度，摇匀，精密量取 10ml，置 100ml 量瓶中，加水稀释至刻度，摇匀）1.0ml，加 0.1 mol/L 硝酸溶液溶解并稀释至刻度，摇匀，作为对照品溶液（A）。照原子吸收分光光度法（通则 0406），在 324.8nm 的波长处分别测定，应符合规定。

四、含 量 测 定

维生素 C 具有强还原性，可与多种氧化剂发生定量的氧化还原反应，可用于测定含量，碘量法、2，6-二氯靛酚滴定法、铈量法操作简便、快速，结果准确，被各国药典所采用。ChP2015 收载的维生素 C 及其制剂，USP39、JP16 收载的维生素 C，BP2016 收载的维生素 C 及其注射液均采用碘量法测定含量；USP39 收载的维生素 C 片及口服溶液，JP16 收载的维生素 C 粉及注射液采用 2，6-二氯靛酚滴定法测定含量；BP2016 收载的维生素 C 片及咀嚼片采用铈量法测定含量。此外，USP39 维生素 C 注射液的含量测定采用 HPLC 法。

（一）碘量法

维生素 C 在酸性条件下，可被碘定量氧化。根据消耗碘滴定液的体积，即可计算维生素 C 的含量。反应式如下：

如 ChP2015 维生素 C 的测定：

取本品 0.2g，精密称定，加新沸过的冷水 100ml 与稀醋酸 10ml 使溶解，加淀粉指示液 1ml，立即用碘滴定液（0.05mol/L）滴定，至溶液显蓝色并在 30s 内不褪。每 1ml 碘滴定液（0.05mol/L）相当于 8.806mg 的 $C_6H_8O_6$。

注意事项：

（1）反应要在酸性溶液中进行。在酸性介质中维生素 C 受空气中氧的氧化速度减慢，因此 ChP2015 在稀醋酸溶液中，USP39、BP2016 在稀硫酸溶液中，JP16 在偏磷酸溶液中滴定。

（2）用新沸过的冷水溶解样品。是为了减少水中溶解的氧对滴定的影响。

（3）ChP2015 收载的维生素 C 片及泡腾片、颗粒及泡腾颗粒和注射液均用该法测定含量，制剂中的辅料会对测定造成干扰，因此在滴定前要进行必要的处理。如片剂，滴定前要过滤除去辅料的干扰，取续滤液进行滴定；注射液滴定前要加入 2ml 丙酮，使之与抗氧剂亚硫酸氢钠生成加成物，以消除注射液中抗氧剂亚硫酸氢钠对测定的影响。

（二）2，6-二氯靛酚滴定法

2，6-二氯靛酚为一染料，其氧化型在酸性溶液中显红色，碱性溶液中显蓝色。当与维生素 C 作用后，即转变为无色的酚亚胺（还原型）。因此，维生素 C 在酸性溶液中，可用 2，6-二氯靛酚标准滴定液滴定至溶液显玫瑰红色为终点，无需另加指示剂。如 USP39 维生素 C 口服溶液的测定：

精密量取本品适量（约相当于维生素 C 50mg），置 100ml 量瓶中，加偏磷酸-醋酸试液 20ml，加水稀释至刻度，摇匀，精密量取稀释液适量（约相当于维生素 C 2mg），置 50ml 锥形瓶中，加偏磷酸-醋酸试液 5ml，用 2，6-二氯靛酚滴定液滴定至溶液显玫瑰红色，并持续 5s 不褪色；另取偏磷酸-醋酸试液 5.5ml，加水 15ml，用 2，6-二氯靛酚滴定液滴定，作空白试验校正。以 2，6-二氯靛酚滴定液对维生素 C 滴定度计算，即可。

注意事项：

（1）本法并非维生素 C 的专一反应，其他还原性物质对测定也有干扰。但由于维生素 C 的氧化速度远比干扰物质快，故快速滴定可减少干扰物质的影响。

（2）根据此原理，维生素 C 亦可用比色法测定，即在 2，6-二氯靛酚溶液中加入维生素 C，在很短的时间内，测定剩余染料的吸收强度，或利用醋酸乙酯或醋酸丁酯提取剩余染料后进行比色测定。

（3）2，6-二氯靛酚滴定液不够稳定，贮存时易缓缓分解，故需临用新制，贮备液贮存时间不宜超过一周。

（三）高效液相色谱法

USP39 采用离子抑制色谱法测定维生素 C 注射液的含量。方法为：

流动相：取磷酸氢二钠 15.6g，磷酸二氢钾 12.2g，加水 2000ml 溶解后，磷酸调节 pH 至 2.5±0.05。如有必要可作适当调整。

对照品溶液的制备：精密称取维生素 C 对照品适量，加流动相溶解并稀释制成每 1ml 中约含维生素 C 0.5mg 的溶液（注意：使用前应避光、冷藏保存，保存条件下溶液 24 小时内稳定，从冷藏处拿出后应在 3 小时内进样）。

供试品溶液的制备：精密量取注射液适量，加流动相稀释制成每 1ml 中约含维生素 C 0.5 mg 的溶液（注意事项同对照品溶液）。

色谱条件及系统适用性试验：色谱柱为 L39（6mm×150mm）；流速为 0.6ml/min；检测波长为 245nm。取对照品溶液注入液相色谱仪，记录色谱图，理论板数不得少于 3500，拖尾因子不得大于 1.6，重复进样的相对标准偏差不得大于 1.5%。

测定法：分别精密量取供试品和对照品溶液各 4μl，分别注入液相色谱仪，记录色谱图，按外标法以峰面积计算，即得。

第四节　维生素 E 的分析

维生素 E 是 20 世纪 20 年代研究生殖过程中发现的一类与生殖功能有关的维生素的总称，属苯并二氢吡喃衍生物，苯环上有一个乙酰化的酚羟基，故这类化合物又叫生育酚醋酸酯（tocopherols）。维生素 E 类已知有 8 种，即 α、β、γ、δ、ε、ξ_1、ξ_2 和 η-生育酚，各异构体显示不同的生理活性，其中以 α-异构体的生理活性最强。各国药典收载的维生素 E（vitamin E）为 α-生育酚（α-tocopherol）及其各种酯类。有天然品与合成品之分，天然品为右旋体（d-α），合成品为消旋体（dl-α），右旋体与消旋体效价比为 1.4∶10。ChP2015 收载合成型或天然型维生素 E 和维生素 E 片剂、软胶囊、粉剂与注射剂。USP39 收载右旋或外消旋 α-生育酚及其醋酸酯和琥珀酸酯。JP16 和 BP2016 收载外消旋 α-生育酚醋酸酯和 α-生育酚。

一、结构与性质

（一）结构

本品为合成型或天然型维生素 E；合成型为（±）-2，5，7，8-四甲基-2-（4，8，12-三甲基十三烷基）-6-苯并二氢吡喃醇醋酸酯或 dl-α-生育酚醋酸酯（dl-α-tocopheryl acetate）；天然型为（+）-2，5，7，8-四甲基-2-（4，8，12-三甲基十三烷基）-6-苯并二氢吡喃醇醋酸酯或 d-α-生育酚醋酸酯（d-α-tocopheryl acetate）。结构式如下：

合成型

天然型

（二）性质

1. 溶解性　维生素 E 为微黄色至黄色或黄绿色澄清的黏稠液体，属脂溶性维生素，在无水乙醇、丙酮、乙醚或植物油中易溶，在水中不溶。

2. 水解性　维生素 E 在酸性或碱性条件下加热，苯环上乙酰化的酚羟基会发生水解，生成游离生育酚。

3. 氧化性　维生素 E 对氧十分敏感，遇光、空气均可被氧化；在无氧条件下对热稳定，加热至 200℃也不被破坏。其氧化产物为 α-生育醌（α-tocopherol quinone）和 α-生育酚二聚体。

维生素 E 的水解产物游离生育酚，在有氧或其他氧化剂存在时，会生成有色的醌型化合物。尤其是在碱性条件下，氧化反应更易发生。游离生育酚暴露于空气和日光中，极易氧化变色，故应避光保存。

4. 紫外吸收光谱特征　维生素 E 结构中含有苯环，具有紫外吸收，其无水乙醇溶液在 284nm 波长处有最大吸收，吸收系数（$E_{1cm}^{1\%}$）为 41.0～45.0。

二、鉴 别 试 验

（一）硝酸反应

在硝酸酸性条件下，维生素 E 水解生成生育酚，生育酚进一步被硝酸氧化生成橙红色的生育红。ChP2015、USP39、JP16 均用该反应鉴别维生素 E 及其制剂。如 ChP2015 维生素 E 的鉴别：

取本品约 30mg，加无水乙醇 10ml 溶解后，加硝酸 2ml，摇匀，在 75℃加热约 15 分钟，溶液显橙红色。

维生素E　　　　　　　　　　　　　生育红(橙红色)

（二）三氯化铁-联吡啶反应

在碱性条件下，维生素 E 水解生成游离生育酚，生育酚经乙醚提取后，可被 $FeCl_3$ 氧化生成对-生育醌（p-tocopherolquinone）；同时 Fe^{3+} 被还原成 Fe^{2+}，Fe^{2+} 与联吡啶反应生成红色的配位离子。该反应可用于鉴别或含量测定。如 ChP2000 维生素 E 的鉴别：

取本品约 10mg，加乙醇制氢氧化钾试液 2ml，煮沸 5 分钟，放冷，加水 4ml 与乙醚 10ml，振摇，静置使分层；取乙醚液 2ml，加 2，2'-联吡啶的乙醇溶液（0.5→100）数滴与三氯化铁的乙醇溶液（0.2→100）数滴，应显血红色。

α-生育酚

对-生育醌

血红色

USP 曾将该反应用作维生素 E 的比色测定，但由于操作麻烦且专属性不高，现已被 GC 法取代。

（三）其他方法

ChP2015、BP2016、JP16 采用 IR 法鉴别维生素 E。ChP2015、USP39 采用 GC 法鉴别维生素 E 及其制剂。

三、杂质检查

（一）酸度

维生素 E 在制备过程中会引入游离的醋酸，ChP2015 采用酸碱滴定法检查其酸度。方法为：
取乙醇与乙醚各 15ml，置锥形瓶中，加酚酞指示液 0.5ml，滴加氢氧化钠滴定液（0.1mol/L）至微显粉红色，加本品 1.0g，溶解后，用氢氧化钠滴定液（0.1mol/L）滴定，不得过 0.5ml。

（二）生育酚（天然型）

游离生育酚是维生素 E 的水解产物，在一定条件下，极易被氧化成醌型产物而变色。因此 ChP2015 采用硫酸铈滴定法检查天然维生素 E 中游离的生育酚。
游离生育酚具有还原性，可与硫酸铈发生氧化还原反应。因此，可在一定条件下，通过消耗的硫酸铈滴定液（0.01 mol/L）的体积来控制游离生育酚的限量。方法为：
取本品 0.10g，加无水乙醇 5ml 溶解后，加二苯胺试液 1 滴，用硫酸铈滴定液（0.01mol/L）滴定，消耗硫酸铈滴定液（0.01mol/L）不得过 1.0ml。

滴定反应的摩尔比为 1∶2，生育酚的分子量为 430.7，每 1ml 硫酸铈滴定液（0.01mol/L）相当于 2.154mg 的游离生育酚。维生素 E 中游离生育酚的限量为：

$$L = \frac{T \cdot V}{S} \times 100\% = \frac{2.154 \times 10 \times 10^{-3}}{0.1} \times 100\% = 2.15\%$$

（三）有关物质（合成型）

合成型维生素 E 是以三甲基氢醌与植醇缩合环合而得。合成步骤繁多，合成过程中会残存 α-生育酚及其他杂质，ChP2015 采用气相色谱法检查，方法为：

取本品，用正己烷稀释制成每 1ml 中约含 2.5mg 的溶液，作为供试品溶液；精密量取适量，用正己烷稀释制成每 1ml 中约含 25μg 的溶液，作为对照溶液。照含量测定项下的色谱条件，精密量取供试品溶液与对照溶液各 1μl，分别注入气相色谱仪，记录色谱图至主成分峰保留时间的 2 倍。供试品溶液的色谱图中如有杂质峰，α-生育酚（杂质Ⅰ）（相对保留时间约为 0.87）的峰面积不得大于对照溶液主峰面积（1.0%），其他单个杂质峰面积不得大于对照溶液主峰面积的 1.5 倍（1.5%），各杂质峰面积的和不得大于对照溶液主峰面积的 2.5 倍（2.5%）。

（四）残留溶剂（天然型）——正己烷

维生素 E 主要存在于植物油中，如大豆油、麦胚油、玉米油等。提取时以正己烷作为提取溶剂，因此会残存部分正己烷，ChP2015 采用气相色谱法检查，照残留溶剂测定法（通则 0861 第一法）测定，限度为 0.029%。

四、含 量 测 定

（一）气相色谱法

维生素 E 的沸点虽高达 350℃，但仍不需经衍生化直接用 GC 法测定含量。ChP2015、USP39、BP2016 均采用 GC 法测定维生素 E 及其制剂的含量，内标法定量。如 ChP2015 维生素 E 的含量测定：

1. 色谱条件与系统适用性试验　用硅酮（OV-17）为固定相，涂布浓度为 2% 的填充柱，或用 100% 二甲基聚硅氧烷为固定液的毛细管柱；柱温为 265℃。理论板数按维生素 E 峰计算应不低于 500（填充柱）或 5000（毛细管柱），维生素 E 峰与内标物质峰的分离度应符合要求。

2. 校正因子测定　取正三十二烷适量，加正己烷溶解并稀释成每 1ml 中含 1.0mg 的溶液，作为内标溶液。另取维生素 E 对照品约 20mg，精密称定，置棕色具塞瓶中，精密加内标溶液 10ml，密塞，振摇使溶解；取 1～3μl 注入气相色谱仪，计算校正因子。

3. 测定法　取本品约 20mg，精密称定，置棕色具塞瓶中，精密加内标溶液 10ml，密塞，振摇使溶解；取 1～3μl 注入气相色谱仪，测定，计算，即得。

本法以正三十二烷为内标物，采用溶液直接进样，火焰离子化检测器检测。

（二）高效液相色谱法

JP16 采用 HPLC 法测定维生素 E（消旋-α-生育酚）及维生素 E 醋酸酯的含量，外标法定量。如维生素 E 的测定方法为：

1. 色谱条件与系统适用性试验　色谱柱（4.6mm×150mm，5μm），以十八烷基硅烷键合硅胶为填充剂，柱温35℃；流动相为甲醇-水（49:1），调整流速使生育酚的出峰时间约为10分钟；紫外检测器检测，检测波长为292nm。取生育酚和生育酚醋酸酯各0.05g，同置50ml量瓶中，加无水乙醇溶解并稀释至刻度，摇匀，精密吸取20μl注入液相色谱仪，出峰顺序为生育酚、生育酚醋酸酯，生育酚峰与生育酚醋酸酯峰的分离度应大于2.6。取生育酚对照品溶液，连续进样5次，峰高的 *RSD* 应小于0.8%。

2. 测定法　取维生素E供试品和生育酚对照品各约50mg，精密称定，分别置50ml量瓶中，加无水乙醇溶解并稀释至刻度，即得供试品溶液和对照品溶液；精密吸取两种溶液各20μl，分别注入液相色谱仪，记录色谱图，分别测量生育酚的峰高 H_x 和 H_r，按下式计算含量：

$$供试品中生育酚的含量（mg）= m_r \times \frac{H_x}{H_r}$$

式中 m_r 为生育酚对照品的量，H_x 和 H_r 分别为供试品和对照品中生育酚的峰高。

（长治医学院　杨　雪；包头医学院　薄彧坤）

第十二章 甾体激素类药物的分析

本章要求

1. 掌握甾体激素类药物的分类，结构特征与分析方法的关系，鉴别试验的化学鉴别法，有关物质的检查方法，含量测定的HPLC法。

2. 熟悉其他特殊杂质及其检查方法，含量测定的紫外分光光度法、四氮唑比色法、Kober反应比色法。

3. 了解甾体激素类药物中其他分析项目与方法。

案例 12-1

已知某药物结构式为：

问题：

1. 甾体激素类药物分成哪几类？该药物属于哪一类？
2. 阐述其结构特征及与分析方法的关系，设计合理的化学鉴别反应及含量测定方法。
3. 查阅其制备方法，推测可能产生的杂质，设计杂质检查方法。

甾体激素类药物（steroid hormone drugs）是具有甾体结构的激素类药物，是一类重要的内分泌激素，在机体发育、生殖和体内平衡等方面有着广泛的作用。按药理作用的不同甾体激素类药物可分为肾上腺皮质激素（adrenocortical hormones）和性激素（sex hormones）两大类，其中性激素又可分为雄性激素（androgen）与蛋白同化激素（anabolic hormones）、孕激素（progestin）和雌激素（estrogen）。甾体激素类药物均具有环戊烷并多氢菲母核，其基本结构如下：

第一节 结构与性质

一、肾上腺皮质激素

肾上腺皮质激素是肾上腺皮质受到脑垂体前叶分泌的促肾上腺皮质激素的刺激而产生的一类

激素，对维持生命有重大意义。前人从肾上腺皮质中分离得到了多种皮质激素，并在此基础上，经过结构改造得到了各种新的甾体激素类药物，在临床上广泛应用。其代表药物有氢化可的松、地塞米松磷酸钠、醋酸泼尼松、曲安奈德等。结构如下：

氢化可的松(hydrocortisone)　　　　地塞米松磷酸钠(dexamethasone sodium phosphate)

醋酸泼尼松(prednisone acetate)　　　　曲安奈德(triamcinolone acetonide)

本类药物 A 环的 C_3 上有酮基，C_4、C_5 之间为双键，并与 C_3-酮基共轭，称为 α，β-不饱和酮，标记为 Δ^4-3-酮基；D 环的 C_{17} 位上有 α-醇酮基或潜在的 α-醇酮基。此外一些药物的 C_1、C_2 之间为双键；6α 或 9α 位有卤素（氟或氯）取代，C_{17} 或 C_{21} 上羟基形成酯键等。

Δ^4-3-酮基具有下列性质：①酮基可与羰基试剂如 2，4-二硝基苯肼、硫酸苯肼、异烟肼生成黄色的腙；②酮基可与氨基脲发生缩合反应；③为共轭体系，在波长 240nm 附近有紫外吸收。

α-醇酮基具有还原性，可与碱性酒石酸铜、氨制硝酸银、四氮唑盐反应。

6α 或 9α 位如有卤素取代，可将有机结合的卤素转化为无机卤素离子后进行分析。

C_{17} 或 C_{21} 上的羟基如形成酯，可通过水解形成相应的羧酸用于鉴别。

二、雄性激素与蛋白同化激素

雄性激素是一类重要的雄甾烷类药物，在雄性动物的睾丸中产生，是维持雄性生殖器发育及促进第二性征发育的物质。睾酮（睾丸素）是睾丸分泌的原始激素，为天然的雄性激素，其活性强但作用时间短暂，经过结构改造，可使作用增强。经过结构改造的合成品有甲睾酮、丙酸睾酮、十一酸睾酮（testosterone undecanoate）等。

甲睾酮(methyltestosterone)　　　　丙酸睾酮(testosterone propionate)

同化作用是雄性激素的另一药理作用，经结构改造可将同化作用与雄性激素作用分开，进一步增强同化作用而发展成蛋白同化激素。常用的蛋白同化激素药物为苯丙酸诺龙。

苯丙酸诺龙(nandrolone phenylpropionate)

雄性激素与蛋白同化激素结构的区别在于蛋白同化激素在 C_{10} 上无角甲基，母核只有 18 个碳原子。本类药物在 A 环上均有 Δ^4-3-酮基，C_{17} 位上则为羟基或由它们形成的酯，可利用 Δ^4-3-酮基的性质和酯键水解的性质进行分析。

三、孕 激 素

孕激素是雌性动物的卵泡排卵后形成的黄体所分泌的激素。黄体酮（孕酮）为天然的孕激素，由于在胃肠道易破坏失效，因此临床上口服无效，只能肌肉注射。为获得长效孕激素，对黄体酮作了大量的构效关系的研究，经结构改造获得合成品。人工合成的孕激素根据结构不同分成两类，17α-羟孕酮类为黄体酮衍生物，如醋酸甲地孕酮、己酸羟孕酮、醋酸甲羟孕酮等；另一类为新型的孕激素，即 19-去甲睾酮类，如炔孕酮、炔诺酮（norethisterone）、左炔诺孕酮（levonorgestrel）等（少数例外，19 位含甲基，如炔孕酮），它们与雌激素合用是一类重要的口服避孕药。

黄体酮(progesterone)　　　　醋酸甲地孕酮(megestrol acetate)

己酸羟孕酮(hydroxyprogesterone caproate)　　炔孕酮(ethisterone)

本类药物 A 环均有 Δ^4-3-酮基；C_{17} 位上有甲酮基（17α-羟孕酮类）或乙炔基（19-去甲睾酮类）；多数 C_{17} 位上有羟基，部分药物的羟基被酯化（如己酸羟孕酮）。可利用 Δ^4-3-酮基、甲酮基、乙炔基、酯键水解的性质对此类药物进行分析。

四、雌 激 素

雌激素为雌甾烷类药物，是雌性动物卵巢中分泌的激素之一。雌二醇等天然雌激素代谢分解迅速，作用时间短暂，口服作用弱。对雌二醇进行结构改造，得到了一系列高效和长效的雌激素类药物，如炔雌醇、苯甲酸雌二醇（estradiol benzoate）、戊酸雌二醇（estradiol valerate）等。

雌二醇(estradiol)　　　　　　　　　　炔雌醇(ethinylestradiol)

本类药物 A 环为苯环，在波长 280nm 附近有最大吸收；C_3 位上有酚羟基取代，能够与铁离子发生显色反应；C_{17} 位上有 β-羟基取代，有的药物 C_{17}-羟基形成了酯，可水解后进行分析；有的药物在 C_{17} 位上有乙炔基取代，利用乙炔基与硝酸银的反应可鉴别或测定含量。

第二节　鉴别试验

甾体激素类药物的母核结构相似，本类药物的性状项下，多收载药物的物理常数测定项目，用于区别不同的药物。本类药物的甾体母核和官能团具有一些典型的化学反应，常用于鉴别。

一、物理常数的测定

本类药物结构虽类似，物理常数各不相同，其质量标准的性状项下，多收载了物理常数测定项目，如熔点、比旋度、吸收系数等。测定药物的物理常数具有鉴别意义，也反映了药物的纯净程度。

（一）熔点

ChP2015 中部分甾体激素类药物性状项下收载了熔点测定。如丙酸氯倍他索（clobetasol propionate）的性状项下规定：

本品的熔点（通则 0612）为 194～198℃，熔融时同时分解。

药物的熔点测定，应按中国药典通则"熔点测定法"测定。根据药物性质，测定方法分为三种。如未注明，均系指第一法。

（二）比旋度

甾体激素类药物多具有手性碳原子，有旋光性，测定比旋度可区别不同的甾体激素类药物。ChP2015 中本类药物的性状项下多收载比旋度的测定。如氢化可的松性状项下规定：

取本品，精密称定，加无水乙醇溶解并定量稀释制成每 1ml 中约含 10mg 的溶液，依法测定（通则 0621），比旋度为 +162°～+169°。

（三）吸收系数

甾体激素类药物结构中有共轭体系，在紫外光区有特征吸收，ChP2015 中部分甾体激素类药物性状项下收载了吸收系数测定，可用于区别不同的药物。如醋酸地塞米松（dexamethasone acetate）的性状项下规定：

取本品，精密称定，加乙醇溶解并定量稀释制成每 1ml 中约含 15μg 的溶液，照紫外-可见分光光度法（通则 0401），在 240nm 的波长处测定吸光度，吸收系数（$E_{1cm}^{1\%}$）为 343～371。

二、化学鉴别法

（一）甾体母核与强酸的呈色反应

甾体激素多能与强酸反应呈色，如硫酸、盐酸、磷酸、高氯酸，其中与硫酸的呈色反应应用最广泛。甾体激素与硫酸发生呈色反应,不同的药物形成不同的颜色或荧光而相互区别,方法操作简便、反应灵敏,为各国药典所使用。ChP2015 收载的一些甾体激素药物与硫酸的呈色反应见表 12-1。

表 12-1　ChP2015 收载的一些甾体激素药物与硫酸的呈色反应

药品	加硫酸后现象		加水稀释后现象
	颜色	荧光	
氢化可的松	棕黄至红色	绿色	黄至橙黄,微带绿色荧光,有少量絮状沉淀
醋酸可的松	黄或微带橙色	—	颜色消失,溶液应澄清
泼尼松龙	深红色	—	红色消失,有灰色絮状沉淀
醋酸泼尼松龙	玫瑰红色	—	玫瑰红色消失,有灰色絮状沉淀
泼尼松	橙色	—	黄色渐变为蓝绿色
醋酸泼尼松	橙色	—	黄色渐变蓝绿色
炔雌醇	橙红色	黄绿色	玫瑰红色絮状沉淀
炔雌醚	橙红色	黄绿色	玫瑰红色沉淀
苯甲酸雌二醇	黄绿色	蓝色	淡橙色
己酸羟孕酮	微黄色		由绿色经红色至带蓝色荧光的红紫色
雌二醇	—	黄绿色	

也有采用与硫酸-乙醇或硫酸-甲醇呈色进行鉴别。如 ChP2015 甲睾酮和十一酸睾酮的鉴别:取本品 5mg,加硫酸-乙醇(2:1)1ml 使溶解,即显黄色并带有黄绿色荧光。

（二）官能团的反应

1. C_{17}-α-醇酮基的呈色反应　肾上腺皮质激素类药物 C_{17} 位上的α-醇酮基具有还原性,能与多种氧化剂(如碱性酒石酸铜试液、氨制硝酸银试液、四氮唑盐试液等)反应,可用于鉴别。如 ChP2015 丁酸氢化可的松(hydrocortisone butyrate)的鉴别:

取本品约 10mg,加甲醇 1ml 溶解后,加碱性酒石酸铜试液 1ml,加热,即产生氧化亚铜的红色沉淀。

醋酸去氧皮质酮(desoxycortone acetate)的鉴别:取本品约 5mg,加乙醇 0.5ml 溶解后,加氨制硝酸银试液 0.5ml,即生成黑色沉淀。

醋酸泼尼松的鉴别:取本品约 1mg,加乙醇 2ml 使溶解,加 10%氢氧化钠溶液 2 滴与氯化三苯四氮唑试液 1ml,即显红色。

2. 酮基的呈色反应　肾上腺皮质激素类、雄性激素和蛋白同化激素类、孕激素类药物中的 C_3-酮基和 C_{20}-酮基可与羰基试剂反应,形成黄色的腙而用于鉴别,常用的羰基试剂有 2,4-二硝基苯肼、硫酸苯肼、异烟肼等。如 ChP2015 黄体酮的鉴别:

取本品约 0.5mg,加异烟肼约 1mg 与甲醇 1ml 溶解后,加稀盐酸 1 滴,即显黄色。

BP2016 地塞米松(dexamethasone)的鉴别:取本品 10.0mg,加无水乙醇溶解并定容至 100.0ml,取 2.0ml 于具塞试管中,加硫酸苯肼试液 10.0ml,60℃水浴加热 20 分钟后,立即冷却,在 419nm 测定其吸光度,不得少于 0.4。

3. 酚羟基的呈色反应　雌激素 A 环上有酚羟基,可与三氯化铁呈色,如 ChP2015 雌二醇的鉴别:

取本品约 2mg,加硫酸 2ml 溶解,溶液显黄绿色荧光,加三氯化铁试液 2 滴,即显草绿色,再加水稀释,溶液变为红色。

雌激素 A 环上的酚羟基可与重氮苯磺酸反应生成红色的偶氮染料,JP 曾采用此反应鉴别苯甲酸雌二醇。

4. C₁₇-甲酮基的呈色反应 甾体激素类药物的结构中如含有甲酮基或活泼亚甲基,能与亚硝基铁氰化钠反应呈色。如 ChP2015 黄体酮的鉴别:

取本品约 5mg,加甲醇 0.2ml 溶解后,加亚硝基铁氰化钠的细粉约 3mg、碳酸钠及醋酸铵各约 50mg,摇匀,放置 10～30 分钟,应显蓝紫色。

该反应是黄体酮专属、灵敏的鉴别反应,可与其他甾体激素类药物相区别。

5. 炔基的沉淀反应 具有炔基的甾体激素类药物,遇硝酸银试液,即生成白色的炔银沉淀,可用于鉴别。如 ChP2015 炔诺酮的鉴别:

取本品约 10mg,加乙醇 1ml 溶解后,加硝酸银试液 5～6 滴,即生成白色沉淀。

6. 卤素的反应 有的甾体激素类药物在母核上有氯或氟的取代,可用确认取代的卤原子的方法进行鉴别。如醋酸地塞米松分子中含氟原子,ChP2015 的鉴别方法为:

本品显有机氟化物的鉴别反应(通则 0301)。

该法采用氧瓶燃烧法对样品进行有机破坏,使有机结合的氟转化为无机的氟离子,再在 pH4.3 的条件下与茜素氟兰试液和硫酸亚铈试液反应,生成蓝紫色的水溶性配位化合物进行鉴别。

丙酸氯倍他索的氯原子取代在侧链上,通过加热水解就可将之转化为氯离子。ChP2015 丙酸氯倍他索的鉴别:

取本品少许,加乙醇 1ml,混合,置水浴上加热 2 分钟,加硝酸(1→2)2ml,摇匀,加硝酸银试液数滴,即生成白色沉淀。

7. 水解及水解产物反应 本类药物很多是 C₁₇ 或 C₂₁ 位上羟基的酯。具有酯键的药物,可利用酯键水解生成相应的羧酸,再根据羧酸的性质进行鉴别。如 ChP2015 醋酸地塞米松的鉴别:

取本品约 50mg,加乙醇制氢氧化钾试液 2ml,置水浴中加热 5 分钟,放冷,加硫酸溶液(1→2)2ml,缓缓煮沸 1 分钟,即发生乙酸乙酯的香气。

8. 钠盐或磷酸盐的反应 钠盐或磷酸盐可照《中国药典》通则"一般鉴别试验"中"钠盐"或"磷酸盐"的鉴别反应进行鉴别。如 ChP2015 地塞米松磷酸钠的鉴别:

取本品约 40mg,加硫酸 2ml,缓缓加热至发生白烟,滴加硝酸 0.5ml,继续加热至氧化氮蒸气除尽,放冷,滴加水 2ml,再缓缓加热至发生白烟,溶液显微黄色,放冷,滴加水 10ml,用氨试液中和至溶液遇石蕊试纸显中性反应,加少许活性炭脱色,滤过,滤液显钠盐与磷酸盐的鉴别反应(通则 0301)。

三、制备衍生物测定熔点

部分甾体激素类药物可利用制备衍生物测定熔点进行鉴别。本法专属性强,但操作繁琐费时。

（一）酯的水解

甾体激素如为有机酸的酯,可水解后测定其熔点。如 JP(16)中庚酸睾酮(testosterone enanthate)可在碱性条件下水解生成睾酮,测定睾酮熔点鉴别。方法为:

取本品约 25mg,加甲醇制氢氧化钾溶液(1→100)2ml,水浴加热回流 1 小时,放冷,加水 10ml,析出结晶后滤过;结晶用水洗至洗液显中性,置于五氧化二磷真空干燥器中干燥 4 小时,依法测定,熔点为 151～157℃。

（二）酯的生成

可以利用羟基与酰卤形成酯的反应制备衍生物。如 JP（16）中炔雌醇与苯甲酰氯反应生成苯甲酸酯，测定熔点进行鉴别。方法为：

取本品 0.02g，置具塞玻璃试管中，加氢氧化钾溶液（1→20）10ml，加 0.1g 苯甲酰氯，振摇析出结晶后滤过，用甲醇重结晶，置于五氧化二磷真空干燥器中干燥，依法测定，熔点为 200～202℃。

四、光 谱 法

（一）紫外分光光度法

甾体激素类药物中，肾上腺皮质激素、雄性与蛋白同化激素、孕激素的结构中有 Δ^4-3-酮基，在波长 240nm 附近有吸收；雌激素结构中有苯环，在 280nm 附近有吸收，可通过核对最大吸收波长、最大吸收波长处的吸光度或某两个波长处吸光度的比值对药物进行鉴别。如 ChP2015 丙酸倍氯米松（beclometasone dipropionate）的鉴别：

取本品，精密称定，加乙醇溶解并定量稀释制成每 1ml 中含 20μg 的溶液，照紫外-可见分光光度法（通则 0401）测定，在 239nm 的波长处有最大吸收，吸光度为 0.57～0.60；在 239nm 与 263nm 波长处的吸光度比值应为 2.25～2.45。

（二）红外分光光度法

甾体激素类药物数量较多，结构复杂，药物之间的结构差别细微，仅靠化学法难以区别，IR法专属性强，是鉴别本类药物的可靠手段，各国药典均将该法作为本类药物的主要鉴别方法。ChP2015 收载的甾体激素原料药均采用 IR 法进行鉴别。除原料药外，部分制剂也采用该法鉴别。如曲安奈德注射液（triamcinolone acetonide injection）的鉴别：

取本品适量（约相当于曲安奈德 40mg），加水 5ml 混匀，加乙醚 10ml，振摇提取后，取水层，水浴蒸干，残渣经减压干燥，依法测定。本品的红外光吸收图谱应与对照的图谱（光谱集 603 图）一致。

甾体激素类药物常见基团的红外特征吸收见表 12-2。

表 12-2 甾体激素类药物常见基团的红外特征吸收

振动类型	基团	位置	频率 cm^{-1}
$\nu_{C=O}$	饱和酮	六元环	1720～1705
		五元环	1749～1742
		$C_{20}-$	1710～1706
	—OCOCH₃	所有位置	1742～1735

续表

振动类型	基团	位置	频率 cm^{-1}
$v_{C=O}$	—C=C—C=O	六元环（Δ^4-3-酮基）	1684～1620
$v_{C=C}$	C=C		1585～1620
$v_{—OH}$	OH	所有位置	～3600
$v_{C—H}$	CH_2，CH_3	所有位置	2970～2850
	=C—H	六元环	3040～3010
	≡C—H		3320
$v_{C—O}$	—C—OH（醇）	所有位置	1230～1000
	—C—OH（酚）		1300～1200
$v_{C—O—C}$	—OCOR		1200～1000
$\delta_{C—H}$	—C=C—H	所有位置	900～650

五、色　谱　法

（一）高效液相色谱法

甾体激素类的许多药物采用 HPLC 法测定含量的同时，可进行鉴别。方法为：在含量测定项下记录的色谱图中，供试品溶液主峰的保留时间应与对照品溶液主峰的保留时间一致。

（二）薄层色谱法

TLC 法简便、快速、分离效能高，常用于甾体激素类药物制剂的鉴别。对于复方制剂，更可以对多种组分同时进行鉴别。如 ChP2015 复方炔诺孕酮片（compound norgestrel tablets）的鉴别：

取本品 2 片，研细，加三氯甲烷 10ml，充分搅拌，滤过，取滤液置水浴上浓缩至约 0.5ml，作为供试品溶液。另取炔诺孕酮对照品与炔雌醇对照品各适量，用三氯甲烷溶解并稀释至每 1ml 中约含炔诺孕酮 1.2mg、炔雌醇 0.12mg 的溶液，作为对照品溶液。照薄层色谱法（通则 0502）试验，吸取供试品溶液与对照品溶液各 50μl，分别点于同一硅胶 G 薄层板上，以三氯甲烷-甲醇（9：1）为展开剂，展开，晾干，喷以硫酸-无水乙醇（1：1），在 105℃加热使显色。供试品溶液所显两个成分主斑点的位置和颜色应与对照品溶液的主斑点相同。

第三节　特殊杂质检查

甾体激素类药物的检查项下，除一般杂质检查外，根据药物在生产和贮存过程中可能引入的杂质，通常要作"有关物质"的检查。此外，根据不同药物的生产工艺和药物的稳定性，有的药物还需进行游离磷酸盐、硒、残留溶剂等限度检查，一些含氟、乙炔基的药物需进行含氟量、乙炔基的检查。

一、有关物质的检查

甾体激素类药物多由其他甾体化合物经结构改造而来，因此可能引入原料、中间体、副产物以及降解产物等具有甾体母核、和药物结构相似的杂质，ChP2015 将这些杂质定义为"有关物质"。"有关物质"与药物的结构和性质相似，一般采用 HPLC 法或 TLC 法进行检查。

（一）高效液相色谱法

各国药典中，HPLC 法是甾体激素药物原料及制剂中有关物质检查应用最广泛的方法。如

ChP2015 采用不加校正因子的主成分自身对照法检查黄体酮中有关物质，方法为：

取本品，加甲醇溶解并稀释制成每 1ml 中约含 1mg 的溶液，作为供试品溶液；精密量取 1ml，置 100ml 量瓶中，用甲醇稀释至刻度，摇匀，作为对照溶液。照含量测定项下的色谱条件，精密量取供试品溶液与对照品溶液各 10µl，分别注入液相色谱仪，记录色谱图至主成分峰保留时间的 2 倍，供试品溶液色谱图中如有杂质峰，单个杂质峰面积不得大于对照溶液主峰面积的 0.5 倍（0.5%），各杂质峰面积的和不得大于对照溶液主峰面积（1.0%）。供试品溶液色谱图中小于对照溶液主峰面积 0.05 倍的色谱峰忽略不计。

如 USP39 采用面积归一化法检查曲安奈德中有关物质，方法为：

（1）供试品溶液的制备：取本品约 25mg，精密称定，置 50ml 容量瓶中，加 25ml 甲醇，充分摇匀使溶解，用流动相定容至刻度，摇匀即得。

（2）色谱条件：流动相为乙腈-水（8∶17）；检测波长为 254nm；流速为 1.5ml/min。

（3）测定法：取供试品溶液进样 20µl，记录色谱图至主成分峰保留时间的 4 倍，曲安奈德与任一杂质峰的分离度不得少于 1.0。测量所有峰的峰面积，计算各杂质峰面积总和占总峰面积的百分比，任一杂质峰的峰面积不得超过总峰面积的 0.3%，所有杂质峰面积的总和不得超过总峰面积的 0.8%。

（二）薄层色谱法

有少数甾体激素药物中有关物质检查仍采用 TLC 法。如 ChP2015 醋酸氟氢可的松（fludrocortisone acetate）中有关物质的检查：

取本品，加三氯甲烷-甲醇（9∶1）溶解并稀释制成每 1ml 中约含 3mg 的溶液，作为供试品溶液；精密量取 1ml，置 50ml 量瓶中，用上述溶剂稀释至刻度，摇匀，作为对照溶液。照薄层色谱法（通则 0502）试验，吸取上述两种溶液各 5µl，分别点于同一硅胶 G 薄层板上，以二氯甲烷-乙醚-甲醇-水（385∶75∶40∶6）为展开剂，展开，晾干，在 105℃干燥 10 分钟，放冷，喷以碱性四氮唑蓝试液，立即检视。供试品溶液如显杂质斑点，不得多于 2 个，其颜色与对照溶液的主斑点比较，不得更深。

如 USP39 炔诺孕酮中有关物质的检查：

磷钼酸试液：取磷钼酸 10g，加入乙醇 100ml，搅拌 30 分钟以上，使用前过滤。

供试品溶液：制备炔诺孕酮的三氯甲烷溶液，浓度为 10.0mg/ml。

对照溶液：用炔诺孕酮对照品配制浓度为 10mg/ml 的对照溶液，经过稀释后得到浓度分别为 0.20、0.10、0.05、0.02 和 0.01mg/ml 的对照稀释液。

照薄层色谱法试验，吸取上述供试品溶液、对照溶液、5 种不同浓度的对照稀释液各 10µl，分别点于同一硅胶 G 薄层板上。展开缸预先以三氯甲烷-乙醇（96∶4）进行饱和，将薄层板置于展开缸中进行展开，展开距离为 15cm，展开完毕后取出晾干，喷以磷钼酸试液，在 105℃加热 10 到 15 分钟，检视。供试液主斑点的位置应与对照溶液主斑点的位置一致，供试液如显杂质斑点，与不同浓度的对照品稀释液进行比较，可知杂质大概含量。浓度为 0.20、0.10、0.05、0.02 和 0.01mg/ml 的对照品稀释液分别对应的杂质限量为 2.0%、1.0%、0.5%、0.2% 和 0.1%。所有杂质量的总和应不超过 2.0%。

ChP2015 中醋酸氟轻可的松中有关物质的检查采用供试品溶液自身稀释对照法。USP39 炔诺孕酮中有关物质的检查则采用参比杂质对照品法，以炔诺孕酮对照品为参比杂质对照品，并配制了多个浓度的对照液，可得到每个杂质的大概含量，从而控制总杂质限量。

二、游离磷酸盐的检查

肾上腺皮质激素的磷酸盐均由相应皮质激素 C_{21} 位羟基与磷酸酯化后形成，如地塞米松磷酸钠，倍他米松磷酸钠，在药物的生产和贮存过程中可能引入磷酸盐，需进行游离磷酸的检查。中国药典采用磷钼酸比色法（phosphomolybdic acid colorimetry），即利用磷酸盐在酸性条件下与钼酸铵反应，生成磷钼酸铵，再经 1-氨基-2-萘酚-4-磺酸溶液还原形成磷钼酸蓝（钼蓝），在 740nm 波长处有最大吸收，以一定浓度的标准磷酸二氢钾溶液制成的对照液同法操作作为对照，规定供试品溶液的吸光度不得大于对照溶液的吸光度。如 ChP2015 地塞米松磷酸钠中游离磷酸盐的检查：

精密称取本品 20mg，置 25ml 量瓶中，加水 15ml 使溶解；另取标准磷酸盐溶液［精密称取经 105℃干燥 2 小时的磷酸二氢钾 0.35g，置 1000ml 量瓶中，加硫酸溶液（3→10）10ml 与水适量使溶解，用水稀释至刻度，摇匀；临用时再稀释 10 倍］4.0ml，置另一 25ml 量瓶中，加水 11ml；各精密加钼酸铵硫酸试液 2.5ml 与 1-氨基-2-萘酚-4-磺酸溶液（取无水亚硫酸钠 5g、亚硫酸氢钠 94.3g 与 1-氨基-2-萘酚-4-磺酸 0.7g，充分混合，临用时取此混合物 1.5g 加水 10ml 使溶解，必要时滤过）1ml，加水至刻度，摇匀，在 20℃放置 30～50 分钟，照紫外-可见分光光度法（通则 0401），在 740nm 的波长处测定吸光度。供试品溶液的吸光度不得大于对照溶液的吸光度。

标准磷酸钾溶液的浓度为 0.035mg/ml，相当于磷酸的浓度为 0.025mg/ml，供试品中游离磷酸盐的限量按下式计算：

$$L = \frac{0.025 \times 4.0}{20} \times 100\% = 0.5\%$$

三、乙炔基的检查

含乙炔基的甾体激素类药物需进行乙炔基的有效性检查。ChP2015 左炔诺孕酮、炔诺孕酮需检查乙炔基，如炔诺孕酮中乙炔基的检查：

取本品约 0.2g，精密称定，置 50ml 烧杯中，加四氢呋喃 20ml，搅拌使溶解，加 5%硝酸银溶液 10ml，照电位滴定法（通则 0701），以玻璃电极为指示电极，饱和甘汞电极（套管内装硝酸钾饱和溶液）为参比电极，用氢氧化钠滴定液（0.1mol/L）滴定。每 1ml 的氢氧化钠滴定液（0.1mol/L）相当于 2.503mg 的乙炔基（—C≡CH）。含乙炔基应为 7.8%～8.2%（理论值为 8.0%）。

本法为置换酸碱滴定法，是利用硝酸银与乙炔基的活泼氢作用，生成乙炔银化合物，同时生成一分子硝酸，用氢氧化钠滴定。

四、氟 的 检 查

含氟的甾体激素类药物需进行氟的有效性检查。ChP2015 曲安奈德、哈西奈德、醋酸曲安奈德、醋酸氟轻松需进行氟的检查，方法为氧瓶燃烧破坏后的茜素氟蓝比色法（alizarin fluorine blue colorimetry），即有机氟化物经氧瓶燃烧法破坏，被碱性溶液吸收成为无机氟化物后，与茜素氟蓝、硝酸亚铈在 pH4.3 的弱酸性条件下生成蓝紫色配位化合物，在 610nm 波长处测定吸光度。如哈西奈德（halcinonide）中氟的检查：

取本品，照氟检查法（通则 0805）测定，含氟量应为 3.4%～4.4%。

五、硒 的 检 查

有的甾体激素类药物在生产工艺中需使用二氧化硒脱氢，可能引入杂质硒，如曲安奈德、醋酸曲安奈德、醋酸氟轻松和醋酸地塞米松。二氧化硒对人体有剧毒，必须对其进行控制。ChP2015 通则收载有"硒检查法"（二氨基萘比色法，diaminonaphthalene colorimetry）。方法为：将样品先经氧瓶燃烧法破坏，使硒游离并转变为 Se^{6+}，在吸收液中加盐酸羟胺，使 Se^{6+} 还原为 Se^{4+}。然后在 pH2.0 的条件下，与 2，3-二氨基萘反应，生成 4，5-苯并苯硒二唑，用环己烷提取后，于 378nm 波长处测定吸光度，按对照品比较法测定硒含量。如醋酸地塞米松中硒的检查：

取本品 0.10g，依法检查（通则 0804），应符合规定（0.005%）。

第四节 含 量 测 定

HPLC 法具有分离分析功能，能排除甾体激素类药物中有关物质的干扰，因此 ChP2015 收载的甾体激素类药物的含量测定大多采用 HPLC 法，此外亦可用 UV 法、比色法等方法测定含量。具体见表 12-3。

表 12-3 ChP2015 收载的甾体激素药物含量测定方法

测定方法	甾体激素类药物
UV 法	醋酸氯地孕酮、泼尼松龙片、氢化可的松片、醋酸可的松片、醋酸泼尼松龙片、米非司酮片的含量测定采用吸收系数法定量；尼尔雌醇片的含量测定采用对照品比较法定量。
四氮唑比色法	醋酸去氧皮质酮、氢化可的松乳膏、醋酸地塞米松注射液、醋酸泼尼松眼膏、醋酸泼尼松龙乳膏、醋酸氢化可的松片。
Kober 反应比色法	复方炔诺孕酮滴丸
HPLC 法	除上述药物外，其他所有中国药典收载的甾体激素类药物均用 HPLC 法测定含量。

一、高效液相色谱法

测定甾体激素类药物的 HPLC 法多为反相色谱法，外标法或内标法定量。在色谱系统适用性试验分离效能的考察中，内标法一般要求被测物色谱峰与内标物峰的分离度应符合要求；外标法中一般选择一个与被测物色谱行为相近的其他甾体化合物与被测物共同配制混合溶液，要求两者的分离度达到某一规定值以上。如 ChP2015 地塞米松磷酸钠的含量测定：

色谱条件与系统适用性试验 用十八烷基硅烷键合硅胶为填充剂；以三乙胺溶液（取三乙胺 7.5ml，加水稀释至 1000ml，用磷酸调节 pH 至 3.0±0.05）-甲醇-乙腈（55：40：5）为流动相；检测波长为 242nm。取地塞米松磷酸钠，加流动相溶解并稀释制成每 1ml 中约含 1mg 的溶液，另取地塞米松，加甲醇溶液并稀释制成每 1ml 中约含 1mg 的溶液。分别精密量取上述两种溶液适量，加流动相稀释制成每 1ml 中各约含 10µg 的混合溶液，取 20µl 注入液相色谱仪，记录色谱图，理论板数按地塞米松磷酸钠峰计算不低于 7000，地塞米松磷酸钠峰与地塞米松峰的分离度应大于 4.4。

测定法 取本品约 20mg，精密称定，置 50ml 量瓶中，加水溶解并稀释至刻度，摇匀，精密量取适量，用流动相定量稀释制成每 1ml 中约含 40µg 的溶液，精密量取 20µl 注入液相色谱仪，记录色谱图；另取地塞米松磷酸酯对照品，同法测定，按外标法以峰面积乘以 1.0931 计算，即得。

本法属离子对色谱法，外标法定量。药物为磷酸盐，可离解为磷酸的酸根，影响分离。在流动相中加入三乙胺，并调节 pH 至 3.0±0.05，三乙胺在酸性条件下解离成三乙胺正离子，可与磷酸根形成电中性的离子对，有利于组分的分离。

黄体酮注射液（progesterone injection）是黄体酮的灭菌油溶液，黏度较大，因此制备供试品溶液时，应用内容量移液管移取样品。用乙醚将样品转入量瓶中并定容，精密量取乙醚液，挥去乙醚，用甲醇分次萃取出药物，分取甲醇液进行分析。黄体酮和溶剂油在乙醚中均能溶解，挥散乙醚后用甲醇萃取，黄体酮在甲醇中溶解，而溶剂油在甲醇中的溶解度很小，可将黄体酮萃取出来，消除溶剂油对色谱系统的污染。ChP2015 黄体酮注射液的含量测定：

用内容量移液管精密量取本品适量（约相当于黄体酮 50mg），置 50ml 量瓶中，用乙醚分数次洗涤移液管内壁，洗液并入量瓶中，用乙醚稀释至刻度，摇匀；精密量取 5ml，置具塞离心管中，在温水浴中使乙醚挥散，用甲醇振摇提取 4 次（第 1～3 次每次 5ml，第 4 次 3ml），每次振摇 10 分钟后离心 15 分钟，并将甲醇液移置 25ml 量瓶中，合并提取液，用甲醇稀释至刻度，摇匀，作为供试品溶液，照黄体酮含量测定项下的方法测定，即得。

软膏剂、乳膏剂的基质较复杂。为消除基质对测定的影响，可在样品中加入适宜的溶剂，加热，振摇使被测成分溶解，再置冰水或冰浴中冷却，待凡士林等基质重新凝固后，滤过，弃去初滤液，取续滤液进行分析；或在样品中加入适宜的溶剂，匀浆机匀浆使被测成分溶解，再置冰水或冰浴中冷却，待凡士林等基质重新凝固后，滤过，弃去初滤液，取续滤液进行分析。ChP2015哈西奈德软膏（halcinonide ointment）的含量测定：

取本品适量（约相当于哈西奈德1.25mg），精密称定，置50ml量瓶中，加甲醇约30ml，置80℃水浴中加热2分钟，振摇使哈西奈德溶解，放冷，精密加内标溶液（黄体酮）5ml，用甲醇稀释至刻度，摇匀，置冰浴中冷却2小时以上，取出后迅速滤过，放至室温，取续滤液作为供试品溶液，取20μl注入液相色谱仪，记录色谱图；另精密称取哈西奈德对照品约12.5mg，置100ml量瓶中，加甲醇溶解并稀释至刻度，摇匀，精密量取该溶液10ml与内标溶液5ml，置50ml量瓶中，用甲醇稀释至刻度，摇匀，同法测定。按内标法以峰面积计算，即得。

ChP2015醋酸地塞米松乳膏（dexamethasone acetate cream）的含量测定：

取本品适量（约相当于醋酸地塞米松0.5mg），精密称定，精密加甲醇50ml，用匀浆机以每分钟9500转搅拌30秒，置冰浴中放置1小时，经有机相滤膜（0.45μm）滤过，弃去初滤液5ml，取续滤液作为供试品溶液，精密量取20μl注入液相色谱仪，记录色谱图；另取醋酸地塞米松对照品，精密称定，加甲醇溶解并定量稀释制成每1ml中约含10μg的溶液，同法测定。按外标法以峰面积计算，即得。

二、紫外-可见分光光度法

案例12-2

ChP2015醋酸去氧皮质酮的含量测定

取本品，精密称定，加无醛乙醇溶解并定量稀释制成每1ml中约含35μg的溶液，精密量取10ml，置25ml量瓶中，加氯化三苯四氮唑试液2ml，在氮气流下，迅速加入氢氧化四甲基铵试液2ml，通氮气后，密塞，摇匀，在30℃水浴中放置1小时，迅速冷却。用无醛乙醇稀释至刻度，摇匀，照紫外-可见分光光度法（通则0401），在485nm的波长处测定吸光度；另取醋酸去氧皮质酮对照品，同法测定，即得。

问题：
1. 该药物的含量测定采用何法？简述该法的原理、影响因素及适用范围。
2. 测定中为何要用无醛乙醇为溶剂？
3. 测定中为何要通氮气？

（一）紫外分光光度法

肾上腺皮质激素、雄性激素与蛋白同化激素、孕激素均具有Δ^4-3-酮基，在波长240nm附近有最大吸收，而雌激素的苯环则在280nm附近有最大吸收，这些特征吸收可用于甾体激素类药物的含量测定，采用吸收系数法或对照品比较法定量。如ChP2015氢化可的松片（hydrocortisone tablets）的含量测定：

取本品20片，精密称定，研细，精密称取适量（约相当于氢化可的松20mg），置100ml量瓶中，加无水乙醇约75ml，振摇1小时使氢化可的松溶解，用无水乙醇稀释至刻度，摇匀，滤过，精密量取续滤液5ml，置100ml量瓶中，用无水乙醇稀释至刻度，摇匀，照紫外-可见分光光度法（通则0401），在242nm的波长处测定吸光度，按$C_{21}H_{30}O_5$的吸收系数（$E_{1cm}^{1\%}$）为435计算，即得。

（二）四氮唑比色法

1. 反应原理 肾上腺皮质激素结构中的 C_{17}-α-醇酮基具有还原性，能在强碱性条件下将四氮唑盐定量还原为有色甲臜（formazam），在一定波长处有最大吸收，可用比色法测定含量。

该反应的原理一般被认为有两条反应路线：①α-醇酮基失去两个电子，氧化生成 20-酮-21-醛基；②C_{20}-C_{21} 键断裂，生成甾基甲酸衍生物和甲醛。四氮唑盐得到 2 个电子，环被打开，还原为相应的有色甲臜。

ChP2015 中用四氮唑比色法进行含量测定的品种见表 12-3。

2. 四氮唑盐的种类 生成有色甲臜的颜色随所用试剂和条件不同各异，常用四氮唑盐有两种：

（1）氯化三苯四氮唑（TTC）：氯化三苯四氮唑，即 2，3，5-三苯基氯化四氮唑（2，3，5-triphenyltetrazolium chloride，缩写为 TTC），可被还原为不溶于水的深红色三苯甲臜，在 480～490nm 有最大吸收，因此又称红四氮唑（red tetrazoline，缩写为 RT）。

（2）蓝四氮唑（BT）：蓝四氮唑，即 3，3'-二甲氧苯基-双-4，4'-（3，5-二苯基）氯化四氮唑{3，3'-dianisole-bis[4，4'-（3，5-diphenyl) tetrazolium chloride]}，可被还原为暗蓝色的双甲臜，在 525nm 左右有最大吸收，因此又称蓝四氮唑（blue tetrazoline，缩写为 BT）。

3. 实验条件 本法测定时受各种因素的影响，如反应温度和时间、水分、pH、氧和光线等，在操作中应严格控制实验条件，才能获得满意的结果。

（1）取代基的影响：肾上腺皮质激素类药物的结构影响反应速率，一般为 C_{11}＝O＞C_{11}—OH；C_{21}—OH＞C_{21}-酯；当酯化了的基团为三甲基醋酸酯、磷酸酯或琥珀酸酯时，反应更慢。

（2）碱的种类及加入顺序：目前最常用的碱为氢氧化四甲基铵（tetramethyl ammonium hydroxide）。肾上腺皮质激素与氢氧化四甲基铵长时间接触会发生分解，应先加四氮唑盐后再加入碱液。

（3）溶剂与水分的影响：该反应受水分影响大，含水量大时呈色速度减慢。如含水量不超过5%，结果并无明显影响，为了减少整个反应过程中水分的含量，以采用无水乙醇为佳。由于醛具有还原性，会消耗四氮唑盐，使吸光度增高，故规定采用无醛乙醇为溶剂。

（4）空气中氧及光线的影响：反应及产物对空气中的氧敏感，影响呈色强度和稳定性，可加入试剂后往容器中充氮气。反应产物对光敏感，应用避光容器并置于暗处显色，测定吸光度速度要快。

（5）温度与时间：随温度的增高反应速度加快，反应温度在室温条件下结果重现性较好。ChP 和 BP 采用 TTC 为试剂，一般规定在 25℃的暗处反应 40～45min。USP 采用 BT 为试剂，一般规定在暗处反应 90 分钟。

4. 应用实例 ChP2015 醋酸泼尼松龙乳膏（prednisolone acetate cream）的含量测定。

精密称取本品 4g（约相当于醋酸泼尼松龙 20mg），置烧杯中，加无水乙醇约 30ml，置水浴上加热，充分搅拌，使醋酸泼尼松龙溶解，再置冰浴中放冷后，滤过，滤液置 100ml 量瓶中，同法提取 3 次，滤液并入量瓶中，用无水乙醇稀释至刻度，摇匀，作为供试品溶液；另取醋酸泼尼松龙对照品约 20mg，精密称定，置 100ml 量瓶中，加无水乙醇适量，振摇使溶解并稀释至刻度，摇匀，作为对照品溶液。精密量取供试品溶液与对照品溶液各 1ml，分别置干燥具塞试管中，各精密加无水乙醇 9ml 与氯化三苯四氮唑试液 2ml，摇匀，再各精密加氢氧化四甲基铵试液 1ml，摇匀，在 25℃暗处放置 40～45 分钟，照紫外-可见分光光度法（通则 0401），在 485nm 的波长处分别测定吸光度，计算，即得。

测定结果按下式计算：

$$
标示量\% = \frac{\dfrac{c_R \times \dfrac{A_X}{A_R} \times D \times V}{W}}{标示量} \times 100\%
$$

式中，c_R 为对照品溶液的浓度，mg/ml；A_X、A_R 分别为供试品溶液、对照品溶液的吸光度；V 为供试品溶液的体积，ml；D 为溶液的稀释倍数；W 为供试品的取样量，g；标示量为制剂的规格，mg/g。

（三）异烟肼比色法

除雌激素外，其他甾体激素类药物结构中的 C_3-酮基和其他位置上的酮基在酸性条件下可与羰基试剂异烟肼缩合，形成黄色的异烟腙，在一定波长处具有最大吸收，可用比色法测定含量。反应见下式：

本方法主要对 Δ^4-3-酮基适用，在室温下不到 1 小时即可反应完全，其他甾酮化合物需长时间放置或加热后方可反应完全。甾体激素与异烟肼的缩合反应为可逆反应，水分的增大易导致腙的分解，当溶剂中含水量增高时，吸光度随之降低，所以溶剂应无水，采用无水甲醇或无水乙醇均可得到满意的结果，其他溶剂因受到异烟肼盐酸盐在其中溶解度小的限制不适合采用。反应应在酸性条件下进行，一般采用盐酸，当酸与异烟肼的摩尔比为 2:1 时可获得最大的吸光度。温度升高，反应速度加快，反应应在一定温度下的水浴中进行。

由于该比色法影响因素较多，ChP2005 中仅倍他米松磷酸钠用该法测定，现已被 HPLC 法取代。倍他米松磷酸钠（betamethasone sodium phosphate）的含量测定：

取本品适量（约相当于倍他米松 20mg），精密称定，置 50ml 量瓶中，加甲醇溶解并稀释至刻度，摇匀（必要时过滤），作为供试品溶液；另取倍他米松磷酸钠对照品适量（约相当于倍他米松 20mg），精密称定，加甲醇溶解并稀释制成每 1ml 中约含倍他米松 0.4mg 的溶液，作为对照品溶液。精密量取供试品溶液和对照品溶液各 1ml，分别置 25ml 量瓶中，各精密加异烟肼溶液（异烟肼 75mg，盐酸 0.1ml，加甲醇溶解并稀释至 100ml）20ml，摇匀，置 60℃水浴中保温 1 小时，冷却，加甲醇稀释至刻度，摇匀，照紫外-可见分光光度法（附录ⅣA），在 420nm 的波长处分别测定吸光度，计算，即得。

（四）Kober 反应比色法

Kober 反应为雌激素与硫酸-乙醇反应呈色，在 515nm 附近有最大吸收，可用于雌激素类药物的比色法测定。ChP2015 收载的复方炔诺孕酮滴丸（compound norgestrel pills）中炔雌醇的含量测定采用 Kober 反应比色法。方法为：

取本品 10 丸，除去包衣后，置 20ml 量瓶中，加乙醇约 12ml，微温使炔诺孕酮与炔雌醇溶解，放冷，用乙醇稀释至刻度，摇匀，滤过，取续滤液作为供试品溶液；另取炔诺孕酮与炔雌醇对照品，精密称定，加乙腈溶解并定量稀释制成每 1ml 中约含炔诺孕酮 0.15mg 与炔雌醇 15μg 的溶液，作为对照品溶液。精密量取供试品溶液与对照品溶液各 2ml，分置具塞锥形瓶中，置冰浴中冷却 30 秒钟后，各精密加硫酸-乙醇（4∶1）8ml（速度必须一致），随加随振摇，加完后继续冷却 30 秒钟，取出，在室温放置 20 分钟，照紫外-可见分光光度法（通则 0401），在 530nm 的波长处分别测定吸光度，计算，即得。

三、置换酸碱滴定法

含有炔基的甾体激素类药物，可与硝酸银反应生成白色的炔银沉淀，同时置换出硝酸，生成的硝酸可用氢氧化钠滴定，从而测定药物含量。反应方程式如下：

$$HNO_3 + NaOH \longrightarrow NaNO_3 + H_2O$$

BP2016 收载的炔诺孕酮、炔雌烯醇（lynestrenol）用该法测定含量。如炔诺孕酮的含量测定：

称取本品 0.200g，加四氢呋喃 45ml 溶解后，加硝酸银溶液（100g/L）10ml，放置 1 分钟后，用氢氧化钠滴定液（0.1mol/L）滴定，电位法指示终点，并将滴定的结果用空白试验校正。每 1ml 的氢氧化钠滴定液（0.1mol/L）相当于 31.25mg 的炔诺孕酮（$C_{21}H_{28}O_2$）。

（广东药科大学　周　漩）

第十三章 抗生素类药物的分析

本章要求

1. 掌握 β-内酰胺类、氨基糖苷类、四环素类抗生素的结构与性质，氨基糖苷类抗生素的化学鉴别法，三类抗生素的特殊杂质检查项目与方法。

2. 熟悉三类药物的含量测定方法。

3. 了解抗生素类药物的其他分析项目与方法。

第一节 概　　述

一、抗生素的定义及分类

抗生素（antibiotics）系指微生物、植物、动物等在其生命活动中产生的，以及通过化学合成或半合成、生物或生化方法衍生的，能在低微浓度下选择性地抑制或影响其他生物生命机能的一类化学物质的总称。

抗生素是临床上常用的一类重要药物，目前世界各国生产和应用的抗生素已达数千种，用于临床的抗生素有 300 余种。抗生素的分类方法较多，这里介绍主要的两种分类方法：①按作用机制分类：可大致分为抑制细菌细胞壁合成的抗生素、影响细胞膜功能的抗生素、抑制和干扰细胞蛋白合成的抗生素、抑制细胞核酸合成的抗生素、抑制细菌生物能作用的抗生素等几大类。②按化学结构分类：大致可分为 β-内酰胺类、氨基糖苷类、四环素类、大环内酯类、多烯大环类、多肽类、酰胺醇类、抗肿瘤类等几大类。本章重点讨论 β-内酰胺类、氨基糖苷类、四环素类抗生素的分析。

二、抗生素类药物的特性及质量分析的特点

抗生素的主要来源是生物合成（发酵），也可以通过化学全合成和半合成方法制得。由于生产工艺特殊，抗生素主要有以下特性：①多组分、多异构体：多组分是抗生素的首要特性，生物合成生产的抗生素往往不是单一组分，而是多种相近结构的抗生素"族"，主要表现为同系物多，如庆大霉素有四个主要组分（庆大霉素 C_1、C_2、C_{1a}、C_{2a}），红霉素由 A、B、C 三种成分组成；异构体多，如半合成 β-内酰胺类抗生素均存在光学异构体。②活性组分易发生变异：抗生素发酵、提取、精制、合成或半合成等工艺条件的改变，以及微生物菌株的变化、发酵条件改变等均可导致产品质量发生变化，如组分组成比例、杂质异构体含量等的改变。③稳定性差：多数抗生素均不稳定，分解产物常使其疗效降低或失效，有些甚至引起毒副作用。如 β-内酰胺类抗生素的 β-内酰胺环容易水解，链霉素结构中的醛基易氧化等。④化学纯度较低：由于生物发酵过程不易控制，可能引入多种杂质，如无机盐、糖类、脂肪、各种蛋白质及其降解产物、色素、热原、毒性物质等，虽经精制提纯，仍常含有杂质；另外由于抗生素的不稳定性，由水解、分解、聚合及异构化等变化而产生的杂质常常是抗生素类药物中主要的杂质来源。

由于抗生素的性质以及生产方法的特殊性和复杂性，导致其分析项目与方法与其他各类化学药物存在较大的差异，主要表现在检查和含量测定：

（一）检查

为保证临床用药的安全和有效，各国药典均对抗生素制定了严格的检查项目，抗生素除进行杂质检查外，还需进行组分分析及与临床安全性密切相关的检查，其检查项目包括：

1. 影响药物纯度的项目 溶液澄清度与颜色、有关物质、残留溶剂、炽灼残渣、吸光度等。

2. 影响药物稳定性的项目 酸碱度、水分等。

3. 影响药物有效性的项目 结晶性、异构体的相对含量、多组分抗生素的组分分析等。

4. 影响药物安全性的项目 细菌内毒素、无菌、可见异物、不溶性微粒、β-内酰胺类抗生素中的高分子聚合物、四环素类抗生素中的降解产物等。

5. 其他检查项目 如注射用普鲁卡因青霉素还规定了悬浮时间与抽针试验等。

（二）含量（效价）测定

抗生素的效价或含量测定方法有两大类，即生物学方法和理化方法。

ChP2015 通则 1201 为抗生素微生物检定法，该法属生物学方法，是以抗生素对细菌的作用强度来测定效价，其测定原理和临床应用的要求较接近，更能反映抗生素的医疗价值，是抗生素类药物效价测定的最基本方法。该方法合理，灵敏度高，所需样品量少，应用范围广，既适用于较纯的样品，也适用于纯度较差的样品，对已知成分或新发现的抗生素均能应用，对同一类的抗生素不需要分离，可一次测定总效价。但操作繁琐，测定时间长，误差较大。

理化方法主要适用于提纯的、结构明确的抗生素的测定。方法操作简便，分析时间短，准确，专属性强；但测定结果只能代表药物的含量，不一定能代表效价。因此，只有当理化方法与微生物检定法比较，二者的测定结果相吻合时，才能用理化方法取代生物学方法。目前应用最广的理化方法是 HPLC 法。

第二节　β-内酰胺类抗生素的分析

β-内酰胺类抗生素（β-lactam antibiotics）是指分子中含有 β-内酰胺环的抗生素，是品种最多的一类抗生素。ChP2015 收载的本类药物主要为青霉素类（penicillins）和头孢菌素类（cephalosporins），除此，还有氧头孢类（如拉氧头孢钠）和单环 β-内酰胺类抗生素（如氨曲南）。

一、结构与性质

（一）结构

β-内酰胺抗生素的分子结构由母核与酰胺基侧链（RCO—）构成。青霉素类分子的母核为 6-氨基青霉烷酸（6- aminopenicillanic acid，简称 6-APA），是由 β-内酰胺环和氢化噻唑环并合而成的双杂环。头孢菌素类分子的母核为 7-氨基头孢菌烷酸（7-aminocephalosporanic acid，简称 7-ACA），是由 β-内酰胺环和氢化噻嗪环并合而成的双杂环。基本结构如下：

RCOHN $\begin{smallmatrix}6&5\end{smallmatrix}$ S $\begin{smallmatrix}4\end{smallmatrix}$ CH$_3$
A *B* CH$_3$
7 N 3
O 1 2 COOH

青霉素类

侧链RCO— 　　母核：6-氨基青霉烷酸（6-APA）
　　　　　　　A：β-内酰胺环
　　　　　　　B：氢化噻唑环

RCOHN $\begin{smallmatrix}7&6\end{smallmatrix}$ S $\begin{smallmatrix}5&4\end{smallmatrix}$
A *B*
8 N 3
O 1 2 CH$_2$R$_1$
COOH

头孢菌素类

侧链RCO— 　　母核：7-氨基青霉烷酸（7-APA）
　　　　　　　A：β-内酰胺环
　　　　　　　B：氢化噻嗪环

　　由于侧链取代基 R 及头孢菌素类母核 C$_3$ 上 R$_1$ 的不同，构成不同的青霉素类和头孢菌素类药物，常见的青霉素类和头孢菌素类药物及结构见表 13-1 和表 13-2。

表 13-1　常见的青霉素类药物

药物名称	化学结构
青霉素钠(钾)benzylpenicillin sodium（potassium）	
氨苄西林（钠）Ampicillin（sodium）	
阿莫西林（钠）amoxicillin（sodium）	
苯唑西林钠 oxacillin sodium	
哌拉西林（钠）piperacillin	
氯唑西林钠 cloxacillin sodium	

续表

药物名称	化学结构
氟氯西林钠 flucloxacillin sodium	
羧苄西林钠 carbenicillin sodium	
磺苄西林钠 sulbenicillin sodium	

表 13-2　常见的头孢菌素类药物

药物名称	化学结构
头孢丙烯 cefprozil	
头孢氨苄 cefalexin	
头孢羟氨苄 cefadroxil	
头孢他啶 ceftazidime	
头孢克肟 cefixime	

续表

药物名称	化学结构
头孢曲松钠 ceftriaxone sodium	
头孢拉定 cefradine	
头孢噻吩钠 cefalotin sodium	
头孢地尼 cefdinir	
头孢呋辛酯 cefuroxime axetil	
头孢唑林钠 cefazolin sodium	

（二）性质

1. 酸性 青霉素类和头孢菌素类分子中的游离羧基具有较强的酸性（大多数青霉素的 pKa 在 2.5～2.8 之间），能与无机碱成盐（如青霉素钠、青霉素 V 钾）或与某些有机碱成盐（如普鲁卡因青霉素），也可成酯（如头孢呋辛酯、头孢泊肟酯）。

2. 溶解性 游离的 β-内酰胺类抗生素不溶于水，其碱金属盐易溶于水，遇酸析出白色沉淀；而有机碱盐难溶于水，易溶于有机溶剂。

3. 旋光性 青霉素类分子中有三个手性碳原子（C_2、C_5、C_6），头孢菌素类分子中有 2 个手性碳原子（C_6、C_7），都具有旋光性。如氨苄西林的比旋度为+280°～+350°，头孢噻吩钠的比旋度为

+124°~+134°。

4. 紫外吸收光谱特征　青霉素分子中的母核无共轭体系，但其侧链多含有共轭体系；头孢菌素类分子的母核（O＝C—N—C＝C—）和侧链均有共轭体系，因此有紫外吸收。如头孢他啶的磷酸盐缓冲液（pH6.0），在257nm波长处有最大吸收，吸收系数（$E_{1cm}^{1\%}$）为400~430。

5. β-内酰胺环的不稳定性　β-内酰胺环为四元环，环张力比较大，是本类药物的不稳定部分，其稳定性与含水量和纯度有很大关系。青霉素类和头孢菌素类在干燥条件下均较稳定，室温条件下密封保存可贮存3年以上，而其水溶液很不稳定，放置后即会很快失活。青霉素的水溶液在pH6~6.8时较稳定，但在酸、碱、青霉素酶、羟胺、某些金属离子（铜、铅、汞和银）或氧化剂等作用下，易发生水解和分子重排，导致β-内酰胺环的破坏而失去抗菌活性。如青霉素的降解反应如图13-1所示。

图 13-1　青霉素的降解反应

二、鉴 别 试 验

（一）色谱法

ChP2015收载的本类药物几乎均采用HPLC法含量测定，因此相应药物的鉴别亦采用HPLC法。TLC法亦被用于本类药物的鉴别。当HPLC法和TLC法同时出现时，一般两项选做一项。

（二）光谱法

1. 红外分光光度法　红外吸收光谱可以反映分子的结构特征，专属性强，因而各国药典β-内酰胺环类抗生素几乎均采用本法鉴别。ChP2015主要采用标准图谱对照法鉴别本类药物，少数药物（如头孢克肟、氯唑西林钠、氟氯西林钠）采用对照品法。如氟氯西林钠的鉴别：

本品的红外光吸收图谱应与对照品的图谱一致（通则0402）。

该类抗生素共有的特征峰主要有：β-内酰胺环羰基的伸缩振动（1750~1800cm^{-1}），仲酰胺羰基的伸缩振动（1680 cm⁻¹）和氨基的 N-H 伸缩与弯曲振动（3300 cm⁻¹，1525 cm⁻¹），羧酸离子的伸缩振动（1600 cm⁻¹，1410 cm⁻¹）是本类抗生素共有的特征峰。如药品红外光谱集收载的头孢氨苄的红外光谱图（图 13-2）。

波数cm⁻¹	归属	波数cm⁻¹	归属
3410～2600	酰胺，N—H和胺盐V_{N^+-H}	1600,1400	羧酸离子V_{COO-}
1760	β-内酰胺环$V_{c=o}$	1250	酚羟基V_{c-o}
1690	伸酰胺$V_{c=o}$		

图 13-2　头孢氨苄的红外光谱图（KBr 压片法）

2. 紫外分光光度法　β-内酰胺类药物大多在紫外光区有特征吸收，ChP2015 采用 UV 法鉴别部分此类药物原料及制剂。如法罗培南的鉴别：

取本品适量，加水溶解并稀释制成每 1ml 中约含法罗培南36μg 的溶液，照紫外-可见分光光度法（通则0401）测定，在 256nm 和 306nm 的波长处有最大吸收，在 236nm 的波长处有最小吸收。

（三）化学鉴别法

1. 异羟肟酸铁反应　β-内酰胺类抗生素在碱性溶液中与羟胺作用，β-内酰胺环开环生成异羟肟酸，在稀酸中与高价铁离子呈色，可用于鉴别。ChP2015 收载的头孢哌酮、拉氧头孢钠、法罗培南钠、哌拉西林（钠）、磺苄西林钠等用该法鉴别。如头孢哌酮的鉴别：

取本品约 10mg，加水 2ml 与盐酸羟胺溶液[取 34.8%盐酸羟胺溶液 1 份，醋酸钠-氢氧化钠溶液（取醋酸钠 10.3g 与氢氧化钠 86.5g，加水溶解使成 1000ml）1 份，乙醇 4 份，混匀]3ml，振摇溶解后，放置 5 分钟，加酸性硫酸铁铵试液 1ml，摇匀，显红棕色。

2. 与三氯化铁反应 头孢羟氨苄分子结构中具有酚羟基，能与三氯化铁反应显色，ChP2015 用该反应鉴别头孢羟氨苄及其片剂、胶囊。如头孢羟氨苄片的鉴别：

取本品细粉适量，加水适量，超声使溶解并稀释制成每 1ml 中约含头孢羟氨苄（按 $C_{16}H_{17}N_3O_5S$ 计）12.5mg 的溶液，滤过，取续滤液 1ml，加三氯化铁试液 3 滴，即显棕黄色。

3. 茚三酮反应 头孢他啶、氨苄西林、头孢拉定、头孢克洛侧链均为氨苄基，具类似 α-氨基酸结构（—CONH—），可与茚三酮反应显蓝紫色。ChP2015 用 TLC 法鉴别氨苄西林、头孢拉定、头孢克洛时，以茚三酮作为显色剂。

4. 钾、钠盐的焰色反应 青霉素类和头孢菌素类药物中，很多是以钾盐或钠盐形式供临床使用，因而可利用钾、钠离子的焰色反应进行鉴别。

三、杂 质 检 查

（一）聚合物

β-内酰胺类抗生素在临床上最常见的不良反应是速发型过敏反应。几十年的研究证明，过敏原不是 β-内酰胺类抗生素本身，而是其中存在的高分子杂质（相对分子质量一般在 1000～5000）。高分子杂质按其来源分为外源性和内源性杂质。外源性杂质主要来自发酵工艺，包括蛋白、多肽、多糖类及其与抗生素形成的结合物。内源性杂质来自于生产及贮存过程，或因使用不当而产生，为药物的自身聚合物。随着抗生素生产工艺及纯化技术的不断改进和提高，β-内酰胺类抗生素中的外源性杂质显著降低。因此对内源性聚合物的控制是高分子杂质控制的重点。如 ChP2015 盐酸头孢甲肟中头孢甲肟聚合物的检查：

照分子排阻色谱法（通则 0514）测定。

色谱条件与系统适用性试验 用葡聚糖凝胶 G-10(40～120μm)为填充剂；玻璃柱内径为 1.0～1.4cm，柱长为 30～45cm，以 pH7.0 的 0.1mol/L 磷酸盐缓冲液[0.1mol/L 磷酸氢二钠溶液-0.1mol/L 磷酸二氢钠溶液（61∶39）]为流动相 A，以水为流动相 B，流速约为每分钟 1.0ml，检测波长为 254nm。取 0.2mg/ml 蓝色葡聚糖 2000 溶液 100～200μl 注入液相色谱仪，分别以流动相 A、B 为流动相，记录色谱图。理论板数以蓝色葡聚糖 2000 峰计算均不低于 700，拖尾因子均应小于 2.0。在两种流动相系统中蓝色葡聚糖 2000 峰保留时间的比值应在 0.93～1.07 之间，对照溶液主峰和供试品溶液中聚合物峰与相应色谱系统中蓝色葡聚糖 2000 峰保留时间的比值均应在 0.93～1.07 之间。取盐酸头孢甲肟约 0.2g 与无水碳酸钠 40mg，置 10ml 量瓶中，加 0.2mg/ml 的蓝色葡聚糖 2000 溶液溶解并稀释至刻度，摇匀。取 100～200μl 注入液相色谱仪，用流动相 A 进行测定，记录色谱图。高聚体的峰高与单体和高聚体之间的谷高比应大于 1.5。另以流动相 B 为流动相，精密量取对照溶液 100～200μl，连续进样 5 次，峰面积的相对标准偏差应不大于 5.0%。

对照溶液的制备 取头孢甲肟对照品约 21mg，精密称定，置 500ml 量瓶中，加 pH7.0 磷酸盐缓冲液 5ml 使溶解，用水稀释至刻度，摇匀。

测定法 取本品约 0.2g 与无水碳酸钠 50mg，精密称定，置 10ml 量瓶中，加水溶解并稀释至刻度，摇匀。立即精密量取 100～200μl，注入液相色谱仪，以流动相 A 为流动相进行测定，记录色谱图。另精密量取对照溶液 100～200μl 注入液相色谱仪，以流动相 B 为流动相，同法测定。按外标法以头孢甲肟峰面积计算，含头孢甲肟聚合物的量不得过 0.5%。

在纯水中，头孢甲肟可形成表观分子量大的缔合物，与聚合物有相似的色谱行为，因此将其作为对照品采用外标法测定聚合物，称为自身对照外标法。

（二）有关物质

本类药物多为半合成类抗生素，在合成工艺中或贮存期间可能引入原料、中间体、副产物、异构体、降解产物等杂质，ChP2015 采用 HPLC 法检查有关物质，并首次给出了有关物质的结构。

由于有关物质存在情况极为复杂，为保证药典方法在具体应用中被较好地掌握，确保相同分析方法在不同实验室中能得到一致的分析结果，通常在首次应用时需要对方法的适用性进行判定（verified）。ChP2015 采用混合杂质对照品进行系统适用性试验以评价色谱体系对各杂质的分离效能。除此之外，ChP2015 还首次收载标准杂质谱模拟色谱图，通过比较系统适用性试验色谱图与标准模拟色谱图，可准确定位样品中的特定杂质，克服了仅根据相对保留时间（RART）进行杂质定位不准确的难题。如头孢泊肟酯有关物质的检查，就是利用头孢泊肟酯在紫外光催化下的氧化反应制备混合杂质对照溶液，作为系统适用性试验溶液；通过比较系统适用性实验色谱图（图 13-3）与标准模拟色谱图（图 13-4），结合标准中给出的各杂质的 RART 值，即可对特定杂质进行定位，方法为：

照高效液相色谱法（通则 0512）试验。

色谱条件与系统适用性试验用十八烷基硅烷键合硅胶为填充剂（4.6mm×150mm，5μm 或效能相当的色谱柱），以水-甲醇-甲酸（600：400：1）为流动相 A，以水-甲醇-甲酸（50：950：1）为流动相 B，按下表进行线性梯度洗脱，检测波长为 254mn；流速为每分钟 0.6ml。取头孢泊肟酯对照品适量（约相当于头孢泊肟 50mg），置 50ml 量瓶中，加稀释溶剂[水-乙腈-乙酸（99：99：2 ）]适量使溶解，置紫外灯下照射 12 小时后，加 30%过氧化氢溶液 3ml，放置 60 分钟，用上述稀释溶剂稀释至刻度，摇匀，作为系统适用性溶液，取 20μl 注入液相色谱仪，记录色谱图，头孢泊肟酯异构体 A、杂质 C、杂质 D-Ⅰ、头孢泊肟酯异构体 B 以及杂质 D-Ⅰ依次出峰，头孢泊肟酯异构体 B 峰的保留时间约为 68 分钟。头孢泊肟酯异构体 A 峰、B 峰之间分离度应大于 4.0，头孢泊肟酯异构体 A 峰与杂质 C 峰，杂质 D-Ⅰ峰与头孢泊肟酯异构体 B 峰、头孢泊肟酯异构体 B 峰与杂质 D-Ⅰ峰之间的分离度均应符合要求。

测定法 取本品适量，精密称定，加上述稀释溶剂溶解并稀释制成每 1ml 中约含头孢泊肟 1.0mg 的溶液，作为供试品溶液；精密量取适量，用上述稀释溶剂定量稀释制成每 1ml 中约含头孢泊肟 0.01mg 的溶液，作为对照溶液。精密量取供试品溶液和对照溶液各 20μl，分别注入液相色谱仪，记录色谱图。供试品溶液色谱图中如有杂质峰，头孢泊肟（杂质 A）峰面积不得大于对照溶液两主峰面积之和的 0.5 倍（0.5%），杂质 B-Ⅰ峰面积不得大于对照溶液两主峰面积之和（1.0%），杂质 C 与杂质 B-Ⅱ的峰面积之和不得大于对照溶液两主峰面积之和的 2 倍（2.0%），杂质 D-Ⅰ与杂质 D-Ⅱ的峰面积之和不得大于对照溶液两主峰面积之和（1.0%），杂质 F-Ⅰ与杂质 F-Ⅱ的峰面积之和不得大于对照溶液两主峰面积之和的 0.2 倍（0.2%），杂质 G 峰面积不得大于对照溶液两主峰面积之和的 0.2 倍（0.2%），杂质 H-Ⅰ与杂质 H-Ⅱ的峰面积之和不得大于对照溶液两主峰面积之和（1.0%），其他单个杂质峰面积不得大于对照溶液两主峰面积之和的 0.1 倍（0.1%），各杂质峰面积的和不得大于对照溶液两主峰面积之和的 4 倍（4.0%）。供试品溶液色谱中小于对照溶液两主峰面积之和 0.05 倍的峰忽略不计。

时间（分钟）	流动相 A（%）	流动相 B（%）
0	95	5
65	95	5
145	15	85
155	15	85
158	95	5
170	95	5

注：由于目前的色谱工作软件均可自动调节仪器的灵敏度，ChP2015 中，HPLC 自身稀释对照法检查有关物质已无 "取对照溶液 20μl，注入液相色谱仪，调节检测灵敏度，使主成分色谱峰的峰高约为满量程的 25%" 此项操作。

图 13-3　头孢泊肟酯系统适用性溶液典型色谱图　　　图 13-4　头孢泊肟酯特定杂质的参考色谱图

（三）异构体

本类药物通常存在不同异构体，其抗菌活性、毒副反应或生物利用度与药物本身往往存在较大差异，ChP2015 采用 HPLC 法检查头孢丙烯、头孢呋辛酯、头孢泊肟酯和拉氧头孢钠中"异构体"的相对含量。规定头孢丙烯中头孢丙烯异构体（E）的含量与头孢丙烯（Z）、（E）含量和之比应为 0.06～0.11；头孢泊肟酯中头孢泊肟酯 B 异构体峰面积与头孢泊肟酯 A、B 异构体峰面积和之比应为 0.50～0.60；拉氧头孢钠中拉氧头孢 R 异构体与 S 异构体峰面积之比应为 0.8～1.4。

头孢呋辛酯是头孢呋辛的酯类前体药物，属半合成第二代头孢菌素，在体内羧酸酯经酯酶水解后形成头孢呋辛起抗菌作用。头孢呋辛酯是由两个差向异构体头孢呋辛酯 A 和 B 组成的混合物。其结构如下：

头孢呋辛酯A和B为C*的差向异构体

头孢呋辛酯的主要杂质是热降解产生的头孢呋辛酯 Δ^3-异构体，光解产生的头孢呋辛酯 E 异构体，以及其他各种合成中带入的副产物和其他杂质。各种杂质的结构如下：

杂质1: Δ^3-异构体

杂质2: E-异构体(两个E-异构体为C*的差向异构体)

杂质3:R = CO—CCl₃
杂质4:R = H,头孢呋辛

ChP2015 头孢呋辛酯中"异构体"的检查方法为:

在含量测定项下记录的供试品溶液色谱图中,头孢呋辛酯 A 异构体峰面积与头孢呋辛酯 A、B 异构体峰面积和之比应为 0.48～0.55。

色谱条件与系统适用性试验 用十八烷基硅烷键合硅胶为填充剂;以 0.2mol/L 磷酸二氢铵溶液-甲醇(62:38)为流动相;检测波长为 278nm。取头孢呋辛酯对照品适量,加流动相溶解并稀释制成每 1ml 中约含 0.2mg 的溶液,在 60℃水浴中加热至少 1 小时,冷却,得含头孢呋辛酯 Δ^3-异构体的溶液;另取本品适量,加流动相溶解并稀释制成每 1ml 中约含 0.2mg 的溶液,经紫外光照射 24 小时,得含头孢呋辛酯两个 E 异构体的溶液。取上述两种溶液各 20μl,分别注入液相色谱仪,记录色谱图。头孢呋辛酯 A、B 异构体、Δ^3-异构体与两个 E 异构体峰的相对保留时间分别约为 1.0、0.9、1.2 与 1.7 和 2.1。头孢呋辛酯 A、B 异构体之间,头孢呋辛酯 A 异构体与 Δ^3-异构体之间的分离度均应符合要求。

（四）残留溶剂

本类药物多为半合成类抗生素,在合成工艺中易引入多种不同的有机溶剂,为此各国药典均采用 GC 法检查残留溶剂。ChP2015 规定需检查残留溶剂的本类药物见表 13-3。

表 13-3　ChP2015 中需检查残留溶剂的 β-内酰胺类抗生素

药物	需检查的残留溶剂	方法
头孢丙烯	丙酮、异丙醇、二氯甲烷、乙酸乙酯、乙酸丁酯、N，N-二甲基甲酰胺	第二法
头孢尼西钠	甲醇、乙醇、乙腈、丙酮、乙酸乙酯、四氢呋喃与二氯甲烷	第二法
头孢地嗪钠	乙醇、乙腈与二氯甲烷	第一法
头孢西丁钠	甲醇、乙醇、乙腈、丙酮、乙酸乙酯与四氢呋喃	第一法
头孢曲松钠	甲醇、乙醇、丙酮与乙酸乙酯	第一法
头孢米诺钠	甲醇、乙醇、丙酮、二氯甲烷、乙酸乙酯、二氯乙烷、异丙醇与二氧六环;甲苯、苯甲醚与 N，N-二甲基苯胺	第二法　第三法
头孢克肟	甲醇、乙醇、乙醚、丙酮、异丙醇、二氯甲烷、异丙醚、乙酸乙酯、四氢呋喃、乙酸异丙酯、吡啶与苯甲醚	第二法
头孢克洛	二氯甲烷	第二法
头孢呋辛钠	甲醇、乙醇、丙酮、异丙醇、二氯甲烷、正丙醇、乙酸乙酯、四氢呋喃、正丁醇、环己烷与甲基异丁基酮	第二法
头孢孟多酯钠	乙醚、丙酮、乙酸乙酯、甲醇、异丙醇、乙醇、甲基异丁基酮、甲苯与正丁醇	第二法
头孢泊肟酯	甲醇、丙酮、异丙醇、乙腈、二氯甲烷、丁酮、乙酸乙酯、四氢呋喃、四氯化碳、环己烷、苯、1，2-二氯乙烷、乙酸异丙酯、二氧六环、甲基异丁基酮、吡啶、甲苯、乙酸丁酯、N，N-二甲基甲酰胺与二甲基亚砜	第二法　第三法
头孢哌酮钠	丙酮、乙醇、异丙醇、正丙醇、正丁醇、乙酸乙酯、甲基异丁基酮、甲醇、环己烷、四氢呋喃、二氯甲烷与乙腈	第一法
头孢美唑钠	甲醇、丙酮、异丙醇、二氯甲烷、乙酸乙酯与甲基异丁基酮	第二法
头孢唑林钠	丙酮	第一法

续表

药物	需检查的残留溶剂	方法
头孢硫脒	甲醇、乙醇、丙酮与二氯甲烷	第二法
头孢噻吩钠	乙醇与丙酮	第一法
头孢噻肟钠	甲醇、乙醇、丙酮、异丙醇、乙酸乙酯、二氯甲烷与四氢呋喃	第一法
拉氧头孢钠	乙酸乙酯、丁酮、丙酮、二氯甲烷、甲醇、吡啶与硝基甲烷	第二法
盐酸头孢他美酯	异丙醇、乙酸乙酯、丙酮；N, N-二甲基甲酰胺	第二法 第三法
盐酸头孢吡肟	甲醇与丙酮	第一法
盐酸头孢甲肟	四氢呋喃、二氯甲烷、乙酸乙酯与乙醇	第二法
阿洛西林钠	乙醇、丙酮、异丙醇、二氯甲烷与乙酸乙酯	第二法
阿莫西林	丙酮与二氯甲烷	第二法
阿莫西林钠	乙醇与乙酸甲酯	第二法
苯唑西林钠	乙醇、乙酸乙酯、正丁醇与乙酸丁酯	第二法
哌拉西林钠	丙酮与乙酸乙酯	第二法
氟氯西林钠	丙酮、乙酸乙酯、乙醇与甲醇；N, N-二甲基甲酰胺	第二法 第三法
美罗培南	丙酮、乙腈、二氯甲烷、乙酸乙酯与四氢呋喃	第一法
法罗培南钠	正己烷、丙酮、四氢呋喃、二氯甲烷、乙腈、甲苯与二甲苯	第二法
氨苄西林钠	丙酮、乙酸乙酯、异丙醇、甲基异丁基酮、甲苯与正丁醇	第二法
羧苄西林钠	乙酸乙酯与丙酮	第一法
氯唑西林钠	丙酮、乙酸乙酯与乙酸丁酯	第二法
普鲁卡因青霉素	乙酸乙酯与正丁醇	第二法
磺苄西林钠	异丙醇与乙醇	第一法

当药物的残留溶剂种类无法确定时，可根据相对调整保留时间（RART）确定残留溶剂种类后再依法检查。如 ChP2015 收载的头孢克肟、头孢泊肟酯中残留溶剂的测定，均根据相对于正丙醇（内标物）保留时间的 RART 确定供试品中残留溶剂的种类；头孢哌酮钠则根据相对于丁酮（内标物）保留时间的 RART 确定供试品中残留溶剂的种类，再进行检查。

（五）2-乙基己酸

半合成 β-内酰胺类抗生素在制备过程中，通常采用游离酸与 2-乙基己酸钠作用生成钠盐，并在 2-乙基己酸中直接析出钠盐结晶，因而在产品中常残留 2-乙基己酸。ChP2015 采用 GC 法，检查方法收载在通则 0873。

ChP2015 收载的头孢地嗪钠、头孢呋辛钠、头孢孟多酯钠、头孢噻吩钠、法罗培南钠、阿莫西林钠、苯唑西林钠、氨苄西林钠、氯唑西林钠、氟氯西林钠需检查 2-乙基己酸。

（六）吸光度

本类药物中的杂质含量也可以通过测定杂质吸光度来控制。ChP2015 青霉素钾、青霉素钠、青霉素 V 钾、氟氯西林钠、头孢噻肟钠、头孢哌酮钠、头孢孟多酯钠、头孢尼西钠均要测定杂质吸光度。如氟氯西林钠的吸光度检查：

取本品，加水制成每 1ml 中约含氟氯西林 0.1g 的溶液，照紫外-可见分光光度法（通则 0401），在 430nm 的波长处测定，吸光度不得大于 0.04。

（七）结晶性

药物的结晶性常常会影响其生物利用度，因此 ChP2015 对本类药物中美罗培南、青霉素钾、青霉素钠、青霉素 V 钾、氟氯西林钠、头孢硫脒、头孢羟氨苄、头孢唑肟钠、头孢拉定、头孢呋辛酯、头孢曲松钠、头孢地尼、头孢丙烯等规定了结晶性检查。结晶性可用下列方法检查：

取本品少许，依法检查（通则 0981），应符合规定。

第一法（偏光显微镜法）　许多晶体具有光学各向异性，当光线通过这些透明晶体时会发生双折射现象。

取供试品颗粒少许，置载玻片上，加液状石蜡适量使晶粒浸没其中，在偏光显微镜下检视，当转动载物台时，应呈现双折射和消光位等各品种项下规定的晶体光学性质。

第二法（X 射线粉末衍射法）　结晶质呈现特征的衍射图（尖锐的衍射峰），而非晶质的衍射图呈弥散状。测定方法见 X 射线衍射法（通则 0451）。

（八）水分或干燥失重

水分是影响本类药物稳定性的重要因素，所以本类药物均需进行水分或干燥失重检查。值得一提的是 ChP2015 抗生素类药物质量标准在指标、限度上基本已修订为与国外药典一致。如头孢噻肟钠的水分限度由 ChP2010 "不得过 6.0%" 修订为 "不得过 3.0%"，与欧洲药典、美国药典标准一致。

（九）其他特殊杂质的检查

1. 2-萘酚　由于国内部分企业采用 2-萘酚作为分离纯化头孢氨苄和头孢拉定的沉淀剂，而 2-萘酚对皮肤、粘膜以及肾脏具有较强刺激性，对机体免疫系统也有一定的抑制和损伤。ChP2015 新增了头孢氨苄和头孢拉定中的 2-萘酚检查项，采用 HPLC 法检查，规定按外标法以峰面积计算，2-萘酚的量不得过 0.05%（供口服制剂用）或不得过 0.0025%（供注射用）。此检查国外药典未收载。

2. N，N-二甲基苯胺　是青霉素 G 裂解产生的特殊杂质。ChP2015 采用 GC 法检查氨苄西林中的 N，N-二甲基苯胺，限量为百万分之二十。

3. N-甲基吡咯烷　N-甲基吡咯烷系盐酸头孢吡肟 3-（1-甲基吡咯烷基）甲基脱落而产生，盐酸头孢吡肟中要检查 N-甲基吡咯烷，ChP2015 共收载二法，第一法 CE 法（通则 0542），第二法 HPLC 法、电导检测。如第一法：

电泳条件与系统适用性试验　用内径 75μm，有效长度 56cm 的未涂层弹性石英毛细管；以 pH4.7 咪唑-醋酸缓冲液（取 0.01mol/L 咪唑溶液，用 1mol/L 醋酸溶液调节 pH 至 4.7）为操作缓冲液；柱温为 25℃；检测波长为 214nm（间接检测）；操作电压为 30kV；进样方法为压力进样（50mbar，5s）。新毛细管应依次用 1mol/L 氢氧化钠溶液、1mol/L 盐酸溶液、乙腈和水分别冲洗处理 5 分钟。两次进样中间应依次用 0.1mol/L 氢氧化钠溶液和操作缓冲液分别冲洗毛细管 3 分钟。取 N-甲基吡咯烷对照品溶液进样，迁移顺序依次为：乙胺和 N-甲基吡咯烷，N-甲基吡咯烷峰与乙胺峰的分离度应大于 2.0，计算数次进样结果，其相对标准偏差不得过 5.0%。

测定法　精密称取本品约 200mg，置 10ml 量瓶中，加内标溶液（取盐酸乙胺适量，用水稀释成每 1ml 中约含 0.1mg 的溶液）溶解并稀释至刻度，摇匀，立即进样，记录电泳图。另精密称取 N-甲基吡咯烷约 25mg，置 50ml 量瓶中，加内标溶液溶解并稀释至刻度，摇匀，作为对照品贮备液，精密量取 10ml，置 50ml 量瓶中，用内标溶液稀释至刻度，摇匀，作为对照品溶液，同法测定。按内标法以峰面积计算，不得过 0.3%。

4. 头孢氨苄　头孢拉定在合成工艺中可引入头孢氨苄，ChP2015 采用 HPLC 法检查，含头孢氨苄按无水物计，不得过 5.0%。

5. 头孢孟多　头孢孟多酯钠在合成工艺中可引入头孢孟多，ChP2015 采用 HPLC 法检查，含头孢孟多不得过总含量的 9.5%。

6. 吡啶 头孢他啶裂解产生吡啶，ChP2015 采用 HPLC 法检查，不得过 0.12%。

四、含 量 测 定

HPLC 法能较好地分离供试品中可能存在的降解产物、未除尽的原料及中间体等杂质，并能准确定量，目前各国药典普遍采用本法测定本类药物的含量。ChP2015 除磺苄西林钠、注射用磺苄西林钠采用抗生素微生物检定法，羧苄西林钠、注射用羧苄西林钠采用酸碱滴定法测定含量外，其他药物及制剂均采用 HPLC 法。紫外-可见分光光度法主要用于该类药物固体制剂的溶出度测定。

（一）高效液相色谱法

ChP2015 大多采用反相高效液相色谱法测定，外标法定量。如氯唑西林钠的含量测定：

色谱条件与系统适用性试验　用十八烷基硅烷键合硅胶为填充剂；以 0.02mol/L 磷酸二氢钾溶液（用氢氧化钠试液调节 pH 为 5.0）-乙腈（75∶25）为流动相；检测波长为 225nm。取氯唑西林对照品与氟氯西林对照品适量，加流动相溶解并稀释制成每 1ml 中各约含 0.1mg 的溶液，取 20μl 注入液相色谱仪，记录色谱图，氯唑西林峰与氟氯西林峰之间的分离度应大于 2.5。理论板数按氯唑西林峰计算不低于 1000，拖尾因子不得过 1.5。

测定法　取本品适量，精密称定，加流动相溶解并定量稀释制成每 1ml 中约含 0.1mg 的溶液，精密量取 20μl 注入液相色谱仪，记录色谱图；另取氯唑西林对照品适量，同法测定，按外标法以峰面积计算供试品中 $C_{19}H_{18}ClN_3O_5S$ 含量。

（二）酸碱滴定法

1. 原理　青霉素或头孢菌素的 β-内酰胺环可被碱水解，并且水解定量完成，据此可进行含量测定。

$$NaOH + HCl \longrightarrow NaCl + H_2O$$

2. 测定法　ChP2015 羧苄西林钠的含量测定：

取本品 0.5g，精密称定，加新沸过并用 0.01mol/L 氢氧化钠溶液中和至对酚酞指示液刚显红色的水 20ml 使溶解，再用 0.01mol/L 氢氧化钠溶液中和后，精密加入氢氧化钠滴定液（0.1mol/L）25ml，摇匀，置沸水浴中加热 20 分钟，注意避免吸收空气中的二氧化碳，放冷，加酚酞指示液 1～2 滴，用盐酸滴定液（0.1mol/L）滴定，并将滴定的结果用空白试验校正。每 1ml 氢氧化钠滴定液（0.1mol/L）相当于 42.24mg 的羧苄西林钠（$C_{17}H_{16}N_2Na_2O_6S$）（$C_{17}H_{16}N_2Na_2O_6S$∶$C_{17}H_{18}N_2O_6S$=1∶0.8959）。

3. 讨论

（1）试验所用水必须新沸、放冷，临用时用氢氧化钠溶液调至酚酞指示液显微红色，以除去水中溶解 CO_2 的干扰。

（2）测定中应避免吸收空气中的 CO_2。必要时可用加装有碱石灰吸收管的装置滤过，除去空气中的 CO_2。

（三）紫外-可见分光光度

本类药物大多具有紫外吸收，除头孢丙烯的干混悬剂、片剂、胶囊颗粒剂以及其他复方固体制剂采用 HPLC 法测定溶出度外，此类药物固体制剂的溶出度测定均采用紫外-可见分光光度法。如 ChP2015 青霉素 V 钾片溶出度测定：

取本品，照溶出度与释放度测定法（通则 0931 第一法），以磷酸盐缓冲液（pH 6.8）900ml 为溶出介质，转速为每分钟 100 转，依法操作，经 30 分钟时，取溶液适量，滤过，精密量取续滤液适量，用溶出介质定量稀释制成每 1ml 中约含青霉素 V 0.15mg 的溶液，照紫外-可见分光光度法（通则 0401），在 268nm 的波长处测定吸光度；另取青霉素 V 对照品适量，精密称定，加溶出介质溶解并定量稀释制成每 1ml 中约含 0.15mg 的溶液，同法测定，计算每片的溶出量。限度为标示量的 75%，应符合规定。

第三节　氨基糖苷类抗生素的分析

氨基糖苷类抗生素（aminoglycosides antibiotics）是以碱性环己多元醇为苷元，与氨基糖缩合而成的苷类，ChP2015 收载妥布霉素（tobramycin）、阿米卡星（amikacin）、盐酸大观霉素（spectinomycin hydrochloride）、硫酸小诺霉素（micronomicin sulfate）、硫酸巴龙霉素（paromomycin sulfate）、硫酸卡那霉素（kanamycin sulfate）、硫酸西索米星（sisomicin sulfate）、硫酸庆大霉素（gentamicin sulfate）、硫酸异帕米星（isepamicin sulfate）、硫酸阿米卡星（amikacin sulfate）、硫酸奈替米星（netilmicin sulfate）、硫酸依替米星（etimicin sulfate）、硫酸链霉素（streptomycin sulfate）、硫酸核糖霉素（ribostamycin sulfate）、硫酸新霉素（neomycin sulfate）等及其制剂 44 种。

一、结构与性质

（一）结构

链霉素为一分子链霉胍和一分子链霉双糖胺结合而成的碱性苷，其中链霉双糖胺由链霉糖与 N-甲基-L-葡萄糖胺所组成，结构式如下：

庆大霉素是由绛红糖胺、2-脱氧-*D*-链霉胺和加洛糖胺缩合而成的苷。临床应用的是庆大霉素 C 复合物的硫酸盐，主要成分为 C_1、C_{1a}、C_2、C_{2a}，结构式如下：

庆大霉素	分子式	R_1	R_2	R_3
C_1	$C_{21}H_{43}N_5O_7$	CH_3	CH_3	H
C_{1a}	$C_{19}H_{39}N_5O_7$	H	H	H
C_2	$C_{20}H_{41}N_5O_7$	H	CH_3	H
C_{2a}	$C_{20}H_{41}N_5O_7$	H	H	CH_3

硫酸阿米卡星的化学结构如下：

$C_{22}H_{43}N_5O_{13} \cdot 1.8H_2SO_4$ 762.15
$C_{22}H_{43}N_5O_{13} \cdot 2H_2SO_4$ 781.76

（二）性质

1. 酸碱性与溶解性　本类抗生素都含有氨基糖和氨基环醇，分子中含有多个羟基，也称为多羟基抗生素；另外分子中有多个碱性基团，如链霉素分子中有三个碱性基团[两个是链霉胍的强碱性胍基（pKa=11.5），一个是葡萄糖胺上的甲氨基（pKa=7.7）]，庆大霉素分子中有五个碱性基团。因此本类抗生素属于碱性、水溶性抗生素，都能以分子中的碱性基团与酸成盐，临床上多用其硫酸盐。其硫酸盐易溶于水，不溶于乙醇、三氯甲烷、乙醚等有机溶剂。

2. 旋光性　本类抗生素分子中含有多个手性碳原子，具有旋光性。如硫酸阿米卡星的比旋度为+76°～+84°（水）；硫酸庆大霉素的比旋度为+107°～+121°（水）；硫酸奈替米星的比旋度为+88°～+96°（水）；硫酸巴龙霉素的比旋度为+50°～+55°（水）。

3. 稳定性　本类药物中不稳定的结构因素是分子中的苷键，如链霉素在干燥状态下很稳定，干燥品在 pH3～7，温度低于 25℃时最稳定。链霉素的硫酸盐水溶液，一般以 pH5～7.5 最为稳定，过酸或过碱条件下易水解失效。

链霉胍与链霉双糖胺间的苷键结合较弱，链霉糖与 N-甲基 *L*-葡萄糖胺间的苷键结合较牢。因此在酸性条件下，链霉素水解为链霉胍和链霉双糖胺，进一步水解则得 N-甲基-*L*-葡萄糖胺。

链霉胍

链霉双糖胺

N-甲基-L-葡萄糖胺

碱性也能使链霉素水解为链霉胍及链霉双糖胺，并使链霉糖部分发生分子重排，生成麦芽酚（maltol），这一性质为链霉素所特有，可用于鉴别和定量。

由于链霉糖部分有醛基，可以与醛基起反应的试剂也可破坏链霉素，主要有半胱氨酸、羟胺等；各种氧化剂，如 $KMnO_4$、$KClO_4$、H_2O_2 等可以氧化醛基；也可被还原剂如抗坏血酸、葡萄糖等还原成伯醇基，即成为双氢链霉素，毒性增加。

硫酸庆大霉素、硫酸阿米卡星等对光、热、空气均较稳定，水溶液亦稳定，pH2～12 时，100℃加热 30 分钟活性无明显变化。

4. 紫外吸收光谱特征 链霉素在 230nm 处有紫外吸收。庆大霉素、阿米卡星在紫外光区无吸收。

二、鉴 别 试 验

（一）化学鉴别法

1. 茚三酮反应 本类抗生素中的氨基糖苷具有 α-羟基胺结构，具有 α-氨基酸的性质，可与茚三酮缩合成蓝紫色化合物。ChP2015 用该反应鉴别硫酸小诺霉素及其制剂、硫酸妥布霉素注射液。如硫酸小诺霉素的鉴别：

取本品约 5mg，加水溶解后，加 0.1%茚三酮的水饱和正丁醇溶液 1ml 与吡啶 0.5ml，在水浴中加热 5 分钟，即显紫蓝色。

氨基酸　　　　　水合茚三酮　　　　　　蓝紫色缩合物

2. N-甲基葡萄糖胺反应（Elson-Morgan 反应） 本类药物经水解产生葡萄糖胺衍生物，在碱性溶液中与乙酰丙酮缩合成吡咯衍生物（Ⅰ），再与对二甲氨基苯甲醛的酸性醇溶液（Ehrlich 试剂）反应，生成樱桃红色缩合物（Ⅱ）。ChP2015 用该反应鉴别硫酸新霉素及其制剂。如硫酸新霉素的鉴别：

取本品约 10mg，加水 1ml 溶解后，加盐酸溶液（9→100）2ml，在水浴中加热 10 分钟，加8%氢氧化钠溶液 2ml 与 2%乙酰丙酮水溶液 1ml，置水浴中加热 5 分钟，冷却后，加对二甲基苯甲醛试液 1ml，即显樱桃红色。

I   II

樱桃红色

3. Molisch 反应 本类抗生素在硫酸作用下，经水解、脱水生成糠醛（五碳糖）或羟甲基糠醛（六碳糖），遇蒽酮显蓝紫色，遇 α-萘酚显红紫色。ChP2015 用蒽酮为显色剂鉴别阿米卡星、硫酸卡那霉素及其制剂、硫酸异帕米星及其制剂，前二者显蓝紫色，后者显青紫色。如阿米卡星的鉴别：

取本品约 10mg，加水 1ml 溶解后，加 0.1%蒽酮的硫酸溶液 4ml，即显蓝紫色。

羟甲基糠醛   蓝紫色

4. 麦芽酚（Maltol）反应 链霉素在碱性溶液中，链霉糖经分子重排形成六元环，消除 N-甲基葡萄糖胺及链霉胍生成麦芽酚（α-甲基-β-羟基-γ-吡喃酮），麦芽酚在微酸性溶液中与三价铁离子形成紫红色配位化合物，此反应为链霉素的特征反应，ChP2015 用于硫酸链霉素及其制剂的鉴别，方法为：

取本品约 20mg，加水 5ml 溶解后，加氢氧化钠试液 0.3ml，置水浴上加热 5 分钟，加硫酸铁铵溶液（取硫酸铁铵 0.1g，加 0.5mol/L 硫酸溶液 5ml 使溶解）0.5ml，即显紫红色。

反应原理如下：

麦芽酚

紫红色

5. 坂口（Sakaguchi）反应 此反应为链霉素水解产物链霉胍的特征反应。链霉素的水溶液加氢氧化钠试液，水解生成链霉胍，链霉胍、8-羟基喹啉分别与次溴酸钠反应，其各自产物再相互作用生成橙红色化合物。ChP2015 用该反应鉴别硫酸链霉素及其制剂，方法为：

取本品约 0.5mg，加水 4ml 溶解后，加氢氧化钠试液 2.5ml 与 0.1% 8-羟基喹啉的乙醇溶液 1ml，放冷至约 15℃，加次溴钠试液 3 滴，即显橙红色。

反应原理如下：

链霉胍

8-羟基喹啉　　　　　　　　　　　　　　　　　　　橙红色化合物

6. 硫酸盐反应　本类药物多为硫酸盐，各国药典均用硫酸盐的反应鉴别本类药物。

（二）色谱法

本类药物大多采用 HPLC 法或 TLC 法鉴别。当药品标准中同时收载 HPLC 法和 TLC 法时，一般两项选做一项。TLC 法鉴别该类药物时，多使用硅胶 G 薄层板，三氯甲烷-甲醇-氨水或二氯甲烷-甲醇-浓氨为展开剂，茚三酮或碘蒸气为显色剂。如 ChP2015 阿米卡星的 TLC 鉴别：

取本品和阿米卡星对照品各适量，分别加水制成每 1ml 中约含阿米卡星 5mg 的溶液，作为供试品溶液和对照品溶液；另取供试品溶液和对照品溶液，等量混合，作为混合溶液。照薄层色谱法（通则 0502）试验，吸取上述 3 种溶液各 5μl，分别点于同一硅胶 G 薄层板上；以二氯甲烷-甲醇-浓氨溶液（25∶40∶30）为展开剂，展开，晾干，喷以 0.2%茚三酮的水饱和正丁醇溶液，在 100℃加热数分钟。供试品溶液所显主斑点的位置和颜色应与对照品溶液主斑点的位置和颜色相同，混合溶液显单一斑点。

（三）光谱法

ChP2015 本类药物大多采用 IR 法鉴别。

三、杂质检查及组分分析

案例 13-1

ChP2015 中庆大霉素 C 组分测定

照高效液相色谱法（通则 0512）测定。

色谱条件与系统适用性试验　用十八烷基硅烷键合硅胶为填充剂（pH 值适应范围 0.8～8.0）；以 0.2mol/L 三氟醋酸溶液-甲醇（96∶4）为流动相；流速为每分钟 0.6～0.8ml；蒸发光散射检测器（高温型不分流模式：漂移管温度为 105～110℃，载气流量为每分钟 2.5L；低温型分流模式：漂移管温度为 45～55℃，载气压力为 350kPa）测定。取庆大霉素标准品、小诺霉素标准品和西索米星对照品各适量，分别加流动相溶解并稀释制成每 1ml 中约含庆大霉素总 C 组分 2.5mg、小诺霉素 0.1mg 和西索米星 25μg 的溶液，分别量取 20μl 注入液相色谱仪，庆大霉素标准品溶液色谱图应与标准图谱一致，西索米星峰和庆大霉素 C$_{1a}$ 峰之间，庆大霉素 C$_2$ 峰、小诺霉素峰和庆大霉素 C$_{2a}$ 峰之间的分离度均应符合规定；西索米星对照品溶液色谱图中主成分峰峰高的信噪比应大于 20；精密量取小诺霉素标准品溶液 20μl，连续进样 5次，峰面积的相对标准偏差应符合要求。

测定法 精密称取庆大霉素标准品适量，加流动相溶解并定量稀释制成每 1ml 中约含庆大霉素总 C 组分 1.0mg、2.5mg、5.0mg 的溶液，作为标准品溶液（1）、（2）、（3）。精密量取上述三种溶液各 20μl，分别注入液相色谱仪，记录色谱图，计算标准品溶液各组分浓度对数值与相应峰面积对数值的线性回归方程，相关系数（r）应不小于 0.99；另精密称取本品适量，加流动相溶解并定量稀释制成每 1ml 中约含庆大霉素 2.5mg 的溶液，同法测定，用庆大霉素各组分的线性回归方程分别计算供试品中对应组分的量（C_{tCx}），并按下面公式计算出各组分的含量（%，mg/mg），C_1 应为 14%～22%，C_{1a} 应为 10%～23%，$C_{2a} + C_2$ 应为 17%～36%，四个组分总含量不得低于 50.0%。

$$C_x(\%) = \frac{C_{tCx}}{\dfrac{m_t}{V_t}} \times 100\%$$

式中 C_x 为庆大霉素各组分的含量（%，mg/mg）；C_{tCx} 为由回归方程计算出的各组分的含量（mg/ml）；m_t 为供试品重量（mg）；V_t 为体积（ml）。

根据所得组分的含量，按下面公式计算出庆大霉素各组分的相对比例。C_1 应为 25%～50%，C_{1a} 应为 15%～40%，$C_2 + C_{2a}$ 应为 20%～50%。

$$C_x'(\%) = \frac{C_x}{C_1 + C_{1a} + C_2 + C_{2a}} \times 100\%$$

式中 C_x' 为庆大霉素各组分的相对比例。

问题：

1. 庆大霉素中为何要进行庆大霉素 C 组分的测定？历版《中国药典》各采用何种方法进行庆大霉素 C 组分的测定？简述方法的原理。

2. ChP2015 中还有哪些药物需进行组分的测定，各采用何种方法？

（一）有关物质

本类抗生素检查项下大多收载有关物质检查，采用 HPLC 法，紫外检测器检测、蒸发光散射检测器检测或电化学检测器检测。此外，ChP2015 还采用了方法并列的措施进行有关物质的检查，硫酸依替米星中有关物质的检查分为两法：第一法高效液相色谱-积分脉冲安培电化学检测器、第二法高效液相色谱-蒸发光散射检测器，较好地兼顾了方法的实用性、先进性和普及性问题，具体为：

第一法 照含量测定（第一法）项下的色谱条件，供试品溶液色谱图中如有杂质峰，奈替米星按校正后的峰面积计算（乘以校正因子 0.8），不得大于对照溶液主峰面积的 2.5 倍（2.5%），其他单个杂质峰面积不得大于对照溶液主峰面积的 2.5 倍（2.5%），各杂质校正后峰面积的和不得大于对照溶液主峰面积的 5 倍（5.0%）。供试品溶液色谱图中小于对照溶液主峰面积 0.1 倍的峰忽略不计。

第二法 照含量测定（第二法）项下的色谱条件，相关系数（r）应不小于 0.99；供试品溶液色谱图中如有杂质峰（硫酸峰除外），用线性回归方程计算，单个杂质不得过 2.5%，杂质总量不得过 5.0%，供试品溶液色谱图中小于对照溶液（1）主峰面积 0.02 倍的峰忽略不计。

除有关物质检查外，某些药物还要进行特定杂质的检查。如阿米卡星是将卡那霉素进行结构修饰而获得的半合成氨基糖苷类抗生素，因此 ChP2015 中阿米卡星、硫酸阿米卡星除检查有关物质外，尚采用 TLC 法检查卡那霉素；硫酸卡那霉素采用 HPLC-ELSD 法检查卡那霉素 B，硫酸新霉素采用 TLC 法检查新霉胺。

（二）硫酸盐测定

本类抗生素多制成硫酸盐，但过量的酸可影响含量或引起药物的水解，故 ChP2015 除硫酸巴龙霉素、硫酸核糖霉素只检查酸度外，其他药物均需检查酸度与硫酸盐。硫酸盐的检查采用 HPLC 法或 EDTA 滴定法。

1. EDTA 滴定法 本法为剩余滴定法。药物中的硫酸根与定量过量的氯化钡滴定液反应生成硫酸钡沉淀，剩余的氯化钡滴定液再用 EDTA 滴定以测定硫酸盐的量。ChP2015 收载的硫酸小诺霉素、硫酸庆大霉素、硫酸卡那霉素、硫酸阿米卡星、硫酸链霉素和硫酸新霉素采用此法测定硫酸盐。如硫酸小诺霉素中硫酸盐的测定：

取本品约 0.125g，精密称定，加水 100ml 使溶解，用浓氨溶液调节 pH 值至 11，精密加氯化钡滴定液（0.1mol/L）10ml 及酞紫指示液 5 滴，用乙二胺四醋酸二钠滴定液（0.05mol/L）滴定，注意保持滴定过程中的 pH 为 11，滴定至紫色开始消褪，加乙醇 50ml，继续滴定至紫蓝色消失，并将滴定的结果用空白试验校正。每 1ml 氯化钡滴定液（0.1mol/L）相当于 9.606mg 硫酸盐（SO_4），按无水物计算，含硫酸盐应为 32.0%～37.0%。

2. HPLC 法 ChP2015 中用此法测定硫酸盐含量的药物有硫酸西索米星、硫酸奈替米星、硫酸依替米星及硫酸异帕米星，测定时使用蒸发光散射检测器。如硫酸依替米星中硫酸盐的测定：

精密量取硫酸滴定液适量，用水定量稀释制成每 1ml 中约含硫酸盐（SO_4）0.075mg、0.15mg 和 0.30mg 的溶液作为对照品溶液（1）、（2）、（3）。照含量测定项下（第二法）的色谱条件试验，精密量取对照品溶液（1）、（2）、（3）各 20μl，分别注入液相色谱仪，以对照品溶液浓度的对数值与相应的峰面积的对数值计算线性回归方程，相关系数（r）应不小于 0.99；另精密称取本品适量，加水溶解并定量稀释制成每 1ml 中约含 0.5 mg 的溶液，作为供试品溶液，同法测定，用线性回归方程计算供试品中硫酸盐（SO_4）的含量。按无水物计算，应为 31.5%～35.0%。

（三）组分测定

庆大霉素是庆大霉素 C 组分的复合物，由于发酵菌种不同或工艺略有差别，不同生产厂家产品各组分含量不完全一致，各组分的抗菌活性无明显差异，但其毒副作用和耐药性各不相同，进而导致因各组分的比例不同影响产品的效价和临床疗效。因此，各国药典均规定控制各组分的相对百分含量。ChP2015 中采用 HPLC 法，检测器为蒸发光散射检测器，检查方法见案例 13-1。

此外 ChP2015 硫酸小诺霉素、硫酸巴龙霉素亦采用 HPLC-ELSD 法进行组分测定。

四、含量测定

（一）抗生素微生物检定法

本类药物的效价测定，目前国内外药典多数仍采用抗生素微生物检定法。ChP2015 收载的妥布霉素、硫酸小诺霉素、硫酸巴龙霉素、硫酸庆大霉素、硫酸奈替米星、硫酸核糖霉素、硫酸链霉素、硫酸新霉素及其制剂用该法测定。对多组分抗生素则采用效价和组分测定分别进行控制，如硫酸庆大霉素、硫酸小诺霉素和硫酸巴龙霉素。

（二）高效液相色谱法

对一些结构明确、含量和生物活性相一致的单组分抗生素，各国药典已逐渐由抗生素微生物检定法修订为 HPLC 法。ChP2015 收载的阿米卡星、盐酸大观霉素及其制剂、硫酸卡那霉素及其制剂、硫酸西索米星及其制剂、硫酸异帕米星及其制剂、硫酸阿米卡星及其制剂、硫酸依替米星及其制剂采用该法测定含量。

由于氨基糖苷类抗生素大多在紫外光区无吸收，采用 HPLC 法测定时，其方法分为：①紫外检测：柱前衍生化紫外检测或直接用末端吸收测定，如 ChP2010 中阿米卡星、硫酸阿卡米星及其制剂以 2，4，6-三硝基苯磺酸柱前衍生化，340nm 处检测，ChP2015 改为末端吸收直接在 200nm

处检测。硫酸西索米星及其注射液也是采用 HPLC-UV 测定，检测波长为 205nm。②蒸发光散射检测器检测：ChP2015 中硫酸卡那霉素、硫酸异帕米星、盐酸大观霉素及其制剂采用 HPLC-ELSD 法测定。③积分脉冲安培电化学检测器检测。此外，ChP2015 还采用并列方法测定，如硫酸依替米星的含量测定：

第一法　高效液相色谱-积分脉冲安培电化学检测器

色谱条件与系统适用性试验用十八烷基硅烷键合硅胶为填充剂（4.6mm×250mm，5μm 或效能相当的色谱柱），以 0.2mol/L 三氟醋酸溶液（含 0.05% 五氟丙酸，1.5g/L 无水硫酸钠，0.8%（V/V）的 50% 氢氧化钠溶液，用 50% 氢氧化钠溶液调节 pH 至 3.5）-乙腈（96∶4）为流动相，柱温为 35℃，流速为每分钟 1.0ml，用积分脉冲安培电化学检测器检测，检测电极为金电极（推荐使用 3mm 直径），参比电极为 Ag/AgCl 复合电极，钛合金对电极，四波形检测电位（见下表），柱后加碱（50% 氢氧化钠溶液 1→25，推荐流速每分钟 0.5ml）。分别取依替米星对照品和奈替米星标准品各适量，加流动相溶解并稀释制成每 1ml 中各约含 0.025mg 的混合溶液，作为系统适用性溶液，取系统适用性溶液 25μl 注入液相色谱仪，依替米星峰和奈替米星峰间的分离度应大于 4.0。另取依替米星对照品适量，加流动相溶解并稀释制成每 1ml 中约含 0.0025mg 的溶液，作为灵敏度溶液，取灵敏度溶液 25μl 注入液相色谱仪，依替米星峰峰高的信噪比应大于 10。

测定法　取本品适量，精密称定，加流动相溶解并稀释制成每 1ml 中约含依替米星 0.025mg 的溶液，作为供试品溶液，精密量取 25μl 注入液相色谱仪，记录色谱图；另取依替米星对照品，精密称定，同法测定。按外标法以峰面积计算，即得。

时间（s）	电位（V）	积分
0.00	+ 0.10	
0.20	+ 0.10	开始
0.40	+ 0.10	结束
0.41	− 2.00	
0.42	− 2.00	
0.43	+ 0.60	
0.44	− 0.10	
0.50	− 0.10	

第二法　高效液相色谱-蒸发光散射检测器

色谱条件与系统适用性试验用十八烷基硅烷键合硅胶为填充剂（pH 范围 0.8～8.0）；以 0.2mol/L 三氟醋酸溶液-甲醇（84∶16）为流动相；流速为每分钟 0.5ml；用蒸发光散射检测器检测（参考条件：漂移管温度 100℃，载气流速为每分钟 2.6L）。取依替米星对照品和奈替米星标准品各适量，加水溶解并稀释制成每 1ml 中各含 0.2mg 的混合溶液，取 20μl 注入液相色谱仪，记录色谱图，依替米星峰和奈替米星峰的分离度应大于 1.2。

测定法　取依替米星对照品适量，精密称定，分别加水溶解并定量稀释制成每 1ml 中约含依替米星 1.0mg、0.5mg 和 0.25mg 的溶液作为对照品溶液（1）、（2）、（3）。精密量取上述三种溶液各 20μl，分别注入液相色谱仪，记录色谱图，以对照品溶液浓度的对数值对相应的峰面积的对数值计算线性回归方程，相关系数（r）应不小于 0.99；另取本品适量，精密称定，加水溶解并定量稀释制成每 1ml 中约含依替米星 0.5mg 的溶液，同法测定，用线性回归方程计算供试品中 $C_{21}H_{43}N_5O_7$ 的含量。

第四节 四环素类抗生素的分析

四环素类抗生素是四并苯或萘并萘的衍生物，因分子中含有四个六元环，因此统称为四环素类抗生素（tetracycline antibiotics）。

一、结构与性质

（一）化学结构

四环素类抗生素的基本结构如下：

随结构中取代基 R、R'、R"及R'''的不同，构成各种四环素类抗生素。ChP2015 收载的四环素类药物见表 13-4。

表 13-4　ChP2015 收载的四环素类药物

药物名称	化学结构
盐酸四环素（tetracycline hydrochloride，TC）	
盐酸金霉素（chlortetracycline hydrochloride，CTC）	
盐酸土霉素（oxytetracycline hydrochloride，OTC）	
盐酸多西环素（doxycycline hydrochloride，DOXC）	

药物名称	化学结构
盐酸美他环素（metacycline hydrochloride，METC）	
盐酸米诺环素（minocycline hydrochloride，MINC）	

（二）性质

1. 酸碱性与溶解性　四环素类抗生素母核 C_4 位上的二甲氨基[—$N(CH_3)_2$]显弱碱性；C_{10} 上的酚羟基（—OH）和两个含有酮基和烯醇羟基的共轭双键系统显弱酸性，因而四环素类抗生素是两性化合物。遇酸及碱，均能生成相应的盐，临床上应用的多为盐酸盐。

本类药物多为黄色结晶性粉末，有引湿性。其游离碱在水中溶解度很小，且溶解度与溶液的pH 有关，在 pH4.5～7.2 之间时难溶；当 pH 高于 8 或低于 4 时，溶解度增加。其盐酸盐易溶于水，难溶于三氯甲烷，乙醚等有机溶剂。

2. 稳定性　四环素类抗生素在干燥状态下较稳定，但对酸、碱、光照和各种氧化剂（包括空气中的氧）均不稳定，易破坏变色，导致抗菌活性下降、毒副作用增加。其水溶液随 pH 的不同，可发生差向异构化、降解等反应。

（1）差向异构化反应：在弱酸性（pH2～6）溶液中，四环素类抗生素 A 环上手性碳原子 C_4 位构型改变，发生差向异构化，形成差向四环素类。反应是可逆的，达到平衡时，溶液中差向化合物的含量可达 40%～60%。一些阴离子如磷酸根、枸橼酸根、醋酸根等离子的存在，可加速差向异构化反应。四环素类的差向异构化反应可用下式表示：

四环素类　　　　　　　　　　　　　　　　　　　　　　　　　　差向四环素类

四环素，金霉素很容易差向异构化，产生差向四环素（4-epitetracycline，ETC）和差向金霉素（具有蓝色荧光）。因金霉素的 C_7 上的氯原子具空间排斥作用，使差向异构化反应比四环素更易发生。当四环素类结构中存在 C_5-羟基（R"为羟基）时，如土霉素、多西环素、美他环素等由于 C_4-二甲氨基与 C_5-羟基形成氢键而不易发生差向异构化反应。

（2）酸性降解：在酸性（pH<2）条件下，四环素类抗生素 C_6 上的羟基和相邻 C_{5a} 上的氢发生反式消除反应，生成脱水四环素类（anhydrotetracycline，ATC）。反应如下：

在脱水四环素类分子中，共轭双键增加，色泽加深，对光的吸收程度增大。脱水金霉素、脱水四环素为橙黄色，分别在 435nm 及 445nm 处有最大吸收。

四环素类　　　　　　　　　　　　　　　　　　　　　脱水四环素类

脱水四环素亦可形成差向异构体，称差向脱水四环素（4-epianhydro- tetracycline，EATC），为砖红色。

（3）碱性降解：在碱性条件下，C_6 上羟基在 OH^- 的作用下形成氧负离子，向 C_{11} 发生分子内亲核进攻，经电子转移，C 环破裂，生成无活性的具有内酯结构的异四环素类。反应如下：

四环素类　　　　　　　　　　　　　　　　　　　　　异四环素类

3. 与金属离子形成配位化合物　四环素类药物结构中的酚羟基和烯醇羟基，能与多种金属离子形成不溶性盐类或有色配位化合物。如与二价钙或镁离子形成不溶性的钙盐或镁盐、与三价铁或铝离子形成可溶性红色或黄色配合物。可用于鉴别或比色法含量测定。

4. 旋光性　四环素类抗生素分子中具有多个手性碳原子，具有旋光性。ChP2015 在其性状项下多收载比旋度的测定，见表 13-5。

表 13-5　ChP2015 收载四环素类药物的比旋度

药物	溶剂	浓度（mg/ml）	$[\alpha]_D^{20}$
盐酸土霉素	盐酸溶液（9→1000）	10	−188°～−200°（避光放置 1 小时测定）
盐酸四环素	0.01mol/L 盐酸溶液	10	−240°～−258°
盐酸多西环素	盐酸溶液（9→100）的甲醇溶液（1→100）	10	−105°～−120°（25℃）
盐酸金霉素	水	5	−235°～−250°（避光放置 30 分钟，25℃测定）

5. 紫外吸收和荧光性质　四环素类抗生素分子中有共轭双键系统，在紫外光区有特征吸收。在紫外光照射下产生荧光，它们的降解产物也具有荧光。如土霉素经碱降解后呈绿色荧光，加热，荧光转为蓝色，在 TLC 法鉴别中常将这一性质用于斑点检出。

二、鉴 别 试 验

（一）色谱法

ChP2015 所收载的本类抗生素均采用 HPLC 法鉴别。其中，盐酸土霉素同时给出了 TLC 法和 HPLC 法，可任选其一进行鉴别，方法为：

（1）取本品与土霉素对照品，分别加甲醇溶解并稀释制成每 1ml 中含 1mg 的溶液，作为供试品溶液与对照品溶液；另取土霉素与盐酸四环素对照品，加甲醇溶解并稀释制成每 1ml 中各约含 1mg 的混合溶液，照薄层色谱法（通则 0502）试验，吸取上述三种溶液各 1μl，分别点于同一硅胶 G（H）F_{254} 薄层板上，以水-甲醇-二氯甲烷（6∶35∶59）溶液作为展开剂，展开，晾干，置紫外光灯（365nm）下检视，混合溶液应显两个完全分离的斑点，供试品溶液所显主斑点的位置和荧光应与对照品溶液主斑点的位置和荧光相同。

（2）在含量测定项下记录的色谱图中，供试品溶液主峰的保留时间应与对照品溶液主峰的保留时间一致。

本类抗生素及其降解产物在紫外光（365nm）下产生荧光，可用于检出斑点并以对照品对照进行鉴别。

（二）光谱法

1. 紫外分光光度法　本类抗生素分子结构中含有多个共轭系统，在紫外光区有特征吸收，可用于鉴别。ChP2015 收载的盐酸多西环素及其制剂、盐酸美他环素及其制剂均采用 UV 法鉴别。如盐酸美他环素的鉴别：

取本品，加水溶解并稀释制成每1ml 中约含10μg 的溶液，照紫外-可见分光光度法（通则 0401）测定，在 345nm、282nm 和 241nm 的波长处有最大吸收，在 264nm 和 222nm 的波长处有最小吸收。

2. 红外分光光度法　各国药典均利用本类药物的红外吸收光谱特征进行鉴别。ChP2015 中，除盐酸土霉素外，其余的四环素类原料均采用 IR 法鉴别。

（三）化学鉴别法

1. 显色反应　四环素类抗生素与硫酸反应，不同药物产生不同颜色，例如，盐酸四环素呈深紫色；盐酸土霉素呈深朱红色，加水变为黄色；盐酸金霉素呈蓝色，渐变为橄榄绿色，加水变为金黄色或棕黄色；据此可鉴别或区别各种四环素类抗生素。

本类抗生素分子结构中具有酚羟基，遇三氯化铁试液即显色，可用于鉴别。如 ChP2015 盐酸四环素的鉴别：

取本品约 0.5mg，加硫酸 2ml，即呈深紫色，再加三氯化铁试液 1 滴，溶液变为红棕色。

2. 氯化物的鉴别反应　本类抗生素多为盐酸盐，其水溶液显氯化物的鉴别反应。

三、杂 质 检 查

（一）有关物质

四环素类抗生素中的有关物质主要是指在生产和贮藏过程中引入的异构体、降解产物等，包括差向四环素（ETC）、脱水四环素（ATC）、差向脱水四环素（EATC）等。这些杂质的存在不仅使抗菌活性降低，而且有些患者出现恶心、呕吐、糖尿、蛋白尿及酸中毒等急性或亚急性毒副反应，是引起临床上毒副反应的主要物质。因此各国药典均采用 HPLC 法控制本类药物中有关物质的限量。如 ChP2015 盐酸四环素中有关物质的检查：

临用新制。取本品，加 0.01mol/L 盐酸溶液溶解并定量稀释制成每 1ml 中约含 0.8mg 的溶液，作为供试品溶液；精密量取 2ml，置 100ml 量瓶中，用 0.01mol/L 盐酸溶液稀释至刻度，摇匀，作为对照溶液。取对照溶液 2ml，置 100ml 量瓶中，用 0.01mol/L 盐酸溶液稀释至刻度，摇匀，作为灵敏度溶液。照含量测定项下的色谱条件试验，量取灵敏度溶液 10μl 注入液相色谱仪，记录色谱图，主成分色谱峰峰高的信噪比应大于 10。再精密量取供试品溶液与对照溶液各 10μl，分别注入液相色谱仪，记录色谱图至主成分峰保留时间的 2.5 倍，供试品溶液色谱图中如有杂质峰，土霉素、4-差向四环素、盐酸金霉素、脱水四环素、差向脱水四环素按校正后的峰面积（分别乘以校正因子 1.0、1.42、1.39、0.48 和 0.62）分别不得大于对照溶液主峰面积的 0.25 倍（0.5%）、1.5 倍（3.0%）、0.5 倍（1.0%）、0.25 倍（0.5%）、0.25 倍（0.5%），其他各杂质峰面积的和不得大于对照溶液主峰面积的 0.5 倍（1.0%）。供试品溶液色谱图中小于灵敏度溶液主峰面积的峰忽略不计。

本品中的有关物质主要是 4-差向四环素、土霉素、脱水四环素、差向脱水四环素和盐酸金霉素等，采用 HPLC 法的加校正因子的主成分自身对照法检查。由于杂质的响应差异较大，所以峰面积需要用校正因子校正后，再与对照溶液主峰面积进行比较。

（二）杂质吸光度

杂质吸光度检查主要是为了控制本类药物中的异构体、降解产物等杂质。四环素类抗生素多为黄色结晶性粉末，其水溶液的最大吸收波长在 250～350nm 波长处，在 430nm 波长以上无吸收。而异构体，降解产物颜色较深。所以，ChP2015 通过限制其在 430～530nm 波长处的吸光度，以控制有色杂质的量。ChP2015 四环素类抗生素杂质吸光度检查条件及限度要求见表 13-6 。

表 13-6　四环素类抗生素杂质吸光度检查的条件与限度

药物	溶剂	浓度（mg/ml）	测定波长（nm）	吸光度（限度）	备注
盐酸土霉素	0.1mol/L 盐酸甲醇溶液（1→100）	2.0	430	≤0.50（1h内）	
	0.1mol/L 盐酸甲醇溶液（1→100）	10	490	≤0.20	
盐酸四环素（供注射用）	0.8%氢氧化钠溶液	10	530	≤0.12	温度为 20～25℃采用 4cm 吸收池自加溶剂起5 分钟时测定
盐酸多西环素	盐酸溶液（9→100）的甲醇溶液（1→100）	10	490	≤0.12	
盐酸多西环素片	盐酸溶液（9→100）的甲醇溶液（1→100）	9	490	≤0.20	
盐酸金霉素	水	5	460	≤0.40	
盐酸美他环素	1mol/L 盐酸甲醇溶液（1→100）	10	490	≤0.20	

四、含量测定

目前各国药典对四环素类抗生素的含量测定多采用 HPLC 法。如 ChP2015 盐酸金霉素眼膏的含量测定：

色谱条件与系统适用性试验　用辛烷基硅烷键合硅胶为填充剂；高氯酸-二甲基亚砜-水（8：525：467）为流动相（pH<2.0）；柱温 45℃；检测波长为 280nm。取盐酸金霉素、盐酸四环素和 4-差向金霉素对照品各适量，加 0.01mol/L 盐酸溶液溶解并稀释制成每1ml 中分别约含 1mg 的混合溶液，取 20μl 注入液相色谱仪，记录色谱图，出峰顺序依次为盐酸四环素、4-差向金霉素、盐酸金霉素。四环素峰与 4-差向金霉素峰，4-差向金霉素峰与金霉素峰间的分离度均应符合要求。

测定法　取本品约 2.5g（相当于盐酸金霉素 12.5mg），精密称定，置分液漏斗中，加石油醚（沸程 90～120℃）30ml，振摇使基质溶解，再精密加入 0.01mol/L 盐酸溶液 50ml，振摇 15 分钟，静置分层，取水层，置 50ml 量瓶中，加 0.01mol/L 盐酸溶液稀释至刻度，摇匀，滤过，取续滤液作为供试品溶液；另取盐酸金霉素对照品约 25mg，精密称定，置 100ml 量瓶中，加 0.01mol/L 盐酸溶液溶解并稀释至刻度，摇匀，作为对照品溶液。分别精密量取供试品溶液与对照品溶液各 20μl 注入液相色谱仪，记录色谱图。按外标法以峰面积计算，即得。

本法为反相高效液相色谱法，由于一般化学键合相色谱柱使用的 pH 范围为 2～8，本法流动相的 pH<2.0，因此应使用耐酸的填料。为消除眼膏剂基质的影响，本法加石油醚使基质溶解，再用 0.01mol/L 盐酸溶液提取金霉素进行测定。

（西南医科大学　张开莲）

第十四章 药用辅料的分析

本章要求

1. 掌握药用辅料的鉴别、检查和含量测定的原理及方法；
2. 熟悉常用药用辅料的质量控制方法；
3. 了解药用辅料的分类和功能性指标。

案例 14-1

"齐二药"事件

2006 年 4 月 22～30 日，广州某医院传染科发现重症肝炎病人中先后出现多人急性肾功能衰竭症状（无尿，血肌酐等明显升高）。医院紧急组织肝肾疾病专家会诊，怀疑可能是由齐齐哈尔第二制药公司生产的"亮菌甲素注射液"引起，在随后的日子里，共有 11 人由于使用了齐二药生产的"亮菌甲素注射液"引起死亡。

同年 5 月 9 日通过广东省药检所的反复检验和验证，初步查明齐二药生产的"亮菌甲素注射液"中含有了该药中不应该含有的二甘醇。

调查发现江苏人王某某伪造了系列文件，将工业用二甘醇冒充为辅料丙二醇卖给了齐齐哈尔第二制药厂。"齐二药"只注重了书面材料，化验室也没有分辨出真伪就将材料入库，并且贴上了合格标签。此后假冒辅料被用于"齐二药"的 5 个品种的生产，产品发往全国各地，其中就包含了在广州某医院置人于死的"亮菌甲素注射液"。

在此次事件中，"齐二药"共被查出有 5 个品种、7 个规格、16 个批次的假药流向了全国 8 个省份。黑龙江省食品药品监督管理局据此吊销了"齐二药"的《药品生产许可证》，撤销其获得的 129 个药品批准文号，收回其 GMP 认证证书，并对"齐二药"共处罚款 1920万元。

问题：

1. 什么是药用辅料？其质量控制对药品有何意义？
2. 如何进行药用辅料的质量控制？

药用辅料（pharmaceutical excipients）系指生产药品和调配处方时使用的赋形剂和附加剂；是除活性成分或前体以外，在安全性方面已进行了合理评估，并且包含在药物制剂中的物质。由于药用辅料除了具有赋形、充当载体、提高制剂稳定性等作用之外，还具有增溶、助溶、缓控释、抗氧、抗菌和调节 pH 等重要功能，其质量的优劣将严重影响到药品质量、安全性和有效性。可以说"没有辅料就没有剂型"。药用辅料是药物制剂的基础材料和重要组成部分，是保证药物制剂生产和发展的物质基础，在制剂剂型和生产中起着关键的作用。它不仅赋予药物一定剂型，而且与提高药物的疗效、减少不良反应的发生有很大的关系，其质量可靠性和多样性是保证剂型和制剂先进性的基础。

为加强药用辅料的生产和使用管理，ChP2015 通则收载了"药用辅料"项目，对辅料的定义、分类和总体要求作了明确规定，使药用辅料质量得以有效控制。ChP2015 药用辅料标准水平显著提高，主要体现在以下五个方面：①药用辅料品种收载数量显著增加。新增品种 137 个，收载总数达到 270 个，增长 105%，修订数量占总品种的 70%。②药用辅料标准水平整体提升。不仅强化安全性控制，更加注重对辅料功能性控制要求。③药用辅料标准系列化。根据辅料功能性的不同，建立多规格标准，以满足制剂生产的需求。④加强可供注射用辅料标准的制定。ChP2015共收载注射用辅料品种 23 个，而 ChP 2010 仅收载了 2 个。丙二醇、聚山梨酯 80、活性炭（注射用）等常用的可供注射用辅料标准的制定和收载，对提升注射剂等高风险药品的安全性将发挥巨大作用。⑤强化标准适用性的要求，引导药品生产企业开展辅料适用性研究和验证，更合理、更安全地使用辅料。

新版药用辅料标准的增订和完善，极大提升了药用辅料的质量水平，弥补了当前我国药用辅料标准短缺的问题，对提高药品质量，保障药用辅料关联审批制度的顺利执行，推进我国药用辅料行业快速健康发展必将产生重要而深远的影响。

第一节　概　　述

一、药用辅料的分类

药用辅料种类繁多，可依据其来源、作用（用途）、给药途径、辅料形态、剂型和化学结构等进行分类。

（一）按来源分类

按来源分为天然物、半合成物和全合成物。天然来源辅料包括淀粉（小麦淀粉、玉米淀粉、马铃薯淀粉）、蔗糖、糊精、纤维素、壳聚糖、磷脂（大豆磷脂、蛋黄卵磷脂）等；半合成物又叫半天然物，是由天然物经基团改造或衍生化形成天然物的半合成品，如羧甲淀粉钠、蔗糖硬脂酸酯、羟丙基倍他环糊精、羟丙基纤维素、醋酸纤维素氢化大豆油等；全合成物如聚乙二醇、聚乙烯醇、卡波姆、维生素 E 琥珀酸酯等。

（二）按作用和用途分类

根据辅料在制剂中所起的作用分为 pH 调节剂、螯合剂、包合剂、包衣剂、保护剂、保湿剂、崩解剂、表面活性剂、成膜剂、发泡剂、芳香剂、基质、矫味剂、抗结块剂、抗黏着剂、抗氧剂、抗氧增效剂、空气置换剂、冷凝剂、黏合剂、抛射剂、皮肤渗透促进剂、溶媒、柔软剂、乳化剂、润滑剂、润湿剂、渗透压调节剂、填充剂、稳定剂、吸附剂、吸收剂、稀释剂、消泡剂、絮凝剂与反絮凝剂、抑菌剂、载体材料、增稠剂、增黏剂、增溶剂、增塑剂、着色剂、助流剂、助滤剂、助溶剂、助悬剂、助压剂等。此种分类存在一种辅料多种用途的情况，如卡波姆可用作软膏基质和释放阻滞剂等。

（三）按给药途径分类

按给药途径分为口服、注射、黏膜、经皮或局部给药、经鼻或吸入给药和眼部给药等。同一药用辅料可用于不同给药途径、不同剂型，且有不同的用途。此种分类方法有利于药政管理部门对辅料的管理与审批，因为不同给药途径的药用辅料，对其质量标准、生产环境的要求是不同的，一般注射给药所用的辅料比口服给药所用辅料要求更为严格，如大豆油（供注射用）与大豆油相比，其质量标准的检查项下增加了吸光度、碱性杂质、无菌、微生物限度等项目。

（四）按辅料形态分类

按辅料形态分为固体辅料、半固体辅料和液体辅料。固体辅料常用作崩解剂、填充剂、包衣剂、黏合剂等，如羧甲淀粉钠（CMS-Na）、交联聚维酮（PVPP）等；半固体辅料一般具有黏和滑腻的特点，如羊毛脂、聚乙二醇、凡士林等，在制剂中常作为软膏基质、稳定剂、乳化剂及润滑剂等；液体辅料是直接用于药物制剂中起溶解、分散、浸出作用的液体，常用的有制药用水、制药用油、醇类及酯类等。

（五）按剂型分类

按剂型可分为片剂、注射剂、胶囊剂、颗粒剂、栓剂、丸剂、眼用制剂类、气雾剂等剂型辅料，有多少种剂型，就有多少类辅料。如注射剂的辅料有溶剂（注射用水、注射用油）、抗氧剂、螯合剂、缓冲剂、助悬剂、稳定剂、抑菌剂、填充剂、保护剂等。该分类的优点在于每种剂型所使用的辅料比较清晰。但很多辅料可在多种剂型中承担不同功能，导致同一辅料出现在多个剂型的分类中。如常用的纤维素衍生物，甲基纤维素（MC）、羟丙甲纤维素（HPMC）、羟丙纤维素（HPC）、羧甲纤维素钠（CMC-Na）既可用作片剂的黏合剂，也可用作凝胶剂的基质。

（六）按化学结构分类

药用辅料有纯净物和混合物（如石蜡、白凡士林、白陶土等）。按化学结构分为无机物（如三硅酸镁、无水亚硫酸钠等）、有机物（如山梨酸、三氯蔗糖等）、聚合物（如乙交酯丙交酯共聚物5050、卡波姆等）等。

二、药用辅料的功能性指标

药用辅料的试验内容主要包括两部分：①与生产工艺及安全性有关的常规试验，如性状、鉴别、检查、含量测定等项目；②影响制剂性能的功能性指标，如黏度、粒度等。ChP2015 通则专门收载了"药用辅料功能性指标研究指导原则"。功能性指标的设置是针对特定用途的，同一辅料按功能性指标不同可以分为不同的规格，使用者可根据用途选择适宜规格的药用辅料以保证制剂的质量。药用辅料的功能性指标如下：

（一）稀释剂

稀释剂也称填充剂，指制剂中用来增加体积或重量的成分。常用的稀释剂包括淀粉、蔗糖、乳糖、预胶化淀粉、微晶纤维素、无机盐类和糖醇类等。在药物制剂中稀释剂通常占有很大比例，其作用不仅保证一定的体积大小，而且减少主药成分的剂量偏差，改善药物的压缩成型性。稀释剂类型和用量的选择通常取决于它的物理化学性质，特别是功能性指标。

稀释剂可以影响制剂的成型性和制剂性能（如粉末流动性、湿法颗粒或干法颗粒成型性、含量均一性、崩解性、溶出度、片剂外观、片剂硬度和脆碎度、物理和化学稳定性等）。一些稀释剂（如微晶纤维素）常被用作黏合剂，因为它们在最终压片的时候能赋予片剂很高的强度。

稀释剂的功能性指标包括：①粒度和粒度分布（通则0982）；②粒子形态（通则0982）；③松密度/振实密度/真密度；④比表面积；⑤结晶性（通则0981）；⑥水分（通则0832）；⑦流动性；⑧溶解度；⑨压缩性；⑩引湿性（通则9103）等。

（二）黏合剂

黏合剂是指一类使无黏性或黏性不足的物料粉末聚集成颗粒，或压缩成型的具黏性的固体粉末或溶液。黏合剂在制粒溶液中溶解或分散，有些黏合剂为干粉。随着制粒溶液的挥发，黏合剂使颗粒的各项性质（如粒度大小及其分布、形态、含量均一性等）符合要求。湿法制粒通过改善颗粒一种或多种性质，如流动性、操作性、强度、抗分离性、含尘量、外观、溶解度、压缩性或者药物释放，使得颗粒的进一步加工更为容易。

黏合剂可以被分为：①天然高分子材料；②合成聚合物；③糖类。聚合物的化学属性，包括结构、单体性质和聚合顺序、功能基团、聚合度、取代度和交联度将会影响制粒过程中的相互作用。同一聚合物由于来源或合成方法的不同，它们的性质可能显示出较大的差异。常用黏合剂包括淀粉浆、纤维素衍生物、聚维酮、明胶和其他一些黏合剂。黏合剂通过改变微粒内部的黏附力生成湿颗粒（聚集物）。它们可能还会改变界面性质、黏度或其他性质。在干燥过程中，它们可能产生固体桥，赋予干颗粒一定的机械强度。

黏合剂的功能性指标包括：①表面张力；②粒度、粒度分布（通则 0982）；③溶解度（见凡例）；④黏度（通则 0633）；⑤堆密度和振实密度；⑥比表面积等。

（三）崩解剂

崩解剂是加入到处方中促使制剂迅速崩解成小单元并使药物更快溶解的成分。当崩解剂接触水分、胃液或肠液时，它们通过吸收液体膨胀溶解或形成凝胶，引起制剂结构的破坏和崩解，促进药物的溶出。不同崩解剂发挥作用的机制主要有四种：膨胀、变形、毛细管作用和排斥作用。在片剂处方中，崩解剂的功能最好能具有两种以上。崩解剂的功能取决于多个因素，如它的化学特性、粒度、粒度分布以及粒子形态，此外还受一些重要的片剂因素的影响，如硬度和孔隙率。

崩解剂包括天然的、合成的或化学改造的天然聚合物。常用崩解剂包括：干淀粉、羧甲基淀粉钠、低取代羟丙基纤维素、交联羧甲基纤维素钠、交联聚维酮、泡腾崩解剂等。崩解剂可为非解离型或为阴离子型。非解离态聚合物主要是多糖，如淀粉、纤维素、支链淀粉或交联聚维酮。阴离子聚合物主要是化学改性纤维素的产物等。离子聚合物应该考虑其化学性质。胃肠道 pH 的改变或者与离子型原料药（APIs）形成复合物都将会影响崩解性能。

崩解剂的功能性指标包括：①粒径及其分布（通则 0982）；②水吸收速率；③膨胀率或膨胀指数；④粉体流动性；⑤水分；⑥泡腾量等。

（四）润滑剂

润滑剂的作用为减小颗粒间、颗粒和固体制剂制造设备如片剂冲头和冲模的金属接触面之间的摩擦力。

润滑剂可以分为界面润滑剂、流体薄膜润滑剂和液体润滑剂。界面润滑剂为两亲性的长链脂肪酸盐（如硬脂酸镁）或脂肪酸酯（如硬脂酰醇富马酸钠），可附着于固体表面（颗粒和机器零件），减小颗粒间或颗粒、金属间摩擦力而产生作用。表面附着受底物表面的性质影响，为了最佳附着效果，界面润滑剂颗粒往往为小的片状晶体；流体薄膜润滑剂是固体脂肪（如氢化植物油，Ⅰ型），甘油酯（甘油二十二烷酸酯和二硬脂酸甘油酯），或者脂肪酸（如硬脂酸），在压力作用下会熔化并在颗粒和压片机的冲头周围形成薄膜，这将有利于减小摩擦力。在压力移除后流体薄膜润滑剂重新固化；液体润滑剂是在压紧之前可以被颗粒吸收，而压力下可自颗粒中释放的液体物质，也可用于减小制造设备的金属间摩擦力。

常用润滑剂有硬脂酸镁、微粉硅胶、滑石粉、氢化植物油、聚乙二醇类、月桂醇硫酸钠等。

润滑剂的主要功能性指标包括：①粒度及粒度分布（通则 0982）；②比表面积；③水分（通则 0831 和通则 0832）；④多晶型（通则 0981 和通则 0451）；⑤纯度（如硬脂酸盐与棕榈酸盐比率）；⑥熔点或熔程等；⑦粉体流动性。

（五）助流剂和抗结块剂

助流剂和抗结块剂的作用是提高粉末流速和减少粉末聚集结块。助流剂和抗结块剂通常是无机物质细粉。它们不溶于水但是不疏水。其中有些物质是复杂的水合物。常用助流剂和抗结块剂有滑石粉、微粉硅胶等无机物质细粉。

助流剂可吸附在较大颗粒的表面，减小颗粒间黏着力和内聚力，使颗粒流动性好。此外，助流剂可分散于大颗粒之间，减小摩擦力。抗结块剂可吸收水分以阻止结块现象中颗粒桥的形成。

助流剂和抗结块剂的功能性指标包括：①粒度及粒度分布（通则 0982）；②表面积；③粉体流动性；④吸收率等。

（六）空心胶囊

胶囊作为药物粉末和液体的载体可以保证剂量的准确和运输的便利。空心胶囊应与内容物相容。空心胶囊通常包括两个部分（即胶囊帽和胶囊体），都是圆柱状，其中稍长的称为胶囊体，另一个称为胶囊帽。胶囊帽和胶囊体紧密结合以闭合胶囊。软胶囊是由沿轴缝合或无缝合线的单片构成。

根据原料不同空心胶囊可分为明胶空心胶囊和其他胶囊。明胶空心胶囊由源于猪、牛、或鱼的明胶制备；其他类型胶囊由非动物源的纤维素、多糖等制备。空心胶囊也含其他添加剂如增塑剂、着色剂、遮光剂和抑菌剂。应尽量少用或不用抑菌剂，空心胶囊所用添加剂的种类和用量应符合国家药用或食用相关标准和要求。

空心胶囊可装填固体、半固体和液体制剂。传统的空心胶囊应在 37℃生物液体如胃肠液里迅速溶化或崩解。空心胶囊中可以引入肠溶材料和调节释放的聚合物，调节胶囊内容物的释放。

水分随着胶囊类型而变化，水分对胶囊脆度有显著的影响。平衡水分对剂型稳定性有关键作用，因为水分子可在胶囊内容物和胶囊壳之间迁移。透气性是很重要的一个指标，因为羟丙甲纤维素胶囊有开放结构，因而通常其胶囊透气性比一般胶囊更大。明胶胶囊贮藏于较高的温度和湿度（如 40℃/75%RH）下可产生交联，而羟丙甲纤维素胶囊不会产生交联。粉末内容物里的醛类物质因为能够使明胶交联而延长崩解时间。明胶胶囊在 0.5%盐酸溶液中 36～38℃的条件下应该能够在 15 分钟内崩解。羟丙甲纤维素胶囊在 30℃以下也能崩解。

胶囊壳的功能性指标包括：①水分（通则 0832 和通则 0831）；②透气性；③崩解性（通则 0921 和 0931）；④脆碎度；⑤韧性；⑥冻力强度；⑦松紧度等。

（七）包衣材料

包衣可以掩盖药物异味、改善外观、保护活性成分、调节药物释放。包衣材料包括天然、半合成和合成材料。它们可能是粉末或者胶体分散体系（胶乳或伪胶乳），通常制成溶液或者水相及非水相体系的分散液。蜡类和脂类在其熔化状态时可直接用于包衣，而不使用任何溶剂。

包衣材料的功能性指标包括：①溶解性，如肠溶包衣材料不溶于酸性介质而溶于中性介质；②成膜性；③黏度；④取代基及取代度；⑤抗拉强度；⑥透气性；⑦粒度等。

（八）润湿剂和（或）增溶剂

增溶剂包含很多种不同的化学结构和等级。典型的增溶剂为阴离子型非解离型表面活性剂，在水中自发形成的胶束形态和结构，起到增溶作用。增溶机理常常与难溶性药物和增溶剂自组装体（如胶束）形成的内核间的相互作用力有关。还有一些类型的增溶剂利用与疏水性分子相互作用的聚合物链的变化，将难溶性药物溶入聚合物链中从而增加药物的溶解度。

增溶剂包括固态、液态或蜡质材料。它们的化学结构决定其物理特性。然而增溶剂的物理特性和功效取决于表面活性特性和亲水亲油平衡值（HLB）（通则 0713）。例如，十二烷基硫酸钠（HLB 值为 40）是亲水性的，易溶于水，一旦在水中分散，即自发形成胶束。增溶剂特殊的亲水和亲油特性可以由其临界胶束浓度（CMC）来表征。

与润湿剂/增溶剂有关的功能性指标包括：①HLB 值；②黏度；③组成，检查法可参考通则 0301、0601、0633、0631、0713、0661、0982 等；④临界胶束浓度等；⑤表面张力。

（九）栓剂基质

栓剂基质为制造直肠栓剂和阴道栓剂的基质。常用栓剂基质包括：油脂性基质，如可可豆脂、半合成椰油酯、半合成或全合成脂肪酸甘油酯等；水溶性基质，如甘油明胶、聚乙二醇、泊洛沙姆等。

栓剂应在略低于体温（37℃）下融化或溶解而释放药物，其释放机制为溶蚀或扩散分配。高熔点脂肪栓剂基质在体温条件下应融化。水溶性基质应能够溶解或分散于水性介质中，药物释放机制是溶蚀和扩散机制。

栓剂基质最重要的物理性质便是它的融程。一般来说，栓剂基质的融程在 27～45℃。然而，单一栓剂基质的融程较窄，通常在 2～3℃之间。基质融程的选择应考虑其他处方成分对最终产品融程的影响。

高熔点亲脂性栓剂基质是半合成长链脂肪酸甘油三酯的混合物，包括单甘油酯、双甘油酯，也可能存在乙氧化脂肪酸。根据基质的融程、羟值、酸值、碘值、凝固点和皂化值，可将基质分为不同的级别。

亲水性栓剂基质通常是亲水性半固体材料的混合物，在室温条件下为固体，而当用于使用者时，药物会通过基质的熔融、溶蚀和溶出机制而释放出来。相对于高熔点栓剂基质，亲水性栓剂基质具有更多羟基和其他亲水性基团。聚乙二醇为一种亲水性基质，具有合适的融化和溶解行为。

栓剂基质的功能性指标可参考通则 0107、0612 和通则 0613、0713 等。

（十）助悬剂和（或）增稠剂

在药物制剂中，助悬剂和（或）增稠剂用于稳定分散系统（例如混悬剂或乳剂），其机制为减少溶质或颗粒运动的速率，或降低液体制剂的流动性。

助悬剂、增稠剂的稳定分散体系或增稠效应有多种机制。常见的机制是大分子链或细黏土束缚溶剂导致黏度增加和层流中断。其余包括制剂中的辅料分子或颗粒形成三维结构的凝胶，大分子或矿物质吸附于分散颗粒或液滴表面产生的立体作用。每种机制（黏度增加，凝胶形成或立体稳定性）均是辅料流变学特性的体现，由于辅料的分子量大和粒径较大，其流变学的性质为非牛顿流体。此类辅料的分散体表现出一定的黏弹性。

助悬剂或增稠剂可以是低分子物质也可以是大分子物质或矿物质。低分子助悬剂或增稠剂如甘油、糖浆；大分子助悬剂或增稠剂包括亲水性的碳水化合物高分子[阿拉伯胶、琼脂、海藻酸、羧甲纤维素、角叉（菜）胶、糊精、结冷胶、瓜尔豆胶、羟乙纤维素、羟丙纤维素、羟丙甲纤维素、麦芽糖糊精、甲基纤维素、果胶、丙二醇海藻酸、海藻酸钠、淀粉、西黄蓍胶和黄原胶树胶]和非碳水化合物亲水性大分子，包括明胶、聚维酮、卡波姆、聚氧乙烯和聚乙烯醇；矿物质助悬剂或增稠剂包括硅镁土、皂土（斑脱土）、硅酸镁铝、二氧化硅等；单硬脂酸铝，按功能分类既非大分子也非矿物质类助悬剂或增稠剂，它主要包含不同组分比例的单硬脂酸铝和单棕榈酸铝。

助悬剂和增稠剂的功能性指标为黏度（通则 0633）等。

（十一）软膏基质

软膏是黏稠的用于体表不同部位的半固体外用制剂。软膏基质是其主要组成成分并决定其物理性质。软膏基质可作为药物的外用载体并可作为润湿剂和皮肤保护剂。

软膏基质是具有相对高黏度的液体中含混悬固体的稳定混合物。

软膏基质分为①油性基质：不溶于水，无水、不吸收水，难以用水去除（如凡士林）；②吸收性软膏基质：无水，但能够吸收一定量的水，不溶于水且不易用水去除（如羊毛脂）；③乳剂型基质：通常是水包油或油包水型，其中含水，能够吸收水分，在水中也无法溶解（如乳膏）；④水溶性软膏基质：本身无水，可以吸水，能溶于水，可用水去除（如聚乙二醇）。

被选择的软膏基质应惰性、化学稳定。

黏度和熔程是乳膏基质的重要功能性指标，可参见通则 0633 和通则 0613。

第二节 鉴别试验

鉴别（identification）是药用辅料检验工作的首项任务，包括性状（description）观察和鉴别试验（identification test）。性状反映了辅料特有的物理性质，性状项下记述辅料的外观、溶解度以及物理常数等。鉴别试验则由确证辅料理化特性的具体试验构成，常用化学法、光谱法、色谱法等。

一、物理常数测定

物理常数（physical constant）是辅料的特性常数，其测定结果不仅对辅料具有鉴别意义，也反映辅料的纯度，是评价辅料质量的主要指标之一。药用辅料种类繁多，结构类型也多，除收载熔点、比旋度、折光率等物理常数测定外，还需进行酸值、羟值、碘值、皂化值、过氧化值、馏程、黏度等物理常数测定。

（一）酸值

酸值（acid value）系指中和脂肪、脂肪油或其他类似物质 1g 中含有的游离脂肪酸所需氢氧化钾的重量（mg）。酸值过大，说明脂肪、脂肪油或其他类似物质氧化变质严重（即酸败严重），不仅影响辅料稳定性，且有刺激作用。酸值的测定采用酸碱滴定法，测定时可采用氢氧化钠滴定液进行滴定。方法为：

除另有规定外，按规定重量，精密称取供试品，置 250ml 锥形瓶中，加乙醇-乙醚（1:1）混合液[临用前加酚酞指示液 1.0ml，用氢氧化钠滴定液（0.1mol/L）调至微显粉红色]50ml，振摇使完全溶解（如不易溶解，可缓慢加热回流使溶解），用氢氧化钠滴定液（0.1mol/L）滴定，至粉红色持续 30 秒不褪。以消耗氢氧化钠滴定液（0.1mol/L）的体积（ml）为 A，供试品的重量（g）为 W，照下式计算酸值：

$$供试品的酸值 = \frac{A \times 5.61}{W}$$

某些辅料在乙醇-乙醚（1:1）混合液中溶解性不好，可以选用其他溶剂将供试品溶解后再进行测定。如 ChP2015 聚山梨酯 20 中酸值的测定：

取本品约 10g，精密称定，置 250ml 锥形瓶中，加中性乙醇（对酚酞指示液显中性）50ml 使溶解，加热回流 10 分钟，放冷，加酚酞指示液 5 滴，用氢氧化钠滴定液（0.1mol/L）滴定，酸值（通则 0713）不得过 2.0。

（二）羟值

羟值（hydroxyl value）系指供试品 1g 中含有的羟基，经用下法酰化后，所需氢氧化钾的重量（mg）。羟值的测定基于酰化法（也称酯化法），即样品中的羟基与酸酐定量发生酰化反应，生成酯和酸，过量的酸酐水解成酸后，用碱标准溶液滴定。方法为：

除另有规定外，按规定的重量，精密称取供试品，置干燥的 250ml 具塞锥形瓶中，精密加入酰化剂（取对甲苯磺酸 14.4g，置 500ml 锥形瓶中，加乙酸乙酯 360ml，振摇溶解后，缓缓加入醋酐 120ml，摇匀，放置 3 日后备用）5ml，用吡啶少许湿润瓶塞，稍拧紧，轻轻摇动使完全溶解，置 50℃±1℃水浴中 25 分钟（每 10 分钟轻轻摇动）后，放冷，加吡啶-水（3:5）20ml，5 分钟后加甲酚红-麝香草酚蓝混合指示液 8~10 滴，用氢氧化钾（或氢氧化钠）滴定液（1mol/L）滴定至溶液显灰蓝色或蓝色；同时做空白试验。以供试品消耗的氢氧化钾（或氢氧化钠）滴定液（1mol/L）的体积（ml）为 A，空白试验消耗的体积（ml）为 B，供试品的重量（g）为 W，供试品的酸值为 D，照下式计算羟值：

$$供试品的羟值 = \frac{(B-A)\times 56.1}{W} + D$$

（三）碘值

碘值（iodine value）系指脂肪、脂肪油或其他类似物质 100g 充分卤化时所需的碘量（g）。碘值反映油脂中不饱和键的多寡，碘值过高，则含不饱和键多，油易氧化酸败。碘值测定采用溴量法，供试品中加入定量过量的溴化碘溶液，加成反应完成后，过量的溴化钾与碘化钾反应生成碘，用硫代硫酸钠滴定液滴定。方法为：

取供试品适量[其重量（g）约相当于 25/供试品的最大碘值]，精密称定，置 250ml 的干燥碘瓶中，加三氯甲烷 10ml，溶解后，精密加入溴化碘溶液 25ml，密塞，摇匀，在暗处放置 30 分钟。加入新制的碘化钾试液 10ml 与水 100ml，摇匀，用硫代硫酸钠滴定液（0.1mol/L）滴定剩余的碘，滴定时注意充分振摇，待混合液的棕色变为淡黄色，加淀粉指示液 1ml，继续滴定至蓝色消失；同时做空白试验。以供试品消耗硫代硫酸钠滴定液（0.1mol/L）的体积（ml）为 A，空白试验消耗的体积（ml）为 B，供试品的重量（g）为 W，照下式计算碘值：

$$供试品的碘值 = \frac{(B-A)\times 1.269}{W}$$

（四）皂化值

皂化值（saponification value）系指中和并皂化脂肪、脂肪油或其他类似物质 1g 中含有的游离酸类和酯类所需氢氧化钾的重量（mg）。皂化值表示游离脂肪酸和结合成酯的脂肪酸总量，过低表明油脂中脂肪酸分子量较大或含不皂化物（如胆固醇等）杂质较多；过高则脂肪酸分子量较小，亲水性较强，失去油脂的性质。采用剩余滴定法测定。方法为：

取供试品适量[其重量（g）约相当于 250/供试品的最大皂化值]，精密称定，置 250ml 锥形瓶中，精密加入 0.5mol/L 氢氧化钾乙醇溶液 25ml，加热回流 30 分钟，然后用乙醇 10ml 冲洗冷凝器的内壁和塞的下部，加酚酞指示液 1.0ml，用盐酸滴定液（0.5mol/L）滴定剩余的氢氧化钾，至溶液的粉红色刚好褪去，加热至沸，如溶液又出现粉红色，再滴定至粉红色刚好褪去；同时做空白试验。以供试品消耗的盐酸滴定液（0.5mol/L）的体积（ml）为 A，空白试验消耗的体积（ml）为 B，供试品的重量（g）为 W，照下式计算皂化值：

$$供试品的皂化值 = \frac{(B-A)\times 28.05}{W}$$

（五）过氧化值

过氧化值（peroxide value）系指每 1000g 供试品中含有的其氧化能力与一定量的氧相当的过氧化物量。过氧化值是表示油脂和脂肪酸等被氧化程度的一种指标，衡量油脂的酸败程度，一般来说过氧化值越高其酸败就越厉害。油脂氧化酸败产生的一些小分子物质在体内对人体产生不良的影响，如过氧化物可以破坏细胞膜结构，导致胃癌、肝癌、动脉硬化、心肌梗塞、脱发和体重减轻等。其测定采用置换碘量法，是利用过氧化物将碘化钾氧化，置换出定量的碘，用硫代硫酸钠滴定置换出来的碘。方法为：

除另有规定外，取供试品 5g，精密称定，置 250ml 碘瓶中，加三氯甲烷-冰醋酸（2：3）混合液 30ml，振摇溶解后，加入碘化钾试液 0.5ml，准确振摇萃取 1 分钟，然后加水 30ml，用硫代硫酸钠滴定液（0.01mol/L）滴定，滴定时，注意缓慢加入滴定液，并充分振摇直至黄色几乎消失，加淀粉指示液 5ml，继续滴定并充分振摇至蓝色消失，同时做空白试验。空白试验中硫代硫酸钠滴定液（0.01mol/L）的消耗量不得过 0.1ml。供试品消耗硫代硫酸钠滴定液（0.01mol/L）的体积（ml）为 A，空白试验消耗硫代硫酸钠滴定液（0.01mol/L）的体积（ml）为 B，供试品的重量（g）为 W，照下式计算过氧化值：

$$供试品的过氧化值=\frac{10(A-B)}{W}$$

如油酸山梨坦（司盘 80）为山梨坦与油酸形成酯的混合物，ChP2015 其性状项下规定：

酸值　本品的酸值（通则 0713）不大于 8。

皂化值　本品的皂化值（通则 0713）为 145～160（皂化时间 1 小时）。

羟值　本品的羟值（通则 0713）为 190～215。

碘值　本品的碘值（通则 0713）为 62～76。

过氧化值　本品的过氧化值（通则 0713）不大于 10。

（六）相对密度

相对密度（relative density）是指在相同的温度、压力条件下，某物质的密度与水的密度之比。

纯物质的相对密度在特定条件下为常数。相对密度随纯度的变化而改变，因此测定辅料的相对密度，可检查辅料的纯杂程度。

液体辅料的相对密度，一般用比重瓶测定；测定易挥发液体的相对密度，可用韦氏比重秤法（ChP2015 丁香酚、异丙醇）。

除另有规定外，相对密度的测定温度一般为 20℃。二甲硅油、丁香酚、正丁醇、甘油、甘油三乙酯丙二醇、枸橼酸三乙酯、枸橼酸三正丁酯、聚山梨酯 40、聚山梨酯 60 和醋酸等辅料则在 25℃进行测定；可可脂的测定温度为 40℃，白凡士林和黄凡士林的测定温度为 60℃。

对于某些非液体辅料，可以用溶剂溶解成一定浓度的溶液后再测定其相对密度。如 ChP2015 聚丙烯酸树脂Ⅳ的相对密度测定：

取本品 10.25g，置 100ml 量瓶中，加异丙醇-丙酮（3∶2）溶解并稀释至刻度，作为供试品溶液。供试品溶液的相对密度（通则 0601）为 0.810～0.820。

（七）馏程

馏程（distilling range）是指将 25ml 液体供试品按 ChP 方法蒸馏，校正到标准压力[101.3kPa（760mmHg）]下，自开始馏出第 5 滴算起，至供试品仅剩下 3～4ml，或一定比例的容积馏出时的温度范围。

某些液体辅料具有一定的馏程，辅料的纯度越高，其馏程越短，纯度不高的辅料则馏程较长，测定馏程可区别或检查液体辅料的纯杂程度。ChP2015 中测定馏程的药用辅料有丁香酚、正丁醇、丙酸和甲醇等。

（八）黏度

黏度（viscosity）是指流体对流动的阻抗能力，是流体黏滞性的一种量度。采用动力黏度、运动黏度或特性黏数表示。测定液体辅料或辅料溶液的黏度可以区别或检查其纯杂程度。

流体分为牛顿流体（或理想流体）和非牛顿流体两类。牛顿流体流动时所需剪切应力不随流速的改变而改变，纯液体和低分子物质的溶液属于此类；非牛顿流体流动时所需剪切应力随流速的改变而改变，高聚物的浓溶液、混悬液、乳剂和表面活性剂溶液均属于此类。

黏度的测定可用黏度计。ChP 黏度测定共收载三法：第一法，平氏毛细管黏度计测定法，用于测定纯液体和低分子物质溶液的运动黏度或动力黏度；第二法，乌氏毛细管黏度计测定法，用于测定高分子聚合物极稀溶液的特性黏数，以用来计算平均分子量；第三法，旋转黏度计测定法，用于测定牛顿流体或非牛顿流体的动力黏度。

ChP2015 中测定特性黏度的药用辅料有乙交酯丙交酯共聚物（5050、7525、8515）（供注射用）。如乙交酯丙交酯共聚物（8515）（供注射用）特性黏度的测定：

取本品 0.5g，精密称定，置 100ml 量瓶中，加三氯甲烷 70ml，超声至完全溶解，冷却至室温后，加三氯甲烷稀释至刻度，摇匀。照黏度测定法（通则0633第二法），25℃下特性黏度应符合附表规定。

二、化学鉴别法

化学鉴别法是在一定条件下，利用药用辅料中的特殊基团与某些试剂发生化学反应而呈色、生成沉淀或产生气体来进行鉴别。

丁香酚的结构式为：

其分子结构中含有酚羟基，可与三氯化铁反应生成有色产物，ChP2015采用三氯化铁反应进行鉴别。方法为：

取本品约0.05ml，加乙醇2ml使溶解，加三氯化铁试液0.1ml，振摇，溶液显暗绿色，放置，渐显黄绿色。

三乙醇胺的结构式为：

三乙醇胺的分子结构中含有多条链烃端醇基，可与多种金属生成2～4个配位体的有色螯合物，如铜和钴等。因此，ChP2015利用硫酸铜或氯化钴反应来鉴别。方法为：

（1）取本品1ml，加硫酸铜试液0.3ml，显蓝色。再加氢氧化钠试液2.5ml，加热至沸，蓝色仍不消失。

（2）取本品1ml，加氯化钴试液0.3ml，应显暗红色。

同时，三乙醇胺中含叔氨氮，有碱性，可使红色石蕊试纸变蓝色。方法为：

取本品1ml置试管中，缓缓加热，产生的气体能使湿润的红色石蕊试纸变蓝。

山梨酸的结构式为：

山梨酸的分子结构中含有两个双键，具有还原性，可使溴试液褪色，ChP2015采用该反应进行鉴别。方法为：

取本品约0.2g，加乙醇2ml溶解后，加溴试液数滴，溴的颜色即消褪。

羟丙纤维素的结构式为：

R=H或[CH₂CH(CH₃)O]ₘH

羟丙纤维素的分子结构中含有多个葡萄糖基，可与硫酸反应生成糠醛；后者再与蒽酮反应生成蓝绿色化合物，ChP2015采用该反应进行鉴别。方法为：

取本品1.0g，加热水100ml，搅拌使成浆状液体，置冰浴中冷却，成黏性液体；取2ml置试管中，沿管壁缓缓加 0.035%蒽酮硫酸溶液 1ml，放置 5 分钟，在两液界面处显蓝绿色环。

此外，根据羟丙纤维素与茚三酮反应生成紫色化合物亦可进行鉴别，方法为：

取上述鉴别项下的黏性液体 10ml，加氢氧化钠 1g，振摇混匀，取 0.1ml，加硫酸溶液（9→10）9ml，振摇，水浴加热 3 分钟，立即置冰浴中冷却，加入茚三酮溶液（取茚三酮 0.2g，加水 10ml，使溶解，临用新制配）0.6ml，摇匀，室温放置，即显红色，继续放置约 100 分钟，变成紫色。

三、光谱鉴别法

光谱鉴别法是利用药用辅料在紫外光区或红外光区的特征吸收进行鉴别。

烟酰胺的结构式为：

烟酰胺结构中有芳杂环，在紫外光区有特征吸收。ChP2015 采用 UV 法鉴别，方法为：

取本品，加水溶解并稀释制成每 lml 中约含 20μg 的溶液，照紫外-可见分光光度法（通则 0401）测定，在 261nm 的波长处有最大吸收，在 245nm 的波长处有最小吸收，在 245nm 波长处的吸光度与 261nm 波长处的吸光度的比值应为 0.63～0.67。

丙烯酸乙酯-甲基丙烯酸甲酯共聚物的结构式为：

丙烯酸乙酯-甲基丙烯酸甲酯共聚物分子结构中有多个 C═O 和 C─O 等基团，其红外光谱在 1700cm^{-1} 处和 1150cm^{-1} 处有强吸收。丙烯酸乙酯-甲基丙烯酸甲酯共聚物水分散体采用 IR 鉴别，方法为：

取本品约 0.1ml，置蒸发皿中，在水浴上蒸干，残渣加丙酮数滴使溶解，滴于溴化钾片上，置红外灯下干燥，依法测定（通则 0402），本品的红外光吸收图谱应与所附的对照图谱（图 14-1）一致。

图 14-1　丙烯酸乙酯-甲基丙烯酸甲酯共聚物 IR 对照图谱

甘油三乙酯的结构式为：

ChP2015 采用 IR 法鉴别，方法为：

本品的红外光吸收图谱（膜法）应在 3960~2890cm^{-1} 和 1770~1720cm^{-1} 区间有最大吸收（通则 0402）。

四、色谱鉴别法

色谱法广泛的应用于药用辅料的鉴别，鉴别主要采用 TLC、GC、HPLC 法。如丁香茎叶油为桃金娘科植物丁香的茎、叶经水蒸气蒸馏提取的挥发油，主要成分有丁香酚、β-丁香烯、乙酸丁香酚酯等。ChP2015 采用 TLC 法鉴别，方法为：

取本品约 80mg，加甲苯 2ml 使溶解，作为供试品溶液。另称取丁香酚和乙酸丁香酚酯对照品适量，用甲苯制成每 1ml 中各含 25mg 的混合溶液，作为对照品溶液。照薄层色谱法（通则 0502）试验，吸取上述两种溶液各 2μl，分别点于同一硅胶 GF$_{254}$ 薄层板上，以甲苯为展开剂，展开，取出，放置 5 分钟后进行二次展开，取出，晾干，在紫外光灯（254nm）下检视，对照品溶液色谱中应显示两个清晰分离的斑点（斑点从上至下分别为丁香酚和乙酸丁香酚酯），供试品溶液色谱中所显主斑点的位置与颜色应与对照品溶液中丁香酚斑点相同。再喷以茴香醛溶液（取茴香醛 0.5ml，加冰醋酸 10ml 使溶解，加甲醇 85ml 和硫酸 5ml，摇匀，即得，临用新制），在 105℃加热 5~10 分钟，供试品溶液色谱中所显丁香酚斑点的位置与颜色应与对照品溶液中丁香酚斑点相同，在溶剂前沿与乙酸丁香酚酯斑点下方，应各显示一个红色斑点，溶剂前沿斑点为 β-丁香烯。

五、其 他 方 法

（一）电泳法

玉米朊，或称醇溶蛋白，是一种广泛存在于植物中的食物蛋白。多为疏水的氨基酸相连，同时存在 α-螺旋体和 β-折迭片，有氨基末端—NH$_2$ 和羧基—COOH。ChP2015 采用电泳法鉴别，方法为：

取本品 10mg，置 10ml 离心管中，加溶剂（取异丙醇 55ml，β-巯基乙醇 2ml，加水至 100ml）10ml，用涡旋混合器混合振荡使样品完全溶解，再以 11 000 转/分钟离心 10 分钟，取上清液作为供试品贮备液，取供试品贮备液与供试品缓冲液（取三羟甲基氨基甲烷 6.0g，加水 70ml，用盐酸调节 pH 至 6.8，加丙三醇 20ml，十二烷基硫酸钠 4.0g，溴酚蓝 0.005g，加水至 100ml）（1∶1）混合，将混合溶液置于密封的微量离心管中 95℃放置 10 分钟，再置冰浴中冷却，作为供试品溶液。分别取标准蛋白溶液与供试品溶液各 10μl（上样量约为 5μg），照电泳法（通则 0541 第五法）测定，分离胶溶液为 30%丙烯酰胺溶液-分离胶缓冲液-20%十二烷基硫酸钠溶液-10%过硫酸铵溶液（临用新配）-四甲基乙二胺-水（3.5∶1.5∶0.08∶0.1∶0.01∶5.3），电压为 100V，运行时间为 2.5 小时或前沿到达凝胶顶部。以标准蛋白分子量的对数为纵坐标，相对迁移率为横坐标，计算回归方程，供试品在 19~26kDa 应含有两个主要的蛋白质带。结果见图 14-2。

（二）显微鉴别法

ChP2015 中小麦淀粉、马铃薯淀粉、木薯淀粉、玉米淀粉和西黄蓍胶等采用显微鉴别法进行鉴别。马铃薯淀粉的鉴别方法：

取本品，用甘油醋酸试液装片（通则 2001），在显微镜下观察。淀粉均为单粒，呈卵圆形或梨形，直径为 30～100μm，偶见超过 100μm；或圆形，大小为 10～35μm；偶见具有 2～4 个淀粉粒组成的复合颗粒。呈卵圆形或梨形的颗粒，脐点偏心；呈圆形的颗粒脐点无中心或略带不规则的脐点。在偏光显微镜下，十字交叉位于颗粒脐点处。结果见图 14-3。

图 14-2　玉米朊的电泳法鉴别

图 14-3　马铃薯淀粉的显微鉴别

第三节　特殊杂质检查

不同药用辅料其来源和性质不同，所以存在不同的杂质。可以根据杂质与辅料之间的性质差异选择化学方法或光谱法进行检查，或者采用具有分离能力的色谱法对杂质进行分离检查。

一、合成高分子辅料的特殊杂质检查

合成高分子辅料是由小分子化合物（单体）经过聚合反应而制得。按聚合单体的种类分为均聚物（如聚乙二醇、聚乙烯吡咯烷酮、聚羟基乙酸、聚乳酸等）和共聚物（如乙交酯丙交酯共聚物、泊洛沙姆等）。均聚物的反应原料为同一种单体，其合成相对简单，合成时主要控制终产物的分子量和分子量分布即可实现对产品结构和质量的控制；共聚物的反应原料为两种以上的单体，需控制不同单体的相对比例、聚合均匀度等指标。质量控制还应控制合成过程中可能未反应的单体、引发剂或催化剂以及小分子副产物等，以避免由此产生的生物相容性问题或安全性问题。

如乙交酯丙交酯共聚物[poly（lactide-co-glycolide），PLGA]为丙交酯、乙交酯的环状二聚物在亲核引发剂催化作用下的开环聚合物。根据丙交酯和乙交酯摩尔百分比不同得到 5050、7525、8515 三种不同规格的乙交酯丙交酯共聚物（供注射用）。乙交酯丙交酯共聚物作为一类可生物降解并且生物相容性良好的聚合物材料，为药物的缓、控释制剂载体，解决了大分子药物半衰期短，在体内给药部位不稳定，需频繁给药的问题，提高了患者的顺应性，被广泛应用于微球注射剂，也可用于埋植剂、膜剂、乳剂、微粉化制剂等新型制剂领域。ChP2015 其质量标准的检查项下除收载酸度、溶液的澄清度、残留溶剂、水分、炽灼残渣、重金属、砷盐、微生物限度、细菌内毒素、无菌等检查外，为控制其质量，还需进行分子量分布、丙交酯乙交酯摩尔比、乙交酯和丙交酯、锡的检查。下面以乙交酯丙交酯共聚物（5050）（供注射用）的质量控制为例。

1. 分子量分布的测定　分子量是聚合物最基本的结构参数之一，与材料性能有着密切的关系。一种聚合物实际上是由组成相同、结构相同但是分子量不同的同系物聚集而成，即聚合物的分子量分布是不均一的，具有多分散性，因此要确切描述高聚物的分子量，除了给出统计学平均值外，还应给出分子量分布。乙交酯丙交酯共聚物中分子量分布的测定采用分子排阻色谱法，方法为：

取本品适量，精密称定，加四氢呋喃溶解并制成每1ml中约含3mg的溶液，振摇，室温放置过夜，作为供试品溶液。另取5个聚苯乙烯分子量对照品（分子量范围应包含供试品的分子量）适量，加四氢呋喃溶解并制成每1ml中约含3mg的溶液，作为对照品溶液。照分子排阻色谱法（通则0514）测定，采用凝胶色谱柱，以四氢呋喃为流动相，示差折光检测器；检测器温度35℃。取乙腈20μl，注入液相色谱仪，记录色谱图，理论板数按乙腈峰计不少于10 000。

取上述对照品溶液各20μl，分别注入液相色谱仪，记录色谱图，由GPC软件计算回归方程。取供试品溶液20μl，同法测定，用GPC软件算出供试品的重均分子量、数均分子量及分子量分布。供试品的重均分子量应为7000～170 000，分布系数D（M_w/M_n）应不得过2.5。

2. 丙交酯乙交酯摩尔比的测定　控制不同单体的相对比例，采用核磁共振波谱法。方法为：

取本品10～20mg，加含有四甲基硅烷（TMS）的氘代三氯甲烷0.6～0.8ml，溶解。照核磁共振波谱法（通则0441）测定。记录乙交酯单元中的亚甲基质子（4.4～5.0ppm）及丙交酯单元中次甲基质子（5.1～5.5ppm）的积分面积，计算丙交酯和乙交酯的摩尔百分含量，应为45%～55%和45%～55%。

3. 乙交酯和丙交酯的检查　检查合成过程中可能未反应的单体，采用GC法。方法为：

取乙酸丁酯适量，精密称定，加二氯甲烷溶解，并制成每1ml约含0.125mg的溶液，作为内标溶液。取本品约0.1g，精密称定，置10ml量瓶中，加内标溶液2ml，用二氯甲烷溶解，并稀释至刻度，摇匀，作为供试品溶液；另分别取乙交酯、丙交酯适量，精密加入内标溶液适量，用二氯甲烷溶解并制成每1ml中约含乙交酯50μg、丙交酯100μg、乙酸丁酯25μg的溶液，作为对照溶液。照气相色谱法（通则0521）测定。以5%苯基-甲基聚硅氧烷（或极性相近）为固定液的色谱柱，柱温为135℃，进样口温度为250℃，检测器温度为300℃。取供试品溶液与对照溶液各3μl，分别注入气相色谱仪，按内标法以峰面积计算，含丙交酯不得过1.5%，乙交酯不得过0.5%。

4. 锡的检查　PLGA在制备过程中采用辛酸亚锡作为催化剂，由于有机锡属于神经毒性物质，会对机体产生刺激性和强烈的神经毒性，因此在聚合物精制过程中应尽可能去除，并严格控制锡的残留量，以提高产品质量。采用ICP-AES法，方法为：

取本品0.25g，置聚四氟乙烯消解罐中，加硝酸6.0ml和浓过氧化氢溶液2.0ml，盖上内盖，旋紧外套，置微波消解仪中消解。消解完全后取消解内罐置电热板上缓缓加热至红棕色气体挥尽，用超纯水将罐内消解溶液小心转移至100ml容量瓶并稀释至刻度，摇匀，作为供试品溶液。同法制备试剂空白溶液。照电感耦合等离子体原子发射光谱法（通则0411）测定，计算，含锡不得过0.015%。

链接 14-1

通则 0411 电感耦合等离子体原子发射光谱法

电感耦合等离子体原子发射光谱法（ICP-AES）是以等离子体为激发光源的原子发射光谱分析方法，可进行多元素的同时测定。

样品由载气（氩气）引入雾化系统进行雾化后，以气溶胶形式进入等离子体的中心通道，在高温和惰性气氛中被充分蒸发、原子化、电离和激发，发射出所含元素的特征谱线。根据各元素特征谱线的存在与否，鉴别样品中是否含有某种元素（定性分析）；根据特征谱线强度测定样品中相应元素的含量（定量分析）。

本法适用于各类药品中从痕量到常量的元素分析，尤其是矿物类中药、营养补充剂等的元素定性定量测定。

1. 仪器的一般要求 电感耦合等离子体原子发射光谱仪由样品引入系统、电感耦合等离子体（ICP）光源、色散系统、检测系统等构成，并配有计算机控制及数据处理系统，冷却系统、气体控制系统等。

（1）样品引入系统：按样品状态不同可以分为以液体、气体或固体进样，通常采用液体进样方式。样品引入系统由两个主要部分组成：样品导入部分和雾化部分。样品导入部分一般为蠕动泵，也可使用自提升雾化器。要求蠕动泵转速稳定，泵管弹性良好，使样品溶液匀速地泵入，废液顺畅地排出。雾化部分包括雾化器和雾化室。样品以泵入方式或自提升方式进入雾化器后，在载气作用下形成小雾滴并进入雾化室，大雾滴碰到雾化室壁后被排除，只有小雾滴可进入等离子体源。要求雾化器雾化效率高，雾化稳定性高，记忆效应小，耐腐蚀；雾化室应保持稳定的低温环境，并需经常清洗。常用的溶液型雾化器有同心雾化器、交叉型雾化器等；常见的雾化室有双通路型和旋流型。实际应用中宜根据样品基质，待测元素，灵敏度等因素选择合适的雾化器和雾化室。

（2）电感耦合等离子体（ICP）光源：电感耦合等离子体光源的"点燃"，需具备持续稳定的纯氩气流，炬管、感应圈、高频发生器，冷却系统等条件。样品气溶胶被引入等离子体后，在 6000～10000K 的高温下，发生去溶剂、蒸发、解离、激发或电离、发射谱线。根据光路采光方向，可分为水平观察 ICP 源和垂直观察 ICP 源；双向观察 ICP 光源可实现垂直/水平双向观察。实际应用中宜根据样品基质、待测元素、波长、灵敏度等因素选择合适的观察方式。

（3）色散系统：电感耦合等离子体原子发射光谱的单色器通常采用棱镜或棱镜与光栅的组合，光源发出的复合光经色散系统分解成按波长顺序排列的谱线，形成光谱。

（4）检测系统：电感耦合等离子体原子发射光谱的检测系统为光电转换器，它是利用光电效应将不同波长光的辐射能转化成光电流信号，常见的光电转换器有光电倍增管和固态成像系统两类。固态成像系统是一类以半导体硅片为基材的光敏元件制成的多元阵列集成电路式的焦平面检测器，如电荷耦合器件（CCD）、电荷注入器件（CID）等，具有多谱线同时检测能力，检测速度快，动态线性范围宽，灵敏度高等特点。检测系统应保持性能稳定，具有良好的灵敏度、分辨率和光谱响应范围。

（5）冷却和气体控制系统：冷却系统包括排风系统和循环水系统，其功能主要是有效地排出仪器内部的热量。循环水温度和排风口温度应控制在仪器要求范围内。气体控制系统运行应稳定，氩气的纯度应不小于 99.99%。

2. 干扰和校正 电感耦合等离子体原子发射光谱法测定中通常存在的干扰大致可分为两类：一类是光谱干扰，主要包括连续背景和谱线重叠干扰等；另一类是非光谱干扰，主要包括化学干扰、电离干扰、物理干扰等。

干扰的消除和校正可采用空白校正、稀释校正、内标校正、背景扣除校正、干扰系数校正、标准加入等方法。

3. 供试品溶液的制备 供试品消解的常用试剂一般是酸类，包括硝酸、盐酸、高氯酸、硫酸、氢氟酸，以及一定比例的混合酸（如硝酸：盐酸4：1等），也可使用少量过氧化氢；其中硝酸引起的干扰最小，是供试品溶液制备的首选酸。试剂的纯度应为优级纯以上。试验用水应为去离子水（电阻率应不小于 $18M\Omega\cdot cm$）。供试品溶液制备时应同时制备试剂空白，标准溶液的介质和酸度应与供试品溶液保持一致。

（1）固体样品：除另有规定外，一般称取样品适量（0.1～3g），结合实验室条件以及样品基质类型选用合适的消解方法。消解方法一般有敞口容器消解法、密闭容器消解法和微波消解法。微波消解法所需试剂少，消解效率高，对于降低试剂空白值、减少样品制备过程中的污染或待测元素的挥发损失以及保护环境都是有益的，可作为首选方法。样品消解后根据待测元素含量定容至适当体积后即可进行光谱测定。

（2）液体样品：根据样品的基质、有机物含量和待测元素含量等情况，可选用直接分析、稀释或浓缩后分析、消化处理后分析等不同的测定方式。

4. 测定法　分析谱线的选择原则一般是选择干扰少，灵敏度高的谱线；同时应考虑分析对象：对于微量元素的分析，采用灵敏线，而对于高含量元素的分析，可采用较弱的谱线。

（1）定性鉴别：根据原子发射光谱中的各元素固有的一系列特征谱线的存在与否可以确定供试品中是否含有相应元素。元素特征光谱中强度较大的谱线称为元素的灵敏线。在供试品光谱中，某元素灵敏线的检出限即为相应元素的检出限。

（2）定量测定

1）标准曲线法：在选定的分析条件下，测定待测元素三个或三个以上的含有不同浓度的标准系列溶液（标准溶液的介质和酸度应与供试品溶液一致），以分析线的响应值为纵坐标，浓度为横坐标，绘制标准曲线，计算回归方程，相关系数应不低于 0.99。在同样的分析条件下，同时测定供试品溶液和试剂空白，扣除试剂空白，从标准曲线或回归方程中查得相应的浓度，计算样品中各待测元素的含量。

内标元素及参比线的选择原则：

a. 内标元素的选择：外加内标元素在供试样品中应不存在或含量极微可忽略；如样品基体元素的含量较稳时，亦可用该基体元素作内标；内标元素与待测元素应有相近的特性；同族元素，具相近的电离能。

b. 参比线的选择：激发能应尽量相近；分析线与参比线的波长及强度接近；无自吸现象且不受其他元素干扰；背景应尽量小。

2）标准加入法：取同体积的供试品溶液 4 份，分别置 4 个同体积的量瓶中，除第 1 个量瓶外，在其他 3 个量瓶中分别精密加入不同浓度的待测元素标准溶液，分别稀释至刻度，摇匀，制成系列待测溶液。在选定的分析条件下分别测定，以分析线的响应值为纵坐标，待测元素加入量为横坐标，绘制标准曲线，将标准曲线延长交于横坐标，交点与原点的距离所相应的含量，即为供试品取用量中待测元素的含量，再以此计算供试品中待测元素的含量。此法仅适用于标准曲线法中标准曲线呈线性并通过原点的情况。

5. 方法检测限与方法定量限　在最佳实验条件下，测定不少于 7 份的空白样品溶液，以连续测定空白样品溶液响应值的 3 倍标准偏差（3SD）所对应的待测元素浓度作为检测限；以连续测定空白溶液响应值的 10 倍标准偏差（10SD）所对应的待测元素浓度作为定量限。

二、混合脂肪酸酯类辅料的特殊杂质检查

脂肪酸酯类辅料是由脂肪酸与甘油、油酸、单月桂酸等形成的单酯、双酯、三酯，或其混合物。如三油酸山梨坦（司盘 85）、油酸山梨坦（司盘 80）、硬脂山梨坦（司盘 60）、棕榈山梨坦（司盘 40）、月桂山梨坦（司盘 20）分别为山梨坦与三分子油酸、油酸、硬脂酸、棕榈酸、单月桂酸形成酯的混合物。该类辅料是用途较广、产量较大的非离子表面活性剂，如果脂肪酸分子量较小、亲水性较强，会失去油脂的性质，因此大多需进行脂肪酸组成的检查。

如月桂酰聚氧乙烯（12）甘油酯为甘油的单酯、双酯、三酯和聚乙二醇 600 的单酯、双酯的混合物。ChP2015 检查项下除收载水分、炽灼残渣、重金属等一般杂质检查外，还要进行碱性杂质、游离甘油、环氧乙烷和二氧六环、乙二醇、二甘醇和三甘醇、脂肪酸组成的检查。脂肪酸组成的检查采用 GC 法，按面积归一化法以峰面积计算。方法为：

取本品约 1.0g，置于 25ml 圆底两口烧瓶中，加无水甲醇 10ml，60g/L 氢氧化钾的甲醇溶液 0.2ml，振摇使溶解，通氮气（速度参考值为 50ml/min），加热至沸腾，当溶液变透明后（约 10 分钟），继续加热 5 分钟，用水冷却烧瓶，再转移至分液漏斗中。用正庚烷 5ml 洗涤烧瓶，再将该液体加入分液漏斗并摇匀。加入 200g/L 氯化钠溶液 10ml，振摇，静置分层，取有机层，经无水硫酸钠干燥，过滤，作为供试品溶液。分别精密称取下列各脂肪酸甲酯对照品适量，用正庚烷溶解并稀释制成每 1ml 中含辛酸甲酯 1.0mg、癸酸甲酯 1.0mg、月桂酸甲酯 3.0mg、肉豆蔻酸甲酯 1.5mg、

棕榈酸甲酯 1.5mg、硬脂酸甲酯 2.0mg 的混合溶液（1）。取 1.0ml，置 10ml 量瓶中，加正庚烷稀释至刻度，制成混合溶液（2）。照气相色谱法（通则 0521）试验，以聚乙二醇为固定液的毛细管柱为色谱柱，初始温度 170℃，以每分钟 2℃ 的速率升温至 230℃，维持 10 分钟。进样口温度 250℃，检测器温度 250℃。取混合溶液（1）、混合溶液（2）各 1μl，分别注入气相色谱仪，记录色谱图，混合溶液（1）中各相邻脂肪酸甲酯峰间的分离度不小于 1.8，理论板数按辛酸甲酯计算不得低于 30 000；混合溶液（2）中脂肪酸甲酯的最小峰高不得低于基线噪音的 5 倍。另取供试品溶液 1μl 注入气相色谱仪，按面积归一化法以峰面积计算，辛酸不大于 15.0%，癸酸不大于 12.0%，月桂酸 30.0%～50.0%，肉豆蔻酸 5.0%～25.0%，棕榈酸 4.0%～25.0%，硬脂酸 5.0%～35.0%。

三、有关物质的检查

药用辅料来源广泛，性质各异，在其生产过程中会带入杂质，许多药用辅料项下需进行有关物质的检查，主要采用 TLC、GC、HPLC 法。

（一）三氯蔗糖中有关物质的检查

三氯蔗糖（蔗糖素）是蔗糖分子中的三个羟基被氯原子选择性地取代而得到的甜味剂，具有无能量、甜度高、甜味纯正、高度安全等特点。是目前最佳的功能性甜味剂之一。ChP2015 规定进行有关物质的检查，采用 TLC 法，方法为：

取本品适量，精密称定，用甲醇溶解并定量稀释制成每 1ml 中含 0.1mg 的溶液，作为供试品溶液；精密量取供试品溶液 1ml，置 200ml 量瓶中，加甲醇稀释至刻度，作为对照溶液。照薄层色谱法（通则 0502）试验，分别吸取供试品溶液和对照溶液各 5μl，分别点于同一十八烷基硅烷键合硅胶薄层板（Whatman Partisil LKC$_{18}$ 板或效能相当的薄层板）上，以 5%氯化钠溶液-乙腈（70：30）为展开剂，展距 15cm，取出晾干，喷以 15%硫酸甲醇溶液，在 125℃加热 10 分钟。供试品溶液所显杂质斑点，其颜色与对照溶液主斑点比较，不得更深。

（二）丁香酚中有关物质的检查

丁香酚的制备是以多年生亚灌木丁香罗勒为原料，经水蒸气蒸馏得精油和水的混合物。油水混合物中加入 20%的氢氧化钠，再进行水蒸气蒸馏除去非酸性物质。在 50℃下将所得丁香酚钠溶液加入 30%的硫酸搅拌中和至 pH=2～3（水层）。静置后分出下层粗丁香油，经减压蒸馏即得。然而，丁香酚在氢氧化钠中加热时，丙烯基的双键发生重排作用，变为与苯环共轭的 α-丙烯基，即异丁香酚；再经乙酰化和温和的氧化，α-丙烯基断裂，形成香草醛。ChP2015 采用 GC 法检查有关物质，方法为：

取本品约 2g，置 10ml 量瓶中，用无水乙醇溶解并稀释至刻度，摇匀，作为供试品溶液。精密量取 1ml，置 100ml 量瓶中，用无水乙醇稀释至刻度，摇匀，作为对照溶液。取丁香酚和香草醛各适量，用无水乙醇溶解并稀释制成每 1ml 中约含丁香酚 40mg、香草醛 10mg 的混合溶液，作为系统适用性试验溶液。照气相色谱法（通则 0521）测定。用（5%苯基）甲基聚硅氧烷为固定液（或相似的固定液）的毛细管柱；初始温度为 80℃，保持 2 分钟，以每分钟 8℃ 的速率升温至 280℃，保持 20 分钟；进样口温度 250℃；检测器温度 280℃；分流比为 40：1。取系统适用性试验溶液 1μl，注入气相色谱仪，香草醛相对丁香酚的保留时间约为 1.1，丁香酚与香草醛的分离度应符合规定。取对照溶液 1μl，注入气相色谱仪，调节检测灵敏度，使主成分峰峰高约为满量程的 20%，再精密量取供试品溶液与对照溶液各 1μl，分别注入气相色谱仪，记录色谱图，在供试品溶液的色谱图中如有杂质峰，单个杂质峰面积不得大于对照溶液主峰面积的 0.5 倍（0.5%），各杂质峰面积的和不得大于对照溶液主峰面积的 2 倍（2.0%）。供试品溶液色谱图中小于对照溶液主峰面积 0.05 倍的峰可忽略不计。

（三）大豆磷脂（供注射用）中有关物质的检查

大豆磷脂是从大豆中提取精制而得的磷脂混合物，是由甘油、脂肪酸、胆碱或胆胺所组成的酯，能溶于油脂及非极性溶剂。大豆磷脂的组成成分复杂，主要含有卵磷脂（约34.2%）、脑磷脂（约19.7%）、肌醇磷脂（约16.0%）、磷酯酰丝氨酸（约15.8%）、磷脂酸（约3.6%）及其他磷脂（约10.7%）。注射用大豆磷脂中可能存在溶血磷脂酰乙醇胺、溶血磷脂酰胆碱、磷脂酰肌醇等杂质。ChP2015大豆磷脂（供注射用）中有关物质的检查，采用HPLC法，蒸发光散射检测器检测，标准曲线法计算。方法为：

取本品约125mg，精密称定，置25ml量瓶中，用三氯甲烷-甲醇（2∶1）溶解并稀释至刻度，摇匀，作为供试溶液。取溶血磷脂酰乙醇胺、溶血磷脂酰胆碱、磷脂酰肌醇对照品各适量，用三氯甲烷-甲醇（2∶1）溶解制成每1ml含溶血磷脂酰乙醇胺分别为10、20、40、60、80、100μg，含溶血磷脂酰胆碱分别为50、100、200、300、400、500μg的溶液，含磷脂酰肌醇分别为5、10、15、20、30、40μg 的溶液作为对照品溶液。以硅胶为填充剂（色谱柱 Alltima Sillica，250mm×4.6mm×5μm），柱温为40℃；以甲醇-水-冰醋酸-三乙胺（85∶15∶0.45∶0.05，V/V）为流动相A，以正己烷-异丙醇-流动相A（20∶48∶32，V/V）为流动相B，流速为每分钟1ml；按下表进行梯度洗脱；检测器为蒸发光散射检测器（参考条件：漂移管温度为72℃；载气流量为每分钟2.0ml）。

时间（分钟）	流动相A（%）	流动相B（%）
0	10	90
20	30	70
35	95	5
36	10	90
41	10	90

取各对照品溶液20μl注入液相色谱仪，以浓度的对数值为横坐标，峰面积的对数值为纵坐标计算回归方程。取供试溶液20μl注入液相色谱仪，记录峰面积，由回归方程计算溶血磷脂酰乙醇胺、溶血磷脂酰胆碱、磷脂酰肌醇的含量。含溶血磷脂酰乙醇胺不得过1%，含溶血磷脂酰胆碱不得过3.5%，含溶血磷脂酰乙醇胺和溶血磷脂酰胆碱总量不得过4.0%，含磷脂酰肌醇应不得过5.0%，含总有关物质不得过8.0%。

四、其他检查

（一）二丁基羟基甲苯中游离酚的检查

二丁基羟基甲苯是以对甲苯酚和异丁醇为原料，以浓硫酸作为催化剂，氧化铝作为脱水剂，反应生成。其中可能残留的原料对甲苯酚具有腐蚀性和毒性，其蒸气或雾对眼睛、黏膜和呼吸道均有刺激性，可引起周围神经炎。因此，需要严格控制其含量。由于对甲苯酚可以与溴发生溴取代反应，而二丁基羟基甲苯不会发生该反应，ChP2015采用溴量法控制其含量。即首先用过量的溴试液与对甲苯酚反应完全，然后加入过量的碘化钾，后者被剩余的溴氧化为碘单质，最后用硫代硫酸钠滴定液滴定产生的碘单质量，进而计算出对甲苯酚的量。方法为：

取本品约10g，精密称定，加0.25%氢氧化钠溶液50ml，于65℃水浴中加热振荡5分钟，冷却，滤过，滤液置碘瓶中，滤渣用水30ml分次洗涤，洗液并入碘瓶中，精密加溴滴定液（0.05mol/L）10ml，加盐酸5ml，立即密塞，充分振摇后，用10%碘化钾溶液5ml封口，15℃以下暗处放置15分钟后，微开瓶塞，将碘化钾溶液放入碘瓶中，立即密塞，充分振摇后，再用水封口，暗处放置5分钟后，用硫代硫酸钠滴定液（0.1mol/L）滴定，近终点时，加淀粉指示液5ml，继续滴定至蓝色消失，并将滴定的结果用空白试验校正。每 1ml 硫代硫酸钠滴定液（0.1mol/L）相当于 10.81mg 的 C_7H_8O。含游离酚按对甲苯酚（C_7H_8O）计，不得过 0.02%。

（二）十二烷基硫酸钠中总醇量及未酯化醇的检查

十二烷基硫酸钠又叫月桂醇硫酸钠，是一种阴离子表面活性剂。工业上先用三氧化硫将十二醇磺化生成十二醇硫酸酯，再用氢氧化钠中和即得。所以，成品中可能会残留十二醇等未酯化的醇类物质，其蒸气或（烟）雾对眼睛、皮肤、黏膜和上呼吸道均有刺激作用。ChP2015 利用醇类物质易溶于有机溶剂而十二烷基硫酸钠难溶于有机溶剂的性质差异，采用提取重量法检查总醇量和未酯化醇。如未酯化醇的检查：

取本品约 10g，精密称定，加水 100ml 溶解后，加乙醇 100ml，用正己烷提取 3 次，每次 50ml，必要时加氯化钠以助分层，合并正己烷层，用水洗涤 3 次，每次 50ml，再用无水硫酸钠脱水，滤过，滤液在水浴上蒸干后，在 105℃ 干燥 30 分钟，放冷，称重：本品含未酯化醇不得过 4.0%。

（三）依地酸二钠的络合力试验

依地酸二钠即乙二胺四乙酸二钠（EDTA-2Na），是一种良好的配位剂，有六个配位原子，可与金属离子发生络合反应形成络合物，其络合力试验采用与氯化钙或硫酸铜的反应。在依地酸二钠溶液中加入氯化钙或硫酸铜，两者可反应生成水溶性络合物；再在此溶液中分别加入氨试液/草酸铵试液或者氨试液/亚铁氰化钾溶液，如果依地酸二钠的络合力正常则不会产生沉淀，否则将会有沉淀产生。ChP2015 的方法为：

取本品，精密称定，加水溶解并稀释制成 0.01mol/L 的溶液，作为供试品溶液；精密称取经 200℃ 干燥 2 小时的碳酸钙 0.10g，置 100ml 量瓶中，加水 10ml 与 6mol/L 盐酸溶液 0.4ml 使溶解，用氨试液调节至中性，用水稀释至刻度，摇匀，作为试验溶液 A（0.01mol/L）；精密称取硫酸铜（$CuSO_4 \cdot 5H_2O$）0.250g，置 100ml 量瓶中，加水溶解并稀释至刻度，摇匀，作为试验溶液 B（0.01mol/L）。精密吸取供试品溶液 5ml，加氨试液 3 滴与 4% 草酸铵溶液 2.5ml，在不断振摇下加试验溶液 A 5.0ml，溶液应澄明，振摇 1 分钟后，如仍浑浊，再加供试品溶液 0.2ml，振摇 1 分钟，溶液应澄明；精密量取供试品溶液 5ml，加氨试液 0.5ml 与 10% 亚铁氰化钾溶液 0.5ml，在不断振摇下加试验溶液 B 4.8ml，溶液应为淡蓝色，不得有红色。

（四）山嵛酸甘油酯中镍的检查

ChP2015 采用 AAS 法检查山嵛酸甘油酯中的镍，方法为：

取镍标准溶液适量，加 0.5% 稀硝酸稀释制成每 1ml 中含 0.001μg 的溶液，作为对照品溶液；取本品约 0.5g，精密称定，加硝酸 10ml（或其他适宜试剂适量）消解，将消解后的液体转移至 25ml 量瓶中，用水冲洗消解瓶 2 次，每次 2ml，合并洗液，加 1% 硝酸镁溶液与 10% 磷酸二氢铵溶液各 1ml，加水稀释至刻度，摇匀，作为供试品溶液。同法不加样品制备空白供试液。照原子吸收分光光度法（通则 0406 第一法），在 232nm 的波长处分别测定，本品含镍量应符合规定（0.0001%）。

方法中加入的 1% 硝酸镁溶液与 10% 磷酸二氢铵溶液为基体改进剂（matrix modifier）。在石墨炉 AAS 法中，为了增加待测样品溶液基体的挥发性，或提高待测易挥发元素的稳定性，在待测样品溶液中加入某种化学试剂，以允许提高灰化温度而消除或减小基体干扰，这种化学试剂称之为基体改进剂。基体改进剂一般可分为无机化合物、有机化合物和活性气体三大类。无机基体改进剂使用较为广泛，常见的有 $NH_4H_2PO_4$ 溶液、NH_4NO_3 溶液、$Mg(NO_3)_2$ 溶液、$Pd(NO_3)_2$ 溶液、$Ni(NO_3)_2$ 溶液等。

（五）蔗糖硬脂酸酯中含单酯量的检查

蔗糖硬脂酸酯为蔗糖的硬脂酸酯混合物，按单酯在总酯中的相对含量，主要分为 S-3、S-7、

S-11 和 S-15，ChP2015 采用 TLC 法分离、刮取相应斑点部位的硅胶、显色、离心、紫外-可见分光光度法测定控制单酯量。方法为：

取本品约 0.2g，精密称定，置 10ml 的量瓶中，加三氯甲烷溶解并稀释至刻度，摇匀。照薄层色谱法（通则 0502）试验，吸取上述溶液 20μl，点于硅胶 G 薄层板上，以三氯甲烷-甲醇-冰醋酸-水（80：10：8：2）为展开剂，展开，取出。晾干，在 100℃加热 30 分钟，放冷，喷以桑色素溶液（桑色素 50mg，加甲醇溶解成 100ml），置紫外光灯（365mn）下检视。并划分单酯（M：距原点最近一个）、二酯（D：居中间二至四个）与三酯（T：距原点最远一至四个）斑点（单、二、三酯斑点群之间距离相对较大）。分别刮取 M、D、T 酯斑点部位的硅胶，分别置 10ml 离心试管中，各精密加乙醇 1ml 与蒽酮试液 7ml，摇匀，置 60℃水浴中加热 20 分钟，放冷，离心分离 15 分钟，转速为每分钟 2500 转，取上清液，作为供试品溶液；另刮取同一薄层板空白处与供试品斑点相同大小的硅胶，同法处理作为空白对照溶液。照紫外-可见分光光度法（通则 0401），在 625nm 的波长处分别测定吸光度，得 A_M、A_D 与 A_T，按下式计算含单酯量（按总酯 100%计），S-3 含单酯量为 0%～24%；S-7 为 25%～44%；S-11 为 45%～64%；S-15 为不少于 65%。

$$蔗糖单硬脂酸酯(\%) = \frac{1.754A_M}{1.754A_M + 2.508A_D + 3.261A_T} \times 100\%$$

第四节 含量测定

药用辅料的含量测定方法有重量分析法、容量分析法、分光光度法（UV 法、IR 法、AAS 法）、色谱法（GC 法和 HPLC 法）、旋光法。

一、重量分析法

重量分析法是最古老，同时又是准确度最高、精密度最好的常量分析方法之一。ChP2015 药用辅料二氧化硅、胶态二氧化硅、三硅酸镁中二氧化硅的测定采用挥发重量法。如二氧化硅的测定：

取本品 1g，精密称定，置已在 1000℃下炽灼至恒重的铂坩埚中，在 1000℃下炽灼 1 小时，取出，放冷，精密称定，将残渣用水润湿，滴加氢氟酸 10ml，置水浴上蒸干，放冷，继续加入氢氟酸 10ml 和硫酸 0.5ml，置水浴上蒸发至近干，移至电炉上缓缓加热至酸蒸气除尽，在 1000℃下炽灼至恒重，放冷，精密称定，减失的重量，即为供试量中含有 SiO_2 的重量。

二、容量分析法

药用辅料很多为无机物或小分子的有机物，可用容量分析法进行含量测定。

（一）酸碱滴定法

三乙醇胺、氨丁三醇具碱性，山梨酸、DL-苹果酸、枸橼酸等具酸性，可用直接酸碱滴定法测定含量；乙酸乙酯、甘油三乙酯、碳酸丙烯酯等酯键水解消耗氢氧化钠，采用水解后剩余滴定法测定含量。

甘油无酸性，但氧化后产生游离羧基，有酸性，ChP2015 采用氧化后的酸碱滴定法测定含量。方法为：

取本品约 0.1g，精密称定，加水 45ml，混匀，精密加入 2.14%高碘酸钠溶液 25ml，摇匀，暗处放置 15 分钟后，加 50%（g/ml）乙二醇溶液 10ml，摇匀，暗处放置 20 分钟，加酚酞指示液 0.5ml，用氢氧化钠滴定液（0.1mol/L）滴定至红色，30 秒内不褪色，并将滴定的结果用空白试验校正。每 1ml 氢氧化钠滴定液（0.1mol/L）相当于 9.21mg 的 $C_3H_8O_3$。

原理为高碘酸钠氧化甘油为甲酸，甲酸用氢氧化钠滴定液滴定，反应摩尔比为 1：1。

$$C_3H_8O_3 + 2NaIO_4 \Longrightarrow 2HCHO + HCOOH + 2NaIO_3 + H_2O$$

ChP2015 硝酸钾的测定采用离子交换-酸碱滴定法。方法为：

取本品 0.2g，精密称定，加水 20ml 溶解，转移至已处理好的强酸性阳离子交换树脂柱中，用水洗涤树脂柱（约 3ml/min 的流量），收集交换液及洗涤液约 250ml，加酚酞指示液 1ml，用氢氧化钠滴定液（0.1mol/L）滴定至终点。每 1ml 氢氧化钠滴定液（0.1mol/L）相当于 1011mg 的 KNO_3。

（二）配位滴定法

配位滴定法常用于含金属辅料的含量测定。如 ChP2015 硬脂酸镁的测定：

取本品约 0.2g，精密称定，加正丁醇-无水乙醇（1：1）溶液 50ml，加浓氨溶液 5ml 与氨-氯化铵缓冲液（pH10.0）3ml，再精密加入乙二胺四醋酸二钠滴定液（0.05mol/L）25ml 与铬黑 T 指示剂少许，混匀，于 40～50℃水浴上加热至溶液澄清，用锌滴定液（0.05mol/L）滴定至溶液自蓝色转变为紫色，并将滴定的结果用空白试验校正。每 1ml 乙二胺四醋酸二钠滴定液（0.05mol/L）相当于 1.215mg 的 Mg。

（三）氧化还原滴定法

某些药用辅料可用氧化还原滴定法测定含量，ChP2015 无水亚硫酸钠、亚硫酸氢钠、焦亚硫酸钠采用剩余碘量法，氧化铁系列（红、黄、棕、紫、黑）采用置换碘量法，硫酸羟喹啉采用溴量法。如焦亚硫酸钠的测定：

取本品约 0.15g，精密称定，置碘量瓶中，精密加碘滴定液（0.05moI/L）50ml，密塞，振摇溶解后，加盐酸 1ml，用硫代硫酸钠滴定液（0.1mol/L）滴定，至近终点时，加淀粉指示液 2ml，继续滴定至蓝色消失，并将滴定的结果用空白试验校正。每 1ml 碘滴定液（0.05mol/L）相当于 4.752mg 的 $Na_2S_2O_5$。

（四）非水碱量法

对于有机酸的碱金属盐类或碱性很弱的游离碱，ChP2015 采用非水碱量法测定含量。如苯甲酸钠的含量测定：

取本品，经 105℃ 干燥至恒重，取约 0.12g，精密称定，加冰醋酸 20ml 使溶解，加结晶紫指示液 1 滴，用高氯酸滴定液（0.1mol/L）滴定至溶液显绿色，并将滴定的结果用空白试验校正。每 1ml 高氯酸滴定液（0.1mol/L）相当于 14.41mg 的 $C_7H_5NaO_2$。

三、分光光度法

（一）紫外-可见分光光度法

麦芽酚的分子结构中有共轭羰基，在 274nm 有最大紫外吸收，ChP2015 采用 UV 法测定含量。方法为：

取本品约 50mg，精密称定，置 250ml 量瓶中，用 0.1mol/L 盐酸溶液溶解并稀释至刻度，摇匀。精密量取 5ml，置 100ml 量瓶中，用 0.1mol/L 盐酸溶液稀释至刻度，摇匀，照紫外-可见分光光度法（通则 0401），在 274nm 的波长处测定吸光度；另取麦芽酚对照品，同法测定，即得。

（二）红外光谱法

二甲硅油为二甲基硅氧烷的线性聚合物，含聚合二甲基硅氧烷为 97.0%～103.0%。ChP2015 采用 IR 法测定含量。方法为：

按衰减全反射红外光谱法，在 4000～700cm^{-1} 波数扫描样品与对照品的红外光谱，计算在

$1259cm^{-1}$ 波数附近的吸收度（以峰高计），按照以下公式计算二甲硅油中的聚二甲基硅氧烷的含量：

$$聚二甲基硅氧烷的含量 (\%)=100(A_u/A_s)(D_s/D_u)$$

式中：A_u 为样品的吸光度；A_s 为对照品的吸光度；D_u 为样品在 25℃时的相对密度；D_s 为对照品在 25℃时的相对密度。

四、色 谱 法

药用辅料的含量测定可采用 GC 或 HPLC 法。如倍他环糊精具有独特的中空分子结构（结构式如下），外部亲水，内部疏水，在范德华力的作用下，可以将其他物质的分子吸纳到分子空腔里面，从而形成象分子胶囊一样的包接复合物。倍他环糊精没有紫外吸收，ChP2015 采用 HPLC 法测定含量，示差折光检测器进行检测。方法为：

色谱条件与系统适用性试验 用十八烷基硅烷键合硅胶为填充剂；以水-甲醇（85：15）为流动相；以示差折光检测器测定。理论板数按倍他环糊精峰计算不低于 1500。

测定法 取本品约 50mg，精密称定，置 10ml 量瓶中，加水适量使溶解并稀释至刻度，摇匀，作为供试品溶液，精密量取 10μl 注入液相色谱仪，记录色谱图；另取倍他环糊精对照品约 50mg，精密称定，同法测定。按外标法以峰面积计算，即得。

（苏州大学　汪维鹏）

第十五章 药物制剂分析

本章要求

1. 掌握药物制剂分析的特点；含量均匀度检查法和溶出度测定法；片剂、注射剂中辅料对含量测定方法的干扰及其排除，含量测定结果的计算。

2. 熟悉片剂、注射剂的检查项目与方法；复方制剂分析的特点及示例。

3. 了解其他的分析项目与方法。

案例 15-1

艾司唑仑为苯并二氮杂䓬类药物，其结构式为：

ChP2015 艾司唑仑及其制剂质量标准中的主要项目见下表：

药物\ 分析项目	艾司唑仑	艾司唑仑片	艾司唑仑注射液
含量限度	按干燥品计算，含 $C_{16}H_{11}ClN_4$ 不得少于 98.5%	含艾司唑仑（$C_{16}H_{11}ClN_4$）应为标示量的 90.0%～110.0%	含艾司唑仑（$C_{16}H_{11}ClN_4$）应为标示量的 90.0%～110.0%
性状	①外观性状；②溶解度；③熔点；④吸收系数	外观性状	外观性状
鉴别	①水解后呈芳香第一胺反应；②硫酸-荧光反应；③IR	①水解后呈芳香第一胺反应；②硫酸-荧光反应	①硫酸-荧光反应；②HPLC
检查	①氯化物；②有关物质；③干燥失重；④炽灼残渣	①有关物质；②含量均匀度；③溶出度；④其他：片剂项下有关的各项规定（通则 0101）	①pH；②有关物质；③其他：注射剂项下有关的各项规定（通则 0102）
含量测定	非水碱量法	UV, 吸收系数法	HPLC, 外标法
规格		①1mg；②2mg	①1ml：1mg；②1ml：2mg

问题：

1. 什么是制剂分析？与原料药分析相比，制剂分析有何特点？

2. 艾司唑仑片为何要进行含量均匀度检查？何种情况下制剂要做含量均匀度检查？有何要求？

3. 艾司唑仑片为何要进行溶出度的测定？何种情况下制剂要做溶出度的测定？有何要求？

4. ChP2015 通则 0101 中对片剂的质量分析有哪些要求？

5. ChP2015 通则 0102 对注射剂的质量分析有哪些要求？

6. 阐述 3 种含量测定方法的原理，比较其优缺点及各种方法的适应性。

为了便于使用、运输、储存和更好地发挥药物疗效、降低毒副作用，任何药物在供临床使用前都必须制成适合于医疗和预防应用的形式，这种形式称为药物剂型（pharmaceutical dosage form）。制成一定剂型后的药物称为药物制剂（pharmaceutical preparation）。ChP2015 四部"制剂通则"中收载片剂、注射剂、酊剂、栓剂等 41 种药物剂型，每种剂型项下收载了多种亚剂型；如片剂除普通口服片外，另有含片、舌下片、口腔贴片、咀嚼片、分散片、可溶片、泡腾片、阴道片、阴道泡腾片、缓释片、控释片、肠溶片与口崩片等，因此药物制剂分析是药物分析的重要组成部分。

第一节　药物制剂分析及其特点

制剂分析是利用物理、化学、物理化学或生物学的方法对不同剂型的药物制剂进行质量检验，以确定被检测的制剂是否符合质量标准的规定要求。

从原料药制成制剂，要经过一定的生产工艺，要加入一些赋形剂、稀释剂、抗氧剂等辅料，原料、辅料投产制成制剂前已进行严格的分析检验，符合质量标准的规定要求，但药物制剂中这些附加成分的存在，使制剂分析具有以下特点：

1. 制剂分析的复杂性　制剂中有很多附加成分，在拟定主药的分析方法时，应考虑附加成分有无干扰，干扰的程度，以及如何消除或防止这些干扰。对同时含有两种或两种以上主要成分的复方制剂，除考虑附加成分对主药测定的影响外，还应考虑有效成分之间可能存在的相互干扰。

同一种药物，原料药可采用的分析方法，制剂不一定宜于使用。当附加剂对主药的测定有干扰时，需对样品进行一些预处理，如片剂采用 UV 法测定含量时，需滤除赋形剂的干扰。如 ChP2015 阿司匹林原料药的鉴别试验分别为与三氯化铁反应、水解反应和 IR。但阿司匹林片由于辅料对 IR 法鉴别有干扰，不能采用，故只采用与三氯化铁的反应和水解反应两项进行片剂的鉴别。尼群地平片采用 UV 法鉴别时需滤除去赋形剂的干扰，IR 法鉴别时需提取分离后依法测定。

2. 检查的分析项目和要求不同　药物制剂生产时，所用的原料药和辅料一般在投料前均按质量标准进行分析，合格后再投料，在进行制剂分析时没有必要再去重复分析原料药物的所有检查项目。制剂的杂质检查，主要是检查制剂的制备和贮藏过程中可能产生的杂质，且应符合制剂通则的要求。ChP2015 四部"制剂通则"的每一剂型项下，都规定有一些检查项目，这些检查项目称为制剂的常规检查项目。除了常规检查项目外，对某些制剂还需做一些特殊的检查，如小剂量的片剂，需做含量均匀度检查；难溶性药物的片剂，需做溶出度测定；缓释、控释制剂，需做释放度测定等。

另外，对同一检查项目要求不同。如阿司匹林原料中游离水杨酸限度为 0.1%，阿司匹林片中游离水杨酸限度为 0.3%。

3. 对含量测定方法的要求不同　药物制剂的组成比较复杂，在设计和选择含量测定方法时，应根据药物的性质、含量的多少以及辅料对测定是否有干扰来确定。对药物含量较低的制剂，应选择灵敏度高的方法来测定；当辅料对测定有干扰时，则应选择专属性较强的方法。因此制剂的含量测定方法常常和原料药不一样。如硫酸阿托品为有机碱性药物，ChP2015 中原料药采用非水碱量法测定含量，片剂、注射液则采用酸性染料比色法测定含量，其原因一是由于片剂中的赋形剂硬脂酸镁、注射液中的溶剂水干扰非水碱量法，二是片剂和注射液含量低，故采用灵敏度较高的酸性染料比色法。

4. 含量测定结果的表示方法及限度要求不同　原料药的含量测定结果以百分含量表示。ChP 对原料药的含量限度要求较为严格，原料药含量一般接近 100%，若偏离较大，说明其中杂质较多。

制剂的含量测定结果以标示量的百分含量表示。ChP 对制剂的含量限度要求宽些，因为从用药方面来说，给药少或多 5%～10%对药效不会有太大影响。如 ChP2015 规定硫酸阿托品的含量不得少于 98.5%，硫酸阿托品片应为标示量的 90.0%～110.0%，硫酸阿托品注射液应为标示量的 90.0%～110.0%。

药物制剂的分析主要包括鉴别、检查和含量测定。鉴别主要参考原料药。检查包括杂质检查、剂型检查及安全性检查。含量测定方法应考虑附加剂的干扰。总之，在进行药物制剂的分析时，应根据药物的剂型、附加剂的种类、药物的理化性质以及活性药物成分（active pharmaceutical ingredient，API）含量的多少，综合考虑，选择和设计适当的鉴别、检查、含量测定方法。

第二节 片 剂 分 析

片剂（tablets）系指药物与适宜的辅料（excipients）混匀压制而成的圆片状或异形片状的固体制剂，是应用最广泛的药物制剂。

片剂分析一般包含外观检查、鉴别试验、检查、微生物检查和含量测定等。片剂的常规检查项目有重量差异检查、崩解时限等。片剂的特殊检查项目有含量均匀度检查、溶出度、释放度测定等。

一、片剂的常规检查

（一）重量差异

重量差异（weight variation）系指按规定称量方法测得的每片重量与平均片重之间的差异程度。在片剂的生产过程中，由于生产设备和工艺、颗粒的均匀度和流动性等原因，都会使片剂重量产生差异，片剂片重的差异又会使各片间主药含量产生差异，因此重量差异检查的目的是通过控制各片重量的一致性，控制片剂中药物含量的均匀程度，保证用药剂量的准确。

重量差异并不能完全反映药物含量的均匀程度。药物含量的均匀程度应按照"含量均匀度检查法"检查，但含量均匀度的检查工作量较大，所需时间较长，ChP2015 主要用于小剂量片剂的检查，对于普通片剂，还是通过重量差异的检查来控制。

重量差异的检查方法为：

表 15-1　片剂的重量差异限度

平均片重或标示片重	重量差异限度
0.30g 以下	±7.5%
0.30g 及 0.30g 以上	±5%

取供试品 20 片，精密称定总重量，求得平均片重后，再分别精密称定每片的重量，每片重量与平均片重相比较（凡无含量测定的片剂或有标示片重的中药片剂，每片重量应与标示片重比较），按表 15-1 的规定，超出重量差异限度的不得多于 2 片，并不得有 1 片超出限度 1 倍。

糖衣片在包衣前检查片芯的重量差异，包糖衣后不再检查重量差异。薄膜衣片应在包薄膜衣后检查重量差异并符合规定。

（二）崩解时限

片剂经口服后在胃肠道中首先要经过崩解，药物才能被释放、吸收。如果片剂不能崩解，药物就不能很好地溶出，也就起不到应有的治疗作用。为保证药物疗效，各国药典都把"崩解时限"作为片剂的常规检查项目之一。

崩解时限（disintegration）系指固体制剂在规定条件下全部崩解溶散或成碎粒并全部通过筛网所需时间的限度（不溶性包衣材料或破碎的胶囊壳除外；如有少量不能通过筛网，应软化或轻质上漂且无硬心）。除片剂外，胶囊剂、滴丸剂都要作崩解时限检查。

ChP2015 采用升降式崩解仪检查。取药片 6 片进行检查，如有 1 片不能完全崩解，应另取 6

片复试，均应符合规定。不同片剂崩解时限的检查方法及规定见表 15-2。

表 15-2 不同片剂的崩解时限检查

片剂	介质	介质温度	规定
普通片	水	37℃±1℃	15 分钟内应全部崩解
薄膜衣片	盐酸溶液（9→1000）	37℃±1℃	30 分钟内应全部崩解
糖衣片	水	37℃±1℃	1 小时内应全部崩解
肠溶衣片	①盐酸溶液（9→1000）；②磷酸盐缓冲液（pH6.8）	37℃±1℃	①2 小时不得有裂缝、崩解或软化；②1 小时内应全部崩解
含片	水	37℃±1℃	不应在 10 分钟内全部崩解或溶化
舌下片	水	37℃±1℃	5 分钟内应全部崩解并溶化
可溶片	水	20℃±5℃	3 分钟内应全部崩解并溶化
结肠定位肠溶片	①盐酸溶液（9→1000）及 pH6.8 以下的磷酸盐缓冲液；②pH7.5～8.0 的磷酸盐缓冲液	37℃±1℃	①不释放或不崩解；②1 小时内应全部释放或崩解
泡腾片	取供试品 1 片，置 250ml 烧杯中，烧杯中盛有 200ml 水，水温为 20℃±5℃，有许多气泡放出，当片剂或者碎片周围的气体停止逸出时，片剂应溶解或分散在水中，无聚集的颗粒剩留。除另有规定外，同法检查 6 片，各片均应在 5 分钟内崩解。如有 1 片不能完全崩解，应另取 6 片复试，均应符合规定		

二、片剂含量均匀度的检查和溶出度的测定

（一）含量均匀度的检查

含量均匀度（contentuniformity）用于检查单剂量的固体制剂、半固体制剂和非均相液体制剂含量符合标示量的程度。凡检查含量均匀度的制剂，一般不再检查重（装）量差异。

1. 检查方法 ChP2015 采用计量型二次抽检法，以标示量为参照值，以各样本含量测定值的均值（$\bar{x}$）和标准差（S）进行判定。方法为：

除另有规定外，取供试品 10 个，照各品种项下规定的方法，分别测定每一个单剂以标示量为 100 的相对含量 x_i，求其均值 $\bar{x}$ 和标准差 S $\left[S = \sqrt{\dfrac{\sum\limits_{i=1}^{n}\left(x_i - \bar{x}\right)^2}{n-1}} \right]$ 以及标示量与均值之差的绝对值 A

（$A = \left| 100 - \bar{x} \right|$）：

a. 如 $A+2.2S \leq L$，则供试品的含量均匀度符合规定。

b. 若 $A+S > L$，则不符合规定。

c. 若 $A+2.2S > L$，且 $A+S \leq L$，则应另取 20 个复试。

根据初、复试结果，计算 30 个单剂的均值 $\bar{x}$、标准差 S 和标示量与均值之差的绝对值 A，按下述公式计算并判定：

a. 当 $A \leq 0.25L$ 时，且 $A^2 + S^2 \leq 0.25L^2$，则供试品的含量均匀度符合规定；若 $A^2 + S^2 > 0.25L^2$，则不符合规定。

b. 当 $A > 0.25L$，且 $A + 1.7S \leq L$，则供试品的含量均匀度符合规定；若 $A + 1.7S > L$，则不符合规定。

2. 含量均匀度限度与 L 含量均匀度的限度应符合各品种项下的规定。除另有规定外，含量均匀度限度一般为±15%，L=15.0；单剂量包装的口服混悬液、内充非均相溶液的软胶囊、胶囊型或泡囊型粉雾剂、单剂量包装的眼用、耳用、鼻用混悬剂、固体或半固体制剂，其含量均匀度限

度均应为±20%，*L*=20.0；透皮贴剂、栓剂，其含量均匀度限度均应为±25%，*L*=25.0。

如该品种项下规定含量均匀度的限度为其他数值时，应将上述各判断式中 *L* 改为其他相应的数值，但各判断式中的系数不变。

3. 应用的指导原则 除另有规定外，片剂、硬胶囊剂、颗粒剂或散剂等，每一个单剂标示量小于 25mg 或主药含量小于每一个单剂重量 25%者；药物间或药物与辅料间采用混粉工艺制成的注射用无菌粉末；内充非均相溶液的软胶囊；单剂量包装的口服混悬液、透皮贴剂和栓剂等品种项下规定含量均匀度应符合要求的制剂，均应检查含量均匀度。复方制剂仅检查符合上述条件的组分。

（二）溶出度与释放度的测定

溶出度（dissolution rate）系指活性药物从片剂、胶囊剂或颗粒剂等制剂在规定条件下溶出的速率和程度。释放度（release rate）系指药物从缓释制剂、控释制剂，肠溶制剂及透皮贴剂等在规定条件下释放的速率和程度。凡检查溶出度或释放度的制剂，不再进行崩解时限的检查。

溶出度测定是一种模拟口服固体制剂在胃肠道中崩解和溶出的体外试验方法，是控制固体制剂内在质量的重要指标之一，对难溶性的药物一般都应作溶出度的测定，而释放度主要是针对特殊制剂。

1. 测定方法 溶出度与释放度测定 ChP2015 共收载五法，篮法、桨法、小杯法、桨碟法、转筒法。一般情况下，篮法适用于胶囊剂和易于漂浮的药物制剂；桨法适用于片剂；小杯法适用于小规格的固体制剂；桨碟法和转筒法适用于透皮贴剂。

（1）第一法（篮法） 测定前，应对仪器装置进行必要的调试，使转篮底部距溶出杯的内底部 25mm±2mm。分别量取经脱气处理的溶出介质 900ml，置各溶出杯内，实际量取的体积与规定体积的偏差应不超过±1%，待溶出介质温度恒定在 37℃±0.5℃后，取供试品 6 片（粒、袋），分别投入 6 个干燥的转篮内，将转篮降入溶出杯中，注意供试品表面上不要有气泡，立即按各品种项下规定的转速启动仪器，计时；至规定的取样时间（实际取样时间与规定时间的差异不得过±2%），吸取溶出液适量（取样位置应在转篮顶端至液面的中点，距溶出杯内壁 10mm 处；须多次取样时，所量取溶出介质的体积之和应在溶出介质的 1%之内，如超过总体积的 1%时，应及时补充相同体积的温度为 37℃±0.5℃的溶出介质，或在计算时加以校正），立即用适当的微孔滤膜滤过，自取样至滤过应在 30 秒钟内完成。取澄清滤液，照该品种项下规定的方法测定，计算每片（粒、袋）的溶出量。

（2）第二法（桨法） 以搅拌桨代替转篮。测定时，取供试品 6 片（粒、袋）投入 6 个溶出杯内（如片剂或胶囊剂浮于液面，应先装入规定的沉降篮内）。其余同篮法。

（3）第三法（小杯法） 以搅拌桨代替转篮，使桨叶底部距溶出杯的内底部 15mm±2mm。溶出杯体积为 250ml，如片剂或胶囊剂浮于液面，可将其先装入规定的沉降装置内。取样位置应在桨叶顶端至液面的中点，距溶出杯内壁 6mm 处。其余同桨法。

2. 结果判断 符合下述条件之一者，可判为符合规定：

（1）6 片（粒、袋）中，每片（粒、袋）的溶出量按标示量计算，均不低于规定限度（Q）。

（2）6 片（粒、袋）中，如有 1～2 片（粒、袋）低于 Q，但不低于 Q–10%，且其平均溶出量不低于 Q。

（3）6 片（粒、袋）中，有 1～2 片（粒、袋）低于 Q，其中仅有 1 片（粒、袋）低于 Q–10%，但不低于 Q–20%，且其平均溶出量不低于 Q 时，应另取 6 片（粒、袋）复试；初、复试的 12 片（粒、袋）中仅有 1～3 片（粒、袋）低于 Q，其中仅有 1 片（粒、袋）低于 Q–10%，但不低于 Q–20%，且其平均溶出量不低于 Q。

以上结果判断中所示的 10%、20% 是指相对于标示量的百分率（%）。

3. 讨论

（1）溶出介质：常用溶出介质有水、0.1mol/L 盐酸溶液、缓冲液（pH3～6.8，最高可达 8.0）、人工胃液（pH1.2）和人工肠液（pH6.8）；也可在介质中加适量有机溶剂（如异丙醇、乙醇）、表面活性剂（如十二烷基硫酸钠）、酶（如胃蛋白酶、胰蛋白酶）等物质。

通常，溶出介质首选水，因为制剂在水中的溶出度达到药典规定标准，则该制剂的生物利用度一般不会有问题。选择溶出介质，同时还应考虑药物本身的理化性质及制剂在口服后在胃肠道中吸收的部位。

测定时应使用各品种项下规定的溶出介质，并应新鲜制备和经脱气处理，因为介质中溶解的气体在试验过程中可能形成气泡，从而影响试验结果。如果溶出介质为缓冲液，当需要调节 pH 时，一般调节 pH 至规定 pH±0.05 之内。

溶出介质温度应保持在 37℃±0.5℃。

（2）如胶囊壳对分析有干扰，应取不少于 6 粒胶囊，尽可能完全地除尽内容物，置同一溶出杯内，按该品种项下规定的分析方法测定每个空胶囊的空白值，作必要的校正。如校正值大于标示量的 25%，试验无效。如校正值不大于标示量的 2%，可忽略不计。

（3）测定时，除另有规定外，每个溶出杯中只允许投入供试品 1 片（粒、袋），不得多投。

三、片剂的含量测定

（一）常用辅料的干扰及排除

1. 糖类的干扰及排除 淀粉、糊精、蔗糖、乳糖等常用作片剂的稀释剂。其中乳糖本身具有还原性，淀粉、糊精、蔗糖虽然本身无明显的还原性，但它们水解产生的葡萄糖具有还原性。因此当用氧化还原滴定法测定片剂含量，特别是使用具有较强氧化性的滴定剂，如高锰酸钾、溴酸钾等滴定时，糖类可能干扰。因此含有糖类作附加剂的片剂选择含量测定方法时，应避免使用氧化性强的滴定剂；亦可采用过滤的方法除去糖类的干扰。如 ChP2015 硫酸亚铁原料采用高锰酸钾滴定法，硫酸亚铁片、硫酸亚铁缓释片为排除糖类的干扰均采用硫酸铈滴定法测定含量。维生素 C 片采用直接碘量法测定含量时，过滤除去糖类的干扰。

2. 硬脂酸镁的干扰及排除 硬脂酸镁是以硬脂酸镁（ $C_{36}H_{70}MgO_4$ ）和棕榈酸镁（ $C_{32}H_{62}MgO_4$ ）为主要成分的混合物，常用作片剂的润滑剂。因为 Mg^{2+} 在 pH10 左右可与 EDTA 形成稳定的配位化合物，硬脂酸根离子在冰醋酸中碱性增强，能被高氯酸滴定。因此硬脂酸镁的干扰包括两个方面：

（1）干扰配位滴定法。可通过选用合适的指示剂或加掩蔽剂排除其干扰。如 pH6～7.5 条件下，酒石酸可以和 Mg^{2+} 形成稳定的配位化合物而将其掩蔽。

（2）干扰非水碱量法。片剂中硬脂酸镁存在时，若主药含量大，硬脂酸镁的含量小，可不考虑其干扰，直接进行测定；但主药含量少而硬脂酸镁含量大时，硬脂酸镁的存在可使测定结果偏高。下列方法可排除干扰：

1）提取分离法。对脂溶性药物，可用合适的有机溶剂如三氯甲烷、丙酮、乙醇等提取出主药后再测定。如硫酸奎宁原料的测定采用非水碱量法，硫酸奎宁片则加氢氧化钠碱化，三氯甲烷提取后，采用非水碱量法测定含量。

2）采用草酸作掩蔽剂排除硬脂酸根的干扰。加入无水草酸的醋酐溶液，硬脂酸镁与草酸反应，生成难溶性的草酸镁和硬脂酸，两者均不干扰非水碱量法。

3）改用其他含量测定方法。如 ChP2015 盐酸吗啡原料的测定采用非水碱量法，而片剂的测定采用 UV 法。

在用非水碱量法测定片剂含量时，除了硬脂酸镁干扰测定外，有的片剂中若添加苯甲酸盐、羧甲基纤维素钠等，也可消耗高氯酸滴定液，使测定结果偏高，亦应引起注意。

3. 滑石粉、硫酸钙等的干扰及排除　滑石粉、硫酸钙等赋形剂，在水中不易溶解，使溶液浑浊，当采用紫外-可见分光光度法、旋光法等方法测定片剂含量时，会产生干扰。一般采用滤除法或提取分离法排除干扰。若主药可溶于水，可将片粉加水溶解后，过滤，除去干扰。若主药不溶于水，可用有机溶剂提取主药后，再按规定方法测定。

（二）片剂的取样和含量测定结果的计算

1. 取样方法　为使取样具有代表性，一般取 20 片或 10 片或按规定取样（糖衣片需要去除糖衣），精密称定质量，除以片数，计算出平均片重，然后研细，混匀，精密称取适量（约相当于规定的主药量），按规定方法测定含量。具体的取样量可根据下列公式计算：

$$取样量 = \frac{规定量}{标示量} \times 平均片重$$

2. 片剂含量测定结果的计算　除复方制剂以外，片剂的含量测定结果用含量占标示量的百分率表示，其含义为：

$$标示量\% = \frac{每片中药物的实际含量}{标示量} \times 100\% = \frac{\dfrac{测得量（g）}{供试品量（g）} \times 平均片重（g/片）}{标示量（g/片）} \times 100\%$$

（1）容量分析法

1）直接滴定法：$标示量\% = \dfrac{\dfrac{TVF}{W} \times \bar{W}}{标示量} \times 100\%$

2）直接滴定法，同时进行空白试验：$标示量\% = \dfrac{\dfrac{T(V-V_0)F}{W} \times \bar{W}}{标示量} \times 100\%$

3）剩余滴定法，同时进行空白试验：$标示量\% = \dfrac{\dfrac{T(V_0-V)F}{W} \times \bar{W}}{标示量} \times 100\%$

式中，T 为滴定度，每 1ml 规定浓度的滴定液相当于被测组分的 mg 数，mg/ml；V_0 和 V 分别为空白和样品消耗滴定液的体积，ml；F 为浓度校正因子；$\bar{W}$ 为平均片重，g/片或 mg/片；W 为供试品的取样量，mg；标示量为片剂的规格，g/片或 mg/片。

（2）紫外-可见分光光度法

1）吸收系数法：$标示量\% = \dfrac{\dfrac{\dfrac{A}{E_{1cm}^{1\%}l \times 100} \times D \times V}{W} \times \bar{W}}{标示量} \times 100\%$

式中，A 为吸光度；D 为溶液的稀释倍数；V 为供试品溶液的体积，ml。

2）对照品比较法：$标示量\% = \dfrac{\dfrac{c_R \times \dfrac{A_X}{A_R} \times D \times V}{W} \times \bar{W}}{标示量} \times 100\%$

式中，c_R 为对照品溶液的浓度，mg/ml；A_X、A_R 分别为供试品溶液、对照品溶液的吸光度。

（3）高效液相色谱法

$$标示量\% = \dfrac{\dfrac{c_R \times \dfrac{A_X}{A_R} \times D \times V}{W} \times \bar{W}}{标示量} \times 100\%$$

式中，c_R 为对照品溶液的浓度，μg/ml；A_X、A_R 分别为供试品溶液、对照品溶液的峰面积。

胶囊剂、注射用无菌粉末的含量测定结果的计算公式与片剂相同。但 $\bar{W}$ 含义不同，在胶囊剂与注射用无菌粉末中为平均装量。

3. 计算示例

例 15-1. 维生素 C 泡腾片（规格：1g）的含量测定：取本品 10 片，精密称定质量为 12.0125g，研细，精密称取片粉 0.228 9g，加新沸过的冷水 100ml 与稀醋酸 10ml 使溶解，加淀粉指示液 1ml，立即用碘滴定液（0.049 96mol/L）滴定，至溶液显蓝色并持续 30 秒钟不褪，消耗碘滴定液（0.049 96mol/L）19.58ml，每 1ml 碘滴定液（0.05mol/L）相当于 8.806mg 的 $C_6H_8O_6$。

本法为直接滴定法，片剂的标示量%按下式计算：

$$标示量\% = \frac{\frac{TVF}{W} \times \bar{W}}{标示量} \times 100\% = \frac{\frac{8.806 \times 10^{-3} \times 19.58 \times \frac{0.049\ 96}{0.05}}{0.228\ 9} \times \frac{12.0125}{10}}{1} \times 100\% = 90.4\%$$

ChP2015 规定本品含维生素 C（$C_6H_8O_6$）应为标示量的 93.0%～107.0%。本品含量不符合规定。

例 15-2. 阿苯达唑片（规格：0.2g）的含量测定：取本品 20 片，精密称定质量为 12.8413g，研细，精密称取 0.0645g，置 100ml 量瓶中，加冰醋酸 10ml，振摇使阿苯达唑溶解，用乙醇稀释至刻度，摇匀，滤过，精密量取续滤液 5ml，置 100ml 量瓶中，用乙醇稀释至刻度，摇匀，照紫外-可见分光光度法（通则Ⅳ A），在 295nm 的波长处测得吸光度为 0.467，按 $C_{12}H_{15}N_3O_2S$ 的吸收系数（$E_{1cm}^{1\%}$）为 444 计算。

本法为吸收系数法，片剂的标示量%按下式计算：

$$标示量\% = \frac{\frac{\frac{A}{E_{1cm}^{1\%}l \times 100} \times D \times V}{W} \times \bar{W}}{标示量} \times 100\% = \frac{\frac{\frac{0.467}{444 \times 1 \times 100} \times \frac{100}{5} \times 100}{0.0645} \times \frac{12.8413}{20}}{0.2} \times 100\% = 104.5\%$$

ChP2015 规定本品含阿苯达唑（$C_{12}H_{15}N_3O_2S$）应为标示量的 90.0%～110.0%。本品含量符合规定。

第三节 注射剂分析

注射剂（injections）系指原料药物或与适宜的辅料制成的供注入体内的无菌制剂。是临床应用最广泛的剂型之一。注射剂可分为注射液、注射用无菌粉末与注射用浓溶液。

注射剂的分析主要有观察色泽和澄明度、鉴别试验、pH 检查、检查（澄明度检查、装量限量检查、热源试验、无菌试验等）和含量测定。

一、注射剂的检查

（一）装量

为保证注射液的注射用量不少于标示量，需对注射液及注射用浓溶液的装量进行检查。方法为：

供试品标示装量不大于 2ml 者取供试品 5 支（瓶），2ml 以上至 50ml 者取供试品 3 支（瓶）；开启时注意避免损失，将内容物分别用相应体积的干燥注射器及注射针头抽尽，然后缓慢连续地注入经标化的量入式量筒内（量筒的大小应使待测体积至少占其额定体积的 40%，不排尽针头中的液体），在室温下检视。测定油溶液、乳状液或混悬液的装量时，应先加温（如有必要）摇匀，再用干燥注射器及注射针头抽尽后，同前法操作，放冷（加温时），检视，每支（瓶）的装量均不得少于其标示量。

标示装量为 50ml 以上的注射液及注射用浓溶液照最低装量检查法（通则 0942）检查，应符合规定。

（二）装量差异

注射用无菌粉末为保证含量的均匀性，需进行装量差异的检查。方法为：

取供试品 5 瓶（支），除去标签、铝盖，容器外壁用乙醇擦净、干燥，开启时注意避免玻璃屑等异物落入容器中，分别迅速精密称定。然后倾出内容物，容器用水或乙醇洗净，在适宜条件下干燥后，再分别精密称定每一容器的重量，求出每瓶（支）的装量与平均装量。每瓶（支）装量与平均装量相比较，应符合表 15-3 规定。如有 1 瓶（支）不符合规定，应另取 10 瓶（支）复试，均应符合规定。

表 15-3　注射用无菌粉末的装量差异限度

平均装量	装量差异限度
0.05g 及 0.05g 以下	±15%
0.05g 以上至 0.15g	±10%
0.15g 以上至 0.50g	±7%
0.50g 以上	±5%

凡规定检查含量均匀度的注射用无菌粉末，一般不再进行装量差异检查。

（三）可见异物

可见异物是指存在于注射剂、眼用液体制剂和无菌原料药中，在规定条件下目视可以观测到的不溶性物质，其粒径或长度通常大于 50μm。

注射剂中若有不溶性微粒，使用后可能引起静脉炎、过敏反应，较大的微粒甚至可以堵塞毛细血管。因此注射剂的可见异物检查是其常规检查项目之一。

注射剂、眼用液体制剂应在符合药品生产质量管理规范（GMP）的条件下生产，产品在出厂前应采用适宜的方法逐一检查可见异物，并同时剔除不合格产品。临用前，也在自然光下目视检查（避免阳光直射），如有可见异物，不得使用。

可见异物的检查按照通则 0904 中"可见异物检查法"进行，有灯检法和光散射法。一般常用灯检法。灯检法不适用的品种，如用深色透明容器包装或液体色泽较深（一般深于各标准比色液 7 号）的品种可选用光散射法；混悬型、乳状液型注射液和滴眼液不能使用光散射法。

（四）无菌

无菌检查是检查注射剂以及其他要求无菌的药品是否无菌的一种方法，按照通则 1101"无菌检查法"进行，有直接接种法和薄膜过滤法。直接接种法适用于非抗菌作用的供试品；若供试品有抗菌作用或只要供试品性质允许，应采用薄膜过滤法。

无菌检查应在环境洁净度 10 000 级下的局部洁净度 100 级的单向流空气区域内进行，其全过程应严格遵守无菌操作，防止微生物污染。当建立产品的无菌检查法时，应进行方法的验证。检查中应根据供试品特性选择阳性对照菌，并取相应溶剂和稀释剂同法操作，作为阴性对照，阳性对照应生长良好，阴性对照不得有菌生长。

（五）热原或细菌内毒素

静脉用注射剂需进行细菌内毒素或热原的检查，以控制引起体温升高的杂质。检查时选其中一种即可。

1. 热原 热原是指由微生物产生的能引起恒温动物体温升高的杂质。其来源广泛，如器皿、管道、水、灰尘中都有可能携带热原。注入人体的注射剂中如含有热原，能使人体产生发冷、寒颤、发热、出汗、恶心、呕吐等症状，严重时甚至可能出现昏迷、休克死亡。因此，除在注射剂的生产工艺中必须除去热原外，对成品也要检查热原。通则 1142 采用"家兔法"检查热原的限度，即将一定剂量的供试品，静脉注入家兔体内，在规定时间内，观察家兔体温升高的情况，以判定供试品中所含热原的限度是否符合要求。

2. 细菌内毒素 细菌内毒素是革兰阴性菌细胞壁的组分，由脂多糖和微量蛋白质组成，热原主要来源于细菌内毒素，内毒素的量用内毒素单位（EU）表示。通则 1143 系利用鲎试剂来检测或量化由革兰阴性菌产生的细菌内毒素，有凝胶法和光度测定法。当两种方法的测定结果有矛盾时，以凝胶法结果为准。

（六）不溶性微粒

不溶性微粒检查是在可见异物检查符合规定后，用以检查静脉用注射剂及供静脉注射用无菌原料药中不溶性微粒的大小及数量。静脉滴注用注射液直接进入静脉，用量大，应严格控制不溶性微粒。通则 0903 收载有光阻法和显微计数法。当光阻法测定结果不符合规定或供试品不适于用光阻法（如黏度过高或易析出结晶的注射剂或进入传感器时容易产生气泡的注射剂）测定时，采用显微计数法，并以显微计数法的测定结果作为判定依据。对于黏度过高，采用两种方法都无法直接测定的注射液，可用适宜的溶剂经适当稀释后测定。

（七）渗透压摩尔浓度

生物膜，例如人体的细胞膜或毛细血管壁，一般具有半透膜的性质，溶剂通过半透膜由低浓度溶液向高浓度溶液扩散的现象称为渗透，阻止渗透所需施加的压力，即为渗透压。溶液的渗透压，依赖于溶液中粒子的数量，是溶液的依数性之一，通常以渗透压摩尔浓度（osmolality）表示。正常人体血液的渗透压摩尔浓度范围为 285~310mOsmol/kg，0.9%氯化钠溶液或 5%葡糖糖溶液的渗透压摩尔浓度与人体血液相当。通则 0632 收载了渗透压摩尔浓度测定法。除另有规定外，静脉输液及椎管注射用注射液应按各品种项下的规定，照通则 0632 方法测定渗透压摩尔浓度，应符合规定。

二、注射剂的含量测定

（一）常用辅料的干扰及排除

1. 抗氧剂 将具有还原性的药物制成注射剂时，常需加入抗氧剂以增加药物的稳定性。

常用抗氧剂有亚硫酸钠、亚硫酸氢钠、焦亚硫酸钠、硫代硫酸钠、维生素 C 等。由于抗氧剂本身具有较强的还原性，当用氧化还原滴定法测定主药含量时，常会产生干扰，可按下列方法排除干扰。

（1）加掩蔽剂：丙酮和甲醛常作为掩蔽剂消除亚硫酸钠、亚硫酸氢钠和焦亚硫酸钠的干扰。如维生素 C 注射液中加有焦亚硫酸钠或亚硫酸氢钠，ChP2015 采用碘量法测定维生素 C 含量时，先加入丙酮，以消除抗氧剂的干扰。反应式如下：

$$Na_2S_2O_5 + H_2O \longrightarrow NaHSO_3$$

$$NaHSO_3 + \begin{matrix} CH_3 \\ CH_3 \end{matrix}\!\!>\!\!C\!\!=\!\!O \longrightarrow \begin{matrix} HO \\ NaSO_3 \end{matrix}\!\!>\!\!C\!\!<\!\!\begin{matrix} CH_3 \\ CH_3 \end{matrix}$$

甲醛具有一定的还原性，可以消除焦亚硫酸钠对氧化还原测定法的干扰，用作掩蔽剂时，宜选择氧化电位较甲醛低的滴定剂测定主药含量，否则应选用丙酮作掩蔽剂。

（2）加酸分解法：亚硫酸钠、亚硫酸氢钠和焦亚硫酸钠可被强酸分解，产生二氧化硫气体，经加热可全部逸出。分解反应如下：

$$Na_2SO_3 + 2HCl \xrightarrow{\triangle} 2NaCl + H_2O + SO_2\uparrow$$

$$NaHSO_3 + HCl \xrightarrow{\triangle} NaCl + H_2O + SO_2\uparrow$$

$$Na_2S_2O_3 + 2HCl \xrightarrow{\triangle} 2NaCl + H_2O + SO_2\uparrow + S\downarrow$$

如磺胺嘧啶钠注射液中加有亚硫酸氢钠，ChP2015 采用亚硝酸钠滴定法测定含量时，由于滴定前，已加入一定量的盐酸（亚硝酸钠滴定法要求的条件），可使亚硫酸氢钠分解而排除干扰，不需另行处理。

（3）加弱氧化剂氧化法：加入一种弱氧化剂将亚硫酸盐或亚硫酸氢盐氧化，但不会氧化被测药物，亦不消耗滴定溶液。常用的弱氧剂为过氧化氢和硝酸。

$$Na_2SO_3 + H_2O_2 \longrightarrow Na_2SO_4 + H_2O$$

$$NaHSO_3 + H_2O_2 \longrightarrow NaHSO_4 + H_2O$$

$$Na_2SO_3 + 2HNO_3 \longrightarrow Na_2SO_4 + H_2O + 2NO_2\uparrow$$

$$2NaHSO_3 + 4HNO_3 \longrightarrow Na_2SO_4 + 2H_2O + H_2SO_4 + 4NO_2\uparrow$$

（4）改用其他方法：盐酸异丙嗪注射液加有适量的维生素 C 作抗氧剂。盐酸异丙嗪为吩噻嗪类药物，在 249nm 和 299nm 波长处有两个吸收峰，而维生素 C 在 243nm 处有最大吸收，当采用 UV 法在 249 nm 处测定盐酸异丙嗪注射液含量时，干扰测定，因此 ChP2005 盐酸异丙嗪片的测定，选择 249nm（$E_{1cm}^{1\%}$ 为 910）为测定波长；而盐酸异丙嗪注射液的含量测定，为排除维生素 C 的干扰，选择 299nm（$E_{1cm}^{1\%}$ 为 108）为测定波长。ChP2015 则改用 HPLC 法测定盐酸异丙嗪注射液含量，外标法定量。

2. 溶剂油　脂溶性药物（如甾体激素类）的注射液常用植物油做溶剂，溶剂油的存在对主药的测定常有干扰。排除的方法有：

（1）有机溶剂稀释法：对某些药物含量较高的注射剂，可经有机溶剂稀释后测定。如 ChP2015 苯甲酸雌二醇注射液的测定：

用内容量移液管精密量取本品适量（约相当于苯甲酸雌二醇 2mg），置 100ml 量瓶中，加无水乙醇适量，充分振摇，待溶液澄清后，加无水乙醇稀释至刻度，摇匀，照苯甲酸雌二醇含量测定项下的色谱条件，精密量取 20μl 注入液相色谱仪，记录色谱图。

（2）有机溶剂提取法：选择适当的溶剂，将药物提出后再进行测定。如 ChP2015 苯丙酸诺龙注射液的测定：

用内容量移液管精密量取本品适量（约相当于苯丙酸诺龙 50mg），置 25ml 量瓶中，用乙醚分数次洗涤移液管内壁，洗液并入量瓶中，用乙醚稀释至刻度，摇匀；精密量取 5ml，置具塞离心管中，在温水浴中使乙醚挥散，用甲醇振摇提取 4 次（第 1～3 次各 5ml，第 4 次 3ml），每次振摇 10 分钟后离心 15 分钟，并用滴管将甲醇液移置 25ml 量瓶中，合并提取液，用甲醇稀释至刻度，摇匀，取 10μl 注入液相色谱仪，记录色谱图。

（3）柱色谱法：如丙酸睾酮注射液的含量测定，USP39 采用反相柱色谱法消除注射液中溶剂油的干扰。

（二）注射液的取样方法和含量测定结果的计算

1. 取样方法　精密量取一定体积的样品（约相当于规定的主药含量或按规定取样），按规定方法测定。具体的取样体积可根据下式计算：

$$取样体积 = \frac{规定量}{标示量}$$

2. 注射液含量测定结果的计算　注射液的含量测定结果也用含量占标示量的百分率表示，其含义为：

$$标示量\% = \frac{实际浓度}{标示量} \times 100\%$$

（1）容量法

1）直接滴定法：$标示量\% = \dfrac{\dfrac{TVF}{V_s}}{标示量} \times 100\%$

2）直接滴定法，同时进行空白试验：$标示量\% = \dfrac{\dfrac{T(V-V_0)F}{V_s}}{标示量} \times 100\%$

3）剩余滴定法，同时进行空白试验：：$标示量\% = \dfrac{\dfrac{T(V_0-V)F}{V_s}}{标示量} \times 100\%$

式中，T 为滴定度，每 1ml 规定浓度的滴定液相当于被测组分的 mg 数，mg/ml；V_0 和 V 分别为空白和样品消耗滴定液的体积，ml；F 为浓度校正因子；V_s 为供试品的取样体积，ml；标示量为注射液的规格，mg/ml。

（2）紫外-可见分光光度法

1）吸收系数法：$标示量\% = \dfrac{\dfrac{A}{E_{1cm}^{1\%}l \times 100} \times D}{标示量} \times 100\%$

式中，A 为吸光度；D 为供试品溶液的稀释倍数。

2）对照品比较法：$标示量\% = \dfrac{c_R \times \dfrac{A_X}{A_R} \times D}{标示量} \times 100\%$

式中，c_R 为对照品溶液的浓度，mg/ml；A_X、A_R 分别为供试品溶液、对照品溶液的吸光度；D 为供试品溶液的稀释倍数。

（3）高效液相色谱法

$$标示量\% = \dfrac{c_R \times \dfrac{A_X}{A_R} \times D}{标示量} \times 100\%$$

式中，c_R 为对照品溶液的浓度，μg/ml；A_X、A_R 分别为供试品溶液、对照品溶液的峰面积。

3. 计算示例

例 15-3. 硫代硫酸钠注射液（规格为 10ml∶0.5g）的含量测定：精密量取本品 10ml，加水 20ml 与丙酮 2ml，放置 5 分钟后，再加稀醋酸 2ml 与淀粉指示液 2ml，用碘滴定液（0.050 12mol/L）滴定至溶液显持续的蓝色，消耗碘滴定液 21.03ml。每 1ml 碘滴定液（0.05mol/L）相当于 24.82mg 的 $Na_2S_2O_3 \cdot 5H_2O$。

本法为直接滴定法，注射液的标示量%按下式计算：

$$标示量\% = \dfrac{\dfrac{TVF}{V_s}}{标示量} \times 100\% = \dfrac{\dfrac{24.82 \times 21.03 \times \dfrac{0.05012}{0.05}}{10}}{0.5/10 \times 10^3} \times 100\% = 104.6\%$$

ChP2015 规定：本品含硫代硫酸钠（$Na_2S_2O_3 \cdot 5H_2O$）应为标示量的 95.0%～105.0%。本品含量符合规定。

例 15-4. 氯硝西泮注射液（规格为 1ml：1mg）的含量测定：精密量取本品 10ml，置 100ml 量瓶中，加乙醇稀释至刻度，摇匀，精密量取 5ml 置 50ml 量瓶中，加乙醇稀释至刻度，摇匀，作为供试品溶液。另精密称取氯硝西泮对照品 10.23mg，同法操作，得对照品溶液。照紫外-可见分光光度法（通则 0401），在 310 nm 的波长处测得供试品溶液和对照品溶液的吸光度分别为 0.534 和 0.547。

本法为对照品比较法，注射液的标示量%按下式计算：

$$标示量\% = \frac{c_R \times \dfrac{A_X}{A_R} \times D}{标示量} \times 100\% = \frac{\dfrac{10.23}{100} \times \dfrac{5}{50} \times \dfrac{0.534}{0.547} \times \dfrac{50}{5} \times \dfrac{100}{10}}{1} \times 100\% = 99.9\%$$

ChP2015 规定：本品含氯硝西泮（$C_{15}H_{10}ClN_3O_3$）应为标示量的 90.0%～110.0%。本品含量符合规定。

第四节　复方制剂分析

案例 15-2

ChP2015 复方乳酸钠葡萄糖注射液的质量标准

本品为乳酸钠、氯化钠、氯化钾、氯化钙与无水葡萄糖的灭菌水溶液。含乳酸钠（$C_3H_5NaO_3$）应为标示量的 93.0%～107.0%，含氯化钠（NaCl）、氯化钾（KCl）、氯化钙（$CaCl_2 \cdot 2H_2O$）与无水葡萄糖（$C_6H_{12}O_6$）均应为标示量的 95.0%～110.0%。

【处方】

乳酸钠	3.10g
氯化钠	6.00g
氯化钾	0.30g
氯化钙（$CaCl_2 \cdot 2H_2O$）	0.20g
无水葡萄糖	50.0g
注射用水	适量
制成	1000ml

【性状】　本品为无色至微黄色的澄明液体。

【鉴别】　（1）取本品 5ml，缓缓滴入温热的碱性酒石酸铜试液中，即发生氧化亚铜的红色沉淀。

（2）本品显钠盐鉴别（1）、钾盐、钙盐鉴别（2）、乳酸盐与氯化物鉴别（1）的反应（通则 0301）。

【检查】　**pH 值**　应为 3.6～6.5（通则 0631）。

5-羟甲基糠醛　精密量取本品 5ml，置 50ml 量瓶中，用水稀释至刻度，摇匀，照紫外-可见分光光度法（通则 0401），在 284nm 的波长处测定，吸光度不大于 0.25。

重金属　取本品 100ml，置水浴上蒸发至干，再缓缓炽灼至完全炭化，放冷，加硝酸 2ml 与硫酸 5 滴，用低温加热至白烟除尽，在 500～600℃炽灼使完全灰化，放冷，加盐酸 2ml。置水浴上加热 2 分钟，加酚酞指示液 1 滴，再滴加氨试液至显微红色，滤过，滤液置纳氏比色管中，加醋酸盐缓冲溶液（pH3.5）2ml 与水适量使成 25ml，依法检查（通则 0821 第二法），含重金属不得过千万分之二。

渗透压摩尔浓度　应为 540～590mOsmol/kg（通则 0632）。

砷盐　取本品 40ml，置水浴上蒸发至约 5ml，加稀硫酸 5ml 与溴试液 1ml，再在水浴上蒸发至约 5ml，放冷，加盐酸 5ml 与水 18ml，依法检查（通则 0822 第一法），应符合规定（0.000 005%）。

热原　取本品，依法检查（通则 1142），剂量按家兔体重每 1kg 缓慢注射 10ml，应符合规定。

其他　应符合注射剂项下有关的各项规定（通则0102）。

【含量测定】　**氯化钾**　取经105℃干燥2小时的氯化钾适量，精密称定，加水溶解并定量稀释制成每1ml中约含15μg的溶液，作为对照品的溶液。

精密量取本品10ml，置100ml量瓶中，用水稀释至刻度，摇匀，精密量取10ml，置100ml量瓶中，用水稀释至刻度，摇匀，作为供试品溶液。

测定法　精密量取对照品溶液15ml、20ml与25ml，分别置100ml量瓶中，各精密加入混合溶液[取乳酸钠0.31g、氯化钠0.60g、氯化钙（$CaCl_2 \cdot 2H_2O$）0.02g及无水葡萄糖5.00g，置100ml量瓶中，加水溶解并稀释至刻度]1.0ml，用水稀释至刻度，摇匀。取上述各溶液与供试品溶液，照原子吸收分光光度法（通则0406第一法），在767nm的波长处测定，计算，即得。

氯化钠　取经110℃干燥2小时的氯化钾适量，精密称定，加水溶解并定量稀释制成每1ml中约含20μg的溶液，摇匀，作为对照品溶液。

精密量取本品2ml，置100ml量瓶中，用水稀释至刻度，摇匀，精密量取2ml，置100ml量瓶中，用水稀释至刻度，摇匀，作为供试品溶液。

测定法　精密量取对照品溶液10ml、15ml与20ml，分别置100ml量瓶中，用水稀释至刻度，摇匀。取上述各溶液与供试品溶液，照原子吸收分光光度法（通则0406第一法），在589nm的波长处测定，按下式计算，即得。

$$氯化钠（NaCl）\% = \frac{(W - 1.6165 \times 乳酸钠标示量\%)}{6} \times 100\%$$

式中W为本品1ml中所测得的氯化钠总量，mg。

氯化钙　对照品溶液的制备　取经110℃干燥2小时的碳酸钙对照品约0.3125g，精密称定，置500ml量瓶中，加1mol/L盐酸溶液25ml溶解，用水稀释至刻度，制成每1ml中约含钙250μg的溶液，摇匀。

镧溶液的制备　称取氧化镧6.6g，加盐酸10ml使溶解，用水稀释至100ml，摇匀。

供试品溶液的制备　精密量取本品10ml，置50ml量瓶中，加镧溶液2ml，用水稀释至刻度，摇匀。

测定法　精密量取对照品溶液1ml、2ml与3ml，分别置50ml量瓶中，各精密加入混合溶液[取乳酸钠0.31g、氯化钠0.60g、氯化钾0.03g，置100ml量瓶中，加水溶解并稀释至刻度，摇匀]10ml与镧溶液2ml，用水稀释至刻度，摇匀。取上述各溶液与供试品溶液，照原子吸收分光光度法（通则0406第一法），在422.7nm的波长处测定，计算，即得。

乳酸钠　阳离子交换树脂的制备　取钠盐状态磺酸型离子交换树脂10～15g，置水中浸湿，在80℃加热约1小时，连同水移入离子交换柱中，自顶端加2mol/L盐酸溶液30～40ml，开启活塞，使加入的盐酸溶液保持每分钟10ml的流量流出，再用60～70℃热水保持每分钟20～30ml的流量冲洗至洗液不含氯化物为止。再用氯化钠溶液（1→20）30ml流过树脂柱，再用水冲洗，如此反复用2mol/L盐酸溶液与氯化钠溶液（1→20）处理2～3次，临用前再用2mol/L盐酸溶液处理，用新沸过的冷水约300～500ml冲洗至几乎不含氯化物，并取最后的洗液100ml，加酚酞指示液2～3滴与氢氧化钠滴定液（0.1mol/L）1滴，如显粉红色，即可供试验用。

测定法　精密量取本品25ml，移入上述离子交换柱中，静置5分钟，用250ml锥形瓶作接收器，开启活塞，保持每分钟约2ml的流量流出，待样品全部进入树脂柱中，以同样的流量用水洗涤2次，每次20ml，合并流出液与洗涤液，加酚酞指示液3～5滴，用氢氧化钠滴定液（0.1mol/L）滴定，减去供试量中氯所消耗的硝酸银滴定液（0.1mol/L）的量（ml），再减去滴定游离酸所消耗的氢氧化钠滴定液（0.1mol/L）的量（ml），计算，即得。每1ml氢氧化钠滴定液（0.1mol/L）相当于11.21mg的$C_3H_5NaO_3$。

游离酸　精密量取本品25ml，加酚酞指示液3～5滴，用氢氧化钠滴定液（0.1mol/L）滴定，即得。

无水葡萄糖 取本品，在 25℃依法测定旋光度（通则 0621），与 1.8958 相乘，即得供试量中 $C_6H_{12}O_6$ 的重量（g）。

【规格】 500ml

问题：

1. 什么是复方制剂？复方制剂分析与单方制剂分析相比有何特点？

2. 该复方制剂中为何要检查 5-羟甲基糠醛？

3. ChP2015 该复方制剂中各成分的含量测定采用何种方法？为什么？

一、复方制剂分析的特点

复方制剂是指含有两种或两种以上有效成分的制剂。在对复方制剂进行分析时，不仅要考虑到各种剂型中附加剂对有效成分测定的影响，同时还要考虑复方制剂中所含有效成分之间的相互干扰。因此，复方制剂的分析较原料药、单方制剂的分析更为复杂。具有分离和测定能力的高效液相色谱法是目前复方制剂分析中应用最广泛的方法。

二、复方制剂分析方法及示例

（一）安钠咖注射液的含量测定

本品为咖啡因与苯甲酸钠的灭菌水溶液。含无水咖啡因（$C_8H_{10}N_4O_2$）与苯甲酸钠（$C_7H_5NaO_2$）均应为标示量的 93.0%～107.0%。

【含量测定】 精密量取本品 5ml 置 50ml 量瓶中，加水稀释至刻度，摇匀，照下述方法测定。

咖啡因 精密量取上述溶液 10ml，置 100ml 量瓶中，加水 20ml 与稀硫酸 10ml，再精密加碘滴定液（0.05mol/L）50ml，用水稀释至刻度，摇匀，在暗处静置 15 分钟，用干燥滤纸滤过，精密量取续滤液 50ml，用硫代硫酸钠滴定液（0.1mol/L）滴定，至近终点时，加淀粉指示液 2ml，继续滴定至蓝色消失，并将滴定的结果用空白试验校正。每 1ml 碘滴定液（0.05mol/L）相当于 4.855mg 的 $C_8H_{10}N_4O_2$。

苯甲酸钠 精密量取上述溶液 10ml，加水 15ml 稀释后，加乙醚 25ml 与甲基橙指示液 1 滴，用盐酸滴定液（0.1mol/L）滴定，随滴随用强力振摇，至水层显持续的橙红色。每 1ml 盐酸滴定液（0.1mol/L）相当于 14.41mg 的 $C_7H_5NaO_2$。

处方中咖啡因为生物碱类药物，在酸性条件下可与碘定量反应生成沉淀，采用剩余碘量法测定含量：

$$C_8H_{10}N_4O_2 + 2I_2 \longrightarrow C_8H_{10}N_4O_2 \cdot I_4$$
$$I_2{(剩余)} + 2Na_2S_2O_3 \longrightarrow 2NaI + Na_2S_4O_6$$

苯甲酸钠的含量测定采用双相滴定法。苯甲酸钠易溶于水，溶液呈碱性，但碱性太弱，滴定终点的 pH 突跃不明显，并且滴定过程中析出的游离酸不溶于水，不利于终点的正确判断。双相滴定法可克服这些缺点。方法为：滴定在水和与水不相混溶的有机溶剂两相中进行，反应中生成的苯甲酸不断被萃取入有机溶剂层，减小苯甲酸在水中的浓度，使滴定反应完全，终点清晰。滴定中要强力振摇。

（二）复方氢氧化铝片的含量测定

本品每片中含氢氧化铝[Al（OH）$_3$]不得少于 0.177g；含三硅酸镁按氧化镁（MgO）计算，不得少于 0.020g。

【处方】

氢氧化铝	245g
三硅酸镁	105g
颠茄流浸膏	2.6ml
制成	1000 片

【含量测定】 **氢氧化铝** 取本品 20 片，精密称定，研细，精密称取适量（约相当于 1/4 片），加盐酸 2ml 与水 50ml，煮沸，放冷，滤过，残渣用水洗涤；合并滤液与洗液，滴加氨试液至恰析出沉淀，再滴加稀盐酸使沉淀恰溶解，加醋酸-醋酸铵缓冲液（pH6.0）10ml，精密加乙二胺四醋酸二钠滴定液（0.05mol/L）25ml，煮沸 10 分钟，放冷，加二甲酚橙指示液 1ml，用锌滴定液（0.05mol/L）滴定至溶液由黄色转变为红色，并将滴定的结果用空白试验校正。每 1ml 乙二胺四醋酸二钠滴定液（0.05mol/L）相当于 3.900mg 的 Al（OH）$_3$。

氧化镁 精密称取上述细粉适量（约相当于 1 片），加盐酸 5ml 与水 50ml，加热煮沸，加甲基红指示液 1 滴，滴加氨试液使溶液由红色变为黄色，再继续煮沸 5 分钟，趁热滤过，滤渣用 2% 氯化铵溶液 30ml 洗涤，合并滤液与洗液，放冷，加氨试液 10ml 与三乙醇胺溶液（1→2）5ml，再加铬黑 T 指示剂少量，用乙二胺四醋酸二钠滴定液（0.05mol/L）滴定至溶液显纯蓝色。每 1ml 乙二胺四醋酸二钠滴定液（0.05mol/L）相当于 2.015mg 的 MgO。

处方中两个主药氢氧化铝、三硅酸镁均系无机金属盐类药物，可采用配位滴定法测定含量。如采用同一条件，相互干扰。因此该复方制剂中两成分在不同条件下，采用同一方法测定。

氢氧化铝的测定：加盐酸和水煮沸，使氢氧化铝和氧化镁溶解，过滤除去赋形剂，滤液依法用氨试液和稀盐酸调节酸碱度，再加 pH6.0 缓冲液调节溶液 pH 在 6.0 左右。因为 Al^{3+} 与 EDTA 配位时的最低 pH 为 4.2，Mg^{2+} 与 EDTA 配位时的最低 pH 为 9.7，因此在此条件下，Mg^{2+} 不干扰。由于 Al^{3+} 与 EDTA 的反应速度很慢，且对二甲酚橙指示剂有封闭作用，因此采用剩余滴定法测定含量。每片中氢氧化铝的含量按下式计算：

$$每片含氢氧化铝量（g）= \frac{3.900\times10^{-3}\times(V_0-V)\times\dfrac{c}{0.05}}{W}\times\overline{W}$$

式中，V_0 和 V 分别为空白试验和样品测定时消耗锌滴定液的体积，ml；c 为锌滴定液的实际浓度，mol/L；W 为供试品的取样量，g；$\overline{W}$ 为平均片重，g/片。

氧化镁的测定：加盐酸和水煮沸，使氢氧化铝和氧化镁溶解，加氨试液至甲基红指示剂显红色（pH6.2 左右），使铝盐生成氢氧化铝析出，继续煮沸 5 分钟，使沉淀完全。趁热滤过，则大部分铝离子除去，调节 pH10 左右，加三乙醇胺作掩蔽剂，掩蔽少量铝离子，以铬黑 T 为指示剂，EDTA 直接滴定测定氧化镁的含量。每片中氧化镁的含量按下式计算：

$$每片含氧化镁量（g）= \frac{2.015\times10^{-3}\times V\times\dfrac{c}{0.05}}{W}\times\overline{W}$$

式中，V 为样品测定时消耗 EDTA 滴定液的体积，ml；c 为 EDTA 滴定液的实际浓度，mol/L；W 为供试品的取样量，g；$\overline{W}$ 为平均片重，g/片。

（三）碘酊的含量测定

本品含碘（I）应为 1.80%～2.20%（g/ml），含碘化钾（KI）应为 1.35%～1.65%（g/ml）。

【处方】

碘	20g
碘化钾	15g
乙醇	500ml
水	适量
制成	1000ml

【含量测定】 **碘** 精密量取本品 10ml，置具塞锥形瓶中，加醋酸 1 滴，用硫代硫酸钠滴定液（0.1mol/L）滴定至溶液无色。每 1ml 硫代硫酸钠滴定液（0.1mol/L）相当于 12.69mg 的 I。

碘化钾 取上述滴定后的溶液，加醋酸 2ml 与曙红钠指示液 0.1ml，用硝酸银滴定液（0.1mol/L）滴定，至沉淀由黄色转变为玫瑰红色；将消耗硝酸银滴定液（0.1mol/L）的量（ml）减去上述消耗硫代硫酸钠滴定液（0.1mol/L）的量（ml）后，计算。每 1ml 硝酸银滴定液（0.1mol/L）相当于 16.60mg 的 KI。

处方中的碘采用碘量法直接测定，即用硫代硫酸钠直接滴定测定含量；滴定后的溶液中有被还原的碘离子和碘化钾，因此取上步滴定后的溶液，银量法测定碘离子总量，计算求得处方中碘化钾的量。碘的含量按下式计算：

$$碘的含量 = \frac{12.69 \times 10^{-3} \times V \times \dfrac{c}{0.1}}{10} (g/ml)$$

式中，V 为样品测定时消耗硫代硫酸钠滴定液的体积，ml；c 为硫代硫酸钠滴定液的实际浓度，mol/L。

碘化钾的含量按下式计算：

$$碘化钾的含量 = \frac{16.60 \times 10^{-3} \times \dfrac{(c_1 V_1 - c_2 V_2)}{0.1}}{10} (g/ml)$$

式中，V_1 和 V_2 分别为样品测定时消耗硝酸银滴定液和硫代硫酸钠滴定液的体积，ml；c_1 和 c_2 分别为硝酸银滴定液和硫代硫酸钠滴定液的实际浓度，mol/L。

（四）葡萄糖氯化钠注射液的含量测定

本品为葡萄糖或无水葡萄糖与氯化钠的灭菌水溶液。含葡萄糖（$C_6H_{12}O_6 \cdot H_2O$）与氯化钠（NaCl）均应为标 793A 量的 95.0%～105.0%。

【含量测定】 **葡萄糖** 取本品，在 25℃时，依法测定旋光度（通则 0621），与 2.085 2 相乘，即得供试量中含有 $C_6H_{12}O_6 \cdot H_2O$ 的重量（g）。

氯化钠 精密量取本品 10ml（含氯化钠 0.9%），加水 40ml 或精密量取本品 50ml（含氯化钠 0.18%），加 2%糊精溶液 5ml、2.5%硼砂溶液 2ml 与荧光黄指示液 5～8 滴，用硝酸银滴定液（0.1mol/L）滴定。每 1ml 硝酸银滴定液（0.1mol/L）相当于 5.844mg 的 NaCl。

葡萄糖分子结构中的五个碳都是手性碳原子，具有旋光性，因此可用旋光法测定葡萄糖氯化钠注射液中葡萄糖的含量，氯化钠不干扰测定。NaCl 的含量测定采用银量法，加糊精溶液以形成保护胶体，有利于滴定终点的观察，葡萄糖不干扰测定。供试品中葡萄糖的含量按下式计算：

$$无水葡萄糖浓度（c）= \frac{100\alpha}{[\alpha]_D^{20} l}$$

$$含水葡萄糖浓度（c'）= c \times \frac{198.17（含水葡萄糖的分子量）}{180.16（无水葡萄糖的分子量）}$$

$$= \alpha \times \frac{100}{52.75 \times 1} \times \frac{198.17}{180.16}$$

$$= \alpha \times 2.0852$$

$$标示量\% = \frac{\alpha \times 2.0852}{标示量} \times 100\%$$

式中，α为供试品溶液的旋光度；标示量为制剂的规格，g/ml。

（五）复方对乙酰氨基酚片的含量测定

本品每片含对乙酰氨基酚（$C_8H_9NO_2$）与阿司匹林（$C_9H_8O_4$）均应为标示量的95.0%～105.0%；含咖啡因（$C_8H_{10}N_4O_2 \cdot H_2O$）应为标示量的90.0%～110.0%。

【处方】

对乙酰氨基酚	126g
阿司匹林	230g
咖啡因	30g
制成	1000 片

【含量测定】 取本品20片，精密称定，研细，备用。

对乙酰氨基酚 精密称取上述细粉适量（约相当于对乙酰氨基酚0.25g），加稀盐酸50ml，加热回流1小时，冷却至室温，加水50ml与溴化钾3g，将滴定管的尖端插入液面下约2/3处，用亚硝酸钠滴定液（0.1mol/L）迅速滴定，随滴随搅拌，至近终点时，将滴定管的尖端提出液面，用少量水将尖端洗涤，洗液并入溶液中，继续缓缓滴定，至用细玻璃棒蘸取溶液少许，划过涂有含锌碘化钾淀粉指示液的白瓷板上，即显蓝色的条痕时，停止滴定，5分钟后，再蘸取少许划过一次，如仍显蓝色条痕，即为终点。每1ml的亚硝酸钠液（0.1mol/L）相当于15.12mg的$C_8H_9NO_2$。

阿司匹林 精密称取上述细粉适量（约相当于乙酰水杨酸0.4g），置分液漏斗中，加水15ml，摇匀，用三氯甲烷振摇提取4次（20、10、10、10ml），三氯甲烷液用同一份水10ml洗涤，合并三氯甲烷液，置水浴上蒸干，残渣加中性乙醇（对酚酞指示液显中性）20ml溶解后，加酚酞指示液3滴，用氢氧化钠液（0.1mol/L）滴定，即得。每1ml的氢氧化钠液（0.1mol/L）相当于18.02mg的$C_9H_8O_4$。

咖啡因 精密称取上述细粉适量（约相当于咖啡因50mg），加稀硫酸5ml，振摇数分钟使咖啡因溶解，滤过，滤液置50ml量瓶中，滤器与滤渣用水洗涤3次，每次5ml，洗液并入量瓶中，精密加碘液（0.05mol/L）25ml，用水稀释至刻度，摇匀，在约25℃避光放置15分钟，滤过，弃去初滤液，精密量取续滤液25ml，用硫代硫酸钠液（0.1mol/L）滴定，至近终点时，加淀粉指示液，继续滴定至蓝色消失，并将滴定的结果用空白试验校正，即得。每1ml的碘液（0.05mol/L）相当于5.305mg的$C_8H_{10}N_4O_2 \cdot H_2O$。

复方对乙酰氨基酚片由对乙酰氨基酚、阿司匹林和咖啡因三种组分组成，它们的结构分别如下：

对乙酰氨基酚　　　　　阿司匹林　　　　　咖啡因

对乙酰氨基酚具有潜在的芳伯氨基，水解生成芳伯氨基，用亚硝酸钠滴定法测定含量，外指示剂法指示终点。阿司匹林和咖啡因无芳伯氨基，不干扰测定。本法为直接滴定法，供试品中对乙酰氨基酚的标示量%按下式计算：

$$标示量\% = \frac{15.12 \times V \times \dfrac{c}{0.1} \times 10^{-3}}{\dfrac{W}{标示量}} \times \overline{W} \times 100\%$$

式中，V 为样品测定时消耗亚硝酸钠滴定液的体积，ml；c 为亚硝酸钠滴定液的实际浓度，mol/L；W 为供试品的取样量，g；$\overline{W}$ 为平均片重，g/片；标示量为制剂的规格，g/片。

阿司匹林具有羧基，有酸性，可用酸碱滴定法测定含量，对乙酰氨基酚和咖啡因不干扰测定。为消除稳定剂枸橼酸或酒石酸的影响，采用三氯甲烷提取后，直接酸碱滴定法测定。本法为直接滴定法，供试品中阿司匹林的标示量%按下式计算：

$$标示量\% = \frac{18.02 \times V \times \dfrac{c}{0.1} \times 10^{-3}}{\dfrac{W}{标示量}} \times \overline{W} \times 100\%$$

式中，V 为样品测定时消耗氢氧化钠滴定液的体积，ml；c 为氢氧化钠滴定液的实际浓度，mol/L；W 为供试品的取样量，g；$\overline{W}$ 为平均片重，g/片；标示量为制剂的规格，g/片。

咖啡因为生物碱类药物，但其碱性极弱，K_b 为 0.7×10^{-14}（19℃），故一般生物碱的测定方法均不适用。但其在酸性条件下可与碘定量地生成沉淀，因此采用剩余碘量法测定含量，原理同（一）安钠咖注射液中咖啡因的含量测定。

本法为剩余滴定法，供试品中咖啡因的标示量%按下式计算：

$$标示量\% = \frac{5.305 \times (V_0 - V) \times \dfrac{c}{0.1} \times 10^{-3}}{\dfrac{W}{标示量}} \times \overline{W} \times 100\%$$

式中，V_0 和 V 分别为空白试验和样品测定时消耗硫代硫酸钠滴定液的体积，ml；c 为硫代硫酸钠的实际浓度，mol/L；W 为供试品的取样量，g；$\overline{W}$ 为平均片重，g/片；标示量为制剂的规格，g/片。

（六）复方炔诺酮膜的含量测定

【处方】

炔诺酮	600mg
炔雌醇	35mg
制成	1000 格

本品含炔诺酮（$C_{20}H_{26}O_2$）和炔雌醇（$C_{20}H_{24}O_2$）均应为标示量的 90.0%～110.0%。

HPLC 法同时具有分离和测定的功能，是目前复方制剂含量测定中应用最广泛的方法。复方炔诺酮膜中两组分性质差异较小，因此在相同色谱条件下，同时测定两组分含量。方法为：

【含量测定】 照高效液相色谱法（通则 0512）测定。

色谱条件与系统适用性试验 用十八烷基硅烷键合硅胶为填充剂，以乙腈-水（45：55）为流动相；检测波长为 200 nm。理论板数按炔诺酮峰计算应不低于 3000，炔诺酮峰与炔雌醇峰的分离度应符合要求。

测定法 取本品 10 格，剪碎，置 100ml 量瓶中，加无水乙醇适量，置热水浴中加热 30 分钟，并不时振摇使炔诺酮与炔雌醇溶解，放冷至室温，加无水乙醇稀释至刻度，摇匀，滤过，精密量取续滤液 50μl 注入液相色谱仪，记录色谱图；另取炔诺酮与炔雌醇对照品，精密称定，加无水乙醇溶解并定量稀释制成每 1ml 中约含炔诺酮 60μg 与炔雌醇 3.5μg 的溶液，同法测定，按外标法以峰面积计算，即得。

除该复方制剂外，复方呋塞米片、复方炔诺酮片、酚咖片均采用同一色谱条件，同时测定各组分含量。

（七）复方门冬维甘滴眼液的含量测定

【处方】

门冬氨酸	7.8g
维生素 B_6	0.5g
甘草酸二钾	1.0g
盐酸萘甲唑啉	0.03g
甲硫酸新斯的明	0.05g
马来酸氯苯那敏	0.1g
辅料	适量
注射用水	适量
制成	1000ml

复方门冬维甘滴眼液中由于门冬氨酸与其他组分性质差异较大，不能在同一色谱条件下测定，ChP2015 采用正相色谱法测定门冬氨酸含量，其他五组分采用离子对色谱法梯度洗脱方式同时测定。方法为：

【含量测定】 维生素 B_6、甲硫酸新斯的明、盐酸萘甲唑啉、马来酸氯苯那敏与甘草酸二钾。照高效液相色谱法（通则 0512）测定。

色谱条件与系统适用性试验 用十八烷基硅烷键合硅胶为填充剂；以庚烷磺酸钠溶液（取庚烷磺酸钠 4.04g 与磷酸二氢钾 2.72g 溶于 1000ml 水中，用磷酸调节 pH 至 3.0）为流动相 A，乙腈为流动相 B，流速为每分钟 1ml，照下表进行梯度洗脱；检测波长为 260 nm，10 分钟后改为 220nm。各组分色谱峰的保留时间分别为：维生素 B_6 在 6～9 分钟，甲硫酸新斯的明在 16～18 分钟，盐酸萘甲唑啉在 23～26 分钟，马来酸氯苯那敏在 27～30 分钟，甘草酸二钾在 31～34 分钟。理论板数按维生素 B_6 峰计算不低于 5000，各组分峰的分离度应符合要求。

时间（分钟）	流动相 A（%）	流动相 B（%）
0	85	15
6	85	15
15	73	27
25	65	35
35	55	45
40	55	45
42	85	15
45	85	15

测定法 精密量取本品 10ml，置 25ml 量瓶中，用水稀释至刻度，摇匀，精密量取 20μl 注入液相色谱仪，记录色谱图；另取维生素 B_6、甲硫酸新斯的明、盐酸萘甲唑啉、马来酸氯苯那敏与甘草酸二钾对照品，精密称定，加水溶解并定量稀释制成每 1ml 中分别约含 0.2、0.02、0.012、0.04、0.4mg 的溶液，同法测定。按外标法以峰面积计算，即得。

门冬氨酸 照高效液相色谱法（通则 0512）测定。

色谱条件与系统适用性试验 用氨基硅烷键合硅胶为填充剂，以磷酸二氢钾溶液（取磷酸二氢钾 5.44g，加水溶解并稀释至 1000ml）-乙腈（58∶42）为流动相；检测波长为 220nm。取门冬氨酸与甘草酸二钾对照品，加水溶解并稀释制成每 1ml 中约含 1.56mg 与 0.2mg 的混合溶液，取 20μl 注入液相色谱仪，理论板数按门冬氨酸峰计算不低于 2000，甘草酸二钾峰与门冬氨酸峰的分离度应符合要求。

测定法 精密量取本品 2ml，置 10ml 量瓶中，用水稀释至刻度，摇匀，精密量取 20μl，注入液相色谱仪，记录色谱图；另取门冬氨酸对照品约 78mg，精密称定，置 50ml 量瓶中，加水溶解并稀释至刻度，摇匀，同法测定。按外标法以峰面积计算，即得。

（八）复方乳酸钠葡萄糖注射液的分析

复方乳酸钠葡萄糖注射液为调节体液、电解质及酸碱平衡的体液补充药，为乳酸钠、氯化钠、氯化钾、氯化钙与无水葡萄糖的灭菌水溶液。

1. 鉴别

（1）葡萄糖具有还原性，可还原碱性酒石酸铜为氧化亚铜的红色沉淀。

（2）本品含乳酸钠、氯化钠、氯化钾、氯化钙，可用钠盐、钾盐、钙盐、乳酸盐、氯化物的反应鉴别。

2. 检查 葡萄糖水溶液在高温加热灭菌时，易分解产生 5-羟甲基糠醛。由于其损害人体横纹肌和内脏，其量可反映出葡萄糖分解的情况，因此在葡萄糖注射液类制剂中应控制其限量。检查是利用 5-羟甲基糠醛分子具有共轭双烯结构，在 284nm 波长处有最大吸收，制剂中其他成分在此波长处无干扰，采用 UV 法测定吸光度进行检查。

3. 含量测定 复方制剂进行含量测定时不仅要考虑辅料的干扰，还要考虑各个组分之间的干扰。ChP2015 采用原子吸收分光光度法测定氯化钾、氯化钠和氯化钙含量；采用旋光度测定法测定葡萄糖含量；采用离子交换-酸碱滴定法测定离子交换后酸的总量，计算求得处方中乳酸钠的含量。

原子吸收分光光度法测定钙含量时，主要干扰有铝、硫酸盐、磷酸盐、硅酸盐等，它们能抑制钙的原子比，产生干扰。可加入镧、锶或其他释放剂来消除干扰。

氯化钠含量计算时，1.616 5 是注射液中乳酸钠换算为每 1ml 中氯化钠的量（mg），即 $3.1 \times 58.43 \div 112.1 = 1.616\ 5$。

乳酸钠含量测定时，采用阳离子交换树脂进行样品处理，经过阳离子交换树脂，乳酸钠转化为乳酸，氯化钾、氯化钠和氯化钙转化为盐酸，用氢氧化钠滴定时测得是乳酸、盐酸和游离酸消耗的总体积，计算时需减去硝酸银的体积（即盐酸消耗氢氧化钠的体积）和游离酸所消耗氢氧化钠的体积。

（泰山医学院　齐永秀）

第十六章　中药分析概论

📚 **本章要求**

1. 掌握中药分析的特点，样品前处理方法，鉴别试验中薄层色谱法，杂质检查中有害物质的检查，含量测定中高效液相色谱法，中药指纹图谱与特征图谱。

2. 熟悉中药主要检查项目，其他的鉴别和含量测定方法。

3. 了解本章的其他项目与内容。

案例 16-1

ChP2015（一部）万氏牛黄清心丸的质量标准
万氏牛黄清心丸
Wanshi Niuhuang Qingxin Wan

【**处方**】　牛黄10g　朱砂60g　黄连200g　栀子120g　郁金80g　黄芩120g

【**制法**】　以上六味，除牛黄外，朱砂水飞成极细粉；其余黄连等四味粉碎成细粉；将牛黄研细，与上述粉末配研，过筛，混匀。每100g粉末加炼蜜100～120g制成大蜜丸，即得。

【**性状**】　本品为红棕色至棕褐色的大蜜丸；气特异，味甜、微涩、苦。

【**鉴别**】　（1）取本品，置显微镜下观察：糊化淀粉粒团块几乎无色（郁金）。种皮石细胞黄色或淡棕色，多破碎，完整者长多角形、长方形或不规则形，壁厚，有大的圆形纹孔，胞腔棕红色（栀子）。韧皮纤维淡黄色，梭形，壁厚，孔沟细（黄芩）。纤维束鲜黄色，壁稍厚，纹孔明显（黄连）。不规则细小颗粒暗棕色，有光泽，边缘暗黑色（朱砂）。

（2）取本品3g，加水适量，研匀，反复洗去悬浮物，可得少量朱红色沉淀。取沉淀，加入盐酸1ml及少量铜片，加热煮沸，铜片由黄色变为银白色。

（3）取本品3g，剪碎，加硅藻土0.6g，研匀，加三氯甲烷10ml、冰醋酸0.5ml，加热回流30分钟，放冷，滤过，滤液蒸干，残渣加乙醇2ml使溶解，滤过，滤液作为供试品溶液。另取胆酸对照品，加乙醇制成每1ml含1mg的溶液，作为对照品溶液。照薄层色谱法（通则0502）试验，吸取上述两种溶液各10μl，分别点于同一硅胶G薄层板上，以正己烷-乙酸乙酯-甲醇-醋酸（6：32：1：1）为展开剂，展开，取出，晾干，喷以10%磷钼酸乙醇溶液，在110℃加热约10分钟。供试品色谱中，在与对照品色谱相应的位置上，显相同颜色的斑点。

（4）取本品3g，剪碎，加硅藻土0.5g，研匀，加甲醇20ml，加热回流1小时，放冷，滤过，滤液作为供试品溶液。另取黄芩苷对照品，加甲醇制成每1ml含1mg的溶液，作为对照品溶液。照薄层色谱法（通则0502）试验，吸取上述两种溶液各5μl，分别点于同一以含4%醋酸钠的羧甲基纤维素钠溶液为黏合剂的硅胶G薄层板上，以乙酸乙酯-丁酮-甲酸-水（5：3：1：1）为展开剂，展开，取出，晾干，喷以2%三氯化铁乙醇溶液。供试品色谱中，在与对照品色谱相应的位置上，显相同颜色的斑点。

（5）取本品3g，加乙醚15ml，研磨，弃去乙醚液，药渣挥去乙醚，加乙酸乙酯30ml，加热回流1小时，放冷，滤过，滤液蒸干，残渣加甲醇3ml使溶解，滤过，滤液作为供试品溶液。另取栀子苷对照品，加甲醇制成每1ml含1mg的溶液，作为对照品溶液。照薄层色谱法（通则0502）试验，吸取上述两种溶液各5μl，分别点于同一硅胶G薄层板上，以乙酸乙酯-丙酮-甲酸-水（10：7：2：0.5）为展开剂，展开，取出，晾干，喷以10%硫酸乙醇溶液，在 105℃加热 10 分钟。供试品色谱中，在与对照品色谱相应的位置上，显相同颜色的斑点。

（6）取[含量测定]黄连项下的供试品溶液作为供试品溶液。取黄连对照药材 50mg，加甲醇 10ml，加热回流 15 分钟，滤过，滤液蒸干，残渣加甲醇 1ml 使溶解，作为对照药材溶液。另取盐酸小檗碱对照品，加甲醇制成每 1ml 含 0.5mg 的溶液，作为对照品溶液。照薄层色谱法（通则 0502）试验，吸取上述三种溶液各 2μl，分别点于同一硅胶 G 薄层板上，以甲苯-乙酸乙酯-异丙醇-甲醇-浓氨试液（12：6：3：3：1）为展开剂，展开，取出，晾干，置紫外光灯（365nm）下检视。供试品色谱中，在与对照药材色谱和对照品色谱相应的位置上，显相同的黄色荧光斑点。

【检查】　应符合丸剂项下有关的各项规定（通则 0108）。

【含量测定】　**朱砂**　取重量差异项下的本品，剪碎，混匀，取约 5g，精密称定，置 250ml 凯氏烧瓶中，加硫酸 30ml 与硝酸钾 8g，加热俟溶液至近无色，放冷，转入 250ml 锥形瓶中，用水 50ml 分次洗涤烧瓶，洗液并入溶液中，加 1%高锰酸钾溶液至显粉红色且两分钟内不消失，再滴加 2%硫酸亚铁溶液至红色消失后，加硫酸铁铵指示液 2ml，用硫氰酸铵滴定液（0.1mol/L）滴定。每 1ml 硫氰酸铵滴定液（0.1mol/L）相当于 11.63mg 的硫化汞（HgS）。

本品每丸含朱砂以硫化汞（HgS）计，（1）应为 69~90mg；（2）应为 138~180mg。

黄连　照高效液相色谱法（通则 0512）测定。

色谱条件与系统适用性试验　以十八烷基硅烷键合硅胶为填充剂；以乙腈-0.05mol/L 磷酸二氢钾溶液（50：50）（每 100ml 中加十二烷基硫酸钠 0.4g，再以磷酸调节 pH 为 4.0）为流动相；检测波长为 345nm。理论板数按盐酸小檗碱峰计算应不低于 5000。

对照品溶液的制备　取盐酸小檗碱对照品适量，精密称定，加甲醇制成每 1ml 含 80μg 的溶液，即得。

供试品溶液的制备　取重量差异项下的本品，剪碎，混匀，取约 0.3g，精密称定，置具塞锥形瓶中，精密加入盐酸-甲醇（1：100）混合溶液 25ml，称定重量，85℃水浴中加热回流 40 分钟，放冷，再称定重量，用盐酸-甲醇（1：100）混合溶液补足减失的重量，摇匀，离心，上清液滤过，取续滤液，即得。

测定法　分别精密吸取对照品溶液与供试品溶液各 5μl，注入液相色谱仪，测定，即得。

本品每丸含黄连以盐酸小檗碱（$C_{20}H_{17}NO_4 \cdot HCl$）计，小丸不得少于 7.5mg；大丸不得少于 15.0mg。

【功能与主治】　清热解毒，镇惊安神。用于热入心包、热盛动风证，症见高热烦躁、神昏谵语及小儿高热惊厥。

【用法与用量】　口服。一次 2 丸[规格（1）]或一次 1 丸[规格（2）]，一日 2~3 次。

【注意】　孕妇慎用。

【规格】　（1）每丸重 1.5g　（2）每丸重 3g

【贮藏】　密封。

问题：

1. 与化学药物相比，中药分析有哪些特点？
2. 进行中药分析时，如何以中医药理论为指导？
3. 中药中待测成分的提取方法有哪些？各有何优缺点？
4. 简述中药制剂鉴别药味选择的原则。
5. 中药鉴别常用哪些方法？
6. 简述本成方制剂含量测定药味选择的原则。

第一节 概　　述

中医药是中华民族的瑰宝，是我国人民几千年在与疾病作斗争的实践中，积累总结出来的宝贵遗产，它为中华民族的健康和生存繁衍作出过巨大的贡献。目前，中药作为临床广泛使用的药品，在人民卫生保健事业中继续发挥着积极的、不可取代的作用。ChP2015 一部收载药材和饮片、植物油脂和提取物、成方制剂和单味制剂等，品种共计 2598 种。

一、中药分析的研究对象、意义和任务

中药（Chinese medicines）是指依据中医药理论体系和临床经验应用于医疗或保健的药物。从广义上讲，中药包括中药材（Chinese medicinal materials）、中药饮片（prepared slices of Chinese crude drugs）、中药提取物（Chinese medicinal extracts）和中药制剂（Chinese medicinal preparations）。

中药质量的优劣，不仅直接影响到中药防治疾病的效果，而且密切关系到人民的健康与生命安全。为了保证用药的安全、有效，在中药的研究、种植和生产、运输保管及临床使用过程中，都必须进行严格的质量分析，全面控制中药的质量。

中药分析（analysis of Chinese material medica）即是以中医药理论为指导，应用现代分析理论和方法，研究中药质量的一门应用性学科，是中药科学领域的重要组成部分。

中药分析的任务是在中医药理论的基础上，运用传统的，以及物理学、化学和生物学等现代分析方法和技术，对中药材、饮片、中药提取物、中药制剂的半成品及成品等进行分析，以判断原料药材是否合格，在制剂中是否可检出，有效成分含量是否符合规定，毒剧成分是否超过限量等等，从而全面保证中药质量。

为了提高药品的质量，保证其安全和有效，不仅应对药品成品进行质量控制，还应围绕药品质量的不断提高开展相关研究。如在新药研究与开发中，提取工艺的合理性与有效成分在新制剂中稳定性的研究；复方制剂中有效成分进入人体后在生物样品内的数量和质量的变化状况的体内药物分析；定性定量分析用对照品的研究；在中医药理论整体观原则下的中药复方药效物质基础研究；中药分析方法学研究等也是中药分析的重要任务。只有多学科协作，特别是对中药有效成分研究的不断深入，新的高灵敏的分析检测仪器不断出现，中药质量控制才会逐渐发展和成熟。

因此，中药分析的迫切任务就是运用现代科技手段，进行符合定性定量分析要求的标准物质的研究，进行中药质量评价方法学研究，制定科学规范的中药质量标准，使质量控制科学、合理、先进、规范，保证临床用药安全有效。

链接 16-1

有关中药分析的部分期刊和专著

期刊：《中国中药杂志》、《中成药》、《中草药》、《中药材》、《药物分析杂志》、《药学学报》、《中国药学杂志》、*Planta Medica*、*Journal of Natural Products*、*Journal of Chromatography*（A，B）和《生药学杂志》（日）等。

专著：《中药材粉末显微鉴定》、《中药材薄层色谱鉴别》、《中药理化鉴定》、《中药分析》、《中成药分析》、《中成药质量标准与标准物质研究》、《高效液相色谱法分析中药成分手册》和《现代色谱法及其在药物分析中的应用》等。

二、中药分析的特点

（一）中医药理论的指导性

中医药理论指导中药的临床应用，药材有其特定的性味归经、功能主治，中药饮片经原药材

炮制后往往引起药性改变，成方制剂中各药味依据中医药理论有君、臣、佐、使地位之分，君药是针对主病或主症起主要治疗作用的药物，臣药则是辅助君药治疗主病或主症的药物，其临床配伍应用所体现的药效并非单一成分的简单加和。由于中药制剂成分的复杂性和中药制剂研究基础的相对薄弱，目前在制定制剂质量标准中尚不能做到对中药制剂组方中各药味及其有效成分进行分析测定。因此建立中药质量标准指标选择时，首先应以中医药理论为指导，药材和单味制剂应尽可能选择与中医临床功效主治相一致的成分或专属性成分，中药饮片应结合炮制机理研究，选择适宜的指标成分，成方制剂应遵循中医组方原则，首选君药或基础研究较多的臣药、贵重药和毒剧药中合适的化学成分作为检测指标来评价中药制剂的质量。

如山楂富含黄酮类、有机酸、三萜酸类等多种活性成分。其中黄酮类成分如槲皮素、金丝桃苷等具有降血压、降血脂、增加冠状动脉流量、强心、抗心律不齐等药理作用；三萜酸类成分如熊果酸、齐墩果酸等亦具有强心、增加冠状动脉流量等作用；有机酸类成分如枸橼酸、酒石酸等为健胃消食有效成分。因此若以消食健胃功能为主，则检测其有机酸类成分；以活血止痛治疗心血管病为主时，则检测其黄酮类成分。

如万氏牛黄清心丸中，黄连苦寒，清热泻火，为万氏牛黄清心丸中臣药之首，且用量最大，有效成分清楚，测定其含量以保证制剂的质量稳定；朱砂为毒剧药，在万氏牛黄清心丸中助牛黄清心解毒，是重要的佐使药之一，故需测定其含量。

（二）中药化学成分的多样性与复杂性

任何单味中药，其化学成分都是十分复杂的，包括各类型的有机和无机化合物，由多味中药组成的成方制剂所含化学成分则更为复杂，有些化学成分在复方配伍及制剂制备过程中还会相互作用，使含量发生较大变化，给质量分析增加了难度。例如，当黄连与黄芩、甘草、金银花等中药配伍时，黄连中的小檗碱能和黄芩中黄芩苷、甘草中甘草酸及金银花中绿原酸等成分形成难溶于水的复合物而沉淀析出，影响测定结果的准确性；又如在 7 种含柴胡的复方煎剂中，含有牡蛎的 3 个处方中柴胡皂苷 d 的含量明显高于其他方剂约 4 倍，是因为牡蛎在煎煮过程中，使煎液 pH 升高，从而减少了煎液中柴胡皂苷 d 的分解。

（三）中药有效成分的非单一性与难确定性

中药制剂产生的疗效并非单一成分或某单味药作用的结果，也不是某些成分作用的简单加和，而是多种成分通过多条途径作用于机体的多个靶点，通过修复、调整及调动人体的某些机能而发挥的综合作用。某单一成分含量的高低并不一定与其临床作用效果具有简单的线性关系，检测一种化学成分并不能体现其整体疗效。

目前大多中药的有效成分及药理作用机制尚未明确，中药质量控制方法仅对其中少数已知成分进行分析，无法体现中医药的整体性特点。

总之，中药的药效物质基础多为化学成分的混合复杂体系，加强中药的基础研究，确定中药的药效物质基础，并运用灵敏、可靠的分析仪器和分析方法进行中药的质量控制，建立符合中医药特点且能被国际社会认可的现代中药质量控制体系，才能更科学、客观地评价中药制剂质量。

（四）中药杂质来源的多途径性

中药杂质来源比化学药物复杂得多，如原药材中非药用部位及未除净的泥沙；饮片中辅料残留；中药提取物与中药制剂生产过程中，可能因生产设备引入的物理杂质，或因部分化学成分发生氧化、降解、沉淀等反应而引入的非药效物质；保管、包装不当发生霉变、虫蛀等产生的杂质；洗涤原料的水质二次污染等途径均可引入杂质。

（五）中药质量影响因素的多样性

1. 原料药材的影响　中药的品种繁多，往往出现同名异物或同科不同种的现象。如 ChP2000 规定黄柏为芸香科植物黄皮树或黄檗的干燥树皮。前者习称"川黄柏"，后者习称"关黄柏"，二者所含成分及盐酸小檗碱含量差异较大。鉴于此，ChP2010 将川黄柏和关黄柏分别收载为黄柏和关黄柏，黄柏选择测定盐酸小檗碱和黄柏碱含量，规定盐酸小檗碱含量不得少于 3.0%；关黄柏选择测定盐酸小檗碱和盐酸巴马汀含量，并规定盐酸小檗碱含量不得少于 0.60%。

此外，原料药材的规格、产地、生长环境、药用部位、采收时间、加工方法等均会影响药材中有效成分的含量，从而影响中药制剂的质量和临床疗效。如益母草中水苏碱的含量与生长期有明显的相关性，实验证明水苏碱在幼苗期和花前期含量最高，因此 ChP2015 规定益母草鲜品应在春季幼苗期至初夏花前期采割，干品应在夏季茎叶茂盛、花未开或初开时采收。槐花通常在夏季开放或花蕾形成时采收，前者习称槐花，后者习称槐米，二者中总黄酮含量、芦丁含量均有较大差别，槐花中总黄酮以芦丁计不少于 8.0%，芦丁含量不得少于 6.0%；而槐米中总黄酮以芦丁计不少于 20.0%，芦丁含量不得少于 15.0%。

2. 炮制方法的影响　中药炮制是按照中医药理论，根据药材自身性质，以及调剂、制剂和临床应用的需要，所采取的一项独特的制药技术。中药经加工炮制后，其化学成分包括活性成分、毒性成分都可能发生一定的变化，性味、功效也会改变。如熏法干燥的当归，其阿魏酸含量明显高于晒干、晾干的当归；延胡索（元胡）中止痛成分主要为叔胺型生物碱，为了增加生物碱的溶解性，常用醋制，醋制后生物碱转变为水溶性的醋酸盐，使水煎液中生物碱溶出率提高，从而增强元胡的镇痛作用，如元胡止痛片、舒肝丸等中成药中的元胡均以醋制入药；又如含草乌制剂，酯型生物碱属于毒性成分，制剂中毒性成分含量的高低与炮制条件有关，若用流通蒸汽蒸制草乌，随着压力和温度升高，总生物碱含量无明显变化，而酯型生物碱含量则显著下降。因此，中药的炮制应严格按照 ChP2015 炮制通则（0213）要求进行，对炮制工艺及成品质量严格把关，以保证中药制剂质量的稳定、可靠。ChP2015 对一些常用饮片和毒性药材的炮制品制订了相应的质量控制标准。

3. 制剂工艺和辅料的影响　中药制剂的剂型种类繁多，制备方法各异，工艺复杂，很多在原料药中存在的化学成分，在制剂的生产制备过程中由于化学成分的挥发、分解、沉淀等原因，致使有些成分消失、含量下降或者结构发生改变，使质量分析更加困难。应针对不同工艺、剂型和辅料等选择适宜的分析方法和检测项目。如地黄中含有梓醇，当长时间煎煮后就很难检测到。

含有相同药材的不同中药制剂，不同生产工艺的差别，将会影响到制剂化学成分的含量。如复方丹参片、复方丹参颗粒和复方丹参滴丸处方药味相同，丹参均为君药，质量控制方法均选择丹参中有效成分进行分析。复方丹参滴丸选择测定丹参素含量，复方丹参片、复方丹参颗粒则以丹参酮 II_A 和丹酚酸 B 为含量测定指标。其原因是丹参药材中含有以丹参酮 II_A 为代表的脂溶性成分和丹酚酸 B、丹参素为代表的水溶性成分。复方丹参滴丸采用水提工艺，脂溶性物质较少。而复方丹参片、复方丹参颗粒的提取工艺为先用乙醇提取，后用水提取，从而使两类成分均被提取出来，故选择与滴丸不同的成分控制质量。此外，同一种中药制剂，由于不同生产厂家生产工艺上的差别，也会影响到制剂中成分的含量。有些中药制剂的生产工艺较为复杂，影响因素较多，即使同一批原料、同一生产车间，若工艺上稍有疏忽，也很难保证不同批次之间化学成分的一致性。

使用蜂蜜、蜂蜡、糯米粉、植物油、铅丹等特殊辅料进行制剂生产也是中药制剂的一大特色。这些辅料的存在，对质量分析均有一定的影响，需选择合适的方法，排除其干扰，才能获得准确的分析结果。

4. 包装、贮存、保管的影响　中药若包装、贮存、保管不当，既可因为有效成分发生聚合、氧化、水解等反应而失效，也可因虫蛀、霉变、走油等引起变质。中药的包装应能保证药品在生产、运输、贮藏及使用过程中的质量，并便于医疗使用。

总之，中药分析与化学药品分析有很大区别，中药成分复杂，干扰较多，被测成分含量波动较大且偏低，因此中药分析难度更大，要求方法的专属性更强、灵敏度更高。随着中药药效物质基础研究的不断深入、分析方法学研究及制剂工艺学研究的不断发展，中药分析方法的灵敏度、准确度和稳定性将逐步提高，以满足中药质量控制的实际需求。

三、中药分析工作的基本程序

（一）取样

取样系指从整批成品中按取样规则取出一部分具有代表性的供试样品的过程。取样的方法要具有科学性，所取样品应具有代表性和真实性，否则，将影响到检验结果的准确性。取样的基本原则是均匀、合理，一般应从单包装的四角和中央取样。取样量应该不少于检验用量的三倍。

1. 药材和饮片取样法 药材和饮片取样应符合下列有关规定。

（1）抽取样品前，应核对品名、产地、规格等级及包件式样，检查包装的完整性、清洁程度以及有无水迹、霉变或其他物质污染等情况，详细记录。凡有异常情况的包件，应单独检验并拍照。

（2）从同批药材和饮片包件中抽取供检验用样品的原则：总包数不足 5 件的，逐件取样；5～99 件，随机抽 5 件取样；100～1000 件，按 5%比例取样；超过 1000 件的，超过部分按 1%比例取样；贵重药材和饮片，不论包件多少均逐件取样。

（3）每一包件至少在 2～3 个不同部位各取样品 1 份；包件大的应从 10cm 以下的深处在不同部位分别抽取；对破碎、粉末状的或大小在 1cm 以下的药材和饮片，可用采样器（探子）抽取样品；对包件较大或个体较大的药材，可根据实际情况抽取有代表性的样品。每一包件的取样量：一般药材和饮片抽取 100～500g；粉末状药材和饮片抽取 25～50g；贵重药材和饮片抽取 5～10g。

（4）将抽取的样品混匀，即为抽取样品总量。若抽取样品的总量超过检验用量数倍时，可按四分法再取样，即将所有样品摊成正方形，依对角线划"×"，使分为四等份，取用对角两份；再如上操作，反复数次，直至最后剩余量能满足供检验用样品量。

2. 中药制剂取样法 按照相关药品标准检验的样品消耗，遵循取样的原则，抽取至少三倍量的中药制剂单包装供检验部门使用。

（二）供试品溶液的制备

由于中药成分复杂，被检测成分含量较低，大多需经提取、分离、富集，制成供试品溶液才可进行分析测定，因此，样品的预处理成为中药检验工作中的一项重要内容。预处理一般系指通过样品的粉碎，对测定成分的提取、分离纯化除去干扰性成分，并使被检成分转移、富集而成供试品溶液。供试品溶液制备的原则是最大限度地保留被测定成分、除去干扰成分、浓缩富集被测成分，使之达到分析方法最小检测限所需浓度。

（三）供试品溶液的分析

1. 鉴别 中药的鉴别包括性状鉴别、显微鉴别、理化鉴别和生物鉴别等。

2. 检查 中药的检查主要有制剂通则的检查、常规物质的检查、有害物质的检查及微生物限度的检查。检查项目依剂型、给药途径、所含药味及化学成分的特点而确定，检查方法则依据药典有关规定进行。

3. 含量测定 含量测定是控制中药内在质量的重要内容，测定对象应是中药中起主要作用的有效成分或毒性成分，以保证临床用药的有效性和安全性。

（四）原始记录和检验报告

原始记录和检验报告书的要求与化学药相同。

第二节　中药分析中样品前处理方法

中药原料包括中药材、中药饮片、提取物和有效部位等，中药制剂的组成更复杂，除制剂特有工艺步骤外，还含有其他的附加剂，而且样品中被测成分往往含量较低，因此需要对样品进行处理，使其符合所选定分析方法的要求。其中，待测成分的提取分离与纯化方法是关键。

一、提　取　方　法

（一）溶剂提取法

选用适当的溶剂提取中药中待测成分的方法称为溶剂提取法（solvent extraction）。一般遵循"相似相溶"的原则，根据被测成分的结构与性质选择合适的溶剂。如苷类成分系由苷元与糖缩合而成，苷亲水性强，应选择极性大的溶剂提取；而苷元一般亲脂性强，应选择极性小的溶剂提取；游离生物碱大多为亲脂性化合物，多用极性小的溶剂提取，而生物碱盐类具有较强的亲水性，应选择极性较强的溶剂提取。

常用提取溶剂：选择溶剂的原则是对待测成分的溶解度大，而对其他成分的溶解度小或不溶；所选溶剂与待测成分不起化学反应，且易得，安全。常用的提取溶剂有水、甲醇、乙醇、丙酮、三氯甲烷、乙酸乙酯、乙醚、石油醚等。

1. 萃取法（extraction）　适用于液体制剂中待测组分的提取分离，操作简便、快速。根据所用萃取溶剂不同，既可用于除杂，又可用于提取待测成分。如极性较强的正丁醇等适合提取皂苷类成分，乙酸乙酯多用于提取黄酮类成分，三氯甲烷中的氢原子易与其他分子中的氮原子形成氢键，多用于提取生物碱类成分，挥发油等非极性组分一般用石油醚和乙醚等提取。

萃取效率的高低取决于所选用的溶剂，溶质在有机相和水相的分配比越大，萃取效果越好。当制备定性鉴别用供试品溶液时，萃取次数一般为 1～2 次；当作含量测定用时，应提取完全，萃取次数要通过检识而定。如 ChP2015 八正合剂中大黄 TLC 法鉴别供试品溶液的制备：

取本品 10ml，加盐酸 1ml，加热回流 30 分钟，立即冷却，用乙醚振摇提取 2 次，每次 15ml，合并乙醚液，回收溶剂至干，残渣加三氯甲烷 1ml 使溶解，作为供试品溶液。

2. 冷浸法（infusion extraction）　适用于固体样品的提取。方法为将样品粉碎后，称取一定量置具塞容器内，加入一定体积的溶剂，室温下浸泡一定时间。冷浸法的样品可以是药材，也可以是含有原生药的粉末，整个浸提过程是指溶剂溶解、分散其有效成分而变成浸出液的全过程，影响浸提效果的因素有溶剂种类与性质、样品的性质与颗粒直径、溶剂用量、浸提时间等。其优点是适宜遇热不稳定成分的提取，操作简便，且提取的杂质少，样品纯净，但所需时间较长。

3. 回流提取法（reflux extraction）　本法系将样品粉末置于圆底烧瓶中，加入适量有机溶剂，加热进行回流提取的方法，可以替代传统的煎煮法。可更换溶剂多次提取，使待测组分提取完全。加热条件下组分的溶解度大，溶出快，提取时间短，提取效果好。回流提取法适用于固体样品的提取，样品提取前要粉碎，以利于组分溶出。提取溶剂的沸点不要太高，防止组分分解。本法提取速度快，提取效率高，但操作较繁琐，且对热不稳定或具有挥发性的组分不宜采用本法。

如 ChP2015 万氏牛黄清心丸中牛黄、黄芩、栀子、黄连的 TLC 法鉴别均采用回流提取法制备供试品溶液。

4. 连续回流提取法（sequential extraction） 样品置于索氏提取器中连续进行提取，一般提取数小时方可提取完全（通常提取至溶剂近无色）。本法操作简便，节省溶剂，提取效率高于回流提取法，但对热不稳定的组分不宜采用此法。使用本法时应选用低沸点的溶剂，如乙醚、甲醇等。

5. 超声波和微波辅助溶剂提取法（ultrasonic and microwave assisted extraction） 适用于固体样品中组分的提取，速度快，一般只需十几分钟。超声波是频率大于 20kHz 的高频声波，可以在溶液中产生空化作用，于局部产生巨大能量，"撕裂"样品的细胞结构，促进组分溶出；而微波可以从样品内部加热，提高样品中待测组分的溶出效率。

超声提取是将供试品粉末置具塞容器内，加入提取溶剂，放入加有适量水的超声波振荡器槽中，进行提取。由于在提取过程中温度升高，溶剂会有一定量的损失，所以必要时可补充溶剂。由于超声波会使大分子化合物发生降解和聚集作用，或者形成更复杂的化合物，也会促进一些氧化和还原过程，所以在用超声波提取时，也应对超声频率、超声功率、提取时间、提取溶剂等条件进行考察，以提高提取效率和保证供试品溶液的真实性。当超声提取用于药材粉末提取时，由于组分是由细胞内部逐步扩散出来，速度较慢，加溶剂后宜先放置一段时间，再进行超声提取。该法是目前药典使用最广泛的方法。如 ChP2015 儿茶中儿茶素和表儿茶素 HPLC 法含量测定供试品溶液的制备：

取本品细粉约 20mg，精密称定，置 50ml 量瓶中，加甲醇-水（1：1）混合溶液 40ml，超声处理 20 分钟，并加甲醇-水（1：1）混合溶液至刻度，摇匀，滤过，取续滤液，作为供试品溶液。

冷浸法与超声提取法结合，或回流提取法与超声提取法结合，可达到更好的提取效果，也常被药典采用。如 ChP2015 天麻丸中异欧前胡素和蛇床子素 HPLC 法含量测定供试品溶液的制备：

取本品水蜜丸适量，研碎，混匀，取 1g，精密称定；或取重量差异项下的小蜜丸或大蜜丸，剪碎，混匀，取 5g，精密称定，精密加入硅藻土 5g，研匀，取 4g，精密称定，置具塞锥形瓶中，精密加入甲醇 25ml，密塞，称定重量，浸泡过夜，超声处理（功率 250W，频率 40kHz）30 分钟，放冷，再称定重量，用甲醇补足减失的重量，摇匀滤过，取续滤液，作为供试品溶液。

微波是一种频率介于 300 MHz ～300gHz 之间的电磁波，波长在 lmm～1 m，因其波长介于远红外线和短波之间，故称微波。微波具有波动性、高频特性以及热特性或非热特性（生物效应）等特点。微波辅助溶剂提取是利用微波能强化溶剂萃取效率，即利用微波加热来加速溶剂对固体样品中目标萃取物（主要是有机化合物）的萃取过程。微波辅助萃取具有快速、高效、省溶剂、环境友好等优点。

（二）蒸馏法

利用某些被测成分具有挥发性，或某些成分经蒸馏能分解生成挥发性成分（要求结构明确），可采用蒸馏法，收集蒸馏出液供下一步分析使用。目前以水蒸气蒸馏法（steam distillation）应用较多，可分为共水蒸馏法（即直接加热法）、通水蒸气蒸馏法和水上蒸馏法三种。如中药及其制剂中的挥发油、某些小分子的生物碱（麻黄碱、烟碱、槟榔碱）、丹皮酚以及能够转变为无机氨的样品等，都可采用此法提取。

（三）升华法

升华法（sublimed method）是利用某些成分具有升华性质的特点，使其与其他成分分离，再进行测定，如游离羟基蒽醌类化合物、咖啡因、斑蝥素等。

（四）超临界流体萃取法

超临界流体萃取法（supercritical fluid extraction，SFE）是以超临界流体（supercritical fluid，SF）为溶剂的样品提取技术，能快速、有效地提取固体或半固体中的被测成分。

超临界流体是指当压力和温度达到某种物质的临界点时所形成的单一相态。超临界流体性质特殊，它既不是气体，也不是液体，具有以下特性：①SF 的密度与液体相近，故具有较强的与液体相似的溶解能力；②SF 的黏度与气体相近，具有与气体相近的扩散系数，因而具有良好的传质性能，可缩短提取时间；③SF 的表面张力为零，很容易渗透到样品内部，带走待测组分；④SF 的密度、黏度、扩散系数等都与温度、压力和流体有关，通过改变温度、压力、改性剂和时间等条件，可以改善超临界流体的萃取选择性；⑤SF 在常态下为气体，所以萃取后的超临界流体可以很容易地变为气体逸去，达到样品浓缩的目的。

最常用的超临界流体是 CO_2，其临界温度为 31℃，临界压力为 7390 kPa，均较低。同时 CO_2 具有惰性、无毒、纯净和价格低廉等特点。但超临界 CO_2 对极性组分的溶解性较差，需加入甲醇、三氯甲烷等改性剂提取极性组分。

二、纯 化 方 法

纯化是指在待测组分被提出后，根据下一步分析手段和方法的要求对样品进行再处理，尽量除去有可能影响测定的干扰组分。样品测定前是否需要分离纯化和分离纯化到何等程度，与所用测定方法的专属性、分离能力、检测系统对污染的耐受程度等密切相关。如采用专属性不强的容量分析法和紫外-可见分光光度法时，需对提取液进行纯化处理。

（一）液-液萃取法

萃取法不仅用于待测组分的提取，也可用于纯化处理。如测定制剂中生物碱的含量时，一般先用酸性水溶液从提取液中萃取出生物碱，生物碱成盐在水溶液中溶解度增大而被提出，分取酸水相，加浓氨试液使呈碱性后，再用有机溶剂将生物碱提取。萃取两次可分别除去中性、酸性脂溶性及水溶性杂质，达到纯化的目的。又如可用乙醚、石油醚等非极性溶剂提取除去供试品溶液中脂溶性色素等杂质。如 ChP2015 两头尖中竹节香附素的 HPLC 法含量测定：

取本品粉末（过三号筛）约 5g，精密称定，置索氏提取器中，加甲醇适量，加热回流提取 3 小时，提取液回收溶剂至干，残渣加水 10ml 溶解，用乙醚振摇提取 2 次（20、10ml），弃去乙醚液。水液用水饱和的正丁醇振摇提取 5 次（20、20、15、15、15ml），合并正丁醇液，减压回收溶剂至干。残渣加甲醇溶解并转移至 10ml 量瓶中，加甲醇至刻度，摇匀，滤过，取续滤液，作为供试品溶液。

另外，基于传统的液-液萃取，还发展出液相微萃取（liquid-liquid microextraction，LLME）进行样品前处理，即于纤维膜中封闭与样品溶剂不相混溶的溶剂，同样利用"相似相溶"原理，选择性地萃取样品溶液中的成分并用于下一步测定。该法选择性强，溶剂用量少，绿色环保，但结果重现性较差。一般纤维膜管中注入的有机溶剂是正辛醇。

（二）色谱法

色谱法同时具有分离、分析的功能，是样品纯化常用的方法。样品纯化主要采用柱色谱法。

柱色谱法（column chromatography）中常用的固定相有硅胶、硅藻土、化学键合相硅胶、聚酰胺、中性氧化铝、大孔吸附树脂、活性碳及离子交换树脂等。根据待测组分和杂质性质的差异选择适当的固定相，装于玻璃色谱柱内，柱内径一般为 1～2cm，填料的量视杂质和待测组分的量而定。纯化时将提取液加于柱顶，用适当溶剂进行洗脱。可使组分保留于柱上，将杂质洗去，再用适当的溶剂将组分洗脱下来；或将组分洗下而将杂质保留于柱上，达到纯化的目的。如 ChP2015 黄芪中黄芪甲苷的 HPLC 法含量测定：

取本品中粉约 4g，精密称定，置索氏提取器中，加甲醇 40ml，冷浸过夜，再加甲醇适量，加热回流 4 小时，提取液回收溶剂并浓缩至干，残渣加水 10ml，微热使溶解，用水饱和的正丁醇振摇提取 4 次，每次 40ml，合并正丁醇液，用氨试液充分洗涤 2 次，每次 40ml，弃去氨液，正丁醇液蒸干，残渣加水 5ml 使溶解，放冷，通过 D101 型大孔吸附树脂柱（内径为 1.5cm，柱高为 12cm），以水 50ml 洗脱，弃去水液，再用 40% 乙醇 30ml 洗脱，弃去洗脱液，继用 70% 乙醇 80ml 洗脱，收集洗脱液，蒸干，残渣加甲醇溶解，转移至 5ml 量瓶中，加甲醇至刻度，摇匀，作为供试品溶液。

除以上自装的色谱柱外，还有色谱预处理小柱出售，内装的填料除硅胶、氧化铝等吸附剂和大孔吸附树脂外，还有各类化学键合相，如 C_{18}、氰基、氨基化学键合相等。预处理小柱一般为一次性使用，方便，但价格较贵。

（三）沉淀法

沉淀法是根据某些试剂与待测成分或杂质反应生成沉淀，分离沉淀或保留溶液以使样品得到精制的方法。需要注意的是：如过量的试剂干扰被测组分的测定，则应设法除去；大量的杂质以沉淀形式除去时，被测成分应不产生共沉淀而损失；被测组分生成沉淀时，这种沉淀必须是可逆的或可直接测定沉淀物，再根据化学计量关系求出被测成分含量。如八珍益母胶囊中水苏碱的鉴别，利用雷氏盐（硫氰酸铬铵）作沉淀剂，在酸性溶液中可与大部分的有机碱生成难溶于水的配合物而与其他杂质分离。

（四）盐析法

于样品水提液中加入无机盐至一定浓度或达到饱和状态，可以降低某些成分在水中的溶解度而使之析出或易于被有机溶剂提取纯化。常用的无机盐有 NaCl、Na_2SO_4、$MgSO_4$ 和（NH_4）$_2SO_4$ 等。如采用乙醚提取分离小儿化痰止咳冲剂中的麻黄碱时，加入 NaCl 可提高提取纯化效率。如用水蒸气蒸馏法测定中药制剂中丹皮酚的含量，在浸泡样品的水中加入一定量 NaCl，可使丹皮酚较完全地被蒸馏出来，蒸馏液中也可加入一定量 NaCl，再用乙醚将丹皮酚萃取出来。

第三节　中药的鉴别

中药的鉴别主要是根据中药材、饮片、中药提取物、中药制剂的性状、组织学特征以及所含化学成分的理化性质，采用一定的分析方法来判断其真伪。可以通过确认其中所含药味的存在或某些特征性成分的检出而达到鉴别的目的。中药的鉴别主要包括性状鉴别、显微鉴别、理化鉴别和生物鉴别。

中药制剂鉴别药味选择原则：①单味制剂直接选取单一药味进行鉴别。复方制剂，应按照君、臣、佐、使的组方原则，依次选择药味；②当药味较多时，应首选君药、臣药、贵重药和毒剧药进行鉴别研究；③凡有原生药粉入药者，应作显微鉴别。有显微鉴别的，可同时进行其他方法的鉴别；④原则上处方中每一味药均应进行鉴别研究，选择尽量多的药味制订在质量标准中，最少也要超过处方的 1/3 药味。

一、性　状　鉴　别

中药性状鉴别是利用外观、形状及感官性质等特征作为真伪鉴别的依据，主要是通过眼看、手摸、鼻闻、口尝等方式进行判断。如药材和饮片的形状、大小、色泽、气味、质地、断面特征等；植物油脂和提取物的外观、颜色、气味，以及溶解度、相对密度、折光率等物理常数；中药制剂的外观及内容物的形状、颜色、气味等均可作为描述的内容。性状鉴别是评价中药质量的一项重要指标。

中药常用药材以植物来源占大多数，也有少数来源于动物和矿物。各类药材和饮片在外形上既具有一般的形态规律，又各具特异点。掌握各类药材的上述特点，参照药品标准所描述的性状，并遵循药材检定通则规定操作，能正确鉴定药材的真伪。植物油脂和提取物将物理常数作为鉴别依据的同时，也可以反映药品的纯度。而中药制剂的性状往往与投料的原料质量及工艺有关，原料质量保证，工艺稳定则成品的性状应该基本一致，故制剂的性状，能初步反映其质量状况。如万氏牛黄清心丸的性状项下规定：

本品为红棕色至棕褐色的大蜜丸；气特异，味甜、微涩、苦。

二、显微鉴别

显微鉴别法系指用显微镜对药材或饮片的切片、粉末、解离组织或表面以及含饮片粉末的制剂进行观察，并根据组织、细胞或内含物等特征进行相应鉴别的方法。显微鉴别具有简便快速的特点。

显微鉴别法适用于：①药材（饮片）的外形鉴别特征不明显或外形相似难于鉴别，而组织构造不同；②药材（饮片）破碎或粉末肉眼不易辨别或区分；③含饮片粉末的中药制剂，如大部分散剂、丸剂、片剂等剂型。

显微鉴别包括显微组织和粉末鉴别、显微化学反应鉴别。

（一）显微组织和粉末鉴别法

显微组织和粉末鉴别法一般系指采用光学显微镜对药材（饮片）、含饮片粉末的制剂显微制片，观察组织构造、细胞形状和内含物形态等特征进行定性鉴别。如 ChP2015 左金丸中黄连、吴茱萸两味粉碎成细粉入药，因此其显微鉴别方法为：

取本品，置显微镜下观察：纤维束鲜黄色，壁稍厚，纹孔明显（黄连）。非腺毛2～6细胞，胞腔内有的充满红棕色物；腺毛头部多细胞，椭圆形，含棕黄色至棕红色物，柄2～5细胞（吴茱萸）。

（二）显微化学反应鉴别法

显微化学反应鉴别法系根据中药所含化学成分的理化性质，确定某些特殊化学成分的存在及其在组织中分布的一种鉴别方法。可测定其理化常数和观察理化性质，也可选择适当的化学反应来进行检验。显微化学反应鉴别可用于细胞内化学成分的鉴定，细胞内含物的鉴定以及细胞壁性质鉴定。

如 ChP2015 大黄流浸膏的鉴别，即利用大黄中蒽醌类成分具升华性，并且遇碱变紫红色的性质，进行显微化学反应鉴别，方法为：

取本品1ml，置瓷坩埚中，在水浴上蒸干后，坩埚上覆以载玻片，置石棉网上直火徐徐加热，至载玻片上呈现升华物后，取下载玻片，放冷，置显微镜下观察，有菱形针状、羽状和不规则晶体，滴加氢氧化钠试液，结晶溶解，溶液显紫红色。

如 ChP2015 桔梗的薄壁细胞内含物菊糖的鉴别：

取本品，切片，用稀甘油装片，置显微镜下观察，可见扇形或类圆形的菊糖结晶。

显微鉴别不仅在药材（饮片）的鉴别中应用较多，而且在中药制剂中应用更有特色。用于鉴别中药的显微特征应该明显易见和有代表性。处方中多味药共同具有的显微特征不能作为定性鉴别方法，如左金丸中黄连和吴茱萸均含有石细胞，就不能作为任何一味药的鉴别指标。

三、理　化　鉴　别

理化鉴别系根据中药所含主要化学成分的理化性质，采用物理、化学或物理化学的方法判断其真伪。理化鉴别包括物理、化学、光谱、色谱、质谱等鉴别方法。

（一）微量升华法

微量升华法是利用中药中微量升华物的性质对其进行鉴别的方法。通常是将制备的升华物在显微镜下观察晶型，或在可见光下观察颜色，或在紫外灯下观察荧光，或加入合适的试液或试剂与其发生显色反应或荧光反应等。若制剂中有两种以上的药味含有可升华成分，且升华温度不同时，则可通过控制加热温度，分段收集升华物分别鉴别。如大黄的蒽醌类化合物可升华为菱形针状、羽状和不规则晶体，牡丹皮中的丹皮酚可升华为白色簇状结晶，薄荷中的薄荷醇可升华为无色簇状针晶。

由于升华物组成简单，可根据其特性进行鉴别，使得微量升华法鉴别具有很好的专属性。此法简单、迅速，需要的样品和试剂量少。

（二）化学反应鉴别法

利用中药中化学成分或成分群与一定试剂发生反应，产生颜色变化或生成沉淀等现象，来判断该药味或成分群是否存在，以此评价中药的真实性。本类鉴别试验可在试管中进行，半微量试验也可在点滴板、滤纸或薄层板上进行，也可在药材切面或粉末上滴加各种试剂进行观察。

利用显色、沉淀等化学反应鉴别中药简单易行，但应注意：由于化学反应只是某种或某类化学成分官能团的反应，相对于中药化学成分的多样性和复杂性而言，无法对各类成分进行逐一鉴别；不同中药可能含有相同类型化学成分，因而无法准确说明化学反应鉴别的是哪味药的成分或成分群；此外成方制剂的附加成分，如片剂的赋性剂、糖浆剂的糖等对鉴别试验可能产生干扰。因此采用本法进行鉴别时，应尽量采用专属性强的方法，并采用阴性对照和阳性对照反复验证，防止出现假阳性和假阴性。

如万氏牛黄清心丸，朱砂中硫化汞的鉴别即利用在酸性条件下，朱砂与铜片发生置换反应析出金属汞，在铜片表面形成银白色。

ChP2015 一部中化学反应鉴别法应用逐渐减少，常作为一种辅助手段，需要与其他鉴别方法相结合来加强整体的鉴别能力。

（三）光学鉴别法

光学鉴别法利用中药样品特定的光学特征，来评价中药真伪的鉴别方法。光学鉴别法体现了中药的综合光学信息特征，避免了单一化学成分鉴别的片面性，但由于混合物光学特征的专属性和特征性不强，经典光学鉴别法在中药鉴别中的应用受到一定的限制。目前用于中药鉴别的光学法主要有紫外-可见分光光度法、红外分光光度法、荧光分光光度法、原子吸收分光光度法、核磁共振波谱法、X 射线衍射法等。如 ChP2015 人工牛黄中胆红素的鉴别：

取本品约 80mg，精密称定，置 100ml 棕色量瓶中，加三氯甲烷 80ml 超声处理使充分溶解，用三氯甲烷稀释至刻度，摇匀，滤过，弃去初滤液，取续滤液，照紫外-可见分光光度法（通则 0401）测定，在 453 nm 波长处有最大吸收。

（四）色谱鉴别法

色谱法具有分离度好、灵敏度高、专属性强、应用范围广等特点，特别适用于中药的鉴别。它是根据中药中各类化学成分在色谱中的保留行为，通过与标准物质（对照品、对照药材、对照提取物和标准品）相比较，来判断其真伪的鉴别方法。目前色谱鉴别法是中药鉴别的主要方法，最常用的为 TLC 法。

TLC 法系将供试品溶液点于薄层板上，在展开容器内用展开剂展开，使供试品所含成分分离，所得色谱图与适宜的标准物质按同法所得的色谱图对比，并可用薄层扫描仪进行扫描，用于鉴别、检查或含量测定。为了保证试验的重现性、准确性及分离度，因此 TLC 要进行规范化的操作。

1. 供试品溶液的制备 TLC 法常用的供试品溶液制备方法有溶剂提取法、蒸馏法、升华法和柱色谱法等。如待测目标是脂溶性的，可用低极性的有机溶剂提取；提取后的药渣还可以根据需要再用极性溶剂提取，分别制备各供试品溶液。若杂质干扰较严重，则需要作进一步的分离纯化。商品化的氧化铝小柱、聚酰胺小柱、硅胶小柱及大孔吸附树脂小柱等具有良好的分离净化功能。供试品经提取纯化后的固体残留物常用适宜的溶剂溶解以便点样。溶解试样时要尽量使用黏度较大、不易挥发而易扩散的溶剂，如甲醇、乙醇等。

2. 色谱条件的选择 用 TLC 法进行中药的鉴别，其目的是鉴别而不是提取分离，应考虑如何在规定条件下将样品制成清晰、紧密、比移值稳定和可重复的色谱图，以便与标准物质进行比较。TLC 法应进行色谱条件的选择和方法学研究。

（1）固定相的选择：TLC 常用的固定相有硅胶 G、硅胶 GF_{254}、硅胶 H、硅胶 HF_{254}、微晶纤维素、微晶纤维素 $_{254}$ 等，其颗粒大小，一般要求粒径为 $10\sim40\mu m$。薄层涂布可分为无黏合剂和含黏合剂两种，一般常用黏合剂有 $10\%\sim15\%$ 煅石膏（用字母 G 表示），混合均匀后加水或用羧甲基纤维素钠水溶液（$0.2\%\sim0.5\%$）适量调成糊状，均匀涂布于玻板上。若吸附剂中加入无机荧光剂（如 F_{254} 和 F_{365}），则称为荧光薄层板。

（2）展开系统的选择：选择展开剂主要考虑溶剂的极性和选择性。理想的分离是指 R_f 在 0.2～0.8 之间得到一组清晰的斑点，且能突出被检斑点。在吸附 TLC 中，展开剂的极性越大，对同一化合物 R_f 值越大。展开系统一般为两种或两种以上混合溶剂，有利于极性的调整。

分离含有弱酸或弱碱的样品，展开剂中应加入少量的弱酸或弱碱性溶剂，以防止斑点拖尾；一般尽量不使用苯等对人体有害的溶剂。

展开剂宜临用前配制，配制多元溶剂系统时应注意量取各溶剂体积的准确性。

（3）系统适用性试验：按各品种项下要求对实验条件进行系统适用性试验，即用供试品和标准物质对实验条件进行试验和调整，比移值、检出限、分离度和相对标准偏差应符合规定的要求。

3. 标准物质的选择 用于 TLC 鉴别的标准物质有对照品、对照药材和对照提取物。ChP2005（一部）首次收载对照提取物，标志着以测定一组成分逐渐取代单一指标成分的发展方向。标准物质选择原则是：有对照品的须采用对照品作对照，无对照品的须采用对照药材或对照提取物作对照。

TLC 鉴别方法有以下几种：

（1）对照品对照：采用待检药味所含有效成分（或指标性成分）的对照品制备成对照品溶液，与供试品溶液分别点于同一薄层板上，展开，显色后，比较与对照品溶液相同 R_f 位置处有无同一颜色（或荧光）斑点，以鉴别供试品中待测成分存在的真实性。当同时检测多种成分时，如果这些成分的化学类型相近，可以将多个对照品和样品分别点在同一薄层板上进行检测；如果待检测的各类化学成分类型不同，可按各类成分层析条件在不同薄层板上进行检测。

（2）对照药材或对照提取物对照：把待检药味的对照药材或对照提取物制成对照溶液，与供试品溶液同法操作进行比较。成方制剂的鉴别，在只用对照品无法检验出原料投料的真实性时，可增加对照药材进行检测。如小檗碱是多种植物中含有的成分，鉴别制剂中黄连、黄柏时，如只设小檗碱对照品，无法确认制剂中投料的是黄连还是黄柏，或是其他植物；因此在设小檗碱对照品的同时增设对照药材对照，按规定的展开条件展开，由于黄连、黄柏的色谱不尽相同，从而可以检验投料的情况，控制制剂的内在质量。如脏连丸处方中君药为黄连，TLC 法鉴别同时采用盐酸小檗碱对照品和黄连对照药材检视黄连。

以对照药材为对照鉴别时，应根据处方量取量，以便使 TLC 法鉴别具有可比性。

（3）阳性对照：成方制剂中待鉴别的某药味，按制剂工艺的制备方法处理，以和制剂相同的比例、条件、方法提取，所得的提取液称为该药味的阳性对照液。一般情况下阳性对照液较少使用。

（4）阴性对照：把成方制剂处方中要鉴别的某味药材除去，剩余的各药材按制剂工艺同法处理所得的提取液称为该药味的阴性对照液。为了考察中药成方制剂中其他药味对待鉴别药味 TLC 法的干扰情况，在进行色谱条件试验时，应作阴性对照试验（缺味试验）。

鉴别时取供试品溶液、对照溶液[对照品溶液、或（和）对照药材溶液、对照提取物溶液]、阴性对照液，在同一色谱条件下展开，观察供试品在同一位置上与对照溶液有无相同颜色的（或荧光）斑点，以决定供试品中有无该药味存在，并观察阴性对照液有无干扰，确定该鉴别方法的专属性。

4. 显色与检视方法 有颜色的物质可在可见光下直接检视，无色物质可用喷雾法或浸渍法以适宜的显色剂显色，或加热显色，在可见光下检视。有荧光的物质或显色后可激发产生荧光的物质可在紫外光灯（365 nm 或 254 nm）下观察荧光斑点。对于在紫外光下有吸收的成分，可用带有荧光剂的薄层板（如硅胶 GF_{254} 板），在紫外光灯（254 nm）下观察荧光板面上荧光物质猝灭形成的斑点。

5. 记录 TLC 图像一般可采用摄像设备拍摄，以光学照片或电子图像的形式保存。也可用 TLC 扫描仪扫描或其他适宜的方式记录相应的色谱图。

6. 影响薄层色谱分析的主要因素

（1）薄层色谱的点样技术：点样是 TLC 的第一步，也是最关键的一步，它关系到能否得到可以重现的分离度好的 TLC。一般在常规薄层板上原点的直径不大于 4mm，高效板要求原点的直径不大于 2mm。点样量不宜过大，最好控制在 10μl 以下，如在一个位置重复多次点样时，接触点样时注意勿损伤薄层表面，同时必须注意不要将原点点成一个空心圈。点间距离可视斑点扩散情况以相邻斑点互不干扰为宜，一般不少于 8mm，高效板供试品间隔不少于 5mm。

（2）湿度和温度：通常认为 TLC 法的重现性差，与其在不同环境下操作有重要关系。操作环境的相对湿度和温度往往影响色谱的分离效果，因此，对于一些中药的 TLC 法鉴别，控制相对湿度和温度就显得非常重要。如 ChP2015（一部）中收载的万应锭方中熊胆粉的 TLC 法鉴别，要求在相对湿度 40% 以下展开；复方皂矾丸中西洋参的 TLC 法鉴别，要求在温度 10～25℃，相对湿度小于 60% 条件下展开。

如万氏牛黄清心丸中牛黄、黄芩、栀子、黄连均采用 TLC 法鉴别。牛黄为方中君药，其主要有效成分为胆酸、去氧胆酸、胆红素及其钙盐、胆甾醇、麦角甾醇等，鉴别采用胆酸对照品对照，样品加硅藻土混匀，使大量炼蜜被吸附并使样品均匀分散，以利于提取及减少供试品中杂质，加冰醋酸使胆酸游离易被三氯甲烷提取。黄芩的有效成分为黄芩苷，鉴别采用黄芩苷对照品对照，黄芩苷分子结构中的羟基与三氯化铁生成绿色络合物，以 2% 三氯化铁乙醇溶液为显色剂；并用 4% 醋酸钠缓冲溶液制硅胶 G 薄层板，使斑点更为集中。清热泻火中药栀子的主要有效成分为栀子苷（环烯醚萜苷）、有机酸以及藏红花素等，本方中采用栀子苷对照品对照法鉴别栀子。方中黄连所含盐酸小檗碱及其他生物碱的 TLC 法鉴别，采用黄连对照药材和盐酸小檗碱对照品同时做对照，增加鉴别的专属性。

近年来，随着联用技术的发展，高效液相色谱-质谱联用、气相色谱-质谱联用等技术在中药的鉴别中应用也日益广泛。ChP2015 采用高效液相色谱-质谱联用技术鉴别龟甲胶、阿胶和鹿角胶。如阿胶的鉴别：

取本品粉末 0.1g，加 1% 碳酸氢铵溶液 50ml，超声处理 30 分钟，用微孔滤膜滤过，取续滤液 100μl，置微量进样瓶中，加胰蛋白酶溶液 10μl（取序列分析用胰蛋白酶，加 1% 碳酸氢铵溶液制成每 1ml 中含 1mg 的溶液，临用时配制），摇匀，37℃ 恒温酶解 12 小时，作为供试品溶液。另取阿胶对照药材 0.1g，同法制成对照药材溶液。照高效液相色谱-质谱法（通则 0512 和通则 0431）试验，以十八烷基硅烷键合硅胶为填充剂（色谱柱内径为 2.1mm）；以乙腈为流动相 A，以 0.1% 甲酸溶液为流动相 B，按下表中的规定进行梯度洗脱；流速为每分钟 0.3ml。采用质谱检测器，电喷雾正离子模式（ESI^+），进行多反应监测（MRM），选择质荷比（m/z）539.8（双电荷）→ 612.4 和 m/z 539.8（双电荷）→923.8 作为检测离子对。取阿胶对照药材溶液，进样 5μl，按上述检测离子对测定 MRM 色谱峰的信噪比均应大于 3∶1。

时间（分钟）	流动相 A（%）	流动相 B（%）
0～25	5→20	95→80
25～40	20→50	80→50

吸取供试品溶液 5μl，注入高效液相色谱-质谱联用仪，测定。以质荷比（m/z）539.8（双电荷）→612.4 和 m/z 539.8（双电荷）→923.8 离子对提取的供试品离子流色谱中，应同时呈现与对照药材色谱保留时间一致的色谱峰。

四、生物鉴别

生物鉴别法是利用中药对生物体的作用强度、以及用生命信息物质特异性遗传标记特征和基因表达差异等鉴别中药品质的一种方法。生物鉴别法将分子生物学技术与植物学、动物学研究相结合，具有专属性强和准确度高等特点，使中药鉴别进入一个新的高度。目前，生物鉴别法主要分为生物效应鉴别法和基因鉴别法两类。生物效应鉴别法是利用药物对于生物（整体和离体组织）所起的作用，测定药物生物活性强度或药理作用。基因鉴别法包括 DNA 遗传标记鉴别法和 mRNA 差异显示鉴别法等，其中 DNA 遗传标记鉴别法包括形态标记、细胞标记、生化标记和分子标记。

目前在中药鉴别中研究较多并有一定应用的是 DNA 分子遗传标记技术。DNA 分子遗传标记技术，也称 DNA 分子诊断技术，是基于研究 DNA 分子由于缺失、插入、易位、倒置、重排或由于存在长短与排列不一的重复序列等机制而产生的多态性的检测技术。由于 DNA 分子标记直接分析的是生物的基因型而非表现型，鉴别结果不受环境因素、样品形态（原品、粉状或片状）和材料来源的影响，因此可为中药品种鉴别提供更加准确可靠的手段。

ChP2015 通则 9107 收载了中药材 DNA 条形码分子鉴定法指导原则，该法用于中药材（包括药材及部分饮片）及基原物种的鉴定。DNA 条形码分子鉴定法是利用基因组中一段公认的、相对较短的 DNA 序列来进行物种鉴定的一种分子生物学技术，是传统形态鉴别方法的有效补充。中药材 DNA 条形码分子鉴定符合生药鉴定简单、精确的特点，有明确的判断标准；每个中药材物种实现以通用的 DNA 条形码序列进行鉴定；其中植物类中药材选用核糖体 DNA 第二转录间隔区 ITS2/ITS 为主体序列，以叶绿体 *psbA-trnH* 为辅助序列，动物类中药材采用细胞色素 C 氧化酶亚基 I（COI）为主体序列，ITS2 为辅助序列。值得注意的是，该法用于鉴定药材的基源物种，不能确定药用部位；暂不适用于混合物与炮制品的鉴定及硫磺熏蒸等造成不适用的情况；必要时结合其他鉴别方法综合判断。另外，为防止外源微生物污染，实验前须将实验用具进行高压灭菌，并用 75%乙醇擦拭药材表面；有些药材如遍布内生真菌，植物类药材需选用 *psbA-trnH* 条形码（真菌内不含有该基因片段），不能选用 ITS2 序列。

ChP2015 一部中乌梢蛇和蕲蛇饮片的鉴别应用分别应用不同的蛇类特异性鉴别引物对，采用聚合酶链式反应法（PCR）进行鉴别；川贝母药材的鉴别应用 ITS1 条形码和限制性内切酶 Sma I，采用聚合酶链式反应法-限制性内切酶片段长度多态性（PCR-RFLP）进行鉴别，可以区分川贝母和其他贝母，对控制川贝母的假冒伪品起到了决定性的作用。

第四节 中药的杂质检查

中药的杂质按其毒性可分为常规物质和有害物质。常规物质是指在自然界中分布较广泛，在多种中药的生产和贮藏过程中容易引入的物质，如水分、灰分等。有害物质根据其来源可分为内源性有害物质和外源性有害物质。内源性有害物质为某些中药材中特有的毒性成分，如马兜铃科植物中多含有马兜铃酸，乌头、附子类药材中含有乌头碱、新乌头碱等双酯型生物碱等。外源性有害物质是中药在生长或生产过程中由外界引入的，如重金属、砷盐、黄曲霉毒素、农药残留等。

一、中药常规物质检查

（一）药材和饮片中混存杂质检查法

药材和饮片中混存的杂质系指下列物质：来源与规定相同，但其性状或药用部位与规定不符；来源与规定不同的物质；无机杂质，如砂石、泥块、尘土等。检查方法为：

取规定量的供试品，摊开，用肉眼或放大镜（5～10 倍）观察，将杂质拣出；如其中有可以筛分的杂质，则通过适当的筛，将杂质分出；将各类杂质分别称重，计算其在供试品中的含量（%）。

许多药材和饮片中要进行杂质的检查。如 ChP2015 颠茄草中杂质的检查：

颜色不正常（黄色、棕色或近黑色）的颠茄叶不得过 4%，直径超过 1cm 的颠茄茎不得过 3%（通则 2301）。

杂质检查时应注意：①中药材或饮片中混存的杂质如与正品相似，难以从外观性状鉴别时，可称取适量，进行显微、物理、化学鉴别试验，证明其为杂质后，计入杂质重量中；②个体大的药材或饮片，必要时可剖开，检查有无虫蛀、霉变等情况；③杂质检查所用的供试品量，除另有规定外，按药材和饮片取样法称取。如 ChP2015 麝香的检查：

本品不得检出动、植物组织、矿物和其他掺伪物。不得霉变。

此外，对于一些来源与规定不同的物质，需采用特殊方法进行检查。如西洋参中人参的检查，大黄中土大黄苷的检查，牛胆粉中猪胆粉的检查，血竭中松香的检查，冰片中樟脑的检查，两面针中毛两面针的检查等。

西洋参为五加科植物西洋参 *Panax quinquefolium* L. 的干燥根，具有补气养阴，清热生津的功效。人参为五加科植物人参 *Panaxginseng* C. A. Mey. 的干燥根和根茎，具有大补元气，复脉固脱，补脾益肺，生津养血，安神益智的功效。前者主要含各种人参皂苷（Rb_1、Rb_2、Rc、Rd、Re、Rf、Rg_1、F_3、F_{11} 等，以 Rb_1 含量最高）以及挥发性成分、有机酸、糖类等，后者主要含各种人参皂苷（R_0、Ra、Rb_1、Rb_2、Rc、Rd、Rg_1、Rg_2、Rh_1、Rh_2、Rh_3 等，以 Rg_1 含量最高）及有机酸、糖类等。两者从来源，到功效主治、化学成分的种类和含量均有差异。由于西洋参市场价格是人参的数倍，市场上常有西洋参中掺人参的现象，为了控制西洋参的质量，ChP2015 中规定对西洋参中是否掺有人参进行检查。方法为：

取人参对照药材 1g，照[鉴别]项下对照药材溶液制备的方法制成对照药材溶液。照薄层色谱法（通则 0502）试验，吸取[鉴别]项下的供试品溶液和上述对照药材溶液各 2μl，分别点于同一硅胶 G 薄层板上，以三氯甲烷-甲醇-水（13∶7∶2）5～10℃放置 12 小时的下层溶液为展开剂，展开，取出，晾干，喷以 10%硫酸乙醇溶液，在 105℃加热至斑点显色清晰，分别置日光和紫外光灯（365 nm）下检视。供试品色谱中，不得显与对照药材完全相一致的斑点。

正品大黄主要有效成分为蒽醌苷及其苷元，此外还含有痕量或少量土大黄苷和土大黄苷元。土大黄苷也存在于数种其他大黄属植物的根茎中，如大黄属波叶大黄组的多种植物中均含有土大黄苷。通常认为含土大黄苷的大黄质量较次，所以土大黄苷的检查可以作为伪品大黄或大黄品质鉴定的依据。故 ChP2015 规定大黄、大黄提取物及含大黄制剂均应进行土大黄苷检查。利用土大黄苷在紫外灯（365nm）下呈亮蓝紫色荧光进行检查。如大黄中土大黄苷的检查：

取本品粉末 0.1g，加甲醇 10ml，超声处理 20 分钟，滤过，取滤液 1ml，加甲醇至 10ml，作为供试品溶液。另取土大黄苷对照品，加甲醇制成每 1ml 含 10μg 的溶液，作为对照品溶液（临用新制）。照薄层色谱法（通则 0502）试验，吸取上述两种溶液各 5μl，分别点于同一聚酰胺薄膜上，以甲苯-甲酸乙酯-丙酮-甲醇-甲酸（30∶5∶5∶20∶0.1）为展开剂，展开，取出，晾干，置紫外光灯（365nm）下检视。供试品色谱中，在与对照品色谱相应的位置上，不得显相同的亮蓝色荧光斑点。

（二）灰分测定法

总灰分（total ash）系指中药经粉碎，高温炽灼至灰化后残留的无机物，除包含药物本身所含无机盐（生理灰分）外，还包括泥土、沙石等药材外表粘附的无机杂质。本检查主要是控制中药中泥土和沙石的限量，同时还可以反映药材生理灰分的量，对于保证中药的品质和洁净程度，有一定的意义。

中药经高温炽灼得到的总灰分加盐酸处理，得到不溶于盐酸的灰分，称为酸不溶性灰分（acid-insoluble ash）。由于在酸中碳酸盐、钙盐等生理灰分可溶而泥土、沙石等硅酸盐不能溶解，因此酸不溶性灰分的测定对于那些生理灰分本身差异较大，特别是在组织中含有草酸钙较多的中药，能更准确反映其中泥土沙石等外来杂质的量。ChP2015 通则 2302 中收载的测定方法为：

1. 总灰分测定法　测定用的供试品须粉碎，使能通过二号筛，混合均匀后，取供试品 2～3g（如须测定酸不溶性灰分，可取供试品 3～5g），置炽灼至恒重的坩埚中，称定重量（准确至 0.01g），缓缓炽热，注意避免燃烧，至完全炭化时，逐渐升高温度至 500～600℃，使完全灰化并至恒重。根据残渣重量，计算供试品中总灰分的含量（%）。

如供试品不易灰化，可将坩埚放冷，加热水或 10%硝酸铵溶液 2ml，使残渣湿润，然后置水浴上蒸干，残渣照前法炽灼，至坩埚内容物完全灰化。

2. 酸不溶性灰分测定法　取上项所得的灰分，在坩锅中小心加入稀盐酸约 10ml，用表面皿覆盖坩锅，置水浴上加热 10 分钟，表面皿用热水 5ml 冲洗，洗液并入坩埚中，用无灰滤纸滤过，坩埚内的残渣用水洗于滤纸上，并洗涤至洗液不显氯化物反应为止。滤渣连同滤纸移置同一坩埚中，干燥，炽灼至恒重。根据残渣重量，计算供试品中酸不溶性灰分的含量（%）。

ChP2015 多种药物项下规定了灰分测定，如三七中总灰分不得过 6.0%，酸不溶性灰分不得过 3.0%；广藿香总灰分不得过 11.0%，酸不溶性灰分不得过 4.0%；艾叶总灰分不得过 12.0%，酸不溶性灰分不得过 3.0%；安宫牛黄丸酸不溶性灰分不得过 1.0%。

二、中药有害物质检查

（一）内源性有害物质的检查

1. 乌头双酯型生物碱类成分的检查　乌头中含有多种生物碱，其中乌头碱型生物碱中 C_{14}、C_8 的羟基常和乙酸、苯甲酸成双酯型生物碱存在，如乌头碱、次乌头碱、新乌头碱等。这种双酯型生物碱有麻辣味，亲脂性强，毒性大，它们是乌头具有大毒的主要成分。因此，乌头的炮制品及其制剂应进行双酯型生物碱的检查，以确保用药的安全。ChP2015 规定本类药材的饮片（制川乌、制草乌、附子）及制剂均进行双酯型生物碱的检查。常用的方法有 TLC 法和 HPLC 法。如跌打镇痛膏中乌头碱的检查：

取乌头碱对照品适量，精密称定，加三氯甲烷制成每 1ml 含 0.4mg 的溶液，作为对照品溶液。照薄层色谱法（通则 0502）试验，精密吸取对照品溶液与[检查]士的宁项下的供试品溶液各 10 μl，分别点于同一用 2%氢氧化钠溶液制备的硅胶 G 薄层板上，以乙醚-甲醇（60∶1）为展开剂，展开，取出，晾干，碘蒸气显色。供试品色谱中，在与对照品色谱相应的位置上出现的斑点，应小于对照品斑点或不出现斑点。

2. 马钱子中生物碱类成分的检查　马钱子中含有的主要有效成分为士的宁和马钱子碱。士的宁有剧毒，约占马钱子中总生物碱的 45%，其中毒剂量和有效剂量非常接近，能引起中枢和脊髓神经的强烈兴奋和惊厥，严重时会导致呼吸麻痹而死亡。ChP2015 对马钱子、马钱子粉及含马钱子的部分制剂在含量测定项下对士的宁含量规定了限度幅度，主要采用 HPLC 法。另外，对含马钱子的复方夏天无片、风寒双离拐片和跌打镇痛膏中士的宁的限量进行检查，主要采用 TLC 法。如跌打镇痛膏中士的宁的检查：

取本品 5 片，除去盖衬，剪成小块，置具塞锥形瓶中，加 1mol/L 盐酸溶液 60ml，浸泡过夜，超声处理 20 分钟，滤过，滤液置分液漏斗中，加浓氨试液调节 pH 值至 9～10，用乙醚振摇提取 3 次（30、20、20ml），合并乙醚液，加无水硫酸钠脱水，滤过，滤液蒸干，残渣加三氯甲烷使溶解，移至 2ml 量瓶中，加三氯甲烷至刻度，摇匀，作为供试品溶液。另取士的宁对照品适量，精密称定，加三氯甲烷制成每 1ml 含 6mg 的溶液，作为对照品溶液。照薄层色谱法（通则 0502）试验，精密吸取上述两种溶液各 10μl，分别点于同一硅胶 G 薄层板上，以甲苯-丙酮-乙醇-浓氨试液（4：5：0.6：0.4）为展开剂，展开，取出，晾干，喷以稀碘化铋钾试液。供试品色谱中，在与对照品色谱相应的位置上出现的斑点，应小于对照品斑点。

3. 吡咯里西啶生物碱类成分的检查　吡咯里西啶生物碱（pyrrolizidine alkaloids，PAs）是目前已知的最主要的对肝脏有毒的天然植物有毒成分，在植物学范畴及地理学范畴均有广泛的分布。95% 以上集中于菊科、紫草科、豆科、兰科，其他少量分布于厚壳科、玄参科、夹竹桃科、毛茛科、百合科等。PAs 是千里光属植物的特征性成分之一，阿多尼弗林碱（Adonifoline）是千里光药材中主要的吡咯里西啶生物碱。因此，千里光药材、饮片或其制剂，以及其他可能含有阿多尼弗林碱的中药，应建立相应的检查法进行质量控制。国产千里光毒性较小，国外该属植物因含大量的吡咯里西啶生物碱而具有较强的毒性，许多国家和地区对其限量也作了相应规定。

阿多尼弗林碱

阿多尼弗林碱结构中缺少生色团，紫外检测响应较弱，ChP2015 采用高效液相色谱-质谱联用技术检测千里光中阿多尼弗林碱，方法为：

色谱、质谱条件与系统适用性试验　以十八烷基硅烷键合硅胶为填充剂；以乙腈-0.5% 甲酸溶液（7：93）为流动相；采用单级四极杆质谱检测器，电喷雾离子化（ESI）正离子模式下选择质荷比（m/z）为 366 离子进行检测。理论板数按阿多尼弗林碱峰计算应不低于 8000。

校正因子测定　取野百合碱对照品适量，精密称定，加 0.5% 甲酸溶液制成每 1ml 含 0.2μg 的溶液，作为内标溶液。取阿多尼弗林碱对照品适量，精密称定，加 0.5% 甲酸溶液制成每 1ml 含 0.1μg 的溶液，作为对照品溶液。精密量取对照品溶液 2ml，置 5ml 量瓶中，精密加入内标溶液 1ml，加 0.5% 甲酸溶液至刻度，摇匀，吸取 2μl，注入液相色谱-质谱联用仪，计算校正因子。

测定法　取本品粉末（过三号筛）约 0.2g，精密称定，置具塞锥形瓶中，精密加入 0.5% 甲酸溶液 50ml，称定重量，超声处理（功率 250W，频率 40kHz）40 分钟，放冷，再称定重量，用 0.5% 甲酸溶液补足减失的重量，摇匀，滤过，精密量取续滤液 2ml，置 5ml 量瓶中，精密加入内标溶液 1ml，加 0.5% 甲酸溶液至刻度，摇匀，吸取 2μl，注入液相色谱-质谱联用仪，测定，即得。

本品按干燥品计算，含阿多尼弗林碱（$C_{18}H_{23}NO_7$）不得过 0.004%。

4. 莨菪烷类生物碱类成分的检查　颠茄、华山参、洋金花、山莨菪、天仙子等茄科中药材中主要有效成分为莨菪烷类生物碱，具有解除痉挛、减少分泌、缓解疼痛、散瞳等作用。莨菪烷类生物碱安全范围较小，超出安全用量时可能出现不良反应，如阿托品 5～10mg 能产生显著中毒症状，最低致死量为 0.08～0.13g。含以上药材的中药制剂有必要进行限度检查。常用的方法有 TLC 法和 HPLC 法。如 ChP2015 复方苦参肠炎康片（含颠茄流浸膏）中莨菪碱的检查：

取本品 20 片，除去包衣，研细，置锥形瓶中，精密加入甲醇 100ml，密塞，称定重量，摇匀，超声处理（功率 500W，频率 40kHz）30 分钟，放冷，再称定重量，用甲醇补足减失的重量，摇匀，滤过，精密量取续滤液 50ml，回收溶剂至干，残渣加 5% 硫酸溶液 30ml 使溶解，用三氯甲烷 20ml 振摇提取，弃去三氯甲烷液，酸水液滴加浓氨试液使 pH 值至 10～11，用三氯甲烷振摇提取 5 次（20、20、20、10、10ml），合并三氯甲烷液，加水 20ml 洗涤，分取三氯甲烷液，回收溶剂至干，残渣用乙醇溶解并转移至 5ml 量瓶中，加乙醇至刻度，摇匀，滤过，取续滤液作为供试品溶液。另取硫酸阿托品对照品适量，精密称定，加乙醇制成每 1ml 含 0.1mg 的溶液，作为对照品溶液。照高效液相色谱法（通则 0512）试验，以十八烷基硅烷键合硅胶为填充剂，以乙腈-0.033mol/L 磷酸二氢钾溶液（15：85）为流动相；检测波长为 220nm；理论板数按硫酸阿托品峰计算应不低于 2000。分别精密吸取对照品溶液与供试品溶液各 5μl，注入液相色谱仪。供试品色谱中，在与对照品色谱峰保留时间相对应的位置上出现的色谱峰应小于对照品色谱峰，或不出现色谱峰。

5. 马兜铃酸类成分的检查 马兜铃科植物马兜铃、天仙藤、广防己、青木香、细辛等药材中含有的马兜铃酸，具有良好的镇痛及抗炎作用，但同时也是一类具有明确肾毒性的物质，长期或过量服用易导致癌症或肾衰竭，另外马兜铃酸还是一种潜在的致癌物质。为了保证临床用药安全，对于含有马兜铃酸的药材及其制剂应进行马兜铃酸的检查。如 ChP2015 采用 HPLC 法对细辛中毒性最强的马兜铃酸 I 进行限量检查，方法为：

色谱条件与系统适用性试验 以十八烷基硅烷键合硅胶为填充剂；以乙腈为流动相 A，以 0.05%磷酸溶液为流动相 B，按下表中的规定进行梯度洗脱；检测波长为 260nm。理论板数按马兜铃酸 I 峰计算应不低于 5000。

时间（分钟）	流动相 A（%）	流动相 B（%）
0～10	30→34	70→66
10～18	34→35	66→65
18～20	35→45	65→55
20～30	45	55
30～31	45→53	55→47
31～35	53	47
35～40	53→100	47→0

对照品溶液的制备 取马兜铃酸 I 对照品适量，精密称定，加甲醇制成每1ml 含 0.2mg 的溶液，即得。

供试品溶液的制备 取本品中粉约 0.5g，精密称定，置具塞锥形瓶中，精密加入 70%甲醇 25ml，密塞，称定重量，超声处理（功率 500W，频率 40kHz）40 分钟，放冷，再称定重量，用 70%甲醇补足减失的重量，摇匀，滤过，取续滤液，即得。

测定法 分别精密吸取对照品溶液与供试品溶液各 10μl，注入液相色谱仪，测定，即得。

本品按干燥品计算，含马兜铃酸 I（$C_{17}H_{11}NO_7$）不得过 0.001%。

6. 银杏酸类成分的检查 银杏酸是银杏叶提取物及其制剂中的主要毒性物质，有致敏性、细胞毒性和免疫毒性等作用，严重者可引起患者死亡。国际上对银杏酸水平有严格的控制，如德国卫生部规定银杏酸限量在 5mg/kg 以下，ChP2015 规定其限量在 10mg/kg 以下。银杏酸是 6-烷基或 6-烯基水杨酸的衍生物，主要有 5 种化合物。ChP2015 对银杏叶提取物中总银杏酸的限量检查采用 HPLC 法，以白果新酸为对照，方法为：

色谱条件与系统适用性试验 以十八烷基硅烷键合硅胶为填充剂（柱长为 150mm，柱内径为 4.6mm，粒径为 5μm）；以含 0.1%三氟乙酸的乙腈为流动相 A，含 0.1%三氟乙酸的水为流动相 B，按下表中的规定进行梯度洗脱；检测波长为 310 nm。理论板数按白果新酸峰计算应不低于 4000。

时间（分钟）	流动相 A（%）	流动相 B（%）
0～30	75→90	25→10
30～35	90	10
35～36	90→75	10→25
36～45	75	25

对照品溶液的制备 取白果新酸对照品适量，精密称定，加甲醇制成每1ml 含 1μg 的溶液，作为对照品溶液；另取总银杏酸对照品适量，加甲醇制成每1ml 含 20μg 的溶液，作为定位用对照溶液。

供试品溶液的制备 取本品粉末约 2g，精密称定，置具塞锥形瓶中，精密加入甲醇 10ml，称定重量，超声使其溶解，放冷，用甲醇补足减失的重量，摇匀，滤过，取续滤液，即得。

测定法　精密吸取供试品溶液、对照品溶液及定位用对照溶液各 50μl，注入液相色谱仪，计算供试品溶液中与总银杏酸对照品相应色谱峰的总峰面积，以白果新酸对照品外标法计算总银杏酸含量，即得。

本品含总银杏酸不得过 10mg/kg。

7. 其他类毒性成分的检查　除上述生物碱类及马兜铃酸类物质外，中药中还含有一些其他类别的内源性有害物质，如桑寄生中强心苷类成分、桃仁和苦杏仁等药材中氰苷类成分、商陆和土牛膝等药材中皂苷类成分、巴豆油中毒性蛋白类成分、朱砂和雄黄等药材中无机成分，均须进行检查。

（二）外源性有害物质的检查

1. 铅、镉、砷、汞、铜测定法　中药材由于环境污染和使用农药等原因，容易引入重金属杂质，重金属如铅、镉、砷、汞、铜对人体均有严重毒害，因此对中药中重金属及有害元素的控制是保证中药安全性和纯度的重要内容。

ChP2015 除收载重金属检查与砷盐检查等限量检查法外，专门收载了铅、镉、砷、汞、铜测定法，采用原子吸收分光光度法或电感耦合等离子体质谱法定量测定，严格限制毒性较大的五种重金属的限量。原子吸收分光光度法测定铅和镉采用石墨炉法，砷的测定采用氢化物法，汞的测定采用冷蒸气吸收法，铜的测定采用火焰法。测定前，中药样品必须进行前处理以释放出中药样品中的待测元素。前处理方法有：①聚四氟乙烯消解罐内，加硝酸微波消解；②凯氏烧瓶内，硝酸-高氯酸（4：1）湿法破坏；③高温灰化。注意灼烧样品时温度应控制在 500～600℃，以防止重金属逸失。测定时根据方法及所测元素不同，选择不同的前处理方法。ChP2015 中收载的西洋参、白芍、甘草、丹参、金银花、黄芪、阿胶、枸杞子、水蛭、山楂、牡蛎、昆布、珍珠、海螵蛸、海藻、蜂胶、蛤壳、人参茎叶总皂苷、人参总皂苷、三七总皂苷、灯盏花素、茵陈提取物、积雪草皂苷、活血止痛胶囊需进行重金属及有害元素的检查。如金银花中重金属及有害元素的检查：

照铅、镉、砷、汞、铜测定法（通则 2321 原子吸收分光光度法或电感耦合等离子体质谱法）测定，铅不得过 5mg/kg；镉不得过 0.3mg/kg；砷不得过 2mg/kg；汞不得过 0.2mg/kg；铜不得过 20mg/kg。

2. 大孔吸附树脂有机残留物检查　大孔树脂吸附技术广泛应用于中药和天然药物有效成分的纯化与富集。由于大孔吸附树脂在合成过程中，使用大量有机溶剂，包括交联剂、致孔剂等，因此大孔吸附树脂生产的药品可能带有树脂有机残留物，从而影响产品的安全性，必须对其残留物进行检查。ChP2015 收载的三七三醇皂苷、三七总皂苷、灯盏花素需进行树脂残留物的测定。如三七三醇皂苷中树脂残留的检查：

照残留溶剂测定法（通则 0861 第二法）测定。

色谱条件与系统适用性试验　以键合/交联聚乙二醇为固定相的毛细管柱（柱长为 30 m，内径为 0.53mm，膜厚度为 1.0μm）；柱温为程序升温：起始温度 30℃，保持 6 分钟，再以每分钟 10℃的速率升温至 150℃，并保持 2 分钟；再以每分钟 30℃的速率升温至 180℃，保持 2 分钟。氢火焰离子化检测器检测，检测器温度 220℃，进样口温度 200℃。理论板数按苯乙烯峰计算，应不低于 20 000；正己烷、苯、甲苯、苯乙烯的分离度应大于 1.5；二甲苯类峰、二乙烯苯类峰与其他峰之间的分离度应大于 1.5。

对照品贮备液的制备　取正己烷、苯、甲苯、二甲苯、苯乙烯、二乙基苯和二乙烯苯适量，精密称定，加 N，N-二甲基甲酰胺溶解并稀释成每 1ml 含正己烷、甲苯、二甲苯、苯乙烯、二乙基苯、二乙烯苯各 0.2mg 及苯 0.02mg 的混合溶液。精密量取 2.5ml，置 100ml 量瓶中，用水稀释至刻度，摇匀，作为对照品贮备液。

供试品溶液的制备　取本品 1g，精密称定，置 20ml 顶空取样瓶中，精密加入 5% N，N-二甲基甲酰胺水溶液 4ml，密封，超声处理使溶解，摇匀，在 60℃加热 50 分钟，作为供试品溶液。

对照品溶液的制备　取本品 1g，精密称定，置 20ml 顶空取样瓶中，精密加入标准贮备液 4ml，密封，超声处理使溶解，摇匀，在 60℃加热 50 分钟，作为对照品溶液。

测定法　分别精密量取对照品溶液和供试品溶液的顶空气体各 1ml，注入气相色谱仪，测定，即得。

本品含正己烷、甲苯、二甲苯、苯乙烯、二乙基苯和二乙烯苯均不得过 0.002%，苯不得过 0.0002%。

3. 农药残留量的检查　农药残留是指农药使用后残存于生物体、农副产品和环境中的微量农药原体、有毒代谢物、降解物和杂质的总称。药用植物在栽培生产过程中为提高产量、减少病虫害，常需要喷洒农药，土壤中残存的农药也可能带入到药材中，影响中药的安全性。因此中药及其制剂中农药残留量的测定，日益引起人们的高度重视。

ChP2015 通则 2341 收载了农药残留量测定法，采用 GC 法和质谱法测定药材、饮片及制剂中部分农药残留量，分为四法：第一法（有机氯类农药残留量测定法-色谱法）、第二法（有机磷类农药残留量测定法-色谱法）、第三法（拟除虫菊酯类农药残留量测定法-色谱法）和第四法（农药多残留量测定法-质谱法）。有机氯农药包括六六六（BHC，四种异构体）、滴滴涕（DDT，四种异构体）及五氯硝基苯（PCNB），有机磷农药包括对硫磷、乐果等 12 种，拟除虫菊酯类农药包括氯氰菊酯、氰戊菊酯及溴氰菊酯。

ChP2015 收载的黄芪、甘草、人参、西洋参、人参茎叶总皂苷、人参总皂苷中要进行有机氯农药残留量的测定。如黄芪中有机氯农药残留量的测定：

照农药残留量测定法（通则 2341 有机氯农药残留量测定法-第一法）测定。

含总六六六（α-BHC、β-BHC、γ-BHC、δ-BHC 之和）不得过 0.2mg/kg；总滴滴涕（pp'-DDE，pp'-DDD，op'-DDT，pp'-DDT 之和）不得过 0.2mg/kg；五氯硝基苯不得过 0.1mg/kg。

ChP2015 采用气相色谱-串联质谱法和液相色谱-串联质谱法测定多种农药残留量，结合各化合物的保留时间、监测离子对、碰撞电压（CE）可大幅提高定性和定量能力，可同时测定多种农药残留。为了提高灵敏度，还可根据保留时间分段监测各农药。如采用气相色谱-串联质谱法，以氘代倍硫磷为内标物，可测定 74 种农药残留量；采用液相色谱-串联质谱法，以氘代莠去津为内标物，可测定 153 种农药残留量。

4. 黄曲霉毒素测定法　黄曲霉毒素（aflatoxin）是黄曲霉和寄生曲霉的代谢产物，分布范围很广，能引起人类及各种饲养动物的急性中毒死亡，还能致癌、致畸、致突变，因此对人类和家禽的健康威胁极大，引起了世界各国的高度重视。我国地跨寒、温、热三带，气候条件多种多样，中药材在贮藏、运输过程中很容易发生霉变，污染黄曲霉毒素。黄曲霉毒素耐热，一般在制药加工的温度下很少被破坏，在 280℃时发生裂解，为了保证用药安全，应对中药中黄曲霉毒素的含量进行控制。

黄曲霉毒素是一类结构相似的化合物，其结构都有二呋喃和香豆素（氧杂萘邻酮），目前，已确定结构的有 10 多种，最重要的六种毒素为黄曲霉毒素 B_1、黄曲霉毒素 B_2、黄曲霉毒素 M_1、黄曲霉毒素 M_2、黄曲霉毒素 G_1 和黄曲霉毒素 G_2。

ChP2015 通则 2351 收载了黄曲霉毒素测定法，测定药材、饮片及制剂中黄曲霉毒素（以黄曲霉毒素 B_1、黄曲霉毒素 B_2、黄曲霉毒素 G_1 和黄曲霉毒素 G_2 总量计），分为两法，第一法为 HPLC 法，第二法为高效液相色谱-串联质谱法。黄曲霉毒素都有紫外吸收，在紫外光照射下能产生荧光，但荧光较弱，常通过衍生化使荧光增强。因此第一法采用柱后碘衍生法或光化学衍生法使荧光增强，荧光检测器检测，具有灵敏度高，特异性好，分离能力强等优点，但对样品的提取、纯化处理要求较高。

测定时应注意：①本实验应有相应的安全、防护措施、并不得污染环境；②残留有黄曲霉毒素的废液或废渣的玻璃器皿，应置于专用贮存容器（装有 10%次氯酸钠溶液）内，浸泡 24 小时以上，再用清水将玻璃器皿冲洗干净；③当测定结果超出限度时，采用第二法进行确认。

ChP2015 收载的胖大海、桃仁、酸枣仁、僵蚕、陈皮、大枣、水蛭、地龙、肉豆蔻、全蝎、决明子、麦芽、远志、使君子、柏子仁、莲子、蜈蚣、槟榔、薏苡仁中要进行黄曲霉毒素测定。如陈皮中黄曲霉毒素的测定：

照黄曲霉毒素测定法（通则2351）测定。

取本品粉末（过二号筛）约5g，精密称定，加入氯化钠3g，照黄曲霉素测定法项下供试品的制备方法测定，计算，即得。

本品每1000g含黄曲霉毒素 B_1 不得过5μg，含黄曲霉毒素 G_2、黄曲霉毒素 G_1、黄曲霉毒素 B_2 和黄曲霉毒素 B_1 的总量不得过10μg。

5. 二氧化硫残留量测定法 硫磺具有漂白、增艳、防虫等作用，某些中药材在加工过程中有用硫磺熏蒸的习惯，残留的二氧化硫可能影响人体健康。ChP2005 开始规定，中药材如山药、大黄等在加工过程中不再允许使用硫磺熏蒸，并且要对某些中药材进行二氧化硫残留量的检测。ChP2015 对山药、天花粉、天麻、牛膝、白及、白术、白芍、党参、粉葛、天冬等10味药材及其饮片规定了二氧化硫残留量检查。ChP2015 二氧化硫残留量测定（通则2332）共收载三法：

（1）第一法（酸碱滴定法）：系将药材以蒸馏法进行处理，样品中的亚硫酸盐系列物质加酸处理转化为二氧化硫后，随氮气流带入到含有双氧水的吸收瓶中，双氧水将其氧化为硫酸根离子，采用酸碱滴定法测定，计算药材及其饮片中二氧化硫残留量。

（2）第二法（气相色谱法）：系用 GC 法以亚硫酸钠为对照品采用顶空进样的方法测定药材、饮片中二氧化硫残留量。

（3）第三法（离子色谱法）：系将药材、饮片以水蒸气蒸馏法进行处理，样品中的亚硫酸盐系列物质加酸处理后转化为二氧化硫，随水蒸气蒸馏，并被双氧水吸收、氧化为硫酸根离子后，采用离子色谱法测定。

第五节 中药指纹图谱与特征图谱

指纹图谱和特征图谱技术能够反映中药内在质量的整体变化情况，符合中药质量控制中具有整体、宏观分析的特点。ChP2015 收载色谱指纹图谱23项，包括提取物和植物油脂8项、成方制剂15项；收载特征图谱39项，包括药材和饮片3项、提取物和植物油脂13项、成方制剂23项。在整体性控制中药质量方面有了大幅度的提高。

一、中药指纹图谱

中药指纹图谱（Chinese medicine fingerprint）系指中药材、提取物或中药制剂等经适当处理后，采用一定的分析手段，得到的能够标示该中药特征的共有峰图谱。中药指纹图谱是一种综合的、可量化的质量控制手段，主要用于评价中药质量的真实性、稳定性和一致性。

中药指纹图谱的基本属性是整体性和模糊性。整体性是指一张指纹图谱的峰位、峰大小及其比例等构成了指纹图谱的综合参数，各峰也往往存在相互依存关系。理论上，一张中药（对照）指纹图谱应包括所有的特征峰，并排除掉溶剂峰及其他可以追溯的杂质峰；模糊性是指中药样品本身存在差异，难以精确测量，不可以通过指纹图谱的简单叠加比较来评价指纹图谱的相似，要在进行了图谱基线和保留时间漂移的校正后，由中药指纹图谱相似度软件来系统评价。

（一）中药指纹图谱的分类

按应用对象分类，中药指纹图谱可分为中药材（原料药材）指纹图谱、中成药原料药（包括饮片、配伍颗粒）指纹图谱和中药制剂指纹图谱。中药制剂指纹图谱还包括用于中药制剂研究以及生产过程中间产物的指纹图谱。

按研究方法分类,可以分为中药化学指纹图谱和中药生物学指纹图谱。中药化学指纹图谱系指采用理化分析方法建立起来的用以表征中药化学成分特征的指纹图谱,包括色谱指纹图谱、光谱指纹图谱等。中药生物学指纹图谱系指采用生物技术手段建立的用以表征中药生物学特征的指纹图谱,包括中药 DNA 指纹图谱、中药基因组学指纹图谱和中药蛋白质组学指纹图谱等。

中药化学指纹图谱技术涉及众多分析方法,使用最多的为色谱法,其中 HPLC 法是中药指纹图谱的首选方法。

(二)中药指纹图谱的建立与分析

1. 技术要求 中药指纹图谱以系统的化学成分研究和药理学研究为基础,体现了系统性、专属性、稳定性三个原则。系统性系指指纹图谱中所反映的化学成分群应包括该中药大部分药效物质,并与临床疗效相关联,达到系统全面控制质量的目的。专属性系指某中药指纹图谱反映的化学信息能体现该中药的特征,即能区分中药的真伪和优劣,还能反映工艺过程的某些改变。稳定性系指同一样品在相同操作条件下,结果的重现性良好。指纹图谱在规定的方法、条件下结果应在允许的误差范围内,保证指纹图谱的通用性和稳定性。

2. 研究程序 中药指纹图谱研究的基本程序包括:样品收集、供试品溶液的制备、对照品(参照物)溶液的制备、方法建立、数据分析、样品评价和方法检验等。

(1)样品的收集:样品收集是指纹图谱建立的最关键步骤,收集的样品须具有真实性和代表性,研究用的原药材、饮片及提取物、半成品及各类制剂和相关产品收集量均不应少于 10 批,取样量应不少于 3 次检验量,并留有充足的观察样品。

(2)供试品溶液的制备:供试品溶液的制备必须保证能够充分地保留样本的基本特性,既能反映出样品的特征性,又能保证其完整性。同一饮片在不同方剂中所起的作用不同,实际上是不同的药效成分群在不同方剂中所起的作用,因此中药饮片指纹图谱应是针对该饮片不同的药效成分群制备多张指纹图谱;另外,饮片需考察与制剂指纹图谱相关性时,其制备供试品溶液的溶剂宜尽可能与制剂提取溶剂相一致。提取物或中间体的供试品溶液制备需根据所含成分的理化性质和检测方法的要求,参考制剂和相关产品的制备工艺,选择适宜的方法进行制备;另外,在确保体现提取物或中间体中主要化学成分群的同时,应尽可能体现有效成分群与制剂指纹图谱的相关性。

(3)参照物溶液的制备:应根据样品中所含化学成分的性质,选择一个或几个主要活性成分或指标性成分作为参照物(S),以其对照品制备参照物溶液。如果没有适宜的对照品,也可以选择指纹图谱中结构已知、稳定的色谱峰作为参照峰或选择适宜的内标物作为参照物。

(4)指纹图谱试验研究:指纹图谱试验条件应根据指纹图谱技术要求,进行实验条件的优化选择,不可照搬含量测定方法。采用 HPLC 和 GC 建立指纹图谱,记录时间最少为 1 小时,实验中应记录 2 小时的色谱图,以考察 1 小时以后的色谱峰情况;采用薄层扫描法(TLCS)建立指纹图谱,必须提供从原点到溶剂前沿的图谱。

(5)方法学验证:中药指纹图谱方法学验证项目为:精密度、重复性、稳定性等。当采用 HPLC 和 GC 法制定指纹图谱时,精密度和重复性试验要求规定各共有峰面积比值的 RSD 应≤3%,其他方法的 RSD 应≤5%,各色谱峰的相对保留时间应在平均相对保留时间±1 分钟内。

(6)指纹图谱的建立:根据已确定的试验方法、条件和足够样本数的测定结果,标定共有峰。采用阿拉伯数字标示共有峰,用"S"标示参比物峰。所有供试品的指纹图谱中均存在的色谱峰,称为特征指纹峰,主要特征峰与相邻峰分离度≥1.2,其他特征峰也应达到一定的分离,尖峰到峰谷的距离大于该峰 2/3 以上。未达到基线分离的色谱峰,以该组峰的总峰面积做为一个峰面积,同时标定该组各峰的相对保留时间。

（7）指纹图谱的辨认和评价：指纹图谱的辨认应注意指纹特征的整体性。指纹图谱的评价是将样品的指纹图谱与该品种建立的对照指纹图谱（共有模式）进行相似度比较。相似度是供试品指纹图谱与对照指纹图谱共有模式的相似度的度量。可利用国家药典委员会推荐的"中药指纹图谱计算机辅助相似度评价软件"计算，除个别品种外，一般情况下相似度大于 0.9 即认为符合要求。

ChP2015 收载的丹参总酚酸提取物以水为提取溶剂提取丹参中酚类酸性物质，利用丹参中总酚酸既溶于水又溶于乙醇的特点，采用水提取，合适浓度的乙醇低温沉降，除去水提取液中大部分的糖类成分和其他各种大分子物质。指纹图谱中供试品溶液的制备仅用水溶解总酚酸即可，方法为：

色谱条件与系统适用性试验　以十八烷基硅烷键合硅胶为填充剂（柱长为 25cm，内径为 4.6mm，粒径为 5μm）；以乙腈为流动相 A，以 0.05%磷酸溶液为流动相 B，按下表中的规定进行梯度洗脱；检测波长为 286 nm；柱温为 30℃；流速为每分钟 1.0ml。理论板数按迷迭香酸峰计算不低于 20 000。

参照物溶液的制备　取迷迭香酸对照品和丹酚酸 B 对照品适量，精密称定，加甲醇制成每 1ml 各含 0.2mg 的溶液，即得。

供试品溶液的制备　取供试品 5mg，精密称定，置 5ml 量瓶中，加水使溶解，并稀释至刻度，摇匀，滤过，取续滤液，即得。

测定法　分别精密吸取参照物溶液和供试品溶液各 10μl，注入液相色谱仪，测定，记录色谱图，即得。

按中药色谱指纹图谱相似度评价系统，供试品指纹图谱与对照指纹图谱经相似度计算，相似度不得低于 0.90。

ChP2015 丹参总酚酸提取物对照指纹图谱见图 16-1。

时间（分钟）	流动相 A（%）	流动相 B（%）
0～15	10→20	90→80
15～35	20→25	80→75
35～45	25→30	75→70
45～55	30→90	70→10
55～70	90	10

图 16-1 丹参总酚酸提取物对照指纹图谱

其中峰 2：原儿茶醛；峰 5：迷迭香酸；峰 6：紫草素；峰 7：丹酚酸 B

二、中药特征图谱

中药特征图谱是按照指纹图谱原理和方法建立的，通过对不同来源 10 批以上样品的测定结果，选择特征峰或数个色谱峰组成的具有特征性的色谱峰组合。中药特征图谱可分为化学（成分）特征图谱和生物特征图谱，目前主要指中药化学特征图谱，ChP2015 收载了 HPLC、GC 特征图谱。

中药特征图谱的建立方法和原理与中药指纹图谱相似，其研究程序包括样品的收集、供试品溶液的制备、对照品（参照物）溶液的制备、方法学考察、特征图谱的建立与评价等，其评价指标采用保留时间或相对保留时间。

特征图谱中，供试品的色谱峰应尽可能进行峰的成分确认，并对具有特殊意义的峰予以编号，同时选定一个参照峰（一般是峰面积大、分离度好的主峰），计算其他峰的相对峰面积、相对保留时间及其 RSD 值，要求相对保留时间在规定值的±5%以内，以确认其具有特征性。

特征图谱与指纹图谱相的区别在于，特征图谱不计算相似度；而指纹图谱对保留时间、峰面积无要求，只要相似度大于 0.9 即可。因此，特征图谱是一种定性的质量评价方法，而指纹图谱是一种半定量的质量评价方法。对于有多家生产企业、药材来源多、处方组成复杂的品种，采用指纹图谱控制难度较大，特征图谱控制技术更科学、更可行。

如人参总皂苷为五加科植物人参的干燥根及根茎经加工制成的总皂苷。其总皂苷的提取工艺为：取人参，切成厚片，加水煎煮 2 次，第一次 2 小时，第二次 1.5 小时，煎液滤过，合并滤液，通过 D101 型大孔吸附树脂柱，水洗脱至无色，再用 60%乙醇溶液洗脱，收集 60%乙醇洗脱液，滤液浓缩至相对密度为 1.06～1.08（80℃）清膏，干燥，粉碎，即得。ChP2015 其特征图谱鉴别方法如下：

色谱条件与系统适用性试验　以十八烷基硅烷键合硅胶为填充剂（柱长为 25cm，内径为 4.6mm，粒径为 5μm，载碳量 11%）；以乙腈为流动相 A，以 0.1%磷酸溶液为流动相 B，按下表中的规定进行梯度洗脱；柱温为 30℃；流速为每分钟 1.3ml；检测波长为 203 nm。理论板数按人参皂苷 Re 峰计算应不低于 6000，按人参皂苷 Rd 峰计算应不低于 200 000。

时间（分钟）	流动相 A（%）	流动相 B（%）
0～30	19	81
30～35	19→24	81→76
35～60	24→40	76→60

参照物溶液的制备　取人参皂苷 Rg_1 对照品、人参皂苷 Re 对照品和人参皂苷 Rd 对照品适量，精密称定，分别加甲醇制成每 1ml 含人参皂苷 Rg_1 0.3mg、人参皂苷 Re 0.5mg 和人参皂苷 Rd 0.2mg 的溶液，即得。

供试品溶液的制备　取本品 30mg，精密称定，置 10ml 量瓶中，加甲醇超声处理使溶解并稀释至刻度，摇匀，滤过，取续滤液，即得。

测定法　分别精密吸取参照物溶液与供试品溶液各 10μl，注入液相色谱仪，测定，即得。

供试品特征图谱中应呈现 7 个特征峰，其中 3 个峰应分别与相应的参照物峰保留时间相同；与人参皂苷 Rd 参照物峰相应的峰为 S 峰，计算特征峰 3～7 的相对保留时间，其相对保留时间应在规定值的±5%之内，规定值为：0.84（峰 3）、0.91（峰 4）、0.93（峰 5）、0.95（峰 6）、1.00（峰 7）。

ChP2015 人参总皂苷对照特征图谱见图 16-2。

图 16-2　人参总皂苷对照特征图谱

峰 1：人参皂苷 Rg_1；峰 2：人参皂苷 Re；峰 3：人参皂苷 Rf；峰 4：人参皂苷 Rb_1；峰 5：人参皂苷 Rc；峰 6：人参皂苷 Rb_2；

峰 7（S）：人参皂苷 Rd

第六节　中药的含量测定

中药的含量测定指用化学、物理学或生物化学的方法测定供试品中有关成分的含量，从而评价药品的质量。中药的含量测定与化学药物的含量测定有很大区别，化学药物的有效成分和杂质较明确、组成单一或相对简单，因此，我国药典和国际上各国药典中利用有效成分或杂质的含量测定来判定化学药物的质量优劣。然而中药组成复杂，加之大多数有效成分尚不十分清楚，其药效是多种化学成分、多靶点协同作用的结果，因此，测定其中任何一种或几种化学成分均不能体现复方制剂的整体疗效，但是借鉴化学药物的质量评价模式，测定中药制剂中某一味或几味药物的某一种或几种成分的含量的定量分析方法，对于规范、优化中药的生产工艺，控制中药的质量，提高中药质量水平，进而保证临床用药的安全、有效等具有十分重要的意义。

近年来，随着中药研究的不断深入，现代分析方法与技术的应用和发展，中药定量分析在系统性、科学性和先进性方面较以前有大幅度提高，在量化指标方面正由测定指标性成分向测定活性成分发展，由单一指标成分向多指标成分发展；在测定方法上，由单一的化学分析法、光谱法、色谱法等，向多种技术联用发展。

一、药味及成分的选择原则

在实际工作中，含量测定方法主要根据待测成分的性质，并参考有关文献资料，选择适宜的有效成分或特征性成分（指标成分）进行分析。

（一）中药制剂含量测定药味的选定原则

（1）以中医药理论为指导，首选处方中君药、贵重药、毒剧药制定含量测定项目。

（2）若上述药味基础研究薄弱或无法进行含量测定时，也可依次选择臣药及其他药味进行测定。

（二）测定成分的选择原则

1. 药材和饮片、中药提取物

（1）首选有效成分，专属成分或特征成分：如药材、饮片含有多种活性成分，应尽可能选择与中医用药功能与主治相关成分。非生品的饮片宜结合炮制机制的研究，选择适宜的指标成分。

可采用同一方法测定两个或两个以上多成分含量，一般以总量制定含量限度。如人参同时测定人参皂苷 Rg_1、人参皂苷 Re 和人参皂苷 Rb_1 的总量。

（2）测定总成分：对于尚无法建立有效成分含量，或虽已建立含量测定、但所测定成分与功效相关性差或含量低的药材和饮片，其有效成分类别清楚的，可测定某一类总成分的含量，如总黄酮、总生物碱、总皂苷、总有机酸和总挥发油等；也可测定药物的总固体量即浸出物含量，如水溶性浸出物、醇溶性浸出物和挥发性醚浸出物等，以间接控制其质量。中药提取物对于有效部位、组分提取物必须建立成分类别的含量测定方法。

（3）除检测单一专属性成分外，还可测定其他类别成分：如姜黄除测定姜黄素外，还测定挥发油含量。

（4）注意应选择测定药材、饮片所含的原形成分，不宜选择测定分解产物；不宜采用无专属性的指标成分和微量成分（含量低于万分之二的成分）定量。

2. 中药制剂　测定药味选定以后，测定成分尽量与中医理论一致，与药理作用和功能主治一致，优先选择有效成分，专属成分或特征成分为定量指标。

（1）测定有效成分：首选制剂处方中君药、贵重药及毒剧药中的有效成分进行含量测定，如处方中上述药味有效成分不明确或无专属性方法进行测定时，可选择组方中臣药、佐使药或其他能反映药品内在质量的成分进行含量测定。

可对多药味多成分进行定量分析；可分别测定两个及两个以上单一有效成分的含量，如一清胶囊中黄芩以黄芩苷计不得少于 30.0mg，大黄以大黄素和大黄酚总量计不得少于 0.70mg；可测定单一有效成分后再测其他类别成分总量；也可测定组方中不同药味中同一有效成分的含量，如川芎茶调颗粒中川芎和羌活以阿魏酸计，不得少于 0.39mg。

（2）测定毒性成分：含毒性药物，如马钱子、川乌、草乌、蟾酥、斑蝥等必须建立含量测定项目，作为重点进行研究。若含量太低无法测定时，则应在检查项下规定限度检查项（或应制订含量限度范围）。

（3）测定成分应尽量与饮片含量测定成分相对应，与生产工艺和功效相关。如含何首乌的制剂，以水提取工艺制成的制剂中大黄素的含量很低，以二苯乙烯苷为含量测定指标较好。对于在炮制、加工、制备和贮藏过程中易损失或破坏的成分，应进行含量测定或限量检查，以控制药品质量稳定、疗效可靠。

（4）系列品种应尽可能选用相同的检测指标及方法。如银黄口服液、银黄片、银黄颗粒等系列品种，均选用 HPLC 法测定黄芩苷的含量。

（5）测定成分应注意避免选择分解产物或微量成分。

二、常用的含量测定方法

中药的含量测定可采用化学分析法、光谱法、色谱法以及各种联用技术。ChP2015 一部中，使用频率最高的是 HPLC 法（包括氨基酸分析仪测定法），共 2236 种药物使用，使用率为 86.5%；其次为 GC 法，共 118 种药物使用，使用率为 4.6%；使用容量分析法的药物有 100 种（包括含氮量测定法），使用率为 3.9%；使用紫外-可见分光光度法的药物有 81 种，使用率为 3.1%；薄层扫描法使用率为 1.1%；14 种药物使用重量法，使用率为 0.5%；原子吸收分光光度法使用率为 0.2%；3 种药物使用高效液相色谱-质谱联用技术。

（一）化学分析法

化学分析法包括重量分析法和容量分析法。该方法主要用于测定中药中含量较高的一些成分，如总生物碱、总有机酸、总皂苷及矿物药成分等。化学分析法结果重现性好，准确度高，但专属性、灵敏度不及色谱法等仪器分析法，操作繁琐，有的耗时较长，对于微量或更低量的组分测定准确性较差。

如昆明山海棠片为单方制剂，昆明山海棠的主要有效成分为生物碱，ChP2015 采用萃取重量法测定总生物碱含量。用回流提取法提出待测组分，再用萃取法进行纯化，将纯化后的组分干燥至恒重，称定重量，即得供试品中总生物碱的含量。方法为：

取本品 60 片，除去包衣，精密称定，研细，取约 7g，精密称定，置 200ml 锥形瓶中，加硅藻土 1.4g，混匀，加乙醇 70ml，加热回流 40 分钟，放冷，滤过，滤渣加乙醇 50ml，加热回流 30 分钟，放冷，滤过，滤液合并，置水浴上蒸干，残渣加盐酸溶液（1→100）30ml，置水浴上搅拌使溶解，放冷，滤过，残渣再用盐酸溶液（1→200）同法提取 3 次（20、15、15ml），合并滤液于分液漏斗中，加氨试液使溶液呈碱性，用乙醚振摇提取 4 次（40、30、25、20ml），合并乙醚液，用水振摇洗涤 2 次，每次 10ml，乙醚液滤过，滤液置已在 100℃ 干燥至恒重的蒸发皿中，在低温水浴上蒸去乙醚，残渣在 100℃干燥至恒重，称定重量，计算，即得。

本品每片含总生物碱不得少于 1.0mg。

如 ChP2015 万氏牛黄清心丸中硫化汞的含量测定采用硫氰酸盐法。硫氰酸盐法是测定含汞药物中汞含量的常用方法。朱砂为矿物类药，主要成分为硫化汞，既是有效成分，又是毒性成分，需加以控制。样品加硫酸-硝酸盐湿法破坏后，加高锰酸钾除去分解产物，再加硫酸亚铁除去过量的高锰酸钾，用硫酸铁铵为指示剂，硫氰酸铵滴定测定含量。有机破坏时，必须注意防止汞的损失，应低温加热，最好安装回流冷凝管，切勿将样品溶液蒸干。

（二）紫外-可见分光光度法

紫外-可见分光光度法灵敏度高、操作简便、重复性好。但由于中药成分复杂，大多成分的吸收相互重叠干扰，使紫外-可见分光光度法在中药含量测定中的应用受到限制。本法一般用于某一类成分总量的测定，如总黄酮、总生物碱等。在测定前一般需要经过提取分离、纯化等前处理过程，以排除其他干扰成分的影响。

槐花的主要有效成分为黄酮类成分。黄酮苷一般易溶于水、甲醇、乙醇、吡啶及稀碱水，难溶或不溶于三氯甲烷、乙醚等亲脂性溶剂。ChP2015 槐花中总黄酮的提取采用连续回流提取法，先用乙醚脱脂，再用甲醇提取总黄酮，操作简便，提取效率高。利用黄酮类成分与硝酸铝形成有色配位化合物，在 500nm 波长处有最大吸收，采用比色法测定含量，标准曲线法定量。方法为：

对照品溶液的制备　取芦丁对照品 50mg，精密称定，置 25ml 量瓶中，加甲醇适量，置水浴上微热使溶解，放冷，加甲醇至刻度，摇匀。精密量取 10ml，置 100ml 量瓶中，加水至刻度，摇匀，即得（每 1ml 中含芦丁 0.2mg）。

标准曲线的制备　精密量取对照品溶液 1、2、3、4、5、6ml，分别置 25ml 量瓶中，各加水至 6.0ml，加 5%亚硝酸钠溶液 1ml，混匀，放置 6 分钟，加 10%硝酸铝溶液 1ml，摇匀，放置 6 分钟，加氢氧化钠试液 10ml，再加水至刻度，摇匀，放置 15 分钟，以相应的试剂为空白，照紫外-可见分光光度法（通则 0401），在 500nm 的波长处测定吸光度，以吸光度为纵坐标，浓度为横坐标，绘制标准曲线。

测定法　取本品粗粉约 1g，精密称定，置索氏提取器中，加乙醚适量，加热回流至提取液无色，放冷，弃去乙醚液。再加甲醇 90ml，加热回流至提取液无色，转移至 100ml 量瓶中，用甲醇少量洗涤容器，洗液并入同一量瓶中，加甲醇至刻度，摇匀。精密量取 10ml，置 100ml 量瓶中，加水至刻度，摇匀。精密量取 3ml，置 25ml 量瓶中，照标准曲线制备项下的方法，自"加水至 6.0ml"起，依法测定吸光度，从标准曲线上读出供试品溶液中含芦丁的重量（μg），计算，即得。

本品按干燥品计算，含总黄酮以芦丁（$C_{27}H_{30}O_{16}$）计，槐花不得少于 8.0%；槐米不得少于 20.0%。

（三）原子吸收分光光度法

原子吸收分光光度法是测量对象是呈原子状态的金属元素或部分非金属元素，遵循分光光度法的吸收定律，一般通过比较对照品溶液和供试品溶的吸光度，计算供试品中待测元素的含量。常用于中药中 Ca、Fe、Zn、Cu、Mn、Se、Pb、Hg、Cd、As 等元素的测量，是中药有害元素及低含量矿物药测定的常用方法。

ChP2015 收载的龙牡壮骨颗粒、健脾生血颗粒、益气维血颗粒均采用原子吸收分光光度法测定铁、钙等元素含量。如益气维血颗粒剂中铁的含量测定：

对照品溶液的制备　取硫酸铁铵 0.863g，精密称定，置 1000ml 量瓶中，加水适量溶解，加硫酸 2.5ml，用水稀释至刻度，摇匀，作为贮备液。精密量取贮备液 5ml，置 100ml 量瓶中，加水稀释至刻度，摇匀，即得（每 1ml 相当于 5μg 的 Fe）。精密量取 1、2、4、6、8ml，分别置 10ml 量瓶中，各加硝酸 1ml 和 30%过氧化氢溶液 0.5ml，加水稀释至刻度，摇匀，即得。

供试品溶液的制备　取装量差异项下的本品，研细，取约 60mg，精密称定，置 10ml 试管中，加硝酸 1ml，置沸水浴消化至溶液呈棕色透明，加 30%过氧化氢溶液 0.3ml，继续沸水浴加热 30 分钟，再加 30%过氧化氢 0.2ml，置沸水浴消化至溶液澄清透明，冷却，转移至 10ml 量瓶中，加水至刻度，摇匀，即得。

测定法　取对照品溶液与供试品溶液，照原子吸收分光光度法（通则 0406 第一法），在 248.3

nm 的波长处测定，计算，即得。

本品每袋含铁（Fe）不得少于 3.0mg。

（四）薄层色谱扫描法

薄层色谱扫描法系指用一定波长的光照射在薄层板上，对薄层色谱中可吸收紫外光或可见光的斑点，或经激发后能发射出荧光的斑点进行扫描，将扫描得到的图谱及积分数据用于鉴别、检查或含量测定。可根据不同薄层扫描仪的结构特点，按照规定方式扫描测定，一般选择反射方式，采用吸收法或荧光法。该法用于中药含量测定时，首选在一定条件下能产生荧光的化学成分，需要显色后进行扫描测定的成分一般不提倡使用该方法。除另有规定外，含量测定应使用市售薄层板。

扫描方法可采用单波长或双波长扫描。供试品溶液与对照标准溶液应同板点样、展开、扫描和测定，采用线性回归二点法或多点法校正多项式回归计算供试品的含量。供试品溶液和对照标准溶液应交叉点于同一薄层板上，供试品点样不得少于 4 个，对照标准溶液每一浓度不得少于 2 个，同时需调整对照标准溶液和供试品溶液的浓度及点样量，使其峰面积接近。扫描时，应沿展开方向扫描，不可横向扫描。由于薄层色谱扫描法的精密度和准确性较差，现大多逐渐被 HPLC 法取代。

如 ChP2015 收载的黄连羊肝丸主要由黄连、胡黄连、黄芩、黄柏等中药组成，黄连、黄柏为方中君药和臣药，其有效成分为小檗碱，化学性质较稳定，含量相对较高。根据生物碱类成分的溶解性质，游离状态下难溶于水，易溶于三氯甲烷、乙醚、乙醇、丙酮及苯等有机溶剂；结合状态的生物碱盐易溶于水、甲醇；以盐酸-甲醇（1：100）为提取溶剂，采用冷浸法与超声提取法结合提取生物碱，并采用薄层扫描法对盐酸小檗碱进行分离和分析，以线性回归二点法计算供试品中小檗碱的含量。方法为：

取重量差异项下的本品，剪碎，混匀，取约 0.5g，精密称定，置具塞锥形瓶中，精密加盐酸-甲醇（1：100）混合溶液 25ml，密塞，称定重量，摇匀，浸泡过夜，超声处理（功率 250 W，频率 50kHz）40 分钟，放冷，再称定重量，用盐酸-甲醇（1：100）混合溶液补足减失的重量，摇匀，滤过，取续滤液作为供试品溶液。另取盐酸小檗碱对照品适量，精密称定，加盐酸-甲醇（1：100）混合溶液制成每 1ml 含 20μg 的溶液，作为对照品溶液。照薄层色谱法（通则 0502）试验，精密吸取供试品溶液 2～4μl、对照品溶液 2μl 与 4μl，分别点于同一硅胶 G 薄层板上，以苯-乙酸乙酯-甲醇-异丙醇-浓氨试液（12：6：3：3：1）为展开剂，另槽加入等体积的浓氨试验，预饱和 15 分钟，展开，取出，晾干，照薄层色谱法（通则 0502 薄层色谱扫描法）进行荧光扫描，激发波长：$\lambda=338$ nm，测量供试品吸光度积分值与对照品吸光度积分值，计算，即得。

本品含黄连、黄柏以盐酸小檗碱（$C_{20}H_{17}NO_4 \cdot HCl$）计，小蜜丸每 1g 不得少于 0.7mg，大蜜丸每丸不得少于 6.3mg。

（五）气相色谱法

GC 法主要用于测定中药中的挥发性成分，如挥发油、冰片、厚朴酚和丁香酚等，还可用于中药中含水量、含醇量的测定。具有分析速度快、灵敏度高等优点。

如天然麝香中的化学成分极为复杂，包括麝香酮、降麝香酮等大环化合物和甾族化合物、胆固醇、蛋白质、无机盐等成分。其中麝香酮是麝香中特有香气的主要成分，一般含量为 2% ～ 4%。ChP2015 采用 GC 法测定麝香中麝香酮含量，外标法定量。方法为：

色谱条件与系统适用性试验　以苯基（50%）甲基硅酮（OV-17）为固定相，涂布浓度为 2%；柱温为 200℃±10℃。理论板数按麝香酮峰计算应不低于 1500。

对照品溶液的制备　取麝香酮对照品适量，精密称定，加无水乙醇制成每 1ml 含 1.5mg 的溶液，即得。

供试品溶液的制备　取[检查]项干燥失重项下所得干燥品约 0.2g，精密称定，精密加入无水乙醇 2ml，密塞，振摇，放置 1 小时，滤过，取续滤液，即得。

测定法　分别精密吸取对照品溶液与供试品溶液各 2μl，注入气相色谱仪，测定，即得。

本品按干燥品计算，含麝香酮（$C_{16}H_{30}O$）不得少于 2.0%。

（六）高效液相色谱法

HPLC 法是中药及其制剂含量测定的首选方法。常采用反相色谱系统，以十八烷基硅烷键合硅胶柱应用最多。分析弱酸性成分如芦丁、丹参素、黄芩苷和绿原酸等，可采用离子抑制色谱法；分析碱性组分如生物碱类时，除了选择特殊处理的色谱柱避免色谱峰拖尾外，一般于流动相中加入三乙胺等扫尾剂，或者采用离子对色谱法。

如黄芪主要含有皂苷、黄酮及多糖类成分，有效成分为黄芪总皂苷，其中黄芪甲苷具有明显的降压作用，为三萜皂苷类化合物，可溶于水，易溶于热水、含水稀醇、热甲醇和热乙醇中，在含水正丁醇或戊醇中溶解度较好，且能分成两层。因此 ChP2015 以甲醇为溶剂，采用冷浸与连续回流相结合的方法提取，再采用水饱和正丁醇萃取得到总皂苷。再加水溶解，过 D101 型大孔吸附树脂柱，用水、40%乙醇溶液洗去极性较大的杂质，70%乙醇溶液洗脱得供试品溶液，HPLC 法测定。由于其紫外吸收在末端，UV 检测灵敏度低，因此采用蒸发光散射检测器检测，外标两点法定量。方法为：

色谱条件与系统适用性试验　以十八烷基硅烷键合硅胶为填充剂；以乙腈-水（32∶68）为流动相，蒸发光散射检测器检测。理论板数按黄芪甲苷峰计算应不低于 4000。

对照品溶液的制备　称取黄芪甲苷对照品适量，精密称定，加甲醇制成每 1ml 含 0.5mg 的溶液，即得。

供试品溶液的制备　取本品中粉约 4g，精密称定，置索氏提取器中，加甲醇 40ml，冷浸过夜，再加甲醇适量，加热回流 4 小时，提取液回收溶剂并浓缩至干，残渣加水 10ml，微热使溶解，用水饱和的正丁醇振摇提取 4 次，每次 40ml，合并正丁醇提取液，用氨试液充分洗涤 2 次，每次 40ml，弃去氨液，正丁醇液蒸干，残渣加水 5ml 使溶解，放冷，通过 D101 型大孔吸附树脂柱（内径为 1.5cm，柱高为 12cm），以水 50ml 洗脱，弃去水液，再用 40%乙醇 30ml 洗脱，弃去洗脱液，继用 70%乙醇 80ml 洗脱，收集洗脱液，蒸干，残渣加甲醇溶解，转移至 5ml 量瓶中，加甲醇至刻度，摇匀，即得。

测定法　分别精密吸取对照品溶液 10μl、20μl，供试品溶液 20μl，注入液相色谱仪，测定，用外标两点法对数方程计算，即得。

本品按干燥品计算，含黄芪甲苷（$C_{41}H_{68}O_{14}$）不得少于 0.040%。

（七）液相色谱-质谱法

液相色谱-质谱联用（LC-MS）技术，兼具液相色谱的高分离能力和质谱法的高灵敏度、高选择性特点，可对多组分同时定性和定量分析，是分析混合物最为有效的工具。特别适用于极性强、热不稳定性、高相对分子量和低挥发性的有机化合物。用 LC-MS 进行定量分析，其基本方法与 HPLC 法相同，但由于总离子色谱图有时因干扰原因会给定量分析造成误差，故一般采用与待测组分相对应的特征离子得到质量色谱图，使不相干的组分不出峰，以减少干扰。对应复杂样品，即便使用质量色谱图，也会有保留时间和分子量相同的干扰组分存在。这时应采用串联质谱检测，通过三次选择，即 HPLC 选择组分的保留时间，一级 MS 选择分子量，二级 MS 选择离子。这样得到的色谱峰可以认为不再有干扰，然后根据色谱峰峰面积进行定量分析。这也是复杂体系中进行微量成分定量分析常用的方法之一。如 ChP2015 川楝子中川楝素的含量测定：

照高效液相色谱-质谱法（通则 0512 和通则 0431）测定。

色谱、质谱条件与系统适用性试验　以十八烷基硅烷键合硅胶为填充剂；以乙腈-0.01%甲酸溶液（31∶69）为流动相；采用单级四级杆质谱检测器，电喷雾离子化（ESI）负离子模式下选择质荷比（m/z）573 离子进行检测。理论板数按川楝素峰计算应不低于 8000。

对照品溶液的制备 取川楝素对照品适量，精密称定，加甲醇制成每1ml含2μg的溶液，即得。

供试品溶液的制备 取本品中粉约0.25g，精密称定，置具塞锥形瓶中，精密加入甲醇50ml，称定重量，加热回流1小时，放冷，再称定重量，用甲醇补足减失的重量，摇匀，滤过，取续滤液，即得。

测定法 分别精密吸取对照品溶液2μl与供试品溶液1~2μl，注入液相色谱-质谱联用仪，测定，以川楝素两个峰面积之和计算，即得。

本品按干燥品计算，含川楝素（$C_{30}H_{38}O_{11}$）应为0.060%~0.20%。

川楝子为楝科植物川楝 Melia toosendan Sieb. et Zucc.的干燥成熟果实。味苦，性寒；有小毒。川楝子中三萜类成分——川楝素具有广泛的生理活性和临床应用，但其存在的急性和慢性毒性作用不容忽视。川楝素结构中具有半缩醛结构，始终有两个互变异构体存在，故定量时以两个峰面积之和计算。

三、中药多指标成分的含量测定

中药有效成分复杂，与单一成分的质量评价模式相比，多指标的质量评价模式更符合中药多成分、多功效的特点。因此ChP2015许多中药的质量评价选择多指标成分进行含量测定，力求更客观地评价中药的质量。

如大黄为常用药材，主要含有多种蒽醌类成分，如大黄素、大黄酚、大黄酸、大黄素甲醚、芦荟大黄素等，ChP2015以同时测定5种蒽醌类成分含量评价大黄质量。游离蒽醌类成分极性较小，多溶于甲醇、乙醇、乙醚、苯、三氯甲烷等有机溶剂；但结合成苷后极性增大，易溶于甲醇、乙醇中，在热水中也可溶解。ChP2015以甲醇为溶剂，加热回流提取蒽醌类成分，再加盐酸将蒽醌类成分全部水解为游离蒽醌，用三氯甲烷提取游离蒽醌。蒽醌类化合物分子中多具有酚羟基，具有弱酸性，所以采用离子抑制色谱法，外标法定量。方法为：

色谱条件与系统适用性试验 以十八烷基硅烷键合硅胶为填充剂；以甲醇-0.1%磷酸溶液（85:15）为流动相；检测波长为254nm。理论板数按大黄素峰计算应不低于3000。

对照品溶液的制备 精密称取芦荟大黄素对照品、大黄酸对照品、大黄素对照品、大黄酚对照品、大黄素甲醚对照品适量，加甲醇分别制成每1ml含芦荟大黄素、大黄酸、大黄素、大黄酚各80μg，大黄素甲醚40μg的溶液；分别精密量取上述对照品溶液各2ml，混匀，即得（每1ml中含芦荟大黄素、大黄酸、大黄素、大黄酚各16μg，含大黄素甲醚8μg）。

供试品溶液的制备 取本品粉末（过四号筛）约0.15g，精密称定，置具塞锥形瓶中，精密加入甲醇25ml，称定重量，加热回流1小时，放冷，再称定重量，用甲醇补足减失的重量，摇匀，滤过。精密量取续滤液5ml，置烧瓶中，挥去溶剂，加8%盐酸溶液10ml，超声处理2分钟，再加三氯甲烷10ml，加热回流1小时，放冷，置分液漏斗中，用少量三氯甲烷洗涤容器，并入分液漏斗中，分取三氯甲烷层，酸液再用三氯甲烷提取3次，每次10ml，合并三氯甲烷液，减压回收溶剂至干，残渣加甲醇使溶解，转移至10ml量瓶中，加甲醇至刻度，摇匀，滤过，取续滤液，即得。

测定法 分别精密吸取对照品溶液与供试品溶液各10μl，注入液相色谱仪，测定，即得。

本品按干燥品计算，含总蒽醌以芦荟大黄素（$C_{15}H_{10}O_5$）、大黄酸（$C_{15}H_8O_6$）、大黄素（$C_{15}H_{10}O_5$）、大黄酚（$C_{15}H_{10}O_4$）和大黄素甲醚（$C_{16}H_{12}O_5$）的总量计，不得少于1.5%。

四、中药多成分含量的单对照品同时测定法（一测多评法）

一测多评法（quantitative analysis of multi-components by single marker，QAMS）是利用中药有效成分之间的内在函数和比例关系，通过测定一个成分（对照品易于得到）而实现多个成分（对照品难以得到或供应）的同步测定，是适合中药特点的多指标质量评价模式。ChP2015中丹参、生姜、黄连、银杏叶、银杏叶提取物及其制剂、咳特灵片及胶囊采用一测多评法测定含量。

银杏树又名白果树，是我国古老的树种，被誉为地球的"长寿树"、"活化石"。银杏树是神奇的医疗之树，其叶、果实、种子均有较高的药用价值。银杏叶具有活血化瘀，通络止痛，敛肺平喘，化浊降脂之功效；用于瘀血阻络，胸痹心痛，中风偏瘫，肺虚咳喘，高脂血症的治疗。银杏叶的主要有效成分是黄酮类化合物和二萜内酯类化合物。二萜内酯类成分主要有白果内酯、银杏内酯A、银杏内酯B、银杏内酯C等，被认为是目前最有临床应用前景的天然血小板活化因子受体拮抗剂，可抑制血栓生成，防止心绞痛和心肌梗死。银杏叶黄酮主要有槲皮素苷、山奈酚苷、异鼠李素苷和双黄酮类，具有增加脑血管流量、改善脑血管循环功能，保护脑细胞、扩张冠状动脉、提高机体免疫力作用。

ChP2010年版规定，银杏叶提取物的总黄酮醇苷含量通过分别测定槲皮素、山奈素、异鼠李素含量换算而得，测定时使用的对照品多，价格较高，溶液配制步骤较繁琐。ChP2015年版银杏叶提取物及其制剂（片剂、胶囊剂、滴丸）总黄酮醇苷的含量测定采用一测多评法，以槲皮素为指标，用外标法测定出样品中槲皮素的含量，再通过相对校正因子计算出山奈素、异鼠李素的含量，实现银杏叶提取物及其制剂的多指标质量评价。银杏叶提取物中总黄酮醇苷的测定方法为：

色谱条件与系统适用性试验　以十八烷基硅烷键合硅胶为填充剂；以甲醇-0.4%磷酸溶液（50：50）为流动相；检测波长为360nm。理论板数按槲皮素峰计算应不低于2500。

对照品溶液的制备　取槲皮素对照品适量，精密称定，加甲醇制成每1ml含30 μg的溶液，即得。

供试品溶液的制备　取本品约35mg，精密称定，加甲醇-25%盐酸溶液（4：1）的混合溶液25ml，置水浴中加热回流30分钟，迅速冷却至室温，转移至50ml量瓶中，用甲醇稀释至刻度，摇匀，滤过，取续滤液，即得。

测定法　分别精密吸取对照品溶液与供试品溶液各10μl，注入液相色谱仪，测定，以槲皮素对照品的峰面积为对照，分别按下表相应的校正因子计算槲皮素、山奈素、异鼠李素的含量，用待测成分色谱峰与槲皮素色谱峰的相对保留时间确定槲皮素、山奈素、异鼠李素的峰位，其相对保留时间应在规定值的±5%范围之内（若相对保留时间偏离超过5%，则应以相应的被替代对照品确证为准），即得。相对保留时间及校正因子（F）见下表：

待测成分（峰）	相对保留时间	校正因子（F）
槲皮素	1.00	1.000 0
山奈素	1.77	1.002 0
异鼠李素	2.00	1.089 0

总黄酮醇苷含量=（槲皮素含量+山奈素含量+异鼠李素含量）×2.51

本品按干燥品计，含总黄酮醇苷不得少于24.0%。

（广东药科大学　高晓霞）

第十七章 生化药物与生物制品分析概论

本章要求

1. 掌握生化药物与生物制品分析的特点，生化药物的种类、鉴别、检查和常用的含量测定方法。
2. 熟悉生物制品的分类及其质量控制的基本程序与方法。
3. 了解生化药物与生物制品分析的现状和发展趋势。

第一节 概 述

生物药物（biopharmaceutics 或 biopharmaceuticals）是与化学药物、中药并驾齐驱的三大类药物之一，指利用生物体、生物组织或组成生物体的各种成分，综合运用生物学、生物化学、微生物学、免疫学、物理化学和药学的原理与方法制得的一大类药物。广义的生物药物应包括从动物、植物和微生物等生物体中直接制取的各种天然生物活性物质以及人工合成或半合成的天然物质类似物。由于抗生素已成为独立的一大类，所以除抗生素之外，生物药物按其来源和生产方法分类，主要包括生化药物（biochemical drugs）、生物制品（biological products）及其他相关的生物医药产品。

生物药物十分接近于人体的正常生理物质，具有更高的生化机制合理性和特异治疗有效性，具有药理活性高、用药剂量小、靶向性强、毒副作用小等优点；但生物药物的有效成分含量低，稳定性差，其原料及产品均为营养高的物质，极易染菌、腐败等，因此生物药物分析具有以下特点：

1. 相对分子质量的测定 生物药物中除氨基酸、核苷酸、辅酶等为小分子化合物，化学结构明确、相对分子质量确定外，其他如蛋白质、多肽、核酸、多糖类等均为大分子的生命物质，其相对分子质量大（一般几千至几十万），不是定值，且具有复杂的化学结构与空间构象，以维持其特定的生理功能。例如 ChP2015 二部收载的胰岛素为 51 个氨基酸残基组成的蛋白质，相对分子量为 5778；ChP2015 三部收载的注射用重组人促红素（CHO 细胞）通常为 165 个氨基酸，但是由于糖基化程度不同，相对分子量范围为 36～45kD。对大分子的化合物而言，即使组分相同，往往由于相对分子质量不同而产生不同的生理活性。例如，肝素是由 D-硫酸氨基葡萄糖和葡萄糖醛酸组成的酸性黏多糖，能明显延长血凝时间，有抗凝血作用；而低分子量肝素，其抗凝活性低于肝素。所以，生物药物常常需要进行相对分子质量的测定。

2. 生化法结构确证 在大分子生物药物中，由于有效结构或分子量不确定，其结构的确证很难沿用化学药物或结构已知的生化药物所常用的元素分析、红外光谱、紫外光谱、核磁共振谱、质谱等方法加以证实，往往还需要选择生物化学分析如氨基酸组成、N 端氨基酸序列、肽图等方法加以证实。例如 ChP2015 三部收载的注射用重组人干扰素α1b 在原液的检定中，不仅进行蛋白质含量、纯度、分子量、等电点、紫外光谱扫描等理化分析，而且要求按规定进行肽图检查，同时至少每年测定一次产品 N 端氨基酸序列，用氨基酸序列分析仪测定，其 N 端序列应为：（Met）-Cys-Asp-Leu-Pro-Glu-Thr-His-Ser-Leu-Asp-Asn-Arg-Arg-Thr-Leu。

3. 生物活性检查 生物药物对热、酸、碱、重金属及 pH 变化都较敏感，各种理化因素的变化易对生物活性产生影响。特别是在制备多肽或蛋白质类药物时，有时因生产工艺条件的变化，导致活性多肽或蛋白质失活。因此，对这些生物药物，除了用通常采用的理化分析检验外，尚需用生物检定法进行检定，以证实其生物活性。例如 ChP2015 三部收载的注射用重组人干扰素α2b 的原液检定要进行生物学活性的检查，采用干扰素生物学活性测定法（通则 3523）第一法，即细胞病变抑制法，依据干扰素可以保护人羊膜细胞（WISH）免受水泡性口炎病毒（VSV）破坏的作用，用结晶紫对存活的 WISH 细胞染色，于波长 570nm 处测定其吸光度，可得到干扰素对 WISH 细胞的保护效应曲线，以此测定干扰素生物学活性。

4. 安全性检查 由于生物药物大多组分复杂，有效成分在生物材料中浓度都很低，杂质特别是生物大分子杂质的含量相对比较高；同时，此类药物的性质特殊，生产工艺复杂，易引入特殊杂质和污染物，故生物药物常常要求做安全性方面的全面检查，以保证生物药物用于人体时不致于引起严重不良反应或意外事故。例如 ChP2015 三部收载的注射用人重组干扰素α2b 涉及的安全性检查项目包括原液中外源性 DNA 残留量、鼠 IgG 残留量、宿主菌蛋白质残留量、残余抗生素活性、细菌内毒素检查及半成品、成品检定中无菌检查、细菌内毒素检查和异常毒性试验等。

5. 需做效价（含量）测定 生化药物和生物制品在定量分析和含量的表示方式也有所不同。此类药物来源于生物体，是生物体的基本生命物质，与化学药物和中药相比，具有更高的生化机制合理性和特异治疗有效性。因此，对于此类药物有效成分的检测，除应用一般化学方法或理化分析进行有效成分含量测定外，更应根据产品的特异生理效应或专一生化反应拟定其专属性的生物效价测定方法，以表征其所含生物活性成分的含量。如对酶类等药物需进行效价测定或酶活力测定，以表明其有效成分的生物活性。ChP2015 三部收载的人凝血酶原复合物的效价测定，包括了其组成的主要活性成分人凝血因子IX、人凝血因子II、人凝血因子VII和凝血因子X效价的依法测定，合格的产品结果均应符合规定。

生物药物质量控制与化学药物基本一致，包括性状、鉴别、检查和含量测定；但也不尽相同，特别是生物制品，在均一性、有效性、安全性和稳定性等方面有严格要求，必须对其进行原材料、生产过程（包括培养和纯化工艺过程）和最终产品的全过程质量控制。

第二节   生化药物分析

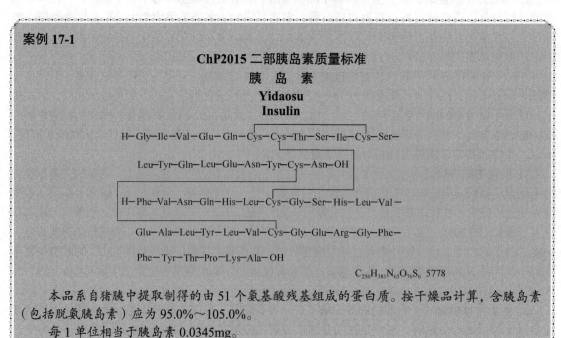

案例 17-1

ChP2015 二部胰岛素质量标准
胰 岛 素
Yidaosu
Insulin

H—Gly—Ile—Val—Glu—Gln—Cys—Cys—Thr—Ser—Ile—Cys—Ser—

Leu—Tyr—Gln—Leu—Glu—Asn—Tyr—Cys—Asn—OH

H—Phe—Val—Asn—Gln—His—Leu—Cys—Gly—Ser—His—Leu—Val—

Glu—Ala—Leu—Tyr—Leu—Val—Cys—Gly—Glu—Arg—Gly—Phe—

Phe—Tyr—Thr—Pro—Lys—Ala—OH

$C_{256}H_{381}N_{65}O_{76}S_6$ 5778

本品系自猪胰中提取制得的由 51 个氨基酸残基组成的蛋白质。按干燥品计算，含胰岛素（包括脱氨胰岛素）应为 95.0%～105.0%。

每 1 单位相当于胰岛素 0.0345mg。

【制法要求】　本品应从检疫合格猪的冰冻胰脏中提取。生产过程应符合现行版《药品生产质量管理规范》的要求。

【性状】　本品为白色或类白色的结晶性粉末。

本品在水、乙醇中几乎不溶；在无机酸或氢氧化钠溶液中易溶。

【鉴别】　（1）在含量测定项下记录的色谱图中，供试品溶液主峰的保留时间应与对照品溶液主峰的保留时间一致。

（2）取本品适量，用 0.1%三氟醋酸溶液溶解并稀释制成每 1ml 中含 10mg 的溶液，取 20μl，加 0.2mol/L 三羟甲基氨基甲烷-盐酸缓冲液（pH 7.3）20μl、0.1% V8 酶溶液 20μl 与水 140μl，混匀，置 37℃水浴中 2 小时后，加磷酸 3μl，作为供试品溶液；另取猪胰岛素对照品适量，同法制备，作为对照品溶液。照含量测定项下的色谱条件，以 0.2mol/L 硫酸盐缓冲液（pH 2.3）-乙腈（90∶10）为流动相 A，乙腈-水（50∶50）为流动相 B，按下表进行梯度洗脱。取对照品溶液和供试品溶液各 25μl，分别注入液相色谱仪，记录色谱图，供试品溶液的肽图谱应与对照品溶液的肽图谱一致。

时间（分钟）	流动相 A（%）	流动相 B（%）
0	90	10
60	55	45
70	55	45

【检查】　相关蛋白质　取本品适量，用 0.01mol/L 盐酸溶液溶解并稀释制成每 1ml 中约含 3.5mg 的溶液，作为供试品溶液（临用新制，置 10℃以下保存）。照含量测定项下的色谱条件，以含量测定项下 0.2mol/L 硫酸盐缓冲液（pH2.3）-乙腈（82∶18）为流动相 A，乙腈-水（50∶50）为流动相 B，按下表进行梯度洗脱。调节流动相比例使胰岛素峰的保留时间约为 25 分钟。取供试品溶液 20μl 注入液相色谱仪，记录色谱图，按峰面积归一化法计算，A_{21} 脱氨胰岛素不得大于 5.0%，其他相关蛋白质不得大于 5.0%。

时间（分钟）	流动相 A（%）	流动相 B（%）
0	78	22
36	78	22
61	33	67
67	33	67

高分子蛋白质　取本品适量，用 0.01mol/L 盐酸溶液溶解并稀释制成每 1ml 中约含 4mg 的溶液，作为供试品溶液。照分子排阻色谱法（通则 0514）试验。以亲水改性硅胶为填充剂（3～10μm）；冰醋酸-乙腈-0.1%精氨酸溶液（15∶20∶65）为流动相；流速为每分钟 0.5ml；检测波长为 276 nm。取胰岛素单体-二聚体对照品（或取胰岛素适量，置 60℃放置过夜），加 0.01mol/L 盐酸溶液并稀释制成每 1ml 中约含 4mg 的溶液，取 100μl 注入液相色谱仪，胰岛素单体峰与二聚体峰的分离度应符合要求。取供试品溶液 100μl，注入液相色谱仪，记录色谱图。除去保留时间大于胰岛素峰的其他峰面积，按峰面积归一化法计算，保留时间小于胰岛素峰的所有峰面积之和不得大于 1.0%。

干燥失重　取本品约 0.2g，精密称定，在 105℃干燥至恒重，减失重量不得过 10.0%（通则 0831）。

锌　取本品适量，精密称定，用 0.01mol/L 盐酸溶液溶解并定量稀释制成每 1ml 约含 0.1mg 的溶液，作为供试品溶液。另精密量取锌单元素标准溶液（每 1ml 中含锌 1000μg）适量，用

0.01mol/L 盐酸溶液分别定量稀释制成每 1ml 中含锌 0.2、0.4、0.8、1.0 与 1.20μg 的锌标准溶液。照原子吸收分光光度法（通则 0406 第一法），在 213.9nm 的波长处测定吸光度。按干燥品计算，含锌量不得过 1.0%。

细菌内毒素 取本品，加 0.01mol/L 盐酸溶液溶解并用检查用水稀释制成每 1ml 中含 5mg 的溶液，依法检查（通则 1143），每 1mg 胰岛素中含内毒素的量应小于 10 EU。

微生物限度 取本品 0.3g，照非无菌产品微生物限度检查；微生物计数法（通则 1105）检查，1g 供试品中需氧菌总数不得过 300cfu。

生物活性 取本品适量，照胰岛素生物测定法（通则 1211）试验，实验时每组的实验动物数可减半，实验采用随机设计，照生物检定统计法（通则 1431）中量反应平行线测定随机设计法计算效价，每 1mg 的效价不得少于 15 单位。

【含量测定】 照高效液相色谱法（通则 0521）测定。

色谱条件与系统适用性试验 用十八烷基硅烷键合硅胶为填充剂（5～10μm）；以 0.2mol/L 硫酸盐缓冲液（取无水硫酸钠 28.4g，加水溶解后，加磷酸 2.7ml，乙醇胺调节 pH 至 2.3，加水至 1000ml）-乙腈（74∶26）为流动相，柱温为 40℃；检测波长为 214 nm。取系统适用性溶液 20μl（取胰岛素对照品，用 0.01mol/L 盐酸溶液溶解并稀释制成每 1ml 中约含 40 单位的溶液，放置至少 24 小时），注入液相色谱仪，记录色谱图，胰岛素峰与 A_{21} 脱氨胰岛素峰（与胰岛素峰的相对保留时间约为 1.2）之间的分离度应不小于 1.8，拖尾因子应不大于 1.8。

测定法 取本品适量，精密称定，加 0.01mol/L 盐酸溶液溶解并定量稀释制成每 1ml 中约含 40 单位的溶液（临用新制，2～4℃保存，48 小时内使用）。精密量取 20μl 注入液相色谱仪，记录色谱图；另取胰岛素对照品适量，同法测定。按外标法以胰岛素峰面积与 A_{21} 脱氨胰岛素峰面积之和计算，即得。

【类别】 降血糖药。

【贮藏】 遮光，密闭，在-15℃以下保存。

【制剂】 （1）胰岛素注射液 （2）精蛋白锌胰岛素注射液 （3）精蛋白锌胰岛素注射液（30R）

问题：

1. 什么是生化药物？生化药物分为哪几类？生化药物的质量控制包括哪些方面？其与化学药物的质量控制有何异同点？

2. 生化药物常用的鉴别方法有哪些？与化学药物的鉴别方法有何异同点？ChP2015 哪些药物项下收载了肽图检查法？试述肽图检查法的原理及其在生化药物鉴别中的应用。

3. ChP2015 中生化药物的杂质检查和含量测定常采用哪些方法？生化药物的安全性检查包括哪些方面？试述分子排阻色谱法的原理及其在生化药物分析中的应用。

4. 什么是酶活性和比活性？酶的单位是如何表示的？酶法分析和酶活力测定法有何区别？在酶活力测定法中，确定酶反应条件时应考虑哪些因素？

　　生化药物是从生物体分离纯化或用化学合成、微生物合成或现代生物技术制得的生化基本物质。生化药物有两个基本特点：一是它是生物体中的基本生化成分；二是它来自生物体，来源复杂，有些化学结构不明确，相对分子质量不是定值，多属高分子物质。生化药物收载在 ChP2015 二部。

一、生化药物的种类

ChP2015 二部收载的生化药物有:

（一）氨基酸及其衍生物类药物

氨基酸是人体不可缺少的物质,包括单氨基酸及其盐类、氨基酸衍生物和复合氨基酸。ChP2015 收载门冬氨酸、甲硫氨酸、谷氨酸钠、甘氨酰谷氨酰胺、复方氨基酸注射液（18AA）等 40 多种。

（二）多肽和蛋白质类药物

蛋白质和多肽均是由氨基酸通过肽键构成的生物分子,是生命的基本物质之一。由 10 个以下的氨基酸组成的肽称为寡肽,10 个以上的氨基酸组成的肽称为多肽,一般认为 50 个以上的氨基酸组成的是蛋白质。ChP2015 收载五肽胃泌素、生长抑素、胸腺五肽、胸腺法新、鲑降钙素、醋酸丙氨瑞林、醋酸奥曲肽、醋酸去氨加压素、醋酸曲普瑞林等多肽类药物;胰岛素、硫酸鱼精蛋白、重组人胰岛素、重组人生长激素等蛋白质类药物。

（三）酶类与辅酶类药物

酶是一种由活细胞产生的生物催化剂,其本质多为蛋白质,也有少数为核糖核酸。按其功能可分为:助消化酶类、蛋白水解酶类、凝血酶及抗栓酶、抗肿瘤酶类和其他酶类等,还包括部分辅酶类等。ChP2015 收载胃蛋白酶、胰蛋白酶、玻璃酸酶、尿激酶、凝血酶、门冬酰胺酶、抑肽酶、胰酶、胰激肽原酶、糜蛋白酶、辅酶 Q_{10} 等。

（四）多糖类药物

多糖是由 10 个以上单糖脱水缩合而成的大分子链状结构物质,按来源分为:①动物多糖类药物,如肝素、硫酸软骨素、透明质酸、壳聚糖、鹿茸多糖等;②微生物多糖类药物,如细菌发酵法制得的右旋糖酐,真菌产生的香菇多糖、灵芝多糖、猴头菇多糖等;③植物多糖类药物,如黄芪多糖、人参多糖等。ChP2015 收载右旋糖酐（20、40、70）、右旋糖酐铁、肝素钠、肝素钙、硫酸软骨素钠等。

（五）核酸与核苷酸类药物

包括核酸碱基及其衍生物,核苷及其衍生物,核苷酸及其衍生物和多核苷酸类。ChP2015 收载硫鸟嘌呤、硫唑嘌呤、巯嘌呤、氟尿嘧啶、氟胞嘧啶、三磷酸腺苷二钠、肌苷、环磷腺苷、胞磷胆碱钠、盐酸阿糖胞苷、利巴韦林等药物。

二、鉴 别 试 验

生化药物所涉及的鉴别方法比化学药物多,除理化方法外,还常采用生化鉴别法、生物鉴别法、肽图鉴别法等。

（一）理化鉴别法

理化鉴别法包括化学鉴别法、光谱鉴别法和色谱鉴别法。

化学鉴别法是在一定条件下,利用药物与某些试剂发生化学反应而呈色或生成沉淀或产生气体来进行鉴别的。如氨基酸类药物与茚三酮反应而呈色。

光谱鉴别法利用药物的 UV 或 IR 特征吸收进行鉴别。

如 ChP2015 硫唑嘌呤的鉴别：

（1）取本品约 5mg，加盐酸（1→2）1ml 溶解后，加碘试液数滴，即产生棕色沉淀。

（2）取本品约 10mg，加 2mol/L 盐酸溶液使溶解并稀释至 100ml，摇匀，取 5ml，用水稀释至 50ml，摇匀，照紫外-可见分光光度法（通则 0401）测定，在 280 nm 的波长处有最大吸收。

（3）本品的红外光吸收图谱应与对照的图谱（光谱集 478 图）一致。

色谱鉴别法多采用 TLC 或 HPLC 法，利用对照品溶液和供试品溶液色谱图的保留时间的一致性进行鉴别。如 ChP2015 胰岛素的鉴别采用 HPLC 法（见案例 17-1）；而盐酸组氨酸的鉴别采用 TLC 法，方法为：

取本品与盐酸组氨酸对照品各适量，分别加水溶解并稀释制成每 1ml 中约含 0.4mg 的溶液，作为供试品溶液与对照品溶液。照薄层色谱法（通则 0502）试验，吸取上述两种溶液各 2μl，分别点于同一硅胶 G 薄层板上，以正丁醇-冰醋酸-水（0.95：1：1）为展开剂，展开，晾干，喷以茚三酮的丙酮溶液（1→50），在 80℃加热至斑点出现，立即检视。供试品溶液所显主斑点的位置和颜色应与对照品溶液的主斑点相同。

（二）生化鉴别法

1. 酶法 ChP2015 采用酶法鉴别尿激酶。尿激酶是专属性较强的蛋白水解酶，根据尿激酶能激活牛纤维蛋白溶酶原，使其转化成纤维蛋白溶酶，纤维蛋白溶酶具有较强的蛋白水解酶能力，而纤维蛋白原在凝血酶的作用下，转变成纤维蛋白凝块，此凝块在纤维蛋白溶酶作用下，水解为可溶性的小分子多肽，直接观察溶解纤维蛋白作用的气泡上升法作为判断指标。方法为：

取本品适量，用巴比妥-氯化钠缓冲液（pH7.8）稀释制成每 1ml 含 20 单位的溶液，吸取 1ml，加牛纤维蛋白原溶液 0.3ml，再依次加入牛纤维蛋白溶酶原溶液 0.2ml 与牛凝血酶溶液 0.2ml，迅速摇匀，立置 37℃±0.5℃恒温水浴中保温，立即计时。应在 30～45 秒内凝结，且凝块在 15 分钟内重新溶解。以 0.9% 氯化钠溶液作空白，同法操作，凝块在 2 小时内不溶。

2. 电泳法 ChP2015 采用琼脂糖凝胶电泳法鉴别肝素钠乳膏，肝素是由硫酸氨基葡萄糖和葡萄糖醛酸分子间组成的酸性黏多糖，其水溶液带强负电荷，于琼脂凝胶板上，在电场作用下，向正极方向移动，与肝素标准品进行对照，其移动位置应一致。方法为：

取本品适量（约相当于肝素钠 700 单位），加 60%乙醇溶液 10ml，水浴加热使溶解，于 4℃的冰箱中放置约 5 小时，取出，滤过，取滤液作为供试品溶液。另取肝素钠标准品，加水溶解并制成每 1ml 中含 200 单位的标准品溶液。取标准品溶液与供试品溶液各 2 μl，照电泳法（通则 0541 第三法）试验，供试品溶液与对照品溶液所显电泳条带的迁移距离的比值应为 0.9～1.1。

ChP2015 采用等电聚焦电泳法鉴别重组人生长激素。重组人生长激素为重组技术生产的由 191 个氨基酸残基组成的蛋白质，由于蛋白质为两性电解质，在电泳场中形成一个 pH 梯度，其所带的电荷与介质的 pH 有关，带电的蛋白质在电泳中向极性相反的方向迁移，当到达其等电点时，电流达到最小，不再移动，与重组人生长激素对照品进行对照，供试品溶液主带位置应与对照品溶液主带位置一致。方法为：

取本品，加水溶解并制成每 1ml 中含 1mg 的溶液，取此溶液 90μl，加两性电解质 10μl 和甲基红试液 2μl，混匀，作为供试品溶液；另取重组人生长激素对照品，同法制备，作为对照品溶液。取对照品溶液和供试品溶液各 10μl，加至上样孔，照等电聚焦电泳法（通则 0541 第六法）试验，供试品溶液主带位置应与对照品溶液主带位置一致。

（三）生物鉴别法

生物鉴别法是利用生物体进行试验来鉴别药物。鉴别通常需用标准品或对照品在同一条件下进行对照试验加以确证。如 ChP2015 玻璃酸酶的鉴别：

取健康豚鼠 1 只，分别于背部两处，皮内注射 0.25%亚甲蓝的氯化钠注射液 0.1ml，作为对照，另两处皮内注射用上述溶液制成的每 1ml 中含本品 10 单位的溶液 0.1ml，四处注射位置须交叉排列，相互间的距离应大于 3cm，注射后 5 分钟，处死动物，将皮剥下，自反面观察亚甲蓝的扩散现象，供试品溶液所致的蓝色圈应大于对照品溶液所致的蓝色圈。

玻璃酸酶为蛋白分解酶，可促使皮下输液或局部积贮的渗出液和血液的扩散，以利于吸收，因此玻璃酸酶的鉴别是根据扩散作用。利用结缔组织中的玻璃酸具有较大的黏滞性，对体液扩散有阻滞作用，在动物皮内注射玻璃酸酶，通过对黏多糖玻璃酸的解聚作用，能加速染色剂亚甲蓝的扩散和吸收，使皮内注射的亚甲蓝和玻璃酸酶的蓝色圈大于单独注射亚甲蓝的蓝色圈。

ChP2015 胰岛素生物活性的测定是利用胰岛素的降血糖作用进行鉴别。比较胰岛素标准品与供试品引起小鼠血糖下降的作用，测定供试品的效价。

ChP2015 缩宫素注射液的鉴别：

照缩宫素生物测定法（通则 1210）测定，比较合成缩宫素标准品与供试品引起大鼠子宫收缩的作用，以测定供试品的效价。

（四）肽图检查法

肽图检查法可以对蛋白质的一级结构做出较为精确的判断，是评价重组产品蛋白质结构及其生产工艺稳定性的重要方法，该方法重复性好，分辨率高，与对照品比较可鉴定出至少 1～2 个氨基酸的变化；是通过蛋白酶或化学物质裂解蛋白质后，采用适宜的分析方法鉴定蛋白质一级结构的完整性和准确性。根据蛋白质相对分子质量的大小以及氨基酸组成特点，使用专一性较强的蛋白水解酶，一般为肽链内切酶（endopeptidase），作用于特殊的肽链位点，将蛋白质裂解成较小的片断，经分离检测形成特征性指纹图谱，肽图谱对每一种蛋白质来说都是特征和专一的；也可根据同种产品不同批次肽图的一致性，考察工艺的稳定性。常用的消化试剂有胰蛋白酶、胰凝乳蛋白酶、溴化氰等，常用的检测技术有 HPLC、CE 和 MS。ChP2015 通则肽图检查法共收载二法，第一法为胰蛋白酶裂解-反相高效液相色谱法，第二法为溴化氰裂解-SDS-聚丙烯酰胺凝胶电泳法。ChP2015 二部收载的重组人生长激素、注射用重组人生长激素、重组人胰岛素、胰岛素均采用肽图检查第一法进行鉴别。如胰岛素中肽图的检查（见案例 17-1）。

三、检　查

由于生化药物的组分复杂，有效成分在生物材料中浓度都很低，杂质特别是生物大分子杂质的含量相对比较高；同时，此类药物的性质特殊，所用的原料比较复杂，如生化药物是从动物的组织、器官、腺体、体液、分泌物以及胎盘、毛、皮、角和蹄甲等提取的药物，胰岛素来自于胰腺，尿激酶来自于尿，组氨酸、赖氨酸、精氨酸和水解蛋白来自于血，人工牛黄来自于胆汁等。而且生产工艺复杂，易引入特殊杂质和污染物。因此，杂质检查和安全性检查就显得非常重要。生化药物应保证符合无毒、无菌、无热原、无致敏源和降压物质等一般安全性要求。

（一）杂质检查

生化药物的杂质检查包括一般杂质检查和特殊杂质检查。一般杂质检查主要有氯化物、硫酸盐、磷酸盐、铵盐、铁盐、重金属、酸度、溶液的澄清度或溶液的颜色、水分及干燥失重、炽灼残渣等检查。其检查的原理及方法与化学药物中的一般杂质检查相同。特殊杂质检查主要检查从原料中带入或生产工艺中引入的杂质、污染物或其他成分。下面对生化药物中特殊杂质检查方法作一介绍。

1. 氨基酸类药物中其他氨基酸的检查　氨基酸类药物可以通过化学合成法、发酵法和酶生物合成法制备，制备中有可能引入其他氨基酸，常采用 TLC 法进行检查。如 ChP2015 甲硫氨酸中其他氨基酸的检查：

取本品适量，加水溶解并制成每1ml中约含10mg的溶液，作为供试品溶液；精密量取1ml，置200ml量瓶中，用水稀释至刻度，摇匀，作为对照品溶液；另取甲硫氨酸对照品与丝氨酸对照品各适量，置同一量瓶中，加水溶解并稀释制成每1ml中分别约含甲硫氨酸10mg和丝氨酸0.1mg的溶液，作为系统适用性溶液。照薄层色谱法（通则0502）试验，吸取上述三种溶液各5μl，分别点于同一硅胶G薄层板上，以正丁醇-冰醋酸-水（4:1:5）为展开剂，展开，晾干，在90℃干燥10分钟，喷以茚三酮的丙酮溶液（0.5→100），在90℃加热至斑点出现，立即检视。对照溶液应显一个清晰的斑点，系统适用性溶液应显两个完全分离的斑点。供试品溶液如显杂质斑点，不得超过1个，其颜色与对照品溶液的主斑点比较，不得更深（0.5%）。

2. 多肽类药物中特殊杂质的检查 多肽类药物由多个氨基酸组成，在制备过程中可能引入氨基酸和其他肽类，合成多肽中可能有残余醋酸，需加以控制。如鲑降钙素为化学合成的由三十二个氨基酸组成的多肽，ChP2015规定进行氨基酸比值、醋酸、有关物质的检查，方法为：

氨基酸比值 取本品，加盐酸溶液（1→2），于110℃水解16小时后，照适宜的氨基酸分析方法测定。以门冬氨酸、谷氨酸、脯氨酸、甘氨酸、缬氨酸、亮氨酸、组氨酸、精氨酸、赖氨酸的摩尔数总和除以20作为1，计算各氨基酸的相对比值，应符合以下规定：门冬氨酸1.8～2.2，谷氨酸2.7～3.3，脯氨酸1.7～2.3，甘氨酸2.7～3.3，缬氨酸0.9～1.1，亮氨酸4.5～5.3，组氨酸0.9～1.1，精氨酸0.9～1.1，赖氨酸1.8～2.2，丝氨酸3.2～4.2，苏氨酸4.2～5.2，酪氨酸0.7～1.1，半胱氨酸1.4～2.1。

醋酸 取本品适量，精密称定，加稀释液[流动相A（通则0872）-甲醇（95:5）]溶解并定量稀释制成每1ml中含1.0mg的溶液，作为供试品溶液。照合成多肽中醋酸测定法（通则0872）测定，含醋酸应为4.0%～15.0%。

有关物质 取本品适量，加流动相A溶解并稀释制成每1ml中约含1.0mg的溶液，作为供试品溶液；照高效液相色谱法（通则0512），用十八烷基硅烷键合硅胶为填充剂（4.6mm×250mm，5μm，孔径300Å）；以0.02mol/L四甲基氢氧化铵溶液（用磷酸调节pH至2.5）-乙腈（9:1）作为流动相A；以0.02mol/L四甲基氢氧化铵溶液（用磷酸调节pH至2.5）-乙腈（2:3）作为流动相B；柱温为40℃；检测波长为220nm，按下表进行梯度洗脱。按峰面积归一化法计算，单个杂质的峰面积不得大于3.0%，各杂质总面积的和不得大于5.0%，供试品溶液色谱图中小于0.1%的峰忽略不计。

时间/分	流动相A/%	流动相B/%
0	72	28
30	48	52
32	72	28
55	72	28

合成多肽中醋酸测定法收载于ChP2015通则，为离子抑制色谱法，梯度洗脱，外标法定量，用于合成多肽中醋酸或醋酸盐的含量测定。

3. 蛋白类药物中有关蛋白的检查 蛋白类药物在制备过程中易引入有关蛋白和大分子蛋白，需加以控制，除了检查相关蛋白质、高分子蛋白质外，有些蛋白类药物还应控制菌体蛋白残留量、外源性DNA残留量。如重组人生长激素为重组技术生产的由191个氨基酸残基组成的蛋白质，ChP2015规定进行总蛋白、相关蛋白质、高分子蛋白质、菌体蛋白残留量、外源性DNA残留量的检查，方法为：

总蛋白 取本品适量，精密称定，加磷酸钾缓冲液（取磷酸二氢钾1.70g，加水400ml溶解，用0.1mol/L氢氧化钠溶液调节pH至7.0，用水稀释至500ml）溶解并定量稀释成在最大吸收波长处（约280nm）吸光度在0.5～1.0的溶液，作为供试品溶液。用紫外-可见分光光度法（通则0401）测定，记录最大吸收波长（约280nm）和320nm波长处的吸光度（A_{max}和A_{320}），按下式计算供试品溶液中总蛋白的含量，以 mg 计。

$$总蛋白含量=V(A_{max}-A_{320})/0.82$$

式中，V 为供试品溶液的体积。

相关蛋白质 取本品适量，加 0.05mol/L 三羟甲基氨基甲烷缓冲液（用 1mol/L 盐酸溶液调节 pH 至 7.5）溶解并制成每 1ml 中含重组人生长激素 2mg 的溶液，作为供试品溶液。照高效液相色谱法（通则 0512）测定，用丁基硅烷键合硅胶为填充剂（5～10μm）；以 0.05mol/L 三羟甲基氨基甲烷缓冲液（用 1mol/L 盐酸溶液调节 pH 至 7.5）-正丙醇（71∶29）为流动相，调节流动相中正丙醇比例使重组人生长激素主峰保留时间为 30～36 分钟；流速为每分钟 0.5ml；柱温 45℃；检测波长为 220 nm。取系统适用性溶液[重组人生长激素对照品，加 0.05mol/L 三羟甲基氨基甲烷缓冲液（用 1mol/L 盐酸溶液调节 pH 至 7.5）溶解并稀释制成每 1ml 含 2mg 的溶液，过滤除菌，室温放置 24 小时]20μl，注入液相色谱仪，重组人生长激素主峰与脱氨的重组人生长激素峰之间的分离度应不小于 1.0，重组人生长激素的拖尾因子应为 0.9～1.8。取供试品溶液 20μl，注入液相色谱仪，记录色谱图，按峰面积归一化法计算，总相关蛋白质不得大于 6.0%。

高分子蛋白质 照分子排阻色谱法（通则 0514）测定。

色谱条件：以适合分离分子量为 5000～60 000 球状蛋白的亲水改性硅胶为填充剂；以异丙醇-0.063mol/L 磷酸盐缓冲液（取无水磷酸氢二钠 5.18g、磷酸二氢钠 3.65g，加水 950ml，用磷酸调节 pH 至 7.0，用水制成 1000ml）（3∶97）为流动相；流速为每分钟 0.6ml；检测波长为 214 nm。

测定法：取本品，精密称定，用 0.025mol/L 磷酸盐缓冲液（pH7.0）溶解并定量稀释制成每 1ml 约含 1.0mg 的溶液，作为供试品溶液；精密量取供试品溶液 20μl 注入液相色谱仪，记录色谱图，除去保留时间大于主峰的其他峰面积，按峰面积归一化法计算，保留时间小于主峰的所有峰面积之和不得大于 4.0%。

菌体蛋白残留量 取本品适量，依法检查（通则 3413），每 1mg 重组人生长激素中菌体蛋白残留量不得过 10 ng。

外源性 DNA 残留量 取本品适量，依法检查（通则 3408），每 1 剂量重组人生长激素中宿主 DNA 不得过 10 ng。

4. 酶类药物中其他酶的检查 胰蛋白酶系自猪、羊或牛胰中提取的蛋白分解酶，糜蛋白酶系自牛或猪胰中提取的一种蛋白分解酶，胰蛋白酶也存在于胰脏中，在提取糜蛋白酶时易带入，同理，制备胰蛋白酶时也易引入糜蛋白酶。所以，糜蛋白酶中要检查胰蛋白酶，胰蛋白酶中要检查糜蛋白酶。另外胰激肽原酶系自猪胰中提取的蛋白酶，要进行相关蛋白酶的检查。ChP2015 糜蛋白酶中胰蛋白酶的检查采用生化法，原理为胰蛋白酶专一地作用于赖氨酸、精氨酸等碱性氨基酸的羧基组成的肽键、酰胺键和酯键，选用对甲苯磺酰-L-精氨酸甲酯为底物，酯键被水解，生成的酸可使甲基红-亚甲蓝试液变成紫红色。呈色速度与胰蛋白酶的量及试剂纯度有关，故与胰蛋白酶对照品作比较，控制其限量。方法为：

取本品，加水溶解并制成每 1ml 中含 16 000 单位的溶液，作为供试品溶液；取胰蛋白酶适量，加水溶解并制成每 1ml 中含 2500 单位的溶液，作为对照品溶液。取供试品溶液 50μl 与对照品溶液 5μl，分别置白色点滴板上，各加对甲苯磺酰-L-精氨酸甲酯盐酸盐试液 0.2ml，放置后，供试品溶液应不呈现紫红色或呈色时间迟于胰蛋白酶对照溶液。

5. 多糖类药物中分子量与分子量分布的检查 多糖类分子中单糖组成的不同，糖苷键的连接方式和位置的不同以及相对分子量的不同等形成了不同生理功能和生理活性。因此，多糖类药物应检查分子量与分子量分布。如右旋糖酐 20、40、70 均为高分子葡萄糖聚合物，具有分子大小不均一的特点，控制其分子量与分子量分布是质量控制的关键指标，ChP2015 采用分子排阻色谱法检查。如右旋糖酐 20 分子量与分子量分布的检查：

取本品适量，加流动相溶解并稀释制成每 1ml 中约含 10mg 的溶液，振摇，放置过夜，作为供试品溶液；另取 4～5 个已知分子量的右旋糖酐对照品，同法制成每 1ml 中各含 10mg 的溶液作为对照品溶液。照分子排阻色谱法（通则 0514），以亲水性球型高聚物为填充剂（如 TSKG PWXL

柱、Shodex OHpak SB HQ 柱或其他适宜色谱柱），以 0.71%硫酸钠溶液（内含 0.02%叠氮化钠）为流动相；柱温为 35℃；流速为每分钟 0.5ml，示差折光检测器。

称取葡萄糖和葡聚糖2000适量，分别加流动相溶解并稀释制成每1ml中约含10mg的溶液，取 20μl 注入液相色谱仪，测得保留时间 t_T 和 t_0；供试品溶液和对照品溶液色谱图中主峰的保留时间 t_R 均应在 t_T 和 t_0 之间。理论板数按葡萄糖峰计算不小于5000。

取上述各对照品溶液20μl，分别注入液相色谱仪，记录色谱图，由 GPC 软件计算回归方程。取供试品溶液20μl，同法测定，用 GPC 软件算出供试品的重均分子量及分子量分布。本品10%大分子部分重均分子量不得大于 70 000，10%小分子部分重均分子量不得小于3500。

（二）安全性检查

由于生化药物的来源特殊，性质特殊，生产工艺复杂，易引入特殊杂质，因此生化药物需做安全性检查，如热原检查、过敏试验、异常毒性试验等。

1. 热原与细菌内毒素检查法　热原采用家兔法，系将一定剂量的供试品，静脉注入家兔体内，在规定时间内，观察家兔体温升高的情况，以判定供试品中所含热原的限度是否符合规定。是一种限度试验法，如 ChP2015 盐酸半胱氨酸中热原的检查：

取本品，加氯化钠注射液溶解并稀释制成每1ml中含15mg的溶液，依法检查（通则1142），剂量按家兔体重每1kg注射10ml，应符合规定。（供注射用）

细菌内毒素主要来自革兰阴性细菌，主要成分为脂多糖，对人有致热反应，甚至导致死亡。细菌内毒素检查采用鲎试剂法，利用鲎试剂来检测或量化由革兰阴性菌产生的细菌内毒素，判断供试品中细菌内毒素的限量是否符合规定。如 ChP2015 丙氨酸的细菌内毒素检查规定每1g丙氨酸中含内毒素的量应小于 20 EU（供注射用）。

2. 异常毒性检查法　异常毒性试验是给予小鼠一定剂量的供试品溶液，在规定的时间内观察小鼠出现的死亡情况，以判定供试品是否符合规定的一种方法。如 ChP2015 玻璃酸酶的异常毒性检查：

取体重17～22g的健康小鼠5只，分别由皮下注射每1ml中含玻璃酸酶 10 000 单位的氯化钠注射液 0.25ml，48 小时内不得发生皮下组织坏死或死亡现象，如有一只小鼠发生组织坏死或死亡，应按上述方法复试，全部小鼠在48小时内不得有组织坏死或死亡现象。

ChP2015 规定的异常毒性试验，实际上是一个限度试验。在此剂量条件下，一般供试品不应使试验动物中毒致死；如果出现试验动物急性中毒而死亡，则反映该供试品中含有的急性毒性物质超过了正常水平。在出现试验动物死亡时，除动物试验方法存在的差异或偶然差错外，主要决定于供试品在生产过程中是否带入可引发异常毒性反应的杂质。

3. 过敏反应检查法　过敏反应是由药物中夹杂的异性蛋白所引起，过敏反应严重者可出现窒息、血管神经性水肿、血压下降、甚至休克和死亡。因此，有可能存在异性蛋白的药物应做过敏试验。过敏反应检查法是观测供试品对豚鼠腹腔注射（或皮下注射）和静脉给药后的过敏反应。系将一定量的供试品溶液注入豚鼠体内，间隔一定时间后静脉注射供试品进行激发，观察动物出现过敏反应的情况，以判定供试品是否引起动物全身过敏反应。细胞色素 C 为蛋白制剂，在制备中可能掺入少量杂蛋白，为保证使用安全，ChP2015 规定细胞色素 C 溶液及细胞色素 C 注射液均应进行敏反应检查，如细胞色素 C 溶液的过敏反应检查：

取本品适量，加注射用水稀释制成每1ml中含细胞色素 C 7.5mg 的溶液，作为供试品溶液，依法检查（通则1147），应符合规定。

4. 降压物质检查法　降压物质是指某些药物中含有的能导致血压降低的杂质，包括组胺、类组胺或其他导致血压降低的物质。在生化药物的制备过程中，以动物脏器或组织为原料，常引入组胺、酪胺等胺类物质。临床上注射染有此类降压物质的注射液后，将引起面部潮红、脉搏加速和血压下降等不良反应。因此，除了从生产工艺上采取有效措施以减少可能的污染外，对有关药品中的降压物质进行检查并控制其限度是十分必要的。中国药典采用猫血压法检查，系比较组胺对照品与供试品引起麻醉猫血压下降的程度，以判定供试品中所含降压物质的限度是否符合规定。如 ChP2015 抑肽酶的降压物质检查：

取本品，加氯化钠注射液溶解并稀释，依法检查（通则 1145），剂量按猫体重每 1 kg 注射 1.5 单位，应符合规定。

5. 无菌检查法 无菌检查法系指用于检查药典要求无菌的药品、医疗器具、原料、辅料及其他品种是否无菌的一种方法。由于许多生化药物是在无菌条件下制备的，且不能高温灭菌。因此，无菌检查就更有必要。

四、含量（效价）测定

生化药物常用的含量（效价）测定方法包括理化分析法、生化测定法（酶法和电泳法）和生物检定法等。为此，定量表征此类药物的方法通常有两种，即一种用百分含量表示，适用于化学结构明确的小分子药物或经水解后变成小分子药物的测定；另一种用生物效价或酶活力单位表示，适用于大多数酶类和蛋白质类等药物的测定。

（一）理化分析法

理化法主要包括容量分析法、分光光度法和色谱法。

1. 容量分析法 利用氨基酸类药物分子结构中氨基的碱性，大多数氨基酸类药物采用非水碱量法测定含量；谷氨酸利用羧基的酸性采用直接酸碱滴定法测定含量；盐酸组氨酸则采用缩合后酸碱滴定法测定含量；盐酸半胱氨酸利用分子结构中—SH 的还原性，采用剩余碘量法测定含量；胱氨酸利用分子结构中的—S—S—基，采用溴量法测定含量。如 ChP2015 盐酸组氨酸的含量测定：

取本品约 0.2g，精密称定，加水 5ml 溶解后，加甲醛溶液 1ml 与乙醇 20ml 的中性混合溶液（对酚酞指示液显中性），再加酚酞指示液数滴，用氢氧化钠滴定液（0.1mol/L）滴定，每 1ml 氢氧化钠滴定液（0.1mol/L）相当于 10.48mg 的 $C_6H_9N_3O_2 \cdot HCl \cdot H_2O$。

组氨酸分子结构中的—COOH 和—NH_2，能形成偶极离子，不能用氢氧化钠滴定液直接滴定，故加入甲醛使与组氨酸作用，生成"Schiff"碱后，用氢氧化钠滴定液滴定。

其他类药物，亦可采用容量分析法测定含量。如核酸类药物的硫唑嘌呤，ChP2015 采用银量法测定含量。

2. 紫外-可见分光光度法 ChP2015 收载的五肽胃泌素、注射用亚锡聚合白蛋白、三磷酸腺苷二钠中总核苷、巯嘌呤、碘苷、细胞色素 C 溶液及注射液等生化药物采用紫外-可见分光光度法测定含量。如五肽胃泌素分子结构中具有较多羧酰基和酰胺基，在 280nm 波长处有最大吸收，ChP2015 采用 UV 法测定含量，吸收系数法定量，方法为：

取本品适量，精密称定，加 0.01mol/L 氨溶液溶解并定量稀释制成每 1ml 中约含 50μg 的溶液，照紫外-可见分光光度法（通则 0401），在 280nm 的波长处测定吸光度，按 $C_{37}H_{49}N_7O_9S$ 的吸收系数（$E_{1cm}^{1\%}$）为 70 计算，即得。

3. HPLC 法 HPLC 法适用于相对分子质量大、热稳定性差的生物活性物质的分析，常以具有一定 pH 的缓冲液作为流动相，常温操作，分析环境与生理环境相似，因而具有温和的分析条件与良好的生物兼容性，有利于保持生物大分子的构象和生理活性，广泛地用于生化药物的含量测定。

（1）反相高效液相色谱法：固定相尽量选择球形全多孔硅胶键合相，相对分子质量较小的药物选用十八烷基硅烷键合硅胶，相对分子质量较大的药物选用辛基硅烷键合硅胶。流动相选用乙腈-水、甲醇-水。如 ChP2015 肌苷的含量测定：

色谱条件与系统适用性试验 用十八烷基硅烷键合硅胶为填充剂；以甲醇-水（10∶90）为流

动相，检测波长为 248 nm。取肌苷对照品约 10mg，加 1mol/L 盐酸溶液 1ml，80℃水浴加热 10 分钟，放冷，加 1mol/L 氢氧化钠溶液 1ml，加水至 50ml，取 20μl 注入液相色谱仪，调整色谱系统，肌苷峰与相邻杂质峰的分离度应符合要求，理论板数按肌苷峰计算不低于 2000。

测定法　取本品适量，精密称定，加水溶解并定量稀释制成每 1ml 中约含 20μg 的溶液，摇匀，作为供试品溶液，精密量取 20μl 注入液相色谱仪，记录色谱图；另精密称取肌苷对照品适量，同法测定，按外标法以峰面积计算，即得。

（2）离子抑制色谱法：一些生化药物在水溶液体系中可解离为带电荷离子，如氨基酸、多肽和蛋白质等，可采用离子抑制色谱法测定含量。离子抑制色谱法常在流动相中加入少量弱酸、弱碱或缓冲溶液以调节流动相的 pH，在非极性固定相中分离药物时可抑制带电荷离子的离解，增加疏水缔合作用，增加药物的分配系数，改善药物的分离效能。如 ChP2015 多肽类药物醋酸丙氨瑞林的含量测定：

色谱条件与系统适用性试验　十八烷基硅烷键合硅胶为填充剂；以 0.1mol/L 磷酸溶液（用三乙胺调节 pH 至 3.0）-乙腈（80：20）为流动相；检测波长为 220 nm。理论板数按醋酸丙氨瑞林峰计算不低于 2000。

测定法　取本品适量，精密称定，加流动相溶解并定量稀释制成每 1ml 中约含 0.5mg 的溶液，作为供试品溶液，精密量取 10μl 注入液相色谱仪，记录色谱图；另取醋酸丙氨瑞林对照品，同法测定。按外标法以峰面积计算，即得。

（3）离子对色谱法：一些生化药物在水溶液体系中可解离为带电荷离子，如氨基酸、多肽和蛋白质、核酸类等，若向其中加入相反电荷的离子，使其形成中性离子对，会增大其在非极性固定相中的溶解度，从而改善分离效能。如 ChP2015 核酸类药物中环磷腺苷的含量测定：

色谱条件与系统适用性试验　用十八烷基硅烷键合硅胶为填充剂；以磷酸二氢钾溶液与四丁基溴化铵的混合溶液（取磷酸二氢钾 6.8g 与四丁基溴化铵 3.2g，用水溶解并稀释至 1000ml，摇匀，用磷酸调节 pH 至 4.3）-乙腈（85：15）为流动相；检测波长为 258 nm。取环磷腺苷对照品约 10mg，加水 5ml 使溶解，加 1mol/L 的盐酸溶液 1ml，水浴加热 30 分钟后冷却，用氢氧化钠试液调至中性，用水稀释制成每 1ml 约含 0.2mg 的溶液，取 20μl 注入液相色谱仪，调整色谱系统，环磷腺苷峰与相邻杂质峰的分离度应符合要求；理论板数按环磷腺苷峰计算不低于 2000，拖尾因子应小于 1.4。

测定法　取本品适量，精密称定，加水溶解并定量稀释制成每 1ml 中约含 0.1mg 的溶液，作为供试品溶液；精密量取 20μl 注入液相色谱仪，记录色谱图；另取环磷腺苷对照品适量，同法测定，按外标法以峰面积计算，即得。

（4）离子色谱法：离子色谱法适用于离子化合物和能够解离的化合物，如氨基酸、多肽、蛋白质、多糖类药物的分析。常用的固定相为苯乙烯-二乙烯苯共聚物或亲水性高聚物凝胶为基质的离子交换树脂，流动相多为水溶液，有时可加入少量的有机溶剂，如乙醇、四氢呋喃、乙腈等，以增加某些组分的溶解度，改变分离的选择性。如硫酸软骨素钠为硫酸化链状黏多糖钠盐，ChP2015 的含量测定方法为：

色谱条件与系统适用性试验　用强阴离子交换硅胶为填充剂（如 Hypersil SAX 柱，4.6mm×250mm，5μm 或效能相当的色谱柱）；以水（用稀盐酸调节 pH 至 3.5）为流动相 A；以 2mol/L 氯化钠溶液（用稀盐酸调节 pH 至 3.5）为流动相 B；检测波长为 232 nm。按下表进行线性梯度洗脱。取对照品溶液注入液相色谱仪，出峰顺序为软骨素二糖、6-硫酸化软骨素二糖和 4-硫酸化软骨素二糖，软骨素二糖、6-硫酸化软骨素二糖与 4-硫酸化软骨素二糖的分离度均应符合要求。

时间（分钟）	流动相 A（%）	流动相 B（%）
0	100	0
4	100	0
45	50	50

测定法　取本品约 0.1g，精密称定，置 10ml 的量瓶中，加水溶解并定量稀释至刻度，摇匀，0.45μm 的滤膜滤过，精密量取 100μl，置具塞试管中，加入三羟甲基氨基甲烷缓冲液（取三羟基氨基甲烷 6.06g 与醋酸钠 8.17g，加水 900ml 使溶解，用稀盐酸调节 pH 至 8.0，加水稀释至 1000ml）800μl，充分混匀，再加入硫酸软骨素 ABC 酶液（取硫酸软骨素 ABC 酶适量，按标示单位用上述缓冲液稀释制成每 100μl 含 0.1 单位的溶液）100μl，摇匀，置于 37℃水浴中反应 1 小时，取出，在 100℃加热 5 分钟，用冷水冷却至室温。以每分钟 10 000 转离心 20 分钟，取上清液，用 0.45μm 的滤膜滤过，作为供试品溶液。精密量取 20μl 注入液相色谱仪，记录色谱图。另取硫酸软骨素钠对照品适量，精密称定，同法测定，按外标法以软骨素二糖、6-硫酸化软骨素二糖和 4-硫酸化软骨素二糖的峰面积之和计算，即得。

（5）分子排阻色谱法：分子排阻色谱法（size-exclusion chromatography，SCE）是根据待测组分的分子大小进行分离的一种液相色谱技术。分子排阻色谱法的分离原理为凝胶色谱柱的分子筛机制。色谱柱多以亲水硅胶、凝胶或经修饰凝胶如葡聚糖凝胶（sephadex）和聚丙烯酰胺凝胶（sepharose）等为填充剂，这些填充剂表面分布着不同尺寸的孔径，药物分子进入色谱柱后，它们中的不同组分按其分子大小进入相应的孔径内，大于所有孔径的分子不能进入填充剂颗粒内部，在色谱过程中不被保留，最早被流动相洗脱至柱外，表现为保留时间较短；小于所有孔径的分子能自由进入填充剂表面的所有孔，在色谱柱中滞留时间较长，表现为保留时间较长；其余分子按分子大小依次被洗脱。

分子排阻色谱法是快速分离不同分子量混合物的色谱方法，广泛应用于多肽、蛋白质、多糖、生物酶、寡聚或多聚核苷酸等药物的分离分析及其分子量测定。流动相应对组分具有良好的溶解度以及较低的黏度。在蛋白质和多肽的分析中，通常选用交联丙烯酸甲酯凝胶或二醇键合硅胶，根据样品的相对分子质量范围，选择色谱柱的级分范围，流动相的选择应与蛋白质样品匹配，一般用 0.1～0.2mol/L 的缓冲液，pH 为 6～8。由于不同排阻范围的葡聚糖凝胶有一特定的蛋白质相对分子质量范围，在此范围内，相对分子质量的对数和洗脱体积之间呈线性关系。因此用几种已知相对分子质量的蛋白质为标准，进行凝胶层析，以每种蛋白质的洗脱体积对它们的相对分子质量的对数作图，绘制出标准洗脱曲线。未知蛋白质在同样的条件下进行凝胶层析，根据其所用的洗脱体积，从标准洗脱曲线上可求出此未知蛋白质对应的相对分子质量。分子排阻色谱法具有如下特点：

1）生物活性蛋白可以回收制备。样品组分与固定相之间理论上不存在相互作用的现象。因此，活性蛋白几乎可以全部回收，除非流动相中含有变性剂，如尿素、十二烷基硫酸钠等。

2）色谱分离是在固定比例的水溶液体系中进行的。流动相通常为缓冲溶液。为了提高分离能力或消除不希望存在的吸附作用与基体的疏水作用，可加入少量的能与水互溶的有机改性剂或钠、钾、铵的硫酸盐、磷酸盐。

3）色谱分离是根据蛋白质或多肽在溶液中相应的有效粒径而进行的。当蛋白质具有相同的形状（如球状或纤维状）时，通常可根据分子量来预示组分的洗脱顺序，故可用来测定蛋白类药物的分子量。

4）分子排阻色谱法峰容量有限，在整个色谱图上一般只能容纳 10～12 个色谱峰，分离度低。对于生物大分子蛋白类药物的分离，由于样品分子量大、扩散系数小、传质阻力大，因而呈现色谱峰谱带展宽的趋向，分离柱效降低。

ChP2015 通则收载的测定方法有 3 种，分子量测定法、生物大分子聚合物分子量与分子量分布的测定法、高分子杂质测定法。如 ChP2015 重组人生长激素的含量测定：

色谱条件与系统适用性试验　以适合分离分子量为 5000～60 000 球状蛋白的亲水改性硅胶为填充剂；以异丙醇-0.063mol/L 磷酸盐缓冲液（取无水磷酸氢二钠 5.18g、磷酸二氢钠 3.65g，加水 950ml，用磷酸调节 pH 至 7.0，用水制成 1000ml）（3：97）为流动相；流速为每分钟 0.6ml；检测波长为 214nm。取重组人生长激素单体与二聚体混合物对照品，用 0.025mol/L 磷酸盐缓冲液（pH

7.0）[取 0.063mol/L 磷酸盐缓冲液（1→2.5）]溶解并稀释制成每 1ml 中约含 1.0mg 的溶液，取 20μl 注入液相色谱仪，重组人生长激素单体峰与二聚体峰的分离度应符合要求。

测定法 取本品，精密称定，用 0.025mol/L 磷酸盐缓冲液（pH 7.0）溶解并定量稀释制成每 1ml 中约含 1.0mg 的溶液，作为供试品溶液，精密量取供试品溶液 20μl 注入液相色谱仪，记录色谱图；另取重组人生长激素对照品，同法测定。按外标法以峰面积计算，即得。

（二）酶分析法

在生化药物的分析中，酶分析法主要包括酶活力测定法和酶法分析两种类型。酶活力测定法是一种以酶为分析对象，目的在于测定样品中某种酶的含量或活性；酶法分析则是以酶为分析工具或分析试剂的分析，主要用酶作试剂测定样品中酶以外的其他物质的含量。二者检测的对象虽有所不同，但原理和方法都是以酶能专一而高效地催化某化学反应为基础，通过对酶反应速率的测定或对底物、生成物等浓度变化速率的测定而检测相应物质的含量。ChP2015 酶类药物的测定大多采用酶活力测定法。

所谓酶活力，是指酶催化一定化学反应的能力。酶活力的测定实际上是测定一个被酶所催化的化学反应的速率。酶反应的速率可以用单位时间反应底物的减少或产物的增加来表示，酶反应的速率愈快则表示酶的活力愈高。

酶的单位（国际单位 IU）是指在 25℃下，以最适的底物浓度、最适的缓冲液离子强度以及最适的 pH 等条件下，每分钟能转化一个微摩尔底物的酶量定为一个活性单位。与酶活性有关的另一概念是比活力，比活力定义为每毫克蛋白质所含的酶单位数（单位数/毫克蛋白）。酶的比活力是酶的生产和研究过程中经常应用的基本数据，用来比较每单位重量酶蛋白的催化能力，比活力越高，表示酶纯度越高。

要求得比活力，必须先求得酶制品的效价单位，酶的蛋白质含量，再按下式计算比活力：

$$比活力 = \frac{效价单位数}{蛋白的mg数}$$

如 ChP2015 尿激酶的效价测定：

酶活力 （1）试剂：牛纤维蛋白原溶液 取牛纤维蛋白原，加巴比妥-氯化钠缓冲液（pH 7.8）溶解并稀释制成每 1ml 中含 6.67mg 可凝结蛋白的溶液。

牛凝血酶溶液 取牛凝血酶，加巴比妥—氯化钠缓冲液（pH 7.8）溶解并稀释制成每 1ml 中含 6.0 单位的溶液。

牛纤维蛋白溶酶原溶液 取牛纤维蛋白溶酶原，加三羟甲基氨基甲烷缓冲液（pH9.0）溶解并稀释制成每 1ml 中含 1～1.4 酪蛋白单位的溶液（如溶液浑浊，离心，取上清液备用）。

混合溶液 临用前取等体积的牛凝血酶溶液和牛纤维蛋白溶酶原溶液，混匀。

（2）标准品溶液的制备：取尿激酶标准品，加巴比妥-氯化钠缓冲液（pH7.8）溶解并定量稀释制成每 1ml 中含 60 单位的溶液。

（3）供试品溶液的制备：取本品适量，精密称定，加巴比妥-氯化钠缓冲液（pH7.8）溶解，混匀，并定量稀释制成与标准品溶液相同浓度的溶液，摇匀。

（4）测定法：取试管 4 支，各加牛纤维蛋白原溶液 0.3ml，置 37℃±0.5℃水浴中，分别加巴比妥-氯化钠缓冲液（pH7.8）0.9、0.8、0.7、0.6ml，依次加标准品溶液 0.1、0.2、0.3、0.4ml，再分别加混合溶液 0.4ml，立即摇匀，分别计时。反应系统应在 30～40 秒内凝结，当凝块内小气泡上升到反应系统体积一半时作为反应终点，立即计时。每个浓度测 3 次，求平均值（3 次测定中最大值与最小值的差不得超过平均值的 10%），以尿激酶浓度的对数为横坐标，以反应终点时间的对数为纵坐标，进行线性回归。供试品按上法测定，用线性回归方程求得供试品溶液浓度，计算每 1mg 供试品的效价（单位）。

蛋白质含量 取本品约 10mg，精密称定，照蛋白质含量测定法（通则 0731 第一法）测定，即得。

比活 每1mg蛋白中含尿激酶活力单位数。

（三）生物检定法

生物检定法是利用生物体包括整体动物、离体组织、器官、细胞和微生物评价药物生物活性的一种方法。它以药物的药理作用为基础，以生物统计为工具，运用特定的实验设计在一定条件下比较供试品和相应的标准品或对照品所产生的特定反应，通过等反应剂量间比例的运算或限值剂量引起的生物反应程度，从而测定供试品的效价、生物活性或杂质引起的毒性。ChP2015 通则收载了升压素生物测定法、肝素生物测定法、绒促性素生物测定法、缩宫素生物测定法、胰岛素生物测定法、硫酸鱼精蛋白生物测定法、洋地黄生物测定法、卵泡刺激素生物测定法、黄体生成素生物测定法、降钙素生物测定法和生长激素生物测定法等。如硫酸鱼精蛋白的效价测定：

照硫酸鱼精蛋白生物测定法（通则1213）测定，应符合规定，测得的结果应为标示量的90%～110%。

硫酸鱼精蛋白生物测定法系测定硫酸鱼精蛋白供试品（T）中和肝素标准品（S）所致延长新鲜兔血或猪、兔血浆凝结时间的程度，以测定供试品效价的方法。

案例 17-1 分析讨论

1. 来源 胰岛素（insulin）是由人（或动物）胰脏中蓝氏小岛β-细胞分泌的一种具有降糖作用的蛋白激素。1923 年用于临床，是治疗糖尿病的有效药物。1926 年制得胰岛素结晶，是第一个有生物活性的蛋白质结晶。1955 年阐明了胰岛素的一级结构，1965 年我国在世界上第一个成功地完成了结晶牛胰岛素的全合成。

在胰岛β-细胞中，以活性很弱的前体胰岛素原（preproinsulin）形式存在，经专一性蛋白水解酶水解后，失去 N-端富含疏水性氨基酸的肽段（由 20～30 个氨基酸组成的信号肽），成为胰岛素原（proinsulin），胰岛素原再经肽酶激活，失去约由 30 个氨基酸组成的 C 肽，最后形成有很高活性的胰岛素进入血液循环发挥降糖作用。

2. 结构与性质 胰岛素是一种蛋白质类物质，系由 16 种氨基酸组成。胰岛素结构中有 A、B 两条链，A 链由 21 个氨基酸残基组成，链内有一个二硫键，B 链由 30 个氨基酸残基组成，A 链和 B 链通过两个二硫键连接。分子中的半胱氨酸对维持其四级结构极其重要。

3. 检验

（1）性状：为白色或类白色的结晶粉末。在水、乙醇中几乎不溶；在无机酸或氢氧化钠溶液中易溶。

（2）鉴别

1）HPLC 法。

2）肽图检查法第一法：V_8 酶能专一性地裂解谷氨酸（Glu）羧基端的肽键，胰岛素中存在 4 个 Glu，分别在 A 链的第 4 位、第 17 位和 B 链的第 13 位和第 21 位，在 V_8 酶的作用下，胰岛素形成 4～5 个肽段，在合适的色谱条件下得到 HPLC 肽图谱。供试品溶液的肽图谱应与对照品溶液的肽图谱一致。

（3）检查

1）相关蛋白质：采用 HPLC 法控制样品中 A_{21} 脱氨胰岛素和其他相关蛋白质的限量。

2）高分子蛋白质：采用分子排阻色谱法，峰面积归一化法检查。

3）锌：采用 AAS 法检查，规定按干燥品计算，含锌量不得过 1.0%。

4）细菌内毒素、微生物限度、生物活性：按相应通则要求进行检查。

（4）含量测定：采用 HPLC 法，以胰岛素对照品作为对照，因 A_{21} 脱氨胰岛素也具有生物活性，因此按外标法以胰岛素峰面积与 A_{21} 脱氨胰岛素峰面积之和计算。胰岛素室温放置会发生降解，产生杂质，故采用室温放置 24h 的溶液进行系统适用性试验，同时供试品溶液和对照品溶液都要临用新制。

第三节 生物制品分析

案例 17-2

ChP2015 三部注射用重组人干扰素α2b 质量标准
注射用重组人干扰素α2b
Zhusheyong Chongzu Ren Ganraosu α2b
Recombinant Human Interferon α2b for Injection

本品系由高效表达人干扰素α2b 基因的大肠杆菌，经发酵、分离和高度纯化后获得的重组人干扰素α2b 冻干制成。含适宜稳定剂，不含防腐剂和抗生素。

1 基本要求 生产和检定用设施、原材料及辅料、水、器具、动物等应符合"凡例"的有关要求。

2 制造

2.1 工程菌菌种

2.1.1 名称及来源 重组人干扰素α2b 工程菌株系由带有人干扰素α2b 基因的重组质粒转化的大肠杆菌菌株。

2.1.2 种子批的建立 应符合"生物制品生产检定用菌毒种管理规程"的规定。

2.1.3 菌种检定 主种子批和工作种子批的菌种应进行以下各项全面检定。

2.1.3.1 划种 LB 琼脂平板 应呈典型大肠杆菌集落形态，无其他杂菌生长。

2.1.3.2 染色镜检 应为典型的革兰氏阴性杆菌。

2.1.3.3 对抗生素的抗性 应与原始菌种相符。

2.1.3.4 电镜检查（工作种子批可免做）应为典型大肠杆菌形态，无支原体、病毒样颗粒及其他微生物污染。

2.1.3.5 生化反应 应符合大肠杆菌生化反应特性。

2.1.3.6 干扰素表达量 在摇床中培养，应不低于原始菌种的表达量。

2.1.3.7 表达的干扰素型别 应用抗α2b 型干扰素血清做中和试验，证明型别无误。

2.1.3.8 质粒检查 该质粒的酶切图谱应与原始重组质粒的相符。

2.1.3.9 目的基因核苷酸序列检查（工作种子批可免做） 目的基因核苷酸序列应与批准的序列相符。

2.2 原液

2.2.1 种子液制备 将检定合格的工作种子批菌种接种于适宜培养基（可含适量抗生素）中培养。

2.2.2 发酵用培养基 采用适宜的不含抗生素的培养基。

2.2.3 种子液接种及发酵培养

2.2.3.1 在灭菌培养基中接种适量种子液。

2.2.3.2 在适宜的温度下进行发酵，应根据经批准的发酵工艺进行，并确定相应的发酵条件，如温度、pH、溶解氧、补料、发酵时间等。发酵液应定期进行质粒丢失率检查（通则3406）。

2.2.4 发酵液处理 用适宜的方法收集、处理菌体。

2.2.5 初步纯化 采用经批准的纯化工艺进行初步纯化，使其纯度达到规定的要求。

2.2.6 高度纯化 经初步纯化后，采用经批准的纯化工艺进行高度纯化，使其达到 3.1 项要求，加入适宜稳定剂，除菌过滤后，即为重组人干扰素α2b 原液。如需存放，应规定时间和温度。

2.2.7 原液检定 按 3.1 项进行。

2.3　半成品

2.3.1　配制与除菌　按经批准的配方配制稀释液。配制后应立即用于稀释。将原液用稀释液稀释至所需浓度，除菌过滤后即为半成品，保存2～8℃。

2.3.2　半成品检定　按3.2项进行。

2.4　成品

2.4.1　分批　应符合"生物制品分批规程"规定。

2.4.2　分装及冻干　应符合"生物制品分装和冻干规程"及通则0102有关规定。

2.4.3　规格　应为经批准的规格。

2.4.4　包装　应符合"生物制品包装规程"及通则0102有关规定。

3　检定

3.1　原液检定

3.1.1　生物学活性　依法测定（通则3523）。

3.1.2　蛋白质含量　依法测定（通则0731第二法）。

3.1.3　比活性　为生物学活性与蛋白质含量之比，每1mg蛋白质应不低于1.0×10^8IU。

3.1.4　纯度

3.1.4.1　电泳法　依法测定（通则0541第五法）。用非还原型SDS-聚丙烯酰胺凝胶电泳法，分离胶胶浓度为15%，加样量应不低于10μg（考马斯亮蓝R250染色法）或5μg（银染法）。经扫描仪扫描，纯度应不低于95.0%。

3.1.4.2　高效液相色谱法　依法测定（通则0512）。色谱柱以适合分离分子质量为5～60kD蛋白质的色谱用凝胶为填充剂；流动相为0.1mol/L磷酸盐-0.1mol/L氯化钠缓冲液，pH7.0；上样量应不低于20μg，在波长280nm处检测，以干扰素色谱峰计算的理论板数应不低于1000。按面积归一化法计算，干扰素主峰面积应不低于总面积的95.0%。

3.1.5　分子量　依法测定（通则0541第五法）。用还原型SDS-聚丙烯酰胺凝胶电泳法，分离胶胶浓度为15%，加样量应不低于1.0μg，制品的分子质量应为19.2kD±1.9kD。

3.1.6　外源性DNA残留量　每1支/瓶应不高于10ng（通则3407）。

3.1.7　鼠IgG残留量　如采用单克隆抗体亲和色谱法纯化，应进行本项检定。每1次人用剂量鼠IgG残留量应不高于100ng（通则3416）。

3.1.8　宿主菌蛋白质残留量　应不高于蛋白质总量的0.10%（通则3412）。

3.1.9　残余抗生素活性　依法测定（通则3408），不应有残余氨苄西林或其他抗生素活性。

3.1.10　细菌内毒素检查　依法检查（通则1143），每300万IU应小于10EU。

3.1.11　等电点　主区带应为4.0～6.7，且供试品的等电点图谱应与对照品的一致（通则0541第六法）。

3.1.12　紫外光谱　用水或生理氯化钠溶液将供试品稀释至约100～500μg/ml，在光路1cm、波长230～360nm下进行扫描，最大吸收峰波长应为278nm±3nm（通则0401）。

3.1.13　肽图　依法测定（通则3405），应与对照品图形一致。

3.1.14　N端氨基酸序列（至少每年测定1次）：用氨基酸序列分析仪测定，N端序列应为：

（Met）-Cys-Asp-Leu-Pro-Gln-Thr-His-Ser-Leu-Gly-Ser-Arg-Arg-Thr-Leu。

3.2　半成品检定

3.2.1　细菌内毒素检查　依法检查（通则1143），每300万IU应小于10EU。

3.2.2　无菌检查　依法检查（通则1101），应符合规定。

3.3　成品检定

除水分测定、装量差异检查外，应按标示量加入灭菌注射用水，复溶后进行其余各项检定。

3.3.1　鉴别试验　按免疫印迹法（通则3401）或免疫斑点法（通则3402）测定，应为阳性。

　　3.3.2　物理检查

　　3.3.2.1　外观　应为白色薄壳状疏松体，按标示量加入灭菌注射用水后应迅速复溶为澄明液体。

　　3.3.2.2　可见异物　依法检查（通则 0904），应符合规定。

　　3.3.2.3　装量差异　依法检查（通则 0102），应符合规定。

　　3.3.3　化学检定

　　3.3.3.1　水分　应不高于 3.0%（通则 0832）。如含葡萄糖，则水分应不高于 4.0%。

　　3.3.3.2　pH　应为 6.5～7.5（通则 0631）。

　　3.3.3.3　渗透压摩尔浓度　依法测定（通则 0632），应符合批准的要求。

　　3.3.4　生物学活性　应为标示量的 80%～150%（通则 3523）。

　　3.3.5　残余抗生素活性　依法测定（通则 3408），不应有残余氨苄西林或其他抗生素活性。

　　3.3.6　无菌检查　依法检查（通则 1101），应符合规定。

　　3.3.7　细菌内毒素检查　依法检查（通知 1143），每 1 支/瓶应小于 10EU。

　　3.3.8　异常毒性检查　依法检查（通知 1141 小鼠试验法），应符合要求。

　　4　稀释剂　稀释剂应为灭菌注射用水，稀释剂的生产应符合批准的要求。灭菌注射用水应符合本版药典（二部）的相关要求。

　　5　保存、运输及有效期　于 2～8℃避光保存和运输。自生产之日起，按批准的有效期执行。

　　6　使用说明　应符合"生物制品包装规程"规定和批准的内容。

问题：

　　1. 什么是生物制品？ChP2015 三部中生物制品包括哪几类？

　　2. 生物制品的质量控制有哪些特点？其与生化药物的质量控制有何区别？起始材料、原液检定、半成品检定和最终产品的质量控制包括哪些项目？

　　3. ChP2015 三部通则中收载的蛋白质的含量测定方法有哪几种？试述 Lowry 法测定蛋白质含量的原理。

　　4. 什么是残留杂质？生物制品的残留杂质检测包括哪些内容？

　　5. 什么是生物活性测定？它包括哪些内容？常用的检测定量方法有哪些？以干扰素生物学活性测定为例说明体外细胞培养测定法在生物制品质量控制中的应用。

　　生物制品（biological products）指以微生物、细胞、动物或人源组织和体液等为起始原材料，用生物学技术制成，用于预防、治疗和诊断人类疾病的制剂，如疫苗、血液制品、生物技术药物、微生态制剂、免疫调节剂、诊断制品等。ChP2015 三部收载生物制品 137 种。

一、生物制品的种类

　　ChP2015 根据生物制品的用途将其分为预防、治疗、诊断三大类。预防类包括细菌类疫苗、病毒类疫苗和联合疫苗等；治疗类包括抗毒素及抗血清、血液制品、生物技术制品等；诊断类包括体内诊断制品、体外诊断制品（国家法定用于血源筛查的体外诊断试剂）。另外，根据所采用的材料、制法或用途，将生物制品分成以下几类：

（一）疫苗类

　　疫苗（vaccines）是以病原微生物或其组成成分、代谢产物为起始材料，采用生物技术制备而成，用于预防、治疗人类相应疾病的生物制品。疫苗接种人体后可刺激免疫系统产生特异性体液免疫和（或）细胞免疫应答，使人体获得对相应病原微生物的免疫力。

疫苗可从不同的角度分类，根据所含微生物的种类分为细菌类疫苗、病毒类疫苗和联合疫苗；根据所含微生物的性质分为灭活疫苗、减毒活疫苗；根据所含成分数分为单价疫苗、双价及多价疫苗；此外还有新型疫苗，如亚单位疫苗和基因工程重组蛋白疫苗等。ChP2015 按组成成分和生产工艺分为以下类型：

1. 灭活疫苗　是指病原微生物经培养、增殖，用理化方法灭活后制成的疫苗，如百日咳疫苗、甲型肝炎灭活疫苗等。由于灭活疫苗接种后不能在体内生长繁殖，对机体的刺激时间短，免疫力持续时间较短（6 个月~2 年）。要获得强而持久的免疫，需多次接种。

2. 减毒活疫苗　是指采用病原微生物的自然弱毒株或经培养传代等方法减毒处理后获得致病力减弱、免疫原性良好的病原微生物减毒株制成的疫苗，如皮内注射用卡介苗、麻疹减毒活疫苗等。减毒活疫苗接种后，使机体产生一次轻微感染，但不会发病，从而获得免疫力。其优点为接种量小，接种次数少（一般只需 1 次），免疫效果好，免疫时间长（3~5 年）及机体反应小等。缺点是不易保存，但冷冻干燥制品可保存较长时间。

3. 亚单位疫苗　是指病原微生物经培养后，提取、纯化其主要保护性抗原成分制成的疫苗，如 A 群脑膜炎球菌多糖疫苗、流感亚单位疫苗等。

4. 基因工程重组蛋白疫苗　是指采用基因重组技术将编码病原微生物保护性抗原的基因重组到细菌（如大肠杆菌）、酵母或细胞，经培养、增殖后，提取、纯化所表达的保护性抗原制成的疫苗，如重组乙型肝炎疫苗等。

5. 其他类疫苗　由两种或两种以上不同病原的抗原按特定比例混合制成的疫苗为联合疫苗，如伤寒甲型乙型副伤寒联合疫苗、吸附百白破联合疫苗、麻腮风联合减毒活疫苗等；由同种病原的两个或两个以上群或型别的抗原成分组成的疫苗，分别称为双价疫苗或多价疫苗。如双价肾综合征出血热灭活疫苗、23 价肺炎球菌多糖疫苗等；由病原微生物的保护性抗原组分与蛋白质载体结合制成的疫苗为结合疫苗，如 A 群 C 群脑膜炎球菌多糖结合疫苗。

（二）抗毒素及抗血清

凡用细菌类毒素或毒素免疫马或其他大动物所取得的免疫血清叫抗毒素或抗血清（antitoxin or antisera），如破伤风抗毒素、白喉抗毒素、多价气性坏疽抗毒素、肉毒抗毒素等。凡用细菌或病毒本身免疫马或其他大动物所取得的免疫血清叫抗菌或抗病毒血清，如抗蝮蛇毒血清、抗五步蛇毒血清、抗银环蛇毒血清、抗眼镜蛇毒血清、抗炭疽血清、抗狂犬病血清等。

抗毒素及抗血清类药物中含有大量抗体，注入人体后，人体不用自身制造抗体，就可以获得免疫力，这种免疫方法叫"人工被动免疫法"，这类制品叫"被动免疫制剂"。目前广泛使用的主要是抗毒素制品。破伤风抗毒素、白喉抗毒素等虽然也能用于预防，但一般只限于受伤时又未经破伤风类毒素免疫过的人，或和白喉患者密切接触又未经白喉类毒素免疫的人，只能作为一种临时应急措施，因为这类制品注入人体后，很快会被排泄掉，预防时间短（1~3 周）。

（三）血液制品

血液制品（blood products）指由健康人血浆或经特异免疫的人血浆，经分离、提纯或由重组 DNA 技术制成的血浆蛋白制品及血液细胞有形成分制品，如人血白蛋白、人免疫球蛋白、人凝血因子Ⅷ等。

（四）重组 DNA 制品

重组 DNA 制品指采用重组 DNA 技术生产的生物制品。ChP2015 收载重组 DNA 蛋白制品和重组单克隆抗体制品。重组 DNA 蛋白制品（recombinant DNA protein products, rDNA protein products）是采用重组 DNA 技术，对编码所需蛋白质的基因进行遗传修饰，利用质粒或病毒载体将目的基因导入适当的宿主细胞，表达并翻译成蛋白质，经过提取和纯化等步骤制备而成的具有生物活性的蛋白质制品。重组单克隆抗体制品，系指采用各种单克隆抗体筛选技术、重组 DNA 技术及细胞培养技术制备的单克隆抗体治疗药物，包括完整免疫球蛋白、具有特异性靶点的免疫球蛋白片段、基于抗体结构的融合蛋白、抗体偶联药物等；其作用机制是通过与相应抗原的特异性结合，从而直接发挥中和或阻断作用，或者间接通过 Fc 效应子发挥包括抗体依赖和补体依赖细胞毒作用等生物学功能。包括：

1. 细胞因子类 如 ChP2015 收载的重组人干扰素（IFN-α1b、IFN-α2a、IFN-α2b、IFN-γ）、重组人白介素-2（IL-2）、重组人促红素（EPO）和重组人粒细胞刺激因子等。

2. 生长因子类 如外用重组人表皮生长因子和重组牛碱性成纤维细胞生长因子等。

3. 激素类 如重组人生长激素和重组人胰岛素等。

4. 酶类 如注射用重组链激酶等。

5. 疫苗类 如重组乙型肝炎疫苗（酿酒酵母）等。

6. 单克隆抗体类 如尼妥珠单抗注射液等。

（五）微生态活菌制品

微生态活菌制品系由人体内正常菌群成员或具有促进正常菌群生长和活性作用的无害外籍细菌，经培养、收集菌体、干燥成菌粉后，加入适宜辅料混合制成。用于预防和治疗因菌群失调引起的相关症状和疾病。如双歧杆菌乳杆菌三联活菌片、枯草杆菌活菌胶囊、酪酸梭菌活菌散和阴道用乳杆菌活菌胶囊等。

（六）诊断制品

诊断制品（diagnostic reagents）指用于检测相应的抗原、抗体或机体状态的制品，分为体内诊断制品和体外诊断制品。

1. 体内诊断制品 由变态反应原或有关抗原材料制成的免疫诊断试剂，如结核菌素纯蛋白衍生物、卡介菌纯蛋白衍生物、布氏菌纯蛋白衍生物和锡克试验毒素，用于体内免疫诊断。

2. 体外诊断制品 由特定抗原、抗体或有关生物物质制成的免疫诊断试剂或诊断试剂盒，如乙型肝炎病毒表面抗原诊断试剂盒（酶联免疫法）、人类免疫缺陷病毒抗体诊断试剂盒（酶联免疫法）、梅毒快速血浆反应素诊断试剂和丙型肝炎病毒抗体诊断试剂盒（酶联免疫法）等。

二、生物制品的质量控制

生物制品的生产不同于一般化学药物，它来源于生物体，包括细菌和细胞；生产过程中使用的各种材料来源复杂，可能引入外源因子或毒性化学材料；其生产涉及生物材料和生物学过程，如发酵、细胞培养、目的产物的分离纯化等，生产工艺复杂且易受多种因素影响；制品组成成分复杂且一般不能进行终端灭菌，生物制品的质量控制仅靠成品检定难以保证其安全性和有效性。因此，需对生物制品生产用原材料和辅料、生产过程和最终产品进行全程质量控制。

生物制品的质量控制称为检定，包括安全性、有效性、可控性。各种需要控制的物质，系指该品种按规定工艺进行生产和贮藏过程中需要控制的成分，包括目标成分和非目标成分（如残留溶剂、残留宿主细胞蛋白质以及目标成分的聚合体、降解产物等）。

生物制品根据品种和剂型的不同，其正文分别列有：①品名；②定义、组成及用途；③基本要求；④制造；⑤检定（原液、半成品、成品）；⑥保存、运输及有效期；⑦使用说明（预防类制品）。

生产用原材料及辅料的质量控制：生产用原材料的质量控制包括生物原材料和化学原材料的质量控制。质量控制的要求主要有鉴别、微生物限度检查、细菌内毒素、异常毒性检查、外源性因子检查、进一步加工、纯化，来源证明等。辅料的质量控制包括理化、含量/活性、安全性检查等项目。

生产过程的质量控制：生产过程的控制包括全过程的质量控制、批间一致性的控制、目标成分（有效成分）及非目标性成分（工艺相关杂质和制品的相关物质/杂质）的质量控制、生产用种子批系统、培养基/培养液、细胞基质的质量控制。

制品检定：包括原液、半成品、成品的检定。原液（bulk）系指用于制造最终配制物（final formulation）或半成品（final bulk）的均一物质。原液检定项目主要有细菌/细胞纯度检查、抗原活性、蛋白质含量、安全性检查、浓度和残留物测定等方面。半成品（final bulk）指由一批原液经稀释、配制成均一的用于分装至终容器的中间产物。半成品检定包括稳定性评价、无菌试验、细菌内毒素检查、防腐剂、残留有机溶剂、活性或病毒含量等方面。成品（final products）指半成品分装（或经冻干）、以适宜方式封闭于最终容器后，再经目检、贴签、包装后的制品。成品的质量控制要根据纯化工艺过程，产品理化性质、生物学性质、用途等来确定质量控制项目，一般要从鉴别、理化测定、生物学活性（比活性）、纯度、杂质检测、安全性试验、工艺杂质残留物检测、稳定性评价、包装及密闭容器系统等方面进行检定。

三、鉴 别 试 验

鉴别试验应采用高度特异性的、基于分子结构和（或）其他特有的专属性进行分析（如肽图、抗独特型免疫或其他适宜的方法），判断与确证产品的真伪。根据制品特性，选择理化、生物学方法中的一种或一种以上的检测方法进行鉴别试验。

鉴别方法有理化法和生物学方法。理化法有 HPLC、UV 等，生物学方法鉴别是利用蛋白质的抗原性，根据抗原抗体特异反应建立方法对特定产品进行鉴别。下面仅介绍利用生物学方法进行鉴别的免疫学方法，包括免疫印迹（western blot assay）、免疫斑点（dot immunobinding assay）、免疫电泳（immune electrophoresis assay）、免疫扩散（immunodiffusion assay）、酶联免疫（enzyme-linked immunosorbent assay，ELISA）等方法。

免疫印迹法和免疫斑点法均系以供试品与特异性抗体结合后，抗体与酶标抗体特异性结合，通过酶学反应的显色，对供试品的抗原特异性进行检查。两者的区别在于，免疫印迹法首先需要进行供试品的 SDS-聚丙烯酰胺凝胶电泳和相应斑点从电泳凝胶至硝酸纤维素膜的电转移，而免疫斑点法则直接在硝酸纤维素膜上进行酶学反应。按免疫印迹法或免疫斑点法测定，供试品应为阳性。如案例 17-2 注射用重组人干扰素α2b 的成品检定中的鉴别试验，按免疫印迹法或免疫斑点法测定，应为阳性。

免疫扩散法系在琼脂糖凝胶板上按一定距离打数个小孔，在相邻的两孔内分别加入抗原和抗体，若抗原、抗体互相对应，浓度、比例适当，则一定时间后，在抗原和抗体孔之间形成免疫复合物的沉淀线，以此对供试品的特异性进行检查。ChP2015 收载的 A 群脑膜炎球菌多糖疫苗、白喉抗毒素、抗五步蛇毒血清、伤寒 Vi 多糖疫苗、人血白蛋白、人免疫球蛋白等，均采用该方法进行鉴别。

免疫电泳法系将供试品通过电泳分离成区带的各抗原，然后与相应的抗体进行双相免疫扩散，当两者的比例合适时形成可见的沉淀弧。将沉淀弧与已知标准抗原、抗体生成的沉淀弧的位置和形状进行比较，即可分析供试品中的成分及其性质。ChP2015 收载的抗人血白蛋白、人免疫球蛋白、狂犬病人免疫球蛋白等均采用该方法进行鉴别。

酶联免疫法采用抗原与抗体的特异反应，将待测物与酶连接，然后通过酶与底物产生颜色反应用于测定。ChP2015 规定抗毒素和抗血清制品的鉴别试验采用酶联免疫法，如无细胞百日咳疫苗、冻干乙型脑炎灭活疫苗（Vero 细胞）和重组乙型肝炎疫苗（酿酒酵母）均采用该方法鉴别。

四、检　查

生物制品杂质主要包括制品相关杂质、工艺相关杂质以及外源污染物，均应进行控制。

（一）生化结构检查

1. 相对分子量的测定　生物制品的相对分子质量测定通常采用还原型 SDS-聚丙烯酰胺凝胶电泳法（SDS-PAGE）测定。多数蛋白质与阴离子表面活性剂十二烷基硫酸钠（SDS）按重量比结合成复合物，使蛋白质分子所带的负电荷远远超过天然蛋白质分子的净电荷，消除了不同蛋白质分子的电荷效应，使蛋白质按分子大小分离。有些蛋白如电荷异常的蛋白质，用 SDS-聚丙烯酰胺凝胶电泳法测出的相对分子质量不可靠，则可采用 ESI/MS 法，该法是生物大分子精确相对分子质量测定的重要工具，可以确证蛋白质氨基酸序列是否正确，并由此推断 DNA 序列是否正确。

如案例 17-2 注射用重组人干扰素α2b 的分子量测定采用 SDS-聚丙烯酰胺凝胶电泳法，考马斯亮蓝 R250 染色，分离胶浓度为 15%，加样量应不低于 1.0μg，测得分子量应为 19.2kD±1.9kD。

2. 纯度检查　采用 HPLC 法、分子排阻色谱法、SDS-聚丙烯酰胺凝胶电泳法（SDS-PAGE）。SDS-PAGE 分析时，结果应显示单一条带，经扫描产品纯度一般应至少大于 95%。HPLC 法应根据不同的纯化工艺选择不同的分析方法，一般尽量采用与 SDS-PAGE 法原理不同的反相柱或其他离子交换柱进行分析。进行 HPLC 分析时结果应呈单一峰，经积分计算产品纯度应至少大于 95.0%，对某些高剂量重组药物的纯度则高达 99.0%以上。如出现主峰以外其他相关物质峰，则应对杂质的性质进行分析。必要时，还需要研究采用适宜的方法测定相关蛋白质（如异构或缺失体）的含量，并制定相应的限量标准。如注射用重组人干扰素α2a（酵母）的纯度分析采用非还原型 SDS-聚丙烯酰胺凝胶电泳法和 HPLC 法同时分析，纯度应不低于 95.0%。

3. 等电点　重组 DNA 蛋白制品的等电点往往是不均一的，但重要的是在生产过程中批与批之间的电泳结果应一致，以反映其生产工艺的稳定性。一般采用等电聚焦电泳或毛细管电泳法，并与标准品或理论值比较。等电点呈现多区带往往是产品结构不均一的表现，如二硫键配对错误、构型改变、C 端降解等。等电聚焦电泳常用于检测蛋白质类生物制品的等电点，例如 ChP2015 重组人干扰素αlb、α2a、α2b 和γ等电点，主区带应分别为 4.0～6.5、5.5～6.8、4.0～6.7 和 8.1～9.1。

4. 肽图　肽图检查法可以对蛋白质的一级结构做出较为精确的判断，是评价重组产品蛋白质结构及其生产工艺稳定性的重要方法。

5. 氨基酸序列分析　N 端氨基酸测序作为重组蛋白质和肽的重要鉴别指标，一般要求至少测 15 个氨基酸。有的蛋白质以单链和从中间断裂后形成双链形式存在，这种情况就会测出两个不同的 N 末端，所以在质量标准中根据理论值可分别设定 N 端为标准。N 端测序的基本原理为 Edman 化学降解法，目前已用蛋白质全自动测序仪进行 N 端氨基酸序列的测定，灵敏度可达到 pmol 水平。如案例 17-2 注射用重组人干扰素α2b 在其生产过程产品重组人干扰素α2b 原液的检定中，至少每年测定一次产品 N 端氨基酸序列。

6. 蛋白质的含量测定　蛋白质含量测定是生物药物质量控制中重要指标之一，准确的蛋白质含量测定结果不仅对相应产品规格、分装量具有指导意义，而且还是比活性计算、残留杂质的限量控制以及其他理化特性测定的基础。特别是在临床前安全、有效性评价研究中，在体现量效关系、毒性剂量和未来临床方案的制订方面，蛋白含量测定都具有不可替代的重要作用。ChP2015 通则 0731 收载的蛋白质含量测定共有 6 法，分别为凯氏定氮法、福林酚法（Lowry 法）、双缩脲法、2，2'-联喹啉-4，4'-二羧酸法（BCA 法）、考马斯亮蓝法（Bradford 法）和紫外-可见分光光度法，不同品种应针对自身蛋白质特性选择适宜的测定方法，同时应尽可能选用与待测品种蛋白质结构相同或相近的蛋白质作对照品。以下主要介绍前3种方法的测定原理。

（1）第一法凯氏定氮法：本法依据蛋白质为含氮的有机化合物，当与硫酸和硫酸铜、硫酸钾一同加热消化时使蛋白质分解，分解的氨与硫酸结合成硫酸铵。然后碱化蒸馏使氨游离，用硼酸液吸收后以硫酸滴定液滴定，根据酸的消耗量算出含氮量，再将含氮量乘以换算系数，即为蛋白质的含量。非蛋白氮供试品经钨酸沉淀去除蛋白质的供试品滤液中的非蛋白氮含量，通过测定供试品的总氮含量计算出蛋白质的含量。或将供试品经三氟乙酸沉淀，通过测定该沉淀中的蛋白氮含量，计算出蛋白质的含量。

（2）第二法Lowry法：本法依据蛋白质分子中含有的肽键在碱性溶液中与Cu^{2+}螯合形成蛋白质-铜复合物，此复合物使酚试剂的磷钼酸还原，产生蓝色化合物，同时在碱性条件下酚试剂易被蛋白质中酪氨酸、色氨酸、半胱氨酸还原呈蓝色反应。该蓝色化合物在波长650nm处的吸光度与蛋白质浓度呈正比，以蛋白质对照品溶液作标准曲线，根据供试品的吸光度，计算供试品的蛋白质含量。该法因显色效果是双缩脲法的100倍，适于微量蛋白的测定。

酚试剂组成：酚试剂由甲试剂和乙试剂组成。甲试剂由碳酸钠、氢氧化钠、硫酸铜及酒石酸钾钠组成。乙试剂是由钨酸钠（$Na_2WO_4·2H_2O$）、钼酸钠（$Na_2MoO_4·2H_2O$）、磷酸、盐酸、硫酸锂、溴液组成。

（3）第三法双缩脲法：本法根据蛋白质分子中含有的两个以上肽键在碱性溶液中与Cu^{2+}形成紫红色络合物，其颜色深浅与蛋白质浓度成正比，以蛋白质对照品溶液作标准曲线，在540 nm波长处测定供试品中蛋白质的含量。

（二）杂质检查

1. 宿主细胞（菌）蛋白质残留量的检查 宿主细胞（菌）的残留蛋白是与生物制品生产用细胞、工程菌相关的特殊杂质。所有的重组药物很难做到绝对无宿主细胞（菌）的残留蛋白的污染，该检查主要是控制异源蛋白的含量以防超量后引起机体免疫反应。特别对于在临床使用中需要反复多次注射（肌注）的重组DNA制品，必须进行宿主细胞（菌）蛋白残留量的测定，并符合ChP2015的规定。宿主细胞（菌）蛋白残留量的测定收载于ChP2015三部通则，均采用酶联免疫法，如大肠杆菌菌体蛋白质残留量测定法（通则3412）；假单胞菌菌体蛋白质残留量测定法（通则3413）；酵母工程菌菌体蛋白质残留量测定法（通则3414）；牛血清白蛋白残留量测定法（通则3411）等。如案例17-2注射用重组人干扰素α2b质量标准原液要检定宿主菌蛋白质残留量，规定应不高于蛋白质总量的0.10%（通则3412）。

2. 外源性DNA残留量的检查 外源DNA是生物制品中残存的杂质，许多生物制品中要进行外源性DNA残留量的检查。

ChP2015通则3407收载了外源性DNA残留量测定法，分为二法，在进行外源性DNA残留量测定时，可根据供试品具体情况选择下列任何一种方法进行测定。

第一法 DNA探针杂交法：供试品中的外源性DNA经变性为单链后吸附于固相膜上，在一定条件下可与相匹配的单链DNA复性而重新结合成为双链DNA，称为杂交。将特异性单链DNA探针标记后，与吸附在固相膜上的供试品单链DNA杂交，并使用与标记物相应的显示系统显示杂交结果，与已知含量的阳性DNA对照比对后，可测定供试品中外源性DNA残留量。

第二法 荧光染色法：应用双链DNA荧光染料与双链DNA特异结合形成复合物，在波长480 nm激发下产生超强荧光信号，可用荧光酶标仪在波长520 nm处进行检测，在一定的DNA浓度范围内以及在该荧光染料过量的情况下，荧光强度与DNA浓度成正比，根据供试品的荧光强度，计算供试品中的DNA残留量。

3. 抗生素残留量的检查 ChP2015规定生物制品的成品中严禁使用抗生素作为防腐剂；生产过程中应尽可能避免使用抗生素；如果生物制品在生产过程中使用了抗生素，则不仅要在纯化工艺中去除，而且在原液（和）或成品检定中应检测抗生素残留量，并规定残留量限值。抗生素残留量的检查可采用酶联免疫法和培养法。ChP2015 通则 3408 收载了培养法，系依据在琼脂培养基内抗生素对微生物的抑制作用，比较对照品与供试品对接种的试验菌产生的抑菌圈的大小，检查供试品中氨苄西林或四环素残留量。如案例 17-2 注射用重组人干扰素α2b 原液、成品中均要检定残余抗生素活性，采用培养法。

4. 防腐剂、灭活剂及稳定剂含量检查 ChP2015 规定应尽可能避免在注射剂的中间品和成品中添加防腐剂，尤其是含汞类的防腐剂。生物制品在制造中为了脱毒、灭活、稳定和防止杂菌污染等，常加入苯酚、甲醛、硫柳汞、间甲酚等作为防腐剂，加入磷酸三丁酯、聚山梨酯作为灭活剂；加入人血白蛋白、辛酸钠、乙酰色氨酸钠、枸橼酸钠、氨基酸、糖等作为稳定剂。对这些非有效成分，ChP2015 规定其含量应控制在一定限度内。

5. 其他 疫苗类制品在生产过程中如果使用了多糖衍生物则需对其进行检查，多糖衍生物主要包括己二酰肼和氰化物，所以应进行己二酰肼和氰化物残留检测。O-乙酰基常作为疫苗稳定剂用于疫苗原液到半成品的过程中，其作用是使蛋白质稳定性得以改变，因此疫苗相关杂质检测常包含 O-乙酰基残留量的检测。

血液制品大多经乙醇蛋白分离法制备，需进行残余乙醇的检查。血液制品分离制备时若使用聚乙二醇，需进行聚乙二醇（PFG）残留量测定。

（三）安全性检定

原材料、半成品（包括原液）、成品均需进行安全性检定。生物制品的安全检定一般包括以下四个方面：①残余毒力和毒性物质检查；②杀菌、灭活和脱毒检查；③外源性污染检查；④过敏性物质的检查。残余毒力和毒性物质检查包括残余毒力检查、无毒性检查（一般安全试验：无菌试验、热原试验、细菌内毒素、异常毒性等）、毒性试验等。外源性污染物检查主要有支原体检查、外源病毒因子检查。如脊髓灰质减毒活疫苗糖丸安全性检定项目有无菌检查、支原体检查、外源病毒因子检查、致病菌检查（包括乙型溶血性链球菌检查、肠道致病菌和大肠杆菌的检查）等；如卡介苗纯蛋白衍生物安全性检查项目有毒力试验、无菌检查、无分歧杆菌试验、致敏效应试验、异常毒性检查等。

（四）其他检测项目

应根据相关制品的特性而定。检测应包括外观（例如性状、颜色）、可见异物及不溶性微粒检查、溶解度、pH、渗透压摩尔浓度、装量和水分测定等。

五、生物学活性测定

生物学活性测定应基于制品实现确定的生物学效应的特定能力或潜力。生物制品活性测定包括定性法和定量法。定性法确定被测生物制品是否具有标示的生物活性，一般通过实验观察被测制品对其作用对象是否表现出应有的生物学效应来测定；定量法一般采用活性比较法，即被测制品与国家规定标准品（或参考品）在同等实验条件下分别作用于同一种对象，用同样的测定方法测定并比较两者单位剂量的生物学效应强度，以确定被测制品中有效生物活性成分的相对含量。定量法包括整体和离体测定。

（一）整体测定

整体测定是以生物体来测定供试品的生物活性或效价的一种方法，通过一定条件下比较供试品和相应标准品所产生的特定生物反应剂量间的差异，来测定供试品的效价。

1. 免疫力试验　将生物制品对动物进行自动（或被动）免疫后，用活菌、活毒或毒素攻击，从而判断制品的保护力强弱。如 ChP2015 用破伤风毒素攻击经吸附破伤风疫苗与标准品分别免疫后的小鼠（豚鼠），比较其存活率，计算出吸附破伤风疫苗的效价。

2. 活病毒滴度测定　活疫苗（如麻疹疫苗）多以病毒滴度表示其效价。常用组织培养法或鸡胚感染法测定。

（二）离体测定

1. 血清学试验　主要用来测定抗体水平或抗原活性。基于抗原和抗体的相互作用，常以血清学方法检查抗体或抗原活性，并多在体外进行试验，包括沉淀试验、凝集试验、间接血凝抑制试验、反向血凝试验、补体结合试验和中和试验等。

2. 细胞法　以离体细胞作为反应载体，测定生物制品效价。如 ChP2015 根据抗人 T 细胞免疫球蛋白与人淋巴细胞结合，在补体存在下破坏淋巴细胞，根据淋巴细胞死亡率测定供试品人 T 细胞免疫球蛋白效价；依据小鼠骨髓白血病细胞（NFS-60 细胞）的生长状况因重组人粒细胞刺激因子（G-CSF）生物学活性的不同而不同，以此检测 G-CSF 的生物学活性。

一般生物学活性方法往往与产品临床药效密切相关，同时也是与产品直接相关的毒性反应评价的基础之一。

如案例 17-2 注射用重组人干扰素α2b 质量标准原液的检定，采用干扰素生物活性测定法（通则 3523）测定生物学活性；采用福林酚法测定蛋白质含量（通则 0731）；计算比活性，规定每 1mg 蛋白质应不低于 $1.0×10^8$IU。

比活性是每毫克蛋白质的生物学活性单位，是重组 DNA 蛋白制品不同于化学药的一项重要指标，也是进行成品分装的重要定量依据，对证明制品的一致性具有重要的价值。

由于蛋白质的空间结构不能常规测定，而蛋白质空间结构的改变特别是二硫键的错误配对可影响蛋白质的生物学活性，从而影响蛋白质药物的药效，比活性可间接地反映这一情况。通过对原料药比活性的检测，不仅可反映产品生产工艺的稳定情况，而且还可以比较不同表达体系、不同生产厂家生产同一产品时的质量情况。一般比活性的标准可根据中试工艺优化后的多次检定结果统计后定出标准。

案例 17-2 分析讨论

1. 来源　干扰素（interferon, IFN）是最早发现的一组多功能细胞因子，具有抗病毒、控制细胞增殖、免疫调节等多种生物学活性。根据其结构和来源可分为 IFN-α、IFN-β、IFN-γ 三种类型，干扰素α、β的结构和功能很类似，干扰素γ则与它们有很大差异。IFN-α、IFN-β 主要由白细胞、成纤维细胞和病毒感染细胞产生，以抗病毒、抗肿瘤作用为主，也称Ⅰ型干扰素。IFN-γ主要由活化 T 淋巴细胞和 NK 细胞产生，以免疫调节作用为主，也称Ⅱ型干扰素。其中干扰素α又分为许多亚型，现已被正式批准生产的干扰素有α1b、α2a、α2b、β、γ等。传统的干扰素生产方法是从人血液中的白细胞内提取，每 300L 血液只能提取出 1mg 干扰素，现主要采用重组 DNA 技术生产。注射用重组人干扰素α2b 为人用重组 DNA 蛋白制品。

2. 结构与性质　为 165 个氨基酸残基组成的单链多肽，C_{YS}^1 和 C_{YS}^{98}、C_{YS}^{29} 和 C_{YS}^{138} 组成两条二硫键。其中 29～138 之间的二硫键对于干扰素生物活性至关重要。在 pH2.5 的溶液中稳定，对热也稳定，对各种蛋白敏感。分子量 19 219，等电点在 4.0～6.7 之间。分子中无糖，比活性可达 $1.0×10^8$U/mg。

3. 制造　其制造主要包括工程细胞的制备、发酵或细胞培养，目的蛋白质的提取和纯化、制剂等过程。工程细胞的来源、管理及检定应符合"生物制品生产检定用菌毒种管理规程"和"生物制品生产检定用动物细胞基质制备及检定规程"的相关要求。生产过程中使用的原材料和辅料应符合相关要求。应采用经过验证的生产工艺进行生产，并对生产工艺全过程进行控制。

4. 质量控制 人用重组 DNA 蛋白制品的质量控制与分子大小、结构特征、质量属性复杂程度以及生产工艺相关。质量控制体系主要包括原、辅料质量控制，生产工艺和过程控制及制品检定等。其检定包括：

（1）原液检定：生物学活性、蛋白质含量、比活性、纯度、高效液相色谱法、分子量、外源性 DNA 残留量、鼠 IgG 残留量、宿主菌蛋白残留量、残余抗生素活性、细菌内毒素检查、等电点、紫外光谱、肽图、N 端氨基酸序列。

（2）半成品检定：细菌内毒素检查、无菌检查。

（3）成品检定：鉴别试验，物理检查（外观、可见异物、装量差异），化学检定（水分、pH、渗透压摩尔浓度），生物学活性，无菌检查，细菌内毒素检查和异常毒性检查。

生物学活性的测定采用细胞病变抑制法或报告基因法。

细胞病变抑制法是以细胞致病效应（CPE）抑制为基础的微量抑制测定法。该法系依据干扰素可以保护人羊膜细胞（WISH）免受水泡性口炎病毒（VSV）破坏的作用，用结晶紫对存活的 WISH 细胞染色，在波长 570nm 处测定其吸光度，可得到干扰素对 WISH 细胞的保护效应曲线，以此测定干扰素生物学活性。

报告基因法适用于Ⅰ型干扰素的测定。本法系将含有干扰素刺激反应元件和荧光素酶基因的质粒转染到 HEK293 细胞中，构建细胞系 HEK293puroISRE-Luc，作为生物学活性测定细胞，当Ⅰ型干扰素与细胞膜上的受体结合后，通过信号转导，激活干扰素刺激反应元件，启动荧光素酶的表达，表达量与干扰素的生物学活性成正相关，加入细胞裂解液和荧光素酶底物后，测定其发光强度，以此测定Ⅰ型干扰素生物学活性。

（桂林医学院　徐　勤）

第十八章 药品质量标准的制定

本章要求

1. 掌握药品质量标准的种类，药品质量标准制定的原则，药品质量标准的主要内容。

2. 熟悉制定药品质量标准的目的和意义，药品质量标准制定的基础。

3. 了解药品质量标准起草说明示例，药品质量标准起草说明的内容。

案例 18-1

ChP2015 硫酸依替米星的质量标准

硫酸依替米星
Liusuan Yitimixing
Etimicin Sulfate

本品为 O-2-氨基-2,3,4,6-四脱氧-6-氨基-α-D-赤型-己吡喃糖基-（1→4）-O-[3-脱氧-4-C-甲基-3（甲氨基）-β-L-阿拉伯吡喃糖基-（1→6）]-2-脱氧-N-乙基-L-链霉胺硫酸盐。按无水物计算，含 $C_{21}H_{43}N_5O_7$ 不得少于 59.0%。

$(C_{21}H_{43}N_5O_7)_2 \cdot 5H_2SO_4$ 1445.58

【性状】 本品为白色或类白色粉末或疏松固体；无臭；极具引湿性。

本品在水中极易溶解，在甲醇、丙酮和冰醋酸中几乎不溶。

比旋度 取本品，精密称定，加水溶解并定量稀释制成每 1ml 中约含 50mg 的溶液，依法测定（通则 0621），比旋度为 +100° 至 +115°。

【鉴别】 （1）取本品与依替米星对照品各适量，分别加水溶解并稀释制成每 1ml 中约含依替米星 50mg 的溶液，作为供试品溶液和对照品溶液；再取庆大霉素 C_{1a} 适量，加供试品溶液溶解并稀释制成每 1ml 中含庆大霉素 C_{1a} 约 2mg 的溶液，作为混合溶液。照薄层色谱法（通则 0502）试验，吸取上述三种溶液各 2μl，分别点于同一硅胶 G 薄层板上，以三氯甲烷-甲醇-氨水（5:3:1.5）为展开剂，展开后，晾干，于 110℃ 加热约 10 分钟，放冷，置碘蒸气中显色至斑点清晰。混合溶液应显两个完全分离的清晰斑点，供试品溶液所显主斑点的位置和颜色应与对照品溶液主斑点的位置和颜色相同。

（2）在含量测定项下记录的色谱图中，供试品溶液主峰的保留时间应与对照品溶液主峰的保留时间一致。

（3）本品的水溶液显硫酸盐的鉴别反应（通则 0301）。

以上（1）、（2）两项可选做一项。

【检查】 酸度 取本品，加水制成每 1ml 中含 50mg 的溶液，依法测定（通则 0631），pH 应为 4.0～6.5。

溶液的澄清度与颜色　取本品5份，分别加水制成每1ml中含75mg的溶液，溶液应澄清无色；如显浑浊，与1号浊度标准液（通则0902第一法）比较，均不得更浓；如显色，与黄色或黄绿色2号标准液（通则0901第一法）比较，均不得更深。

硫酸盐　精密量取硫酸滴定液适量，用水定量稀释制成每1ml中约含硫酸盐（SO_4）0.075、0.15、0.30mg 的溶液，作为对照品溶液（1）、（2）、（3）。照含量测定项下的色谱条件试验，精密量取对照品溶液（1）、（2）、（3）各20μl，分别注入液相色谱仪，以对照品溶液浓度的对数值与相应的峰面积的对数值计算线性回归方程，相关系数（r）应不小于0.99；另精密称取本品适量，加水溶解并定量稀释制成每1ml中约含0.5mg的溶液，作为供试品溶液，同法测定，用线性回归方程计算供试品中硫酸盐的含量。按无水物计算应为31.5%～35.0%。

有关物质　第一法　取本品适量，加流动相溶解并稀释制成每1ml中约含依替米星0.25mg 的溶液，作为供试品溶液；精密量取供试品溶液1ml，置100ml量瓶中，用流动相稀释至刻度，摇匀，作为对照溶液。照含量测定（第一法）项下的色谱条件，精密量取供试品溶液与对照溶液各25μl，分别注入液相色谱仪，记录色谱图至主成分峰保留时间的3倍。供试品溶液色谱图中如有杂质峰，奈替米星按校正后的峰面积计算（乘以校正因子0.8），不得大于对照溶液主峰面积的2.5倍（2.5%），其他单个杂质峰面积不得大于对照溶液主峰面积的2.5倍（2.5%），各杂质校正后峰面积的和不得大于对照溶液主峰面积的5倍（5.0%）。供试品溶液色谱图中小于对照溶液主峰面积0.1倍的峰忽略不计。

第二法　取本品与依替米星对照品适量，精密称定，分别加水溶解并定量稀释制成每1ml中约含依替米星2.0mg的溶液，作为供试品溶液与对照溶液；精密量取对照溶液适量，用水定量稀释制成每1ml中含依替米星各20、50、100μg的溶液作为对照溶液（1）、（2）、（3）。照含量测定（第二法）项下的色谱条件，立即精密量取对照溶液（1）、（2）、（3）各20μl，分别注入液相色谱仪，记录色谱图，以对照溶液浓度的对数值与相应的峰面积的对数值计算线性回归方程，相关系数（r）应不小于0.99；另取供试品溶液，同法测定，记录色谱图至主成分峰保留时间的2倍，供试品溶液色谱图中如有杂质峰（硫酸峰除外），用线性回归方程计算，单个杂质不得过2.5%，杂质总量不得过5.0%，供试品溶液色谱图中小于对照溶液（1）主峰面积0.02倍的峰忽略不计。

残留溶剂　取本品约0.12g，精密称定，置顶空瓶中，精密加水3ml使溶解，密封，作为供试品溶液；精密称取二氯甲烷适量，用甲醇定量稀释制成每1ml中约含1.0mg的溶液，精密量取适量，用水定量稀释制成每1ml中含24μg的溶液，精密量取3ml，置顶空瓶中，密封，作为对照品溶液。照残留溶剂测定法（通则0861第二法）测定。以5%二苯基-95%二甲基聚硅氧烷（或极性相近）为固定液的毛细管柱为色谱柱，初始温度为50℃，保持5分钟，以每分钟35℃的速率升至200℃；检测器温度为260℃；进样口温度为120℃。顶空瓶平衡温度为85℃，平衡时间为30分钟，取供试品溶液与对照品溶液分别顶空进样，记录色谱图，按外标法以峰面积计算，二氯甲烷的残留量应符合规定。

水分　取本品，照水分测定法（通则0832第一法1）测定，含水分不得过10.0%。

炽灼残渣　取本品1.0g，依法测定（通则0841），遗留残渣不得过0.5%。

重金属　取炽灼残渣项下遗留的残渣，依法检查（通则0821第二法），含重金属不得过百万分之二十。

可见异物　取本品5份，用微粒检查用水溶解，依法检查（通则0904），应符合规定（供无菌分装用）。

不溶性微粒　取本品 3 份，用微粒检查用水制成每 1ml 中含 60mg 的溶液，依法检查（通则 0903），每 1g 样品中，含 10μm 及 10μm 以上的微粒不得过 6000 粒，含 25μm 及 25μm 以上的微粒不得过 600 粒（供无菌分装用）。

细菌内毒素　取本品，依法检查（通则 1143），每 1mg 依替米星中含内毒素的量应小于 0.50 EU（供注射用）。

【含量测定】　第一法　照高效液相色谱法（通则 0512）测定。

色谱条件与系统适用性试验　用十八烷基硅烷键合硅胶为填充剂（4.6mm×250mm，5μm 或效能相当的色谱柱），以 0.2mol/L 三氟醋酸溶液（含 0.05% 五氟丙酸，1.5g/L 无水硫酸钠，0.8%（V/V）的 50% 氢氧化钠溶液，用 50% 氢氧化钠溶液调节 pH 至 3.5）-乙腈（96∶4）为流动相，柱温为 35℃，流速为每分钟 1.0ml，用积分脉冲安培电化学检测器检测，检测电极为金电极（推荐使用 3mm 直径），参比电极为 Ag/AgCl 复合电极，钛合金对电极，四波形检测电位（见下表），柱后加碱（50% 氢氧化钠溶液 1→25，推荐流速每分钟 0.5ml）。分别取依替米星对照品和奈替米星标准品各适量，加流动相溶解并稀释制成每 1ml 中各约含 0.025mg 的混合溶液，作为系统适用性溶液，取系统适用性溶液 25μl 注入液相色谱仪，依替米星峰和奈替米星峰间的分离度应大于 4.0。另取依替米星对照品适量，加流动相溶解并稀释制成每 1ml 中约含 0.0025mg 的溶液，作为灵敏度溶液，取灵敏度溶液 25μl 注入液相色谱仪，依替米星峰峰高的信噪比应大于 10。

时间（秒钟）	电位（V）	积分
0.00	+0.10	
0.20	+0.10	开始
0.40	+0.10	结束
0.41	−2.00	
0.42	−2.00	
0.43	+0.60	
0.44	−0.10	
0.50	−0.10	

测定法　取本品适量，精密称定，加流动相溶解并稀释制成每 1ml 中约含依替米星 0.025 mg 的溶液，作为供试品溶液，精密量取 25 μl 注入液相色谱仪，记录色谱图；另取依替米星对照品，精密称定，同法测定。按外标法以峰面积计算，即得。

第二法　照高效液相色谱法（通则 0512）测定。

色谱条件与系统适用性试验　用十八烷基硅烷键合硅胶为填充剂（pH 范围 0.8～8.0）；以 0.2mol/L 三氟醋酸溶液-甲醇（84∶16）为流动相；流速为每分钟 0.5ml；用蒸发光散射检测器检测（参考条件：漂移管温度 100℃，载气流速为每分钟 2.6L）。取依替米星对照品和奈替米星标准品各适量，加水溶解并稀释制成每 1ml 中各含 0.2mg 的混合溶液，取 20μl 注入液相色谱仪，记录色谱图，依替米星峰和奈替米星峰的分离度应大于 1.2。

测定法　取依替米星对照品适量，精密称定，分别加水溶解并定量稀释制成每 1 ml 中约含依替米星 1.0、0.5、0.25mg 的溶液作为对照品溶液（1）、（2）、（3）。精密量取上述三种溶液各 20μl，分别注入液相色谱仪，记录色谱图，以对照品溶液浓度的对数值对相应的峰面积的对数值计算线性回归方程，相关系数（r）应不小于 0.99；另取本品适量，精密称定，加水溶解并定量稀释制成每 1ml 中约含依替米星 0.5mg 的溶液，同法测定，用线性回归方程计算供试品中 $C_{21}H_{43}N_5O_7$ 的含量。

【类别】 氨基糖苷类抗生素。

【贮藏】 严封，在干燥处保存。

【制剂】 （1）硫酸依替米星注射液（2）注射用硫酸依替米星

附：

杂质

杂质编号	名称	（A）环			（B）环		（C）环
		R_1	R_2	R_3	R_4	R_5	
	依替米星	NH_2	H	NH_2	H	C_2H_5	+
A	1-N-乙基-加洛糖胺		脱去 A 环		H	C_2H_5	+
B	1，3-N-二乙基-加洛糖胺		脱去 A 环		C_2H_5	C_2H_5	+
C		NH_2	H	NH_2		C_2H_5	脱去 C 环
D	西索米星*	NH_2	H	NH_2	H	H	+
E	庆大霉素 C_{1a}	NH_2	H	NH_2	H	H	+
F	小诺霉素	CH_3NH	H	NH_2	H	H	+
G		OH	H	NH_2	H	C_2H_5	+
H	奈替米星*	NH_2	H	NH_2	H	C_2H_5	+
I	1-N-乙基-小诺霉素	CH_3NH	H	NH_2	H	C_2H_5	+
J	6-N-乙基庆大霉素 C_{1a}	C_2H_5NH	H	NH_2	H	H	+
K	3-N-乙基依替米星	NH_2	H	NH_2	C_2H_5	C_2H_5	+
L	中间体 P1	CH_3CONH	H	CH_3CONH	CH_3CO	H	+

*表示 4′，5′之间为双键

问题：

1. 依据上述案例，试述药品质量标准包括哪些内容？

2. 与 ChP2010 硫酸依替米星的质量标准相比，ChP2015 硫酸依替米星的质量标准做了哪些修改？其修改是否违背药品质量标准制定的基本原则？

3. 依据 ChP2015 硫酸依替米星的有关物质检查，试述药品杂质控制的基本理念，以及在新药研制过程中杂质研究如何进行？

第一节 概　述

一、制定药品质量标准的目的和意义

药品质量标准是对药品质量特性参数、规格、检验方法和贮藏等所作的技术规定，也是药品生产、供应、使用、检验和药政管理部门共同遵循的法定依据。药品作为一种特殊商品，其质量的优劣直接影响到药品的安全性和有效性，关系到用药者的身体健康与生命安危。制定药品质量标准的目的是加强对药品质量的控制及行政管理，保障人民群众用药安全。

加强药品质量标准的研究，制定并贯彻统一的药品标准，将对我国的医药科学技术、生产管理、经济效益和社会效益产生良好的影响与促进作用；将有利于促进药品国际技术交流和推动进出口贸易的发展。

二、药品质量标准的分类

（一）法定药品质量标准

2015 年 4 月 24 日修订通过的《中华人民共和国药品管理法》中明确规定"药品必须符合国家药品标准"、"国务院药品监督管理部门颁布的《中华人民共和国药典》和药品标准为国家药品标准"。国务院药品监督管理部门组织药典委员会，负责国家药品标准的制定和修订。

2007 年 10 月 1 日起施行的《药品注册管理办法》也明确规定：国家药品标准，是指国家食品药品监督管理局颁布的《中华人民共和国药典》、药品注册标准和其他药品标准，其内容包括质量指标、检验方法以及生产工艺等技术要求。

我国法定药品质量标准即国家药品标准，包括《中华人民共和国药典》、药品标准（药品标准全称为《中华人民共和国卫生部药品标准》或《国家食品药品监督管理局药品标准》，简称为《部颁标准》或《局颁标准》）和药品注册标准。

药品标准通常收载疗效较好、在国内广泛应用、准备今后过渡到药典的品种。另有一部分品种并不准备上升到药典，而是因为国内有多处生产，有必要制定统一的质量标准共同执行。

药品注册标准，是指国家食品药品监督管理局批准给申请人特定药品的标准，生产该药品的药品生产企业必须执行该注册标准。药品注册标准不得低于中国药典的规定。药品注册标准的项目及其检验方法的设定，应当符合中国药典的基本要求、国家食品药品监督管理局发布的技术指导原则及国家药品标准编写原则。

（二）其他药品标准

按照《药品注册管理办法》，药品的研发是一个动态的过程，分为临床前研究、临床研究、生产上市三个阶段。依据药物研发的不同阶段，药品质量标准分为临床研究用药品质量标准、生产用试行药品质量标准和生产用正式药品质量标准。另外，依据药品质量标准指定的主体可分为法定标准和企业标准。

1. 临床研究用药品质量标准 根据《药品注册管理办法》的规定，开发研制的新药必须按照国务院药品监督管理部门的规定如实报送研制方法、质量指标、药理及毒理试验结果等有关资料和样品，经批准后，方可进行临床试验。在进行临床研究阶段，为了保证用药的安全和使临床研究的结论可靠，应根据新药研究中发现的问题和评价的结果，由新药研制单位制定一个临时性的质量标准，并报国家药品监督管理部门批准，即"临床研究用药品质量标准"。该标准仅在临床试验期间有效，并仅供研制单位与临床试验单位使用。

临床研究用药品质量标准重点在于保证临床研究用药品的安全性。由于人们对所研发药品特性（包括药学和药理毒理方面）认识的局限，临床研究用质量标准中的质量控制项目应尽可能的全面，以便从不同的角度全面控制产品的质量。对影响产品安全性的考察项目，均应列入质量标准，如残留溶剂、杂质等，其限度可通过文献资料或动物安全性试验结果初步确定。

2. 生产用试行药品质量标准　生产用试行药品质量标准是新药研制单位申报生产时制定的。生产用试行质量标准重点考虑生产工艺中试研究或工业化生产后产品质量的变化情况，并结合临床研究的结果对质量标准的项目或限度做适当的调整和修订，在保证产品安全性的同时，还要注重质量标准的实用性。

3. 生产用正式药品质量标准　生产用试行药品质量标准，在试行期满后，经国家食品药品监督管理局批准转正，即成为生产用正式药品质量标准。该标准应注重产品实测数据的积累，调整和完善检测项目。随着生产工艺的稳定、成熟，以及产品质量的提高，不断地提高质量标准，使其更有效地控制产品的质量，同时通过实践证实质量标准中所用检测方法的可行性和稳定性，并随着新技术的发展，不断地改进或优化检测方法，使操作更加简便、快捷。

4. 企业标准　企业标准，又称企业内部标准，是由药品生产企业自己制定并用于控制其药品质量的标准，属于非法定标准，仅在本厂或本系统的管理上有约束力。企业标准一般高于法定标准，多是在法定标准的基础上增加检验项目或提高关键项目的限度标准。企业标准的提高，使产品技术含量增加、质量提高，在企业创优、企业竞争，特别是在保护优质产品本身以及严防假冒等方面均起到了重要作用。国外较大的企业都有企业标准，一般是非公开的，对外保密。

三、药品质量标准制定的基础

药品质量研究与质量标准的制定，是新药研究的主要内容之一。药品的质量不仅受药物自身的理化与生物学特性的制约，同时又受到药物的来源、生产工艺以及贮藏运输过程中的各个环节所影响。所以，质量标准的制定涉及新药研发的各个方面，只有在对药品各个方面进行大量和全面的质量研究和考察基础上，才能制定出保证药品安全有效的质量标准。通常研究和制定新药质量标准前应研究和考察的工作主要包括以下几个方面。

（一）文献资料的查阅及整理

制定新药质量标准之前，首先要查阅相关的国内外文献资料。对于结构全新的创新药物，要查阅大量的文献资料，来证实这个药物的确是全新的创新药物。虽然结构全新的创新药物没有直接的文献可供查阅，但可以查阅其结构相似化合物的文献资料作为参考。对于仿制药物，应系统地查阅其有关的文献资料，一方面供研究及制定质量标准时参考；另一方面在把制定的新药质量标准（草案）上报 CFDA 审批时，也要同时把有关的文献资料一并上报备查，这是新药报批的要求。

（二）有关研究资料的了解

1. 结构和理化性质　查阅文献资料，深入分析待测药物或其类似物的化学结构，按照《中国药品通用名称》的命名原则对新药进行命名；利用已学过的知识，依据其理化性质，如溶解度、旋光性、pKa 值、化学反应性、光谱性质等，设计鉴别、检查和含量测定项目及其相应检测方法。

2. 生产工艺　原料药合成工艺的差异可能得到不同的异构体、晶型和杂质，如合成过程中所用的起始原料、中间体、有机溶剂、反应条件以及生产管道和器皿等。对于制剂而言，不同的处方、辅料、制剂工艺等也会对制剂安全性和有效性产生明显的影响。因此，制定质量标准必须以确定的生产工艺为前提。

同一药物的不同晶型，因其理化性质不同，其溶出度和生物利用度不同，尤其是胃肠道难以吸收的药物，因此在制定质量标准时必须对药物的晶型进行研究。对于具有多晶型的药物来说，需要考虑在质量标准中对晶型进行限定。

杂质研究是药品质量标准研究和制定过程中主要内容之一，也是药物毒副作用主要来源。如 β-内酰胺抗生素中微量聚合物杂质可能导致过敏反应。在杂质研究中，不仅需要对杂质的种类、结构、理化性质和来源研究清楚，还需要对其生物学效应（特别是毒副作用）进行专门研究。只有在对杂质充分研究的基础上，才能合理地制定药品质量标准中杂质检验的项目和限度，确保药品的安全性。

3. 药物代谢及其动力学 药物的药效与毒理作用与药物的吸收、转运、分布、代谢和排泄等有直接的关系，因此，药物代谢及其动力学的相关研究资料也是制定科学合理质量标准的依据之一。

4. 稳定性 药品的稳定性直接影响药品的有效性和安全性。一般需要针对贮藏过程中影响药物质量的因素，如温度、湿度、光线以及包装等，采用加速试验和室温留样试验来考察药品稳定性特点，以确定药品的贮藏条件和有效期。

5. 制剂学 药品的剂型、辅料、其他添加剂等都可能对药物的生物利用度、稳定性和检测方法造成影响，需根据具体制剂的生产工艺及其质量控制的特点选择相应的检验项目和标准。如固体制剂需考虑含量的均一性和其溶出特性等，注射剂需考虑热原、pH 等。

（三）药品质量标准的建立

药品质量标准的建立包括以下过程：

1. 质量研究内容的确定 原料药和制剂质量研究的侧重点不同。原料药的质量研究在确证化学结构或组分的基础上进行，主要内容有外观、溶解性、物理常数、鉴别、纯度检查和含量测定；制剂质量研究的内容，应在原料药质量研究的基础上，结合剂型的特点、处方工艺及临床使用方法来确定，主要包括外观、鉴别、杂质检查（重点是降解产物）、制剂检查和含量测定。

2. 方法学研究 要根据所选择的研究项目和试验目的选择试验方法。方法的选择要有依据，包括文献、理论及试验的依据。常规项目可采用药典收载的方法。视不同项目进行相应的方法学验证，以保证方法的可靠性。ChP、USP、ICH 等对方法学验证均有具体要求。

3. 质量标准项目及限度的确定 质量标准的项目和限度本着控制药品质量的目的，应在充分的质量研究基础上，根据不同药物的特性进行确定。质量标准中既要设置通用性项目，又要设置针对产品特点的项目。限度的确定既要考虑安全性、有效性，又要考虑生产的可行性与研发时样品的一致性。

4. 质量标准的制定 根据已经确定的质量标准的项目和限度，参照现行药品质量标准的规范用语和格式，制定科学、合理、可行的质量标准。

5. 质量标准的修订 随着分析技术的发展、生产质量数据的积累，以及生产工艺的提高，质量标准应进行相应的修订。

四、药品质量标准制定的原则

制定药品质量标准，必须坚持质量第一，充分体现"安全有效、技术先进、经济合理、不断完善"的原则。

1. 安全性与有效性 安全（毒副作用小）和有效（疗效确切）是药品必须具备的两个基本条件，是药品质量优劣的充分体现。凡影响药品安全性和有效性的因素，均应在制定质量标准时仔细研究，并纳入标准中。如药物的毒副反应一方面是由药物本身造成的；另一方面可能是由引入的杂质造成的。因此，进行新药研究时，除进行相关的药效学试验外，还需进行毒理学试验，以确认药品自身无严重毒副作用，保证用药的安全；同时需对可能产生的杂质进行深入研究，对毒性较大的杂质严格控制，对生物利用度及临床疗效有较大影响的晶型及异构体着重研究，以确保药品的质量。

2. 先进性 在制定药品质量标准时，要注意吸收国内外的科研成果，促进科学研究与标准化工作的有效结合，使我国医药领域的自主创新技术通过标准转化为生产力，提高我国药品的国际竞争力。总之，既要考虑当前国内实际条件，又要反映新技术的应用和发展，不断完善和提高检测水平。

3. 科学性与实用性 从来源、生产、流通及使用等各个环节了解影响药品质量的因素，有针对性地设置科学的检测项目，建立可靠的检测方法，规定合理的判断标准，加强对药品内在质量的控制。在确保能准确控制质量的前提下，应倡导简便、快速、实用。

4. 规范性 制定药品质量标准，尤其是新药的质量标准，要按照国家食品药品监督管理总局制定的基本原则、基本要求和一般的研究规则进行，做到标准的体例格式、名词术语、计量单位、数字符号以及通用检测方法等统一规范。

总之，经过细致的质量研究工作，在确保人民用药安全有效的原则下，制定出既能确保药品质量，又能符合生产实际水平的药品质量标准。同时还应充分认识到，一个药品的质量标准，随着科学技术和生产水平的不断发展与提高，也将相应地提高。如原有的质量标准不足以控制药品质量时，可以修订某项指标、补充新的内容、增删某些项目，甚至可以改进一些检验技术。所以，一个药品的质量标准仅在某一历史阶段有效，而不是固定不变的，药品质量标准的制定是一项长期的不断完善的研究工作，它在新药的研制和对老药的再评价中均具有相当重要的意义。

五、药品质量标准起草说明

制定新药质量标准的同时，应编写起草说明。质量标准的起草说明是对新药质量标准的详细注释，其内容应充分反映质量标准的制定过程，并用实验的数据、结果和结论详细说明所订分析项目及限度的合理性及各种检测方法的可靠性。起草说明在新药申报时，作为行政审批部门的参考，还是今后执行和修订质量标准的重要参考资料。

（一）原料药质量标准起草说明的内容

原料药质量标准的起草说明应包括：

（1）基本概述：说明药品的临床用途，我国投产的历史，有关工艺改革及重大科研成就，国外药典收载情况及目前国内生产情况和质量水平。

（2）生产工艺：包括工艺流程和化学反应式、起始原料和有机溶媒、反应条件（温度、压力、时间、催化剂等）和操作步骤、精制方法、主要理化常数及阶段性的数据积累结果及可能引入成品中的杂质等。如国内生产厂家存在有不同的工艺路线或精制方法，应分别列出，并尽可能注明厂家。

（3）标准制定的意见或理由：按标准内容依次说明，包括产品质量的具体数据或生产厂家检验结果的统计。对未载入药典通则的鉴别、检查和含量测定的方法，要根据现有资料说明其原理，特别是操作中的注意事项应加以详细说明。所用试药、试液、滴定液、缓冲液等，应当采用现行版《中国药典》收载的品种及浓度，有不同的，也应详细说明。提供的标准品或对照品应另附资料，说明其来源、理化常数、纯度、含量及其测定方法和数据。对个别进行过方法学研究的项目，要另附专题研究报告。

（4）质量标准的对比：与国外药典或原标准进行对比，并对本标准的水平进行评价。

（5）起草单位和复核单位对本标准的意见，包括本标准中尚存在的问题，以及今后的改进意见。

（6）主要的参考文献。

（二）新增制剂标准起草说明的内容

新增制剂标准起草说明的内容应包括：

（1）制剂处方及工艺研究资料：包括起始物料、处方筛选、生产工艺及验证资料。要列出药用辅料的品名、用量，简要的制备方法。如国内生产厂有多种处方时，也应尽可能分别列出，并进行比较。

（2）药用辅料的质量标准：包括与生产工艺及安全性有关的常规试验，如性状、鉴别、检查、含量测定等项目；影响制剂性能的功能性试验，如黏度等。根据不同的生产工艺及用途，药用辅料的残留溶剂、微生物限度或无菌应符合要求；注射用药用辅料的热原或细菌内毒素、无菌等应符合要求。

（3）标准制定的意见和理由：除与新增原料药要求相同外，还应特别注意对制剂的稳定性考察，提供相应材料及提出对有效期建议的说明。

（三）质量标准修订的说明

对修订部分，根据下列情况分别予以说明：

（1）对药典通则方法有实质性修改的项目，应说明参照新通则对产品进行考核的结果，并列出具体数据。

（2）对原标准中检验方法进行过修改的项目，或新增的检验项目，要说明增修订的理由、方法的来源，并列出产品的检验数据。含量测定方法的修改要另附专题研究材料。

（3）对原项目限度的修改，要说明理由并提供当时产品的检验数据，以及与国外药典本项目的比较。对于不修订部分，要写出综合材料说明不修订的理由。

值得强调的是，起草说明中应阐明曾经做过的有关实验，包括不成熟的、尚待完善的或失败的，暂未或不能收载于正文的检定方法的理由，并提供相关的实验资料，以便有关部门审查其实验设计是否合理，以确定为主观或客观原因，从而判定是否需要做进一步的实验。

起草说明的书写格式应按质量标准项目依次予以说明，与研究报告不同，不能以综述性讨论代替。

第二节　药品质量标准的主要内容

药品质量标准的内容包括名称、性状、鉴别、检查、含量测定、类别、贮藏和制剂。现以化学药品为例，介绍药品质量研究与质量标准制定的主要内容。

一、药品名称

药品的名称包括中文名、汉语拼音名和英文名，以及有机药物的化学名称。新药名称的制定，原则上应先按世界卫生组织（world health organization，WHO）编订的国际非专利药品名称命名，确定命名后，再译成中文给出一个法定名称。外文名根据需要也可制定一个新的词干。具体如下：

（1）新药名称要明确、简短、科学，不准用代号及容易混同或夸大疗效的名称。

（2）外文名（拉丁名或英文名）应尽量采用世界卫生组织编订的国际非专利药品名称（international nonproprietary names for pharmaceutical substances，INN），以便国际交流。INN没有的，可采用其他合适的英文名称。

INN是世界卫生组织出版的不定期刊物，主要是推荐和介绍非专利药品名（包括英、拉、法、俄和西班牙等五国文字的名称），也介绍几个发达国家药典或有关资料的名称，并介绍命名的词干、词根等名称，可作为制定新药的名称时的参考。INN的一个显著特点是结构相似、药理作用相同的同一类药物使用统一的词干。例如头孢菌素类抗生素的名称使用统一的词干"cef-"，具有"cef-"词头的药物，如cefaclor（头孢克洛）、cefadroxil（头孢羟氨苄）、cefalexin（头孢氨苄）、cefadine（头孢拉定）、cefotaxime sodium（头孢噻肟钠）、ceftriaxone sodium（头孢曲松钠）等均为头孢菌素类抗生素。用此种命名法命名可以反映出药物的系统性。该书仅介绍主要有效部位结构的名称，对盐类则应加上成盐的基团名称，按ChP写法命名。例如去氧麻黄碱，INN的拉丁名为metamfetaminum，如该品为盐酸盐时，则应命名为metamfetamini hydrochloridum。

（3）中文名尽量与外文名相对应，即音对应、意对应或音意对应，一般以音对应为主。《中国药典》正文收载的中文药品名称为法定名称，系按照《中国药品通用名称》推荐的名称及其命名原则命名。

（4）有机药物化学名称应根据中国化学会编撰的《有机化学命名原则》命名，母体的选定应与国际纯粹与应用化学联合会（IUPAC）的命名系统一致。

（5）天然药物提取物，其外文名根据其植物来源命名者，中文名可结合其原植物属种命名，如artemisinin青蒿素、chrysophanol大黄酚；外文名不结合植物来源命名者，中文名可采用音译，如morphinum吗啡、amikacin阿米卡星。

（6）放射性药品在药品名称中的核素后，加直角方括号标注核素符号及其质量数，如碘［^{131}I］化钠胶囊、锝［^{99m}Tc］焦磷酸盐注射液。

（7）药物制剂的命名，药品名称列于前，剂型名列于其后，如尼美舒利片、阿司匹林肠溶片、布洛芬胶囊等；如有说明剂型或用途等的形容词，则列于原料药名之前，如注射用头孢替唑钠；复方制剂一般以主药加剂型命名，并在药名前加"复方"二字，如复方克霉唑乳膏，或以几个药名简缩并加剂型命名，如维生素AD胶丸、安钠咖注射液等。

（8）对于沿用已久的药名，一般不轻易变动；如必须改动，应将其曾用名作为副名过渡，以免造成混乱。

二、性　　状

药品的性状是药品质量的重要表征之一。ChP在性状项下记载药品的外观、臭、味、溶解度以及物理常数等。现分别讨论如下。

（一）外观性状

外观性状是对药品的色泽和外表等方面的感观规定，它可以在一定程度上反映药品的质量。药品的外观性状包括色泽、聚集状态、臭、味，及在空气中的稳定性等，应予以考察，并注意在贮藏期内是否发生变化，如有变化，应如实描述。由于药典对本项目没有严格的检测方法和判断标准，因此仅用文字对正常的外观性状作一般性的描述。

一般药物色泽的描述可用"白色"（固体）、"无色"（气体或液体），有色药物应根据其应有的色泽加以叙述，如盐酸金霉素：本品为金黄色或黄色结晶。为避免过渡颜色缺失而导致结果误判，如果两个色阶相邻可用"或"来描述，如"类白色或微黄色"；如果色阶之间相隔两个或两个以上，应采用"至"来描述，如"白色至微黄色"；尽量避免用特殊的形容词（如琥珀色或乳白色等）来描述。

臭应是指药品本身所固有的，不包括因混有不应有的残留有机溶剂而带入的异臭，如二巯丁二钠有类似蒜的特臭。如药品出现不应有的异臭时就说明其质量有问题。

具有特有味觉的药品，必须加以记述，如盐酸金霉素"味苦"，硫酸亚铁"味咸、涩"。但毒、剧、麻药则不作"味"的记述，如盐酸吗啡：本品为白色、有丝光的针状结晶或结晶性粉末；无臭，遇光易变质。此处对"味"不作记述。

有的药品外观性状可因生产条件的不同而有差异，只要这些差异不影响质量和疗效，一般是允许的。但遇有药品的晶型、细度或制成溶液后的颜色对质量有较大影响而需要作严格控制时，应在检查项下另作具体规定。另外，如药品有遇光变色、易吸湿、风化、挥发等情况，应如实描述，并与贮藏条件项相呼应。如盐酸去氯羟嗪：本品为白色至微黄色粉末；无臭，味苦；有引湿性。其贮藏条件为遮光，密封保存。

药物制剂性状描述一般如下：普通压制片应描述其颜色，异形片还应描述其性状，如长条形、椭圆形、三角形等；包衣片应描述为薄膜衣片、糖衣片、肠溶包衣片，以及除去包衣后片芯的颜色，如阿莫西林克拉维酸钾片：本品为薄膜衣片，除去包衣后显类白色至淡黄色。注射液一般为澄明液体（水溶液），但也有混悬液或黏稠性溶液，需对颜色描述；颜色描述一般以黄色或黄绿色各号标准比色液为基准，浅于 1 号稀释一倍的为"无色"，介于 2 号以下的为"几乎无色"，介于 4 号以下的为"微黄色"，介于 6 号以下的为"淡黄色"，介于 8 号以下的为"黄色"，如更昔洛韦氯化钠注射液：本品为无色澄明液体。硬胶囊剂应描述内容物的颜色、形状等；如有特有的臭、味，引湿性及溶解性，或影响外观性状的常见情况，以及遇光变质等，也应描述，如吡拉西坦胶囊：本品内容物为白色或类白色颗粒状粉末或粉末。

（二）溶解度

溶解度是药品的一种物理性质，在一定程度上可反映药品的质量。各药品项下选用的部分溶剂及其在该溶剂中的溶解性能，可供精制或制备溶液时参考，对在特定溶剂中的溶解性能需做质量控制时，应在该药品检查项下另做具体规定。

ChP2015 中规定药品的溶解性能，用"极易溶解"、"易溶"、"溶解"、"略溶"、"微溶"、"极微溶解"和"几乎不溶或不溶"等术语来表示。如"溶解"是指溶质 1g（ml）能在溶剂 10～不到 30ml 溶剂中溶解。

一般要考察药物在水及常用溶剂中的溶解度，应尽量采用与该药品溶解特性密切相关，配制制剂、制备溶液或精制等所用的常用溶剂。影响药品溶解度的因素很多，药品的晶型不同及所含结晶水的不同均会影响其溶解度；另外，有机碱的盐，若在成盐过程中加入的酸量不足，则会影响其在水中的溶解度。当药品的溶解度出现明显异常的情况时，应做进一步研究。

测定溶解度的方法：除另有规定外，称取研成细粉的供试品或量取液体供试品，于25℃±2℃一定容量的溶剂中，每隔5分钟强力振摇30秒，观察30分钟内的溶解情况，如无目视可见的溶质颗粒或液滴时，即视为完全溶解。

易于溶解的样品，取样可在1~3g之间；贵重药品及毒剧药可酌情减量，亦可用逐渐加入溶剂的方法，溶剂品种也可适当减少，但至少要做水、酸、碱、乙醇等溶剂。

（三）物理常数

物理常数包括相对密度、馏程、熔点、凝点、比旋度、折光率、黏度、吸收系数、碘值、皂化值和酸值等，其测定结果不仅对药品具有鉴别意义，也可反映药品的纯度，是评价药品质量的主要指标之一。质量标准中采用哪些物理常数控制质量，则根据该药品的特性或检定工作的需要来选定。

测定时，要严格按照现行版中国药典或国外药典的通则中有关规定的方法和要求进行实验研究。详见"第二章"和"第十四章"。

三、鉴　别

药物的鉴别是指用理化方法或生物学方法来证明已知药物的真伪，是药品质量控制的一个重要环节。鉴别试验只是反映已知药品的某些物理、化学或生物学等性质的特征，不是对该药品进行结构确证，也不是对未知物进行定性分析，因此只要求所采用的方法专属性强、重现性好、灵敏度高、操作简便、快速。现将常用鉴别方法及选择的基本原则讨论如下。

（一）常用鉴别方法的特点

化学鉴别法操作简便、快速，实验成本低，是药物鉴别常用的方法，但要选用反应明显、专属性较强的方法。化学鉴别法中，应对方法的取用量、操作和应观察到现象要有明确的叙述；若为ChP通则中"一般鉴别反应"中收载的方法，可直接引用；如果为同类药物的共同反应，则应增加一个能在同类药品中相互区别的反应；在制定方法时，应进行空白试验，以免出现假阳性结果；尽可能避免采用利用化学生成具有特臭的挥发性产物，依靠嗅觉进行鉴别，尤其是对生成有毒的挥发性物质，更不能采用。

常用于药物鉴别的光谱法主要有紫外-可见分光光度法和红外分光光度法。红外分光光度法特征性强，是结构明确的原料药最优选的方法。紫外-可见分光光度法因其光谱较为简单、平坦，用作鉴别的专属性不强。紫外-可见分光光度法应规定在规定溶剂中的最大吸收波长，必要时，规定最小吸收波长；或规定几个最大吸收波长处的吸光度比值或特定波长处的吸光度，以提高鉴别的专属性。

色谱法是采用与对照品或标准品，在相同条件下进行色谱分离并进行比较，要求其保留行为（如保留时间、比移值）和检测结果（如薄层色谱显色结果）都相互一致作为鉴别药品的方法。常用的有TLC、HPLC、GC等。在药物的鉴别试验中，由于TLC法操作简便、实验成本低，是色谱法中应用最广的一种方法；若药物的杂质检查或含量测定采用GC或HPLC法，则可同时用于药物的鉴别。HPLC法鉴别在药典中收载率大幅度上升。选用色谱法进行鉴别试验时，必须进行系统适用性试验。

生物学方法是利用微生物或实验动物进行鉴别的方法。一般来源于生物体或发酵提取制得的酶类、激素类药品，因其结果复杂，但具有明显的与临床疗效相关的生物学反应，可用体内或体外的生物学方法进行鉴别。由于其特殊性、局限性，应用相对较少。

（二）鉴别法选用的基本原则

在药品质量标准的制定中，可用作鉴别试验的方法很多，选择什么方法，选哪几种方法，可参考以下的基本原则：

（1）选用的方法要有一定的专属性、灵敏度，且便于推广。

（2）化学法与仪器法相结合。一般选用2～4种方法进行鉴别，相互取长补短。

（3）尽可能采用药典中收载的方法。

（4）制剂的鉴别，在具备专属性的前提下，通常尽可能采用与原料药相同的方法。一般至少采用两种以上不同类别的方法，如化学法和色谱法等；由于制剂中辅料的干扰和影响，不宜用原料药性状项下的物理常数作为鉴别；制剂的鉴别通常需要把主药提取出来以后再选用适当的方法进行鉴别；采用化学法进行鉴别时，不仅应考虑辅料对鉴别的干扰而予以排除外，还应考虑制定能与同类药物或化学结构相近药物相区别的鉴别试验也应排除；采用红外光谱鉴别时应明确规定供试品的处理方法。

四、检　查

检查项目应从药品安全性、有效性、均一性和纯度要求等方面开展。依据 ChP，安全性检查包括无菌、热原、细菌内毒素、异常毒性、升压或降压物质等方面的检查。有效性检查是指与疗效相关，但在鉴别、纯度检查和含量测定中不能有效控制的项目，如粒度或粒度分布、结晶性、晶型、异构体等。均一性检查主要是对制剂均匀程度的检查，如重量（或装量）差异、含量均匀度检查等。纯度检查是检查项下的主要内容，是对药物中的杂质进行检查。药品中的杂质将直接影响到药品的安全性、有效性和纯度要求。

（一）有效性试验

有效性试验方面的检查项目包括：影响药物生物利用度的项目，如粒度或粒度分布、结晶性、晶型、异构体；依据药物的主要作用而有针对性设置的项目，如抗酸药必须检查"制酸力"；物理性能检查项目，如吸着力、吸水力、锥入度、分子量与分子量分布等；含有一些特殊基团的药物，如含乙炔基药物应控制乙炔基含量、含氟药物检查"含氟量"、含氯药物检查"含氯量"、含氮药物检查"含氮量"等，需要注意的是，这些"含氟量"、"含氮量"、"含氯量"检查是作为含量测定的补充，而与杂质限度检查中的"氟化物"、"氯化物"、"蛋白质"等检查项目的意义不同。

对于制剂而言，除了ChP通则中制剂通则规定的该剂型检查项目外，还有部分有效性试验方面的检查项目，如溶出度、释放度等。

（二）杂质检查

1. 杂质检查项目与限度　药品质量标准中的杂质系指在按照经国家药品监督管理部门依法审查批准的规定工艺和规定原辅料生产的药品中，由其生产工艺或原辅料带入的杂质，或在贮存过程中产生的杂质。药品杂质按理化性质一般分为三类：有机杂质、无机杂质及残留溶剂，CFDA、ICH 和美国 FDA 均采用这种分类方法。研究者应结合实际制定出能真实反映药品质量的杂质控制项目，以确保药品的安全有效。

无机杂质包括试剂、配位体、催化剂、重金属、无机盐及过滤介质、活性炭等。具体制定时，应根据药品的生产工艺、起始原料情况确定检查项目，但对于无机毒性杂质，一般应在其质量标准中规定其检查项。无机杂质检查方法一般均按现行版 ChP 通则中方法进行试验，并要求说明选用方法的理由和实验中产生的现象及解决办法。操作中注意事项可参照《中国药品检验标准操作规范》。对无机杂质除制定限度外，在试验时，还应配制不同浓度的系列杂质对照溶液，考察多批产品所含杂质数据，确定所含杂质的范围。

残留溶剂是指生产工艺中使用的有机溶剂，如苯、三氯甲烷、甲醇、乙酸乙酯、丙酮等。由于某些有机溶剂具有致癌、致突变、有害健康以及危害环境等特性，且残留溶剂亦在一定程度上反映精制等后处理工艺的可行性，故应对生产工艺中使用的有机溶剂在药物中的残留量进行研究。残留溶剂的检查方法一般采用 GC。限度一般应符合 ChP 通则的规定，如有特殊要求，应在标准中说明。

有机杂质包括合成中未反应完全的反应物及试剂、中间体、副产物、试剂、催化剂和降解产物等，这类杂质的化学结构与活性成分的结构类似或具渊源关系，故通常又称之为特殊杂质（或有关物质）。

杂质限度的制定应当以安全、稳定为前提，综合考虑杂质的安全性、生产的可行性与产品的稳定性。

对于毒性杂质，以安全性为前提。严格控制与主成分有不同药理活性或有毒性的杂质，应当根据毒理学研究结果、用药人群、给药途径和日给药剂量综合考虑来确定杂质的限度。

对于降解杂质，以稳定性为前提。根据室温留样的稳定性考察结果和可接受的降解程度为依据来确定杂质的限度。

对于信号杂质，以工艺的先进性和稳定性为前提。在用合格原料、先进生产工艺和严格操作规程下生产时，以共生杂质或难以消除杂质的综合水平来确定杂质的限度。

同时，在保证安全有效的前提下，还应考虑药品生产成本和消费者对药品价格的承受力、不同生产工艺的情况、生产批间的差异、测定方法的灵敏度与测定误差等因素。

2. 特殊杂质的研究　在药品质量标准的研究与制定过程中，特殊杂质研究是其重要内容之一，也是难点之一，下面对特殊物质的研究进行详细介绍。

（1）特殊杂质研究的规范：根据 ICH 的要求，创新药物原料药和新制剂中的杂质，表观含量等于或大于 0.1%（或者等于或高于 ICH 所制定的鉴定限度）的杂质，以及表观含量小于 0.1% 但具强烈生物作用的杂质或毒性杂质，均要求进行定性分析、鉴定结构。这些杂质一般包括药物合成中的有机杂质和稳定性试验中的分（降）解产物，即有关物质。

对于仿制药品，在其研制和生产过程中，也必须研究其杂质谱与原研药品的一致性。如出现新增杂质，应按上述 ICH 的基本要求进行全面研究，制订适宜的检查控制项目。

对于多组分药物中共存的异构体或抗生素多组分，一般不作为杂质检查项目。必要时，这些共存物质可在质量标准中规定其比例，以保证原料药的质量一致性。但当共存物质为毒性杂质时，该物质就不再认为是共存物质。例如，单一对映体药物中，可能共存的其他对映体，应作为杂质检查，并设置"比旋度"或"光学异构体"检查项目；对消旋体药物的质量标准，必要时，则应该设置旋光度检查项目。

（2）特殊杂质研究的基本策略：由于药品中不同的杂质可能具有完全不同的生理活性，从而可能导致不同毒副作用。因此，理想的杂质控制理念应是针对药品中的每一个杂质，依据其生理活性或毒副作用逐一制定其质控限度。在此理念的基础上，在全球药品研发皆提出了"杂质谱研究"，来控制药品中的杂质。

药品中的诸杂质的种类与含量被总称为杂质谱（impurity profiles）。杂质谱控制药品杂质的基本策略如图 18-1 所示，主要内容包括：特殊杂质来源分析、特殊杂质结构的鉴定、特殊杂质控制限度以及特殊杂质质控分析方法的建立及验证等。

图 18-1　特殊杂质研究的基本策略

（3）特殊杂质来源分析：特殊杂质来源分析的目的是结合药品生产具体工艺、药品自身特点等来分析药品中可能产生的杂质及其来源等。特殊杂质来源分析的一般途径如下：

1）对于原料药，依据其合成工艺来分析药品中可能产生的杂质。

2）基于产品的结构特征来分析可能产生的降解产物。如依那普利结构中含有羧酸乙酯基，易发生水解反应，生成羧基，产生杂质依那普利拉；依那普利结构中含有一个羧基和一个氨基，易发生酰化反应生成内酰胺结构，产生杂质依那普利二酮哌嗪。

3）对于制剂，可以通过主药与辅料/包材的相容性研究来分析产生的降解产物。

4）采用强制降解试验来分析药品中潜在的降解产物。即，考察样品在一定的酸、碱、高温、光照、氧化等因素影响下的降解产物；对于固体原料药，需分别考察在固体和溶液状态下的降解产物；必要时，可以根据情况进行以上因素综合存在时的强制降解试验。强制降解试验中，需要注意物料平衡的计算。一般强制降解试验条件见表 18-1。

表 18-1　常见的强制降解试验项目与试验条件

样品类型	强制降解类型	强制降解条件
溶液	酸降解	0.1mol/L HCl，室温～100℃，4 小时
	碱降解	0.1mol/L NaOH，室温～100℃，4 小时
	氧化降解	1%～3% H_2O_2，室温，4 小时
	高温降解	H_2O，100℃，4 小时
	光照降解	紫外光和可见光，照度为 4500 lx ± 500 lx，15 小时

续表

样品类型	强制降解类型	强制降解条件
固体	高温降解	60℃，14 天
	高温高湿降解	40℃/75%RH，14 天
	光照降解	紫外光和可见光，照度为 4500 lx ± 500 lx，15 小时

5）考察样品在确定的实际贮藏条件下所产生的降解产物。即，依据药品性质，确定适宜的贮藏条件，在加速和长期稳定性研究中，考察药品在一定温度、湿度、光线等贮藏过程中随时间产生的降解产物。

（4）特殊杂质结构的鉴定：在杂质谱分析的基础上，对于超过 ICH 相关指导原则中规定的鉴定限度的特殊杂质进行结构确证。特殊杂质鉴定通常有以下三种策略：

1）分离制备杂质样品：利用合成过程的反应母液或加速试验对杂质进行富集，采用适当的方法如柱色谱法、半制备或制备高效液相色谱法等分离纯化得到杂质单体；然后，采用元素分析、UV、IR、NMR 法和 MS 法确证杂质的结构。该方法是杂质结构确证的经典方法。

2）合成杂质对照品，但不分离制备杂质样品：采用 LC-MS、LC-NMR 等方法，结合杂质的来源和产生机理等信息，推测杂质的结构；然后，依据推测的结构，合成可能产生的杂质，并采用元素分析、UV、IR、NMR 法和 MS 法确证其结构，作为杂质对照品；最后，测定药物中杂质与杂质对照品的液相色谱、紫外吸收光谱及质谱特征，比较测定结果，从而确定杂质的结构。

3）分离制备杂质样品，并合成杂质对照品进行确证：用合成过程的反应母液或加速试验对杂质进行富集，采用适当的方法分离纯化得到杂质单体；然后，采用元素分析、UV、IR、NMR 法和 MS 法确证杂质的结构；最后，合成该杂质，进行再确证。

4）按照"质量源于设计（QbD）"的理念，根据药品的生产工艺、反应条件和各种起始物、中间体和终产物的理化性质，推测药品中可能出现的各种杂质，再针对性地设计杂质的分析/验证方法，适当结合反合成技术，确认药品中的杂质。

图 18-2 克林霉素磷酸酯结构式

例 克林霉素磷酸酯原料药杂质的分离和结构鉴定

克林霉素磷酸酯（clindamycin phosphate），化学名为 7-氯-6，7，8-三脱氧-6-（1-甲基-反-4-丙基-L-2-吡咯烷甲酰氨基）-1-硫代-L-苏式-α-D-吡喃半乳辛糖甲苷-2-二氢磷酸酯，为化学半合成的克林霉素衍生物，结构式见图 18-2。

a. 克林霉素磷酸酯原料药的 LC-MS 分析：由克林霉素磷酸酯原料药的 LC-MS 总离子流色谱图（图 18-3）可知，主峰的保留时间为 18.94 min，原料药中 MS 检测出 6 个杂质。其中保留时间 4.27min 处的杂质和保留时间 31.32 min 处的杂质，经 HPLC 验证为克林霉素磷酸酯工业合成的反应物（盐酸林可霉素和克林霉素）。其余的 4 个杂质的保留时间分别为 8.42、11.32、15.62 和 16.95min，依次定义为杂质 1、2、3 和 4。本例中只讲述杂质 1 的鉴别。

b. 杂质 1 的分离制备：色谱柱：Waters BondapakODS C18（300 mm× 7.8 mm ID，5 μm）；流动相：乙腈-水-氨水（200∶800∶1）；用甲酸调至 pH 4.00；流速：1.0 ml/min；检测波长：210 nm。粗品用流动相溶解至 100 mg/ml，过滤，进样 100 μl。收集相对保留时间为 0.57 的峰富集杂质 1。采用大孔吸附树脂除去杂质中的缓冲盐。

图 18-3 克林霉素磷酸酯原料药的 LC-MS 总离子流色谱图

c. 杂质 1 的结构鉴定：经 HPLC 检测验证的杂质 1 纯品，HR-ESI-MS 测定[M+H]⁺质荷比为 491.16（见图 18-4），确定杂质 1 元素组成为 $C_{17}H_{33}N_2O_8PSCl$。根据核磁共振二维谱相关峰对其 ^1H NMR 谱和 ^{13}C NMR 谱进行归属，并对照克林霉素磷酸酯核磁共振谱，杂质 1 谱图显示少了一个 CH_2。氢谱 δ1.69 和 δ1.10 为乙基的特征信号。HMBC 谱表明 C-3'与 H-2'、H-4'、H-6'和 H-7'有相关峰，由此鉴定杂质 1 为克林霉素-B-磷酸酯，结构如图 18-5。

d. 杂质 1 的来源：杂质 1 产生的原因为生产工艺中克林霉素中含有杂质克林霉素 B。

图 18-4 克林霉素磷酸酯原料药中杂质 1 的 MS 图谱　图 18-5 克林霉素磷酸酯原料药中杂质 1 的结构式

（5）特殊杂质控制限度：药物中杂质可能会降低药物的疗效、影响药物的稳定性，甚至可能对人体健康产生危害或产生其他副作用。因此，凡是影响到药品安全、有效的因素均应进行详细规定，对来源于原材料中、药品在贮藏与运输过程中降解的杂质更要进行科学、严谨的分析与研究，应特别注意对临床有毒理作用的杂质进行控制。

1）特殊杂质控制限度设置：特殊杂质限度是有关物质最重要的指标之一，可参考 ICHQ3A 的原则制定（表 18-2、表 18-3）。

表 18-2　ICH 制定的化学原料药中有关物质的鉴定、报告和质控限度

最大日剂量	报告限度	鉴定限度	质控限度
≤2 g	0.05%	0.10%或 1.0mg（取低值）	0.15%或 1.0 mg（取低值）
>2 g	0.03%	0.05%	0.05%

表 18-3　ICH 制定的化学药制剂杂质限度

最大日剂量	报告限度	鉴定限度	质控限度
≤1 g	0.10%	N/A	N/A
>1 g	0.05%	N/A	N/A
<1 mg	N/A	1.0%或 5 μg（取最低值）	N/A
1~10 mg	N/A	0.5%或 20 μg（取最低值）	N/A

续表

最大日剂量	报告限度	鉴定限度	质控限度
>10 mg~2 g	N/A	0.2%或2 mg（取最低值）	N/A
<10 mg	N/A	N/A	1.0%或50 μg（取最低值）
10~100 mg	N/A	N/A	0.5%或200 μg（取最低值）
>100 mg~2 g	N/A	N/A	0.2%或3 mg（取最低值）
>2 g	N/A	0.10%	0.15%

注：报告限度（reporting threshold）：超出此限度的杂质均应在检测报告中报告，并应报告具体的检测数据；鉴定限度（identification threshold）：超出此限度的杂质均应进行定性分析，确定其化学结构；质控限度（qualification threshold）：质量标准中一般允许的杂质限度，如制定的限度高于此限度，则应有充分的依据

2）特殊杂质控制限度论证：是指对一定限度的杂质的生物安全性进行研究和评估，建立杂质的可接受限度并提供包括安全性考虑在内的依据。如果杂质在样品测试中的实际观察值较高，而需要设置一个高于 ICH 论证限（qualification threshold）的控制限度时，则必须提供一个充分合理的论证来说明所设的控制限度是合理的。杂质控制限度论证可参照 ICHQ3A 中的决策树，如图 18-6 所示。

图 18-6　ICHQ3A 中制定和论证杂质合理限度决策树

3）特殊杂质控制限度的论证方法：特殊杂质控制限度的论证方法有对比分析法、科学文

献和主要代谢物法和遗传毒性研究法。

　　a. 对比分析法：仿制药的杂质可以采用相同的已验证的分析方法与 FDA 已批准的同品种人用制剂（参照药品）进行对比研究。如果无法获得参照药品，也可对含有相同原料药，以及相同给药途径和特征的不同药物制剂（如片剂对胶囊）的杂质含量进行研究。如果仿制药中已鉴别杂质的水平与相应已获准上市人用药物的杂质水平相当，则可以认为该杂质得到了合理控制。

　　b. 科学文献和主要代谢物法：如果科学文献已经证明某一水平的杂质在安全性方面没有问题，那么根据这一水平建立的该杂质的限度就无需进一步论证。如果科学文献证明某杂质本身也是原料药在体内代谢的主要代谢物，其安全性是显而易见的，因而即使对该杂质设置高于 ICH 论证限的控制限度，通常也可以认为该杂质已得到合理控制。

　　c. 遗传毒性研究法：由于遗传毒性试验费时间且成本高昂，此法一般是在前两种都无法对杂质合理研究论证的情况下才采取的方法。这项研究可以采用含该杂质的制剂或原料药直接进行研究，但实际上采用已分离的杂质进行研究可能更为恰当。

　　（6）特殊杂质质控分析方法的建立及验证：特殊杂质检查分析方法应专属、灵敏、简便，应尽量采用现代分离分析手段，使主成分与杂质和降解产物均能分开，其检测限应满足限度检查的要求，对于需作定量检查的杂质，方法的定量限应满足相应的要求。特殊杂质的检查方法首选色谱法，如 TLC、HPLC、GC、分子排阻色谱法或毛细管电泳法。详见"第三章"。

　　杂质检查可分为限度检查和定量测定两种情况。用于限度检查的分析方法验证侧重于专属性、检测限和耐用性；用于杂质定量测定的方法验证包括专属性、定量限、线性、范围、准确性、精密度、耐用性。

　　1）专属性：杂质检查中的专属性试验主要考查各种可能存在的杂质以及分解产物与主药的分离效率。在可以获得杂质的情况下，可根据制备工艺，向原料药或制剂中加入一定量的杂质，如加入合成原料、中间体、副反应产物、立体异构体、降解产物等后，作为测试品进行系统适用性研究，考察产品中各杂质峰及主成分峰相互间的分离度是否符合要求，从而验证方法对杂质的分离能力。

　　在不能获得杂质或降解产物的情况下，可采用破坏性试验（即强降解试验）处理样品，获得含有分（降）解产物的样品，比较破坏前后检出的杂质个数和量，尽可能确定各杂质的归属，并检查主峰或主斑点纯度。

　　专属性试验需注意的是：为保证主峰与杂质峰有良好的分离，可采用二极管阵列检测和质谱检测，进行色谱峰纯度检查；如不具备检测峰纯度的试验条件，可通过适当调整流动相的组成或比例使各色谱峰的相对保留时间发生改变，用同一份经加速破坏试验的供试品溶液进样，然后比较流动相调整前后杂质峰的个数；也可采用 TLC 法比较同一份经加速破坏试验的供试品溶液在不同展开系统下的斑点个数及位置，以此佐证杂质分析方法的专属性。

　　2）线性与范围：在杂质的定量测定方法中，范围应根据初步实测结果，拟订出规定限度的±20%。

　　3）准确度：杂质的定量试验可向原料药或制剂中加入已知量杂质进行测定。如果不能得到杂质或降解产物，可用本法测定结果与另一成熟的方法进行比较，如药典标准方法或经过验证的方法。

　　如不能测得杂质或降解产物的相对响应因子，可在线测定杂质或降解产物的相关数据，如采用二极管阵列检测器测定紫外光谱，当杂质的光谱与主成分的光谱相似时，则可采用原料药的响应因子近似计算杂质含量（自身对照法），并应明确单个杂质和杂质总量相当于主成分的重量比（%）或是面积比（%）。

4）灵敏度：药品杂质检查一般为微量分析，因此对杂质限度试验，需证明方法具有足够低的检测限和定量限，以保证需要控制的杂质被检出或被测定。有关物质的检测限和定量限采用信噪比法，一般以信噪比为 3∶1 或 2∶1 时相应的浓度或注入仪器的量确定检测限，定量限一般可接受的信噪比是 10∶1。

5）其他：精密度和耐用性的试验参见"第四章"。

（三）生物安全性检查

药品中若存在可对生物体产生特殊的生理作用或引起药物成分发生变化而影响用药安全的杂质，需要进行异常毒素、热原或细菌内毒素、升压物质、降压物质、无菌与微生物限度、过敏反应等项目检查。一般来源于植物、动物的脏器或微生物发酵提取物，供直接分装注射用制剂的原料药，易污染热原、内毒素，需要进行生物安全性检查。生物安全性检查一般均按现行版 ChP 通则中方法进行试验。

总之，在新药质量标准的研究阶段，检查的项目应尽可能全面考察，但在制定该药品质量标准时应合理地确定其检查项目。例如砷为毒性杂质，在进行新药研制的研究阶段，是肯定要进行检查的项目。但实际上许多药品的检查项下并没有砷盐的检查。根本原因是其含量极低（如小于百万分之一）或不含砷。对于此种药物，砷盐的检查项以不列入质量指标更为合理。

五、含 量 测 定

药品的含量（效价）测定是评价药品质量、保证药品疗效的重要手段，也是药品质量研究的重要内容。凡用理化方法测定药品含量，按照有效物质的质量计算的称为含量测定；凡用生物学方法或生化方法测定生理活性物质，并按效价单位计算的称为效价测定。

（一）含量测定常用的分析方法及其特点

1. 容量分析法 容量分析法又称为滴定分析法。本法虽专属性不强，但其准确度高、精密度好、仪器设备简单、试验成本低、操作简便快速、不需要对照品，故广泛用于原料药的含量测定。ChP2015 采用的容量分析法有非水溶液滴定法（非水碱量法和非水酸量法）、酸碱滴定法、配位滴定法、沉淀滴定法（银量法）、氧化还原滴定法（碘量法、亚硝酸钠滴定法、高锰酸钾法、溴酸钾法、碘酸钾法及高碘酸钾法），其中应用最广的是非水碱量法。

2. 重量分析法 重量分析法准确度高、精密度好，但操作繁琐、费时，样品用量较多，故目前药典中已较少采用。

3. 分光光度法

（1）紫外-可见分光光度法：该法常用于单方制剂的含量测定，以及含量均匀度的检查与溶出度的测定。具有准确度较高、精密度较好、操作简便、快速等优点，但专属性不强。

（2）荧光分析法：本法具有灵敏度高、专属性强等优点，但干扰因素较多，且具荧光的物质较少，所以本法远不如紫外-可见分光光度法应用广泛。ChP2015 利血平片的含量测定，甲地高辛片、利血平片溶出度的测定采用荧光分析法。

（3）原子吸收分光光度法：本法专属性强、灵敏度高，当含金属元素的药物没有更为简便、可靠的定量方法时，可选用此法。ChP2015 口服补液盐（Ⅱ）中钾及总钠的测定，乳酸钠林格注射液、复方乳酸钠葡萄糖注射液中氯化钾、氯化钠、氯化钙的含量测定等均采用本法。

4. 色谱法 色谱法具有分离和分析的能力，具有很强的分离效能，准确度、精密度较高，在药物制剂尤其是复方制剂的含量测定中应用广泛。

（1）高效液相色谱法：色谱柱最常用的填充剂为十八烷基硅烷键合硅胶（ODS）、硅胶、氨基键合硅胶。如果分离效果不好，可改用其他柱。检测器以紫外检测器为主，此外蒸发光散射检测器也有应用。HPLC 法是目前应用最广泛的方法，除用于含量测定外，还可同时用于鉴别和杂质检查，在药典中的收载率大幅度上升。

（2）气相色谱法：气相色谱法主要用于一些挥发性较大的药品的含量测定，由于许多药物难以气化，故 GC 法远没有 HPLC 法应用广泛。ChP2015 收载的维生素 E 及其制剂、甲酚皂溶液、林旦乳膏等的含量测定采用本法。

（3）薄层色谱法（TLC）：由于其准确度、精密度、灵敏度均较差，主要用于测定一些组成复杂的中药制剂，但有逐渐被 HPLC 法取代的趋势。

5. 其他方法

（1）旋光法：主要用于含有手性碳原子但又不是消旋体的药物或其制剂的含量测定。ChP2015 葡萄糖注射液，葡萄糖氯化钠注射液中葡萄糖的含量测定，右旋糖苷 20、40、70 葡萄糖注射液中右旋糖酐 20、40、70 及葡萄糖的含量测定，右旋糖酐 20、40、70 氯化钠注射液中右旋糖苷 20、40、70 等的含量测定采用旋光法。

（2）抗生素微生物检定法：本法具有灵敏度高、样品用量少，测定结果较为直观，测定原理与临床要求相一致，能直接反映抗生素的医疗价值，故仍为抗生素含量测定方法之一。

（3）酶分析法：本法专属性强，精密度及准确度也较好，主要用于酶类药品的效价测定。ChP2015 收载的尿激酶、胃蛋白酶、糜蛋白酶、胰酶、胰蛋白酶、凝血酶等的效价测定均采用酶活力测定法。

（4）放射性药品检定法：放射性药品系指含有放射性核素供医学诊断和治疗用的一类特殊药品。放射性药品检定法可用于放射性诊断或治疗药品的鉴别、纯度检查、放射性浓度测定等。如高锝[^{99m}Tc]酸钠注射液、碘[^{131}I]化钠口服溶液、氙[^{133}Xe]注射液、胶体磷［^{32}P］酸铬注射液、磷［^{32}P］酸钠盐注射液、磷［^{32}P］酸钠盐口服溶液等的测定。

（5）氮测定法：对于结构复杂的含氮有机药物，当无适当的定量分析方法时，可采用氮测定法来测定其氮的含量，再根据含氮百分率来推算供试品的含量。例如蛋白质含量测定法的第一法即为凯氏定氮法，即氮测定法，先用氮测定法求出其氮的含量（一般蛋白质含氮量约 16%），再乘上换算系数 6.25 即可得蛋白质的含量。

链接 18-1

三鹿奶粉事件与凯氏定氮法

食品中蛋白质含量的现行国家标准和国际通行测定方法之一是经典凯氏定氮法，凯氏定氮法实际上是一种检测物质中"氮含量"的方法。蛋白质是一种含氮的有机化合物，药品或食品中的蛋白质经硫酸和催化剂分解后，产生的氨能够与硫酸结合，生成硫酸铵，再经过碱化蒸馏后，成为游离状态的氨，游离氨经硼酸吸收，再以硫酸或盐酸的标准溶液进行滴定，根据酸的消耗量再乘以换算系数，就可以推算出药品或者食品中蛋白质的含量。

2008 年下半年开始，国内各地陆续报道发现患"肾结石"病症的婴幼儿，多名儿童死亡，最终结果直接导致三鹿集团破产。然而按照最初的标准，对三鹿牛奶的检测并没有找到问题所在。

只是在事件的后期，人们才注意到是由于牛奶中大量掺入了三聚氰胺才导致了众多婴幼儿肾结石病症的发生。蛋白质中平均含氮量为16%。以某合格牛奶蛋白质含量为2.8%计算,含氮量为0.44%,某合格奶粉蛋白质含量为18%计算,含氮量为2.88%。而三聚氰胺含氮量为66.6%,是牛奶的170多倍,是奶粉的23倍。每100g牛奶中添加0.1克三聚氰胺,就能提高0.4%蛋白质。据悉,使测试蛋白质含量增加一个百分点,用三聚氰胺的花费只有真实蛋白原料的不足1/5。如此巨大的利润就是不法分子掺假的动力。

（二）选择含量测定方法的基本原则

1. 原料药（化学药）含量测定　原料药要求纯度高,限度严格,其含量测定方法的选择着重考虑准确度高,因此首选容量分析法。在方法设计时要注意：①供试品取用量应满足滴定精度的要求；②滴定终点应明确,可以用指示剂变色或电位法等确定,选用指示剂法时,除考虑指示剂变色敏锐外,还应考虑易得；③如所用试剂对测定有影响,可采用空白试验校正；④方法中应列出含量计算用的每1ml滴定液相当待测成分量的换算因子,一般采用四位有效数字。

UV法由于专属性不强,准确度又不及容量分析法,一般不用于原料药的含量测定；若确需采用UV法测定含量时,最好用对照品比较法。GC法用于具有一定挥发性原料药的测定,HPLC法主要用于抗生素、甾体激素类药物和杂质干扰其他测定方法的原料药的含量测定。此外,酶类药物的效价测定首选酶分析法,放射性药品的含量测定首选放射性药品检定法。

2. 制剂含量测定　药物制剂一般含有辅料,复方制剂中还含有其他药物,且含量较低,其含量测定方法选择的原则如下：①当其原料药的含量测定方法可不受制剂辅料的干扰,且较为简便时,制剂应首选用与原料药相同的测定方法。②当其原料药的含量测定方法受制剂辅料的干扰,可选色谱法,如HPLC和GC,测定制剂中药物的含量；也可选用与原料药相同的测定方法,但应增加预处理方法,排除辅料干扰。③复方制剂或主药为多组分的制剂可选用HPLC和GC测定制剂中药物的含量。④UV法操作简便,适用性广,适于测定制剂的含量,并可同时用于含量均匀度和溶出度的测定,但是应充分考察辅料、共存物质和降解产物等对测定结果的干扰。⑤当制剂中的主药含量很小,且主药的分子结构具有荧光特性,可用荧光分光光度法,因为荧光分光光度法的灵敏度较高。⑥主药分子结构中含有金属元素的可用原子吸收分光光度法。

含量计算方式：化学药制剂的含量,一般均按照其原料药的分子式（包括结晶水和盐类药物的酸根或碱金属盐）进行计算；有些品种,由于用药剂量或习惯原因,也有按无水物或按有效的盐基或有效物质进行计算的。

（三）含量限度的制定

含量限度是指药品质量标准规定的含量合格的范围。药品质量标准中含量限度的制定应从以下几方面综合考虑：

1. 根据药物的剂型　同种药物的不同剂型,含量限度要求不同；一般来说,原料药的含量限度高于制剂；注射液的含量限度高于口服制剂。不同药物的相同剂型,其含量限度也是不同的。如ChP2015 盐酸吗啡原料的含量不得少于99.0%,片剂的含量应为标示量的93.0%~107.0%,注射液的含量应为标示量的95.0%~105.0%,缓释片的含量应为标示量的93.0%~107.0%;盐酸伐昔洛韦原料的含量不得少于98.0%,片剂的含量应为标示量的90.0%~110.0%,

胶囊的含量应为标示量的 90.0%～110.0%。

2. 根据生产的实际水平 对生产工艺成熟、容易纯化的或含量较高的药品，含量限度要求严格一些，有些药物难以纯化，在保证安全有效的前提下，则可适当放宽。如由植物中提取得到的原料药，因原料中含有多种成分，药品的纯度很大程度上取决于分离技术水平，故含量限度也应根据生产的实际水平而定。如硫酸长春新碱在开始生产时不易提纯，原料药规定含量为不得少于 92.0%，根据近年的实际生产水平，现改为 95.0%～105.0%；盐酸罂粟碱因从原料中提取的方法已经成熟和稳定，其原料药规定含量不得少于 99.0%。

3. 根据所用分析方法 药物的含量测定需要采用各种不同的分析方法，不同的分析方法其精密度和准确度的要求不同。容量分析法测定的准确度和精密度都较高，RSD 一般小于 0.2%；UV 法测定灵敏度较高，但考虑到操作误差和仪器间的误差，其 RSD 一般小于 1%；采用 HPLC 法测定时，分离效果好，可排除某些杂质或异构体的干扰，但因进样量小，检测的相对误差较大，一般小于 2%。因此，在制定药物的含量限度时，需考虑方法本身引入的误差。如盐酸赛庚啶原料的含量测定采用非水碱量法，规定含量不得少于 98.5%；炔雌醚原料的含量测定采用 UV 法，规定含量应为 97.5%～102.5%；头孢拉定原料的含量测定采用 HPLC 法，规定含量不得少于 90.0%。

4. 根据主药含量的多少 制定制剂的含量限度还要充分考虑制剂中主药的含量，主药含量高的，其含量限度一般要求也高。如阿司匹林片，每片含主药 0.5g，由于主药含量较多，辅料相对较少，主药分布的均匀度较高，因此含量限度规定较严，ChP2015 规定其含量应为标示量的 95.0%～105.0%；炔雌醇片，每片含主药 5、20、50 或 500μg，片剂中主药少，辅料多，主药分布的均匀度较差，因此含量限度可适当放宽，ChP2015 规定其含量应为标示量的 90.0%～110.0%。一般而言，主药含量较大的片剂，多数含量限度应为标示量的 95.0%～105.0%。

总之，药品的含量限度应根据具体情况而定。限度太高，生产上难以达到；限度太低，药品的安全性和有效性无法保证。因此含量限度的制定应在保证药品质量的前提下，考虑生产工艺和工业化生产规模产品的实际情况，合理地确定。

六、贮　藏

药品的贮藏条件及药品有效期都是通过药品稳定性试验来确定的。稳定性试验的目的是考察原料药或药物制剂在温度、湿度、光线等的影响下随时间变化的规律，为药品的生产、包装、贮存、运输条件提供科学依据，同时通过试验建立药品的有效期。药品稳定性试验按照 ChP2015 通则 9000 原料药与药物制剂稳定性试验指导原则进行。

（一）药品稳定性试验的分类及目的

1. 影响因素试验 此项试验是在比加速试验更激烈的条件下进行。原料药进行此项试验的目的是探讨药物的固有稳定性、了解影响其稳定性的因素及可能的降解途径与降解产物，为制剂生产工艺、包装、贮存条件与建立降解产物的分析方法提供科学依据。药物制剂进行此项试验的目的是考察制剂处方的合理性与生产工艺及包装条件。

供试品可以用一批原料药或一批制剂进行。将供试品置适宜的开口容器中（如称量瓶或培养皿），摊成≤5mm 厚薄层，疏松原料药摊成≤10mm 厚薄层；制剂应除去包装，置适宜的容器中进行试验。

2. 加速试验　此项试验是在加速条件下进行，原料药进行此项试验的目的是通过加速药物的化学或物理变化，探讨药物的稳定性，为制剂设计、包装、运输、贮存提供必要的资料。

药物制剂进行此项试验的目的通过加速药物制剂的化学或物理变化，探讨药物制剂的稳定性，为处方设计、工艺改进、质量研究、包装改进、运输、贮存提供必要的资料。

3. 长期试验　长期试验是在接近药物的实际贮存条件下进行，其目的是为制定药物的有效期提供依据。

（二）药品稳定性试验的条件与要求

稳定性试验的基本要求：①稳定性试验包括影响因素试验、加速试验与长期试验。影响因素试验用 1 批原料药或 1 批制剂进行。加速试验与长期试验要求用 3 批供试品进行。②原料药供试品应是一定规模生产的，供试品量相当于制剂稳定性实验所要求的批量，原料合成工艺路线、方法、步骤应与大生产一致。药物制剂供试品应是放大试验的产品，其处方与生产工艺应与大生产一致。药物制剂如片剂、胶囊剂，每批放大试验的规模，片剂至少应为 10 000 片，胶囊剂至少应为 10 000 粒。大体积包装的制剂如静脉输液等，每批放大规模的数量应为各项试验所需总量的 10 倍。特殊品种、特殊剂型所需数量，根据情况另定。③供试品的质量标准应与临床前研究及临床试验和规模生产所使用的供试品质量标准一致。④加速试验与长期试验所用供试品的包装应与上市产品一致。⑤研究药物稳定性，要采用专属性强、准确、精密、灵敏的药物分析方法与有关物质（含降解产物及其他变化所生成的产物）的检查方法，并对方法进行验证，以保证药物稳定性试验结果的可靠性。在稳定性试验中，应重视降解产物的检查。⑥由于放大试验比规模生产的数量要小，所以从放大试验转入规模生产时，对最初通过生产验证的 3 批规模生产的产品仍需进行加速试验与长期稳定性试验。

1. 影响因素试验　影响因素试验用一批原料药或一批制剂进行，将原料药摊成规定厚度，制剂除去外包装，可按以下三个方面进行。

（1）高温试验：供试品开口置适宜的洁净容器中，于 60℃温度下放置 10 天，于第 5 天和第 10 天取样，按稳定性重点考察项目进行检测。若供试品含量低于规定限度则在 40℃条件下同法进行试验。若 60℃无明显变化，不再进行 40℃试验。

原料及常用制剂稳定性重点考察项目见表 18-4。

表 18-4　原料药及部分常见药物制剂稳定性重点考察项目

剂型	稳定性重点考察项目
原料药	性状、熔点、含量、有关物质、吸湿性以及根据品种性质选定的考察项目
片剂	性状、含量、有关物质、崩解时限或溶出度或释放度
胶囊剂	性状、含量、有关物质、崩解时限或溶出度或释放度、水分，软胶囊要检查内容物有无沉淀
颗粒剂	性状、含量、粒度、有关物质、溶化性或溶出度或释放度
口服溶液剂	性状、含量、澄清度、有关物质
注射剂	性状、含量、pH、可见异物、不溶性微粒、有关物质，应考察无菌
眼用制剂	如为溶液，应考察性状、可见异物、含量、pH、有关物质；如为混悬液，还应考察粒度、再分散性；洗眼剂还应考察无菌；眼丸剂应考察粒度与无菌

（2）高湿试验：供试品开口置恒湿密闭容器中，在 25℃分别于相对湿度 90%±5%条件下放置 10 天，于第 5 天和第 10 天取样，按稳定性重点考察项目要求检测，同时准确称量试验前后供试品的重量，以考察供试品的吸湿潮解性能。若吸湿增重 5%以上，则在相对湿度 75%±5%条件下，同法进行试验；若吸湿增重 5%以下，且其他考察项目符合要求，则不再进行此项试验。

恒湿条件可通过在密闭容器（如干燥器）下部放置按恒湿溶液成分表（表 18-5）配制的饱和盐溶液来实现。

表 18-5　恒湿溶液成分表

饱和试剂	相对湿度（%）	适用温度（℃）
KNO_3	92.5	25
NaCl	75±1	15.5～60
Na_2CrO_4	64.8	30

（3）强光照射试验：供试品开口放在装有日光灯的光照箱或其他适宜的光照装置内，于照度为 4500lx±500lx 的条件下放置 10 天，于第 5 天和第 10 天取样，按稳定性重点考察项目进行检测，特别要注意供试品的外观变化。

此外，根据药物的性质必要时可设计试验，探讨 pH、氧及其他条件对药物稳定性的影响，并研究分解产物的分析方法。当试验结果发现降解产物有明显的变化，应考虑其潜在的危害性，必要时应对降解产物进行定性或定量分析。创新药物应对分解产物的性质进行必要的分析。有关物质（含降解产物及其他变化所生成的产物）考察，应说明其生成产物的数目及量的变化，如有可能应说明有关物质中何者为原料中的中间体，何者为降解产物，稳定性试验重点考察降解产物。

2. 加速试验　按市售包装，在温度 40℃±2℃、相对湿度 75%±5%的条件下放置 6 个月，所用设备应能控制温度±2℃、相对湿度±5%，并能对真实温度与湿度进行监测。在试验期间第 1、2、3、6 个月末分别取样一次，按稳定性重点考察项目检测。在上述条件下，如 6 个月内供试品经检测不符合制定的质量标准，则应在中间条件下即在温度 30℃±2℃，相对湿度 65%±5%的情况下进行加速试验，时间仍为 6 个月。

对温度特别敏感的药物制剂，预计只能在冰箱（4～8℃）内保存使用的，此类药物的加速试验，可在温度 25℃±2℃、相对湿度 60%±10%的条件下进行，时间为 6 个月。溶液剂、混悬剂、乳剂、注射液等含有水性介质的制剂可不要求相对湿度。

3. 长期试验　按市售包装，在温度 25℃±2℃进行，同时湿度 60%±10%的条件下放置 12 个月，或在温度 30℃±2℃、相对湿度 65%±5%的条件下放置 12 个月。每 3 个月取样一次，分别于 0、3、6、9、12 个月取样按稳定性重点考察项目进行检测。12 个月后仍需继续考察，分别于 18、24、36 个月，取样进行检测。将结果与 0 月比较，以确定药物的有效期。由于实验数据的分散性，一般应按 95%可信限进行统计分析，得出合理的有效期。如 3 批统计分析结果差别较小，则取其平均值为有效期，若差别较大，则取其最短的为有效期。如果数据表明，测定结果变化很小，说明药物是很稳定的，则不作统计分析。

对温度特别敏感的药物，长期试验可在温度 6℃±2℃的条件下放置 12 个月，按上述时间要求进行检测，12 个月以后，仍需按规定继续考察，制定在低温贮存条件下的有效期。

第三节 药品质量标准起草说明示例

一、托吡酯质量标准（草案）及其起草说明

（一）托吡酯质量标准（草案）

托吡酯
Tuobizhi
Topiramate

$C_{12}H_{21}NO_8S$ 339.36

本品为 2,3：4,5-双-氧-（1-甲基亚乙基）-β-D-吡喃果糖氨基磺酸酯。按无水物计算，含 $C_{12}H_{21}NO_8S$ 应为 98.0%～102.0%。

【性状】 本品为白色结晶性粉末。

本品在甲醇、乙醇、丙酮、三氯甲烷、二甲基亚砜、冰醋酸或乙醚中易溶，在水中微溶，在碱性溶液中极易溶解。

比旋度 取本品，精密称定，加甲醇溶解并稀释制成每 1ml 中约含 10mg 的溶液，依法测定（ChP2015 通则 0621），比旋度为–28.6º 至–32.6º。

【鉴别】 （1）在含量测定项下记录的色谱图中，供试品溶液主峰的保留时间应与对照品溶液主峰的保留时间一致。

（2）本品的红外光吸收图谱应与对照品的图谱一致。

【检查】 有关物质 精密称取本品适量，加流动相溶解并定量稀释制成每 1ml 含 10mg 的溶液，作为供试品溶液；另精密称取托吡酯对照品和杂质 RWJ-34826 对照品适量，分别加流动相溶解并定量稀释制成每 1ml 含托吡酯 10μg 和杂质 RWJ-34826 30μg 的溶液，作为对照品溶液（1）和（2）。照含量测定项下的色谱条件，精密量取对照溶液（1）50μl，注入液相色谱仪，调节检测灵敏度，使托吡酯的峰面积能够准确积分。精密量取供试品溶液和两种对照溶液各 50μl，分别注入液相色谱仪，记录色谱图至主成分峰保留时间的 2 倍。供试品溶液的色谱图中如有与杂质 RWJ-34826 保留时间一致的色谱峰，按外标法以峰面积计算，含杂质 RWJ-34826 不得过 0.3%，其他单个杂质峰面积不得大于对照溶液（1）中托吡酯的峰面积（0.1%），各杂质的总量不得过 0.5%。

硫酸盐及氨基磺酸盐 精密称取硝酸钾适量，加 20%乙腈溶解并稀释制成每 1ml 中含 25μmol 的溶液，作为内标物储备溶液；精密称取硫酸钠和氨基磺酸适量，加 20%乙腈溶解并定量稀释制成每 1ml 中含硫酸钠和氨基磺酸均为 4.4 μmol 的溶液，作为对照品储备溶液，然后精密量取 1ml 对照品储备溶液，置 50 ml 量瓶中，再精密加入内标物储备溶液 1ml，用 20%乙腈稀释至刻度，摇匀，作为对照品溶液；精密称取本品约 120mg，置 10ml 量瓶中，加 20%乙腈适量，振摇使溶解，放冷，用 20%乙腈稀释至刻度，混匀，精密量取 5ml，

精密加入内标物储备溶液 0.1ml，摇匀，滤过，弃去 2ml 初滤液，取续滤液作为供试品溶液。照毛细管电泳法（ChP2015 通则 0542）试验，用熔融石英毛细管为分离通道［50μm×40cm（有效长度）］；以组成为 5mmol/L 铬酸钠、5mmol/L 硼酸溶液和 0.5mmol/L 十四烷基三甲基溴化铵（TTAB）的缓冲液作为分离缓冲液（取铬酸钠 1.62g 和硼酸 0.62g，分别加水至 100ml 溶解；取 0.84g TTAB 加水 50ml 溶解；分别取铬酸钠溶液和硼酸溶液各 10ml，加水约 130ml，再加入 TTAB 溶液，用水稀释至 200ml，用 1mol/L 氢氧化钠溶液调 pH 至 8.0）；运行电压为 18kV；负极进样；检测波长为 272nm；毛细管温度为 25℃。取对照品溶液进样，调整电泳条件，使硫酸盐峰与内标物峰之间的分离度应大于 1.5，氨基磺酸盐与内标物峰的迁移时间比值应小于 1.5；硫酸盐和氨基磺酸盐的校正峰面积与内标物校正峰面积比值的 RSD 均应小于 10.0%（n=5）（校正峰面积=测得峰面积/迁移时间）。取对照品溶液和供试品溶液，分别压力进样 7 psi*s，记录电泳图谱，按内标法以相对峰面积计算，待测物与托吡酯的摩尔数之比，含硫酸盐不得过 0.1%（mol/mol），氨基磺酸盐不得过 0.1%（mol/mol）。

残留溶剂　甲醇、乙醇、甲苯：取异丁醇适量，以二甲基亚砜为溶剂稀释制成每 1ml 中约含 25μg 的溶液，作为内标溶液；精密称取甲醇 50mg，乙醇 100mg，甲苯 50mg，分别置于 100ml 量瓶中，用内标溶液稀释至刻度，作为对照品储备溶液，然后，精密量取三种对照品储备溶液适量，置于同一量瓶中，用内标溶液稀释制成每 1ml 中含甲醇 25μg、乙醇 50μg 和 25μg 的溶液，作为对照品溶液；精密称取本品 250mg，置于 10ml 量瓶中，用内标溶液溶解并稀释至刻度，作为供试品溶液。照残留溶剂测定法（ChP2015 通则 0861）测定。以聚乙二醇（PEG）的毛细管柱为色谱柱，柱温为程序升温，起始温度 40℃，维持 15 分钟后，以每分钟 30℃的速率升温至 160℃，维持 15 分钟；检测器为火焰离子化检测器（FID）；检测器温度为 250℃，进样口温度为 120℃；进样体积为 2μl。理论板数按甲醇峰计算不低于 1000，各峰之间的分离度应符合规定。精密量取对照品溶液与供试品溶液各 2μl，分别注入气相色谱仪，记录色谱图，按内标法以相对峰面积计算，含甲醇不得过 0.1%，乙醇不得过 0.2%，甲苯不得过 0.089%。

水分　取本品，照水分测定法（ChP2015 通则 0832），含水分不得过 0.3%。

炽灼残渣　取本品 1.0g，依法检查（ChP2015 通则 0841），遗留残渣不得过 0.1%。

重金属　取炽灼残渣项下遗留的残渣，依法检查（ChP2015 通则 0821），含重金属不得过百万分之十。

【含量测定】　照高效液相色谱法（ChP2015 通则 0512）

色谱条件与系统适用性试验　用己基硅烷键合硅胶为填充剂；以甲醇-水（32∶68）为流动相；检测器为示差折光检测器；检测器与色谱柱温度均为 35℃。取有关物质项下的对照品溶液（1）和（2）等体积混合，取混合溶液 50μl，注入液相色谱仪，调整色谱系统，使两峰之间的分离度符合要求，理论板数按托吡酯峰计算应不低于 3000。

测定法　取本品适量，精密称定，用流动相溶解并稀释制成每 1ml 中约含托吡酯为 10mg 的溶液，摇匀，精密量取 50μl，注入液相色谱仪，记录色谱图；另取托吡酯对照品适量，同法测定，按外标法以峰面积计算，即得。

【类别】　抗癫痫药。

【贮藏】　避光，密闭保存。

【制剂】 （1）托吡酯片 （2）托吡酯胶囊。

【有效期】 三年。

（二）托吡酯质量标准（草案）起草说明

1. 命名 中文名为托吡酯，与英文名 Topiramate 的音相对应；汉语拼音名是"中文名"的拼音，即"Tuobizhi"；根据新药命名的指导原则，托吡酯的化学名称为 2，3：4，5-双-氧-（1-甲基亚乙基）-β-D-吡喃果糖氨基磺酸酯。

2. 含量限度 按干燥品计算，高效液相色谱法测定三批样品的结果在 99.2%～100.5%之间。为了严格控制药品的质量和同时考虑生产实际情况，确定本品含量限度：按无水物计算，含 $C_{12}H_{21}NO_8S$ 应为 98.0%～102.0%。

3. 性状

（1）外观：取实际样品观察，本品外观呈白色的结晶粉末，故将本品定为白色结晶性粉末。

（2）溶解性：选用水、甲醇、乙醇、丙酮、三氯甲烷、二甲基亚砜、冰醋酸、二氯甲烷和碱性溶液为溶剂，按照中国药典凡例要求进行溶解度试验。结果表明，本品在甲醇、乙醇、丙酮、三氯甲烷、二甲基亚砜、冰醋酸或乙醚中易溶，在水中微溶，在碱性溶液中极易溶解。

（3）比旋度：本品结构含有手性碳原子，具有光学活性，比旋度的测定对其光学纯度的确定极为重要，故将比旋度测定列入本标准。依照 ChP2015 通则 0621，测定了三批样品的比旋度，三批样品的比旋度（20℃，甲醇）均在–29.8°～–31.4°之间。考虑实际生产的情况，比旋度值略放宽为–28.6°～–32.6°。

4. 鉴别

（1）鉴别方法 1 采用专属性强的高效液相色谱法进行鉴别。

（2）鉴别方法 2 采用专属性强的红外分光光度法进行鉴别。由于红外分光光度法特征性强，用于组分单一、结构明确的原料药是优先的方法。所以，采用红外分光光度法，通过比较供试品与对照品的红外光谱图进行定性。

5. 检查

（1）有关物质：经过杂质谱分析和结构鉴定，托吡酯中含有 RWJ-36638 和 RWJ-34826 两个已知杂质以及几个未知杂质，其中 RWJ-34826 含量相对较高（0.1%左右），确定对其限度进行控制。依据三批样品中杂质检查的结果，杂质 RWJ-34826 的含量限度定为不得过 0.3%，其他单个杂质不得过 0.1%，各杂质的总量不得过 0.5%。

本品采用反相高效液相色谱法进行有关物质检测，检测器为示差折光检测器（因为托吡酯和其杂质无紫外吸收）。强破坏性（酸、碱、高温、高湿和强光）试验显示，托吡酯主峰与相邻杂质峰能够有效分离，分离度均大于 1.5，专属性强（如图 18-7）。RWJ-34826 的含量采用外标法测定，托吡酯主峰与杂质 RWJ-34826 的色谱峰能有效分离，分离度大于 1.5；杂质 RWJ-34826 在一定浓度范围内线性关系良好，相关系数为 0.999 8；检测限与定量限能满足含量测定要求；精密度和回收率的 RSD 值均小于 2.0%。其他杂质采用主成分自身对照法进行检测，结果显示该方法能较好地控制托吡酯中其他杂质。以上结果表明，该方法灵敏、可靠、稳定，可用于本品的有关物质检查。

图 18-7　托吡酯高温破坏样品 HPLC 色谱图

1，2，4，5：杂质；3：托吡酯

（2）硫酸盐和氨基磺酸盐：托吡酯一般是采用氨基磺酸基取代 2，3：4，5-双-氧-（1-甲基亚乙基）-β-D-吡喃果糖的羟甲基上 H 而得到的，在贮存过程中托吡酯会降解生成氨基磺酸盐和硫酸盐，因此，在标准中列入硫酸盐和氨基磺酸盐的检查项目。照毛细管电泳法（ChP2015 通则 0542），建立高效毛细管电泳法测定本品中硫酸盐和氨基磺酸盐。经三批样品检查，硫酸盐和氨基磺酸盐的含量低于 0.1%，故规定本品中含硫酸盐和氨基磺酸盐均不得过 0.1%（mol/mol）。

（3）残留溶剂：本品在生产工艺过程主要用到甲醇、乙醇和甲苯等溶剂，因此，在标准中列入甲醇、乙醇和甲苯的检查。照残留溶剂测定法（ChP2015 通则 0861），建立气相色谱法测定本品中残留溶剂甲醇、乙醇和甲苯。结合三批样品的检查结果，确定本品中残留溶剂的限量为：含甲醇不得过 0.1%，乙醇不得过 0.2%，甲苯不得过 0.089%。

（4）水分：取本品 5.0 g，按照水分测定法（ChP2015 通则 0832）第二法（烘干法）测定，符合规定。

（5）炽灼残渣：取本品 1.0 g，按照炽灼残渣检查法（ChP2015 通则 0841）进行检查，符合规定。

（6）重金属：取炽灼残渣项下遗留的残渣，按照重金属检查法（ChP2015 通则 0821）第一法进行检查，符合规定。

6. 含量测定　根据文献和质量研究资料，采用 HPLC 法进行含量测定，色谱条件见质量标准草案。方法学验证结果显示，空白溶剂不干扰主成分的测定，托吡酯主峰与杂质之间分离度符合要求，理论板数按托吡酯峰计算高于 3000（图 18-8）；托吡酯溶液在 10μg/ml～50mg/ml 呈良好的线性关系（r=0.999 9）；检测限和定量限分别为 12ng 和 30ng；精密度良好，RSD 为 0.5%；24 小时内稳定性良好，RSD 为 0.8%；回收率为 99.9%，RSD 为 0.2%；三

图 18-8　托吡酯样品 HPLC 色谱图

批样品测定结果显示，托吡酯的含量在 99.2%～100.5%之间。故确定本品的含量测定方法为 HPLC 法。

二、奥拉西坦注射液质量标准（草案）及其起草说明

（一）奥拉西坦注射液质量标准（草案）

奥拉西坦注射液
Aolaxitan Zhusheye
Oxiracetam Injection

本品为奥拉西坦的灭菌水溶液,含奥拉西坦（$C_6H_{10}N_2O_3$）应为标示量的 90.0%～110.0%。

【性状】 本品为无色或几乎无色的澄明液体。

【鉴别】 （1）吸取本品 1 滴，加水 2ml，加高锰酸钾试液与氢氧化钠试液各 1 滴，溶液由紫色变成蓝色，渐变成绿色。

（2）吸取本品 2ml，置试管中，加入 20%氢氧化钠溶液 0.5ml，在试管口覆盖湿润的 pH 试纸，于酒精灯上加热至沸，pH 试纸逐渐变蓝紫色。

（3）在奥拉西坦含量测定项下记录的色谱图中，供试品溶液主峰的保留时间应与对照品溶液主峰的保留时间一致。

【检查】 **pH 值** 应为 4.0～6.0（ChP2015 通则 0631）。

颜色 本品应无色，如显色，与黄色 1 号标准比色液（ChP2015 通则 0901 第一法）比较，不得更深。

有关物质 精密量取本品适量,加流动相制成每 1ml 含 1mg 的溶液,作为供试品溶液；精密量取本品适量，加流动相制成每 1ml 中含 10μg 的溶液，作为对照溶液。照含量测定项下方法，取对照溶液 20μl 注入液相色谱仪进行预试，调整检测灵敏度，使主成分色谱峰高为满量程的 20%～25%；再取供试品溶液 20μl 注入高效液相色谱仪，记录色谱图至主峰保留时间的 2.5 倍，供试品溶液的色谱图中如显杂质峰，以奥拉西坦对照溶液的主峰面积计算，相对保留时间约 0.85 倍的杂质不得过 0.5%，单个未知杂质不得过 0.1%，总杂质不得过 1.0%。

无菌 取本品，依法检查（ChP2015 通则 1101），应符合规定。

细菌内毒素 取本品，依法（凝胶法）检查（ChP2015 通则 1143），应符合规定。

其他 应符合注射剂项下有关的各项规定（ChP2015 通则 0102）。

【含量测定】 照高效液相色谱法（ChP2015 通则 0512）测定。

色谱条件与系统适用性试验 用内嵌极性基团的耐水的十八烷基硅烷键合硅胶为填充剂；以 0.02mol/L 磷酸二氢钠溶液为流动相；检测波长为 210nm。理论板数按奥拉西坦峰计算不低于 2000，奥拉西坦峰与相邻杂质峰的分离度应符合要求。

测定法 精密量取本品适量，用流动相稀释成每 1ml 含 0.1mg 的溶液，摇匀，作为供试品溶液。另精密称取奥拉西坦对照品适量，用流动相制成每 1ml 含 0.1mg 的溶液，作为对照品溶液。分别吸取对照品溶液和供试品溶液各 20μl 注入液相色谱仪，记录色谱图，按外标法计算，即得。

【类别】 脑代谢改善药。

【规格】 5ml：1g。

【贮藏】 遮光，密闭，在阴凉干燥处保存。

【有效期】 暂定 24 个月。

（二）奥拉西坦注射液质量标准（草案）起草说明

1. 含量限度 本品为小规格注射剂，根据三个批号样品的含量测定结果（99.2%～101.5%）及稳定性试验结果，制定本品含量限度为90.0%～110.0%。

2. 性状 经检查三个批号的样品，均为无色澄清的液体，颜色检查均浅于1号标准黄色比色液，澄清度检查合格。

3. 鉴别

（1）由于本药物结构中含有羟基，因而可与碱性高锰酸钾反应，经试验对照品及三批样品反应均为阳性，可用于鉴别。

（2）本品为酰胺，在碱性条件下可水解，加热产生 NH_3 使试纸显色，经试验对照品及三批样品反应均为阳性，可用于鉴别。

（3）采用专属性强的高效液相色谱法进行鉴别。

4. 检查

（1）pH：本品三个批号的样品经测定 pH 均在4.5～5.5之间，参照 ChP 其他该类药物的标准，将 pH 规定在4.0～6.0之间。

（2）颜色：本品三个批号的样品经检查均为无色澄清的液体，颜色均浅于1号标准黄色比色液。

（3）有关物质：经过杂质谱分析和结构鉴定，本品中主要含有奥拉西坦酸、奥拉西坦甲酯、奥拉西坦乙酯、奥拉西坦烯、吡拉西坦、氧化奥拉西坦、N-（2-氨基-2-氧代乙基）-4-胺基-3-羟基丁酸乙酯、N-二（3-羟基丁酸乙酯-4-基）胺基乙酰胺等。强破坏性（酸、碱、高温、高湿和强光）试验和稳定性试验显示，奥拉西坦酸（相对保留时间约0.85倍的杂质）含量在贮存过程明显增加，其他杂质含量较少且变化不明显，故确定对其限度进行控制。依据三批样品中杂质检查的结果，本品杂质限度定为：相对保留时间约0.85倍的杂质不得过0.5%，单个未知杂质不得过0.1%，总杂质不得过1.0%。

本品采用反相高效液相色谱法进行有关物质检测。方法学研究过程发现，采用氨基柱、氰基柱作为固定相时，由于奥拉西坦及其大部分杂质极性较强，大部分杂质得不到较好的分离，或者不能检出，因此采用内嵌极性基团的耐水的十八烷基硅烷键合硅胶柱作为固定相，磷酸二氢钠溶液为流动相的色谱条件。强破坏性（酸、碱、高温、高湿和强光）试验显示，奥拉西坦主峰与相邻杂质峰能够有效分离，分离度均大于1.5，专属性强（如图18-9）。奥拉西坦酸为奥拉西坦的水解产物，极性较奥拉西坦大，保留时间较奥拉西坦小。通过系统适用性试验和耐用性试验结果，将其定义为相对保留时间约0.85倍的杂质，并进行单独控制。采用主成分自身对照法进行检测，方法学验证结果显示该方法能较好地控制奥拉西坦注射液中地杂质。以上结果表明，该方法可用于本品的有关物质检查。

（4）无菌检查：本品按 ChP2015 通则1101无菌检查方法学验证要求进行验证，结果可采用薄膜过滤法（不冲洗），对本品进行无菌检验。三批样品无菌检查结果符合规定。

（5）细菌内毒素：本品按细菌内毒素检查法（ChP2015 通则1143），使用 $\lambda=0.5$ Eu/ml 的鲎试剂用细菌内毒素检查方法进行试验，结果均符合规定。因此，本品用细菌内毒素检查方法来控制该供试品中细菌内毒素含量。

图 18-9　奥拉西坦注射液 0.1mol/L 氢氧化钠溶液破坏样品 HPLC 色谱图

4：奥拉西坦；1，2，3，5，6，7：杂质

5. 含量测定　采用 HPLC 法进行含量测定，色谱条件同杂质检查。方法学验证结果显示，制剂辅料不干扰主成分的测定，奥拉西坦主峰与杂质之间分离度符合要求，理论板数按奥拉西坦峰计算高于 2000（如图 18-10）；奥拉西坦溶液在 50～500μg/ml 呈良好的线性关系（r＝0.999 8）；检测限和定量限分别为 1.0ng 和 3.0ng；精密度良好，RSD 为 1.4%；12 小时内稳定性良好，RSD 为 1.1%；回收率为 100.2%，RSD 为 0.8%；三批样品测定结果显示，奥拉西坦的含量在 99.2%～101.5% 之间。故确定本品的含量测定方法为 HPLC 法。

图 18-10　奥拉西坦注射液样品 HPLC 色谱图

6. 贮藏　本品经高湿度试验（相对湿度 75%±5%）、高温（60℃±2℃）和光照（4500lx±500lx）试验 10 天，加速试验（相对湿度 75%±5%，40℃±2℃）6 个月，长期试验（相对湿度 60%±5%，25℃±2℃）6 个月，有关物质中奥拉西坦酸含量（相对保留时间约 0.85 倍的杂质）均有一定的增加，但都在标准限度范围内；外观性状、其他杂质及含量均没有明显变化；细菌内毒素、无菌检查也均符合规定。因此，将本品贮藏条件定为：遮光，密闭，在阴凉干燥处保存；有效期 24 个月。

案例 18-1 分析

　　本案例是 ChP2015 中硫酸依替米星原料药质量标准的全文，从中可以看出，药品质量标准的主要内容包括：名称、性状、鉴别、检查、含量测定、类别、贮藏和制剂。其中，性状包括外观、性状、溶解度以及相对密度、熔点、比旋度、折光率、黏度、吸收系数等物理常数；检查包括有效性检查（如粒度或粒度分布、结晶性、晶型、异构体等），均一性检查（如重量或装量差异、含量均匀度检查等），安全性检查（如无菌、热原、

细菌内毒素、异常毒性、升压或降压物质等），纯度检查（如有关物质、重金属、溶剂残留等）。

与ChP2010硫酸依替米星的质量标准相比，ChP2015硫酸依替米星的质量标准主要从以下两个方面进行了修订：

（1）含量测定和有关物质检查方法：ChP2010采用的方法是高效液相色谱-蒸发光散射检测器法（HPLC-ELSD），ChP2015除保留上述方法外，还增加了专属性好、灵敏度高的新型积分脉冲安培电化学检测器方法（HPLC-PED）。

（2）ChP2015中，列出了硫酸依替米星杂质的名称和结构。

ChP2015对硫酸依替米星质量标准的修改并不违背药品质量标准制定的基本原则，反而是药品质量标准制定原则具体体现。药品质量标准制定原则是：安全性与有效性、科学性、针对性以及规范性。安全（毒副作用小）和有效（疗效确切）是药品必须具备的两个基本条件，是药品质量优劣的充分体现。凡影响药品安全性和有效性的因素，均应在制定质量标准时仔细研究，并纳入标准中。杂质经常会引起毒副作用，质量研究时需对可能产生的杂质进行深入研究，并对毒性较大的杂质严格控制。ChP2015中列出硫酸依替米星杂质的名称和结构就是为了严格控制药品中的杂质，保证药品安全性。在制定药品质量标准时，既要强调方法的先进性，尽量反映新方法的应用和发展，不断完善和提高检测水平，加快与国际接轨的步伐，促进我国药品质量标准的国际化；但又要充分考虑当前国内实际条件，注意方法的普及性和实用性。ChP2015增加HPLC-PED法，同时保留HPLC-ELSD，就是"科学性"原则的体现。

ChP2015硫酸依替米星的有关物质检查中，列出了硫酸依替米星杂质的名称和结构，是目前全球新药研究中杂质控制理念"杂质谱研究"在中国药典中的体现，其目的是"针对药品中的每一个杂质，依据其生理活性或毒副作用逐一制定其质控限度"。药品中的诸杂质的种类与含量被总称为杂质谱。杂质谱控制药品杂质的基本思路是：首先，结合药品生产具体工艺及药品自身特点来分析药品中可能产生的杂质，通过杂质谱的分析对药品中杂质的来源及结构情况进行较为全面的了解；然后，在杂质谱分析的基础上，有针对性地选择合适的分析方法，以确保杂质的有效检出及控制；最后，综合药学、药理毒理及临床研究结果确定合理的杂质限度，从而保证药品的质量及安全性。

（西安交通大学　曾爱国）

第十九章　体内药物分析

〰〰〰〰〰〰〰〰〰〰〰〰〰〰〰〰〰〰〰〰〰〰

本章要求

1. 掌握生物样品预处理的目的及方法选择；去除蛋白质的方法；体内药物分析方法的建立与评价。

2. 熟悉生物样品的采集、制备与贮存，缀合物的水解方法；生物样品分离、纯化方法。

3. 了解体内药物分析的意义、对象与特点、任务。

案例 19-1

LC-HESI/MS/MS 法同时测定人血浆中氨氯地平、贝那普利和贝那普利拉

氨氯地平（amlodipine）是一种新型的二氢吡啶类钙离子通道拮抗剂，临床主要用于治疗高血压和心绞痛。贝那普利（benazepril）为非巯基类血管紧张素转化酶抑制剂，在肝脏内被酯酶水解迅速转化为活性代谢产物贝那普利拉（benazeprilat），抑制血管紧张素转化酶，降低血管紧张素Ⅱ介导的各种作用，用于治疗高血压和心力衰竭。由氨氯地平和贝那普利组成的复方可以更有效地降低血压，并且降低水肿发生的风险。

1. 材料与方法

1.1 药品和试剂：苯磺酸氨氯地平对照品（含量99.6%）、盐酸贝那普利（含量100.0%）和贝那普利拉（含量100.0%）均由中国食品药品检定研究院提供，复方苯磺酸氨氯地平盐酸贝那普利胶囊（规格：氨氯地平 2.5 mg/盐酸贝那普利 10 mg）由河南辅仁堂制药有限公司提供，甲醇（美国 Sigma 公司）、乙腈（德国 Merck 公司）、甲酸（德国 Fluka 公司）、醋酸铵（美国 ROE 公司）均为色谱纯。

1.2 仪器：TSQ Quantum Ultra 型三重四极杆串联质谱仪，配备加热电喷雾电离源（Heated electrospray ionization, HESI），美国（Thermo Finnigan 公司）；Agilent1200 液相色谱系统（包括 G1312B 型二元输液泵，G1367C 型自动进样器，G1316A 型柱温箱和 G1322A 型脱气机）（美国 Agilent 公司）。

1.3 色谱条件：分析柱：Capcell MG C_{18} 色谱柱（100mm×4.6mm，5μm，日本资生堂公司）；预柱：C_{18} 保护柱（4.0mm×3.0mm，5 μm，美国 Phenomenex 公司）；流动相：甲醇-乙腈-5 mmol/L 醋酸铵水溶液-甲酸（30:30:40:0.1）；流速：0.6ml/min；柱温：20℃；进样量：10.0μl。

1.4 质谱条件：离子源：HESI 源；喷雾电压：4.2kV；加热毛细管温度：380℃；气化室温度：150℃；鞘气（N_2）压力：40Arb；辅助气（N_2）压力：15Arb；离子化方式：正离子模式；扫描方式：选择反应监测（selected reaction monitoring, SRM）；各待测物的离子反应分别为：$m/z\ 409 \rightarrow m/z\ 238+294$（氨氯地平）、$m/z\ 425 \rightarrow m/z\ 351$（贝那普利）、$m/z\ 397 \rightarrow m/z\ 351$（贝那普利拉）、$m/z\ 413 \rightarrow m/z\ 238+298$（内标 d_4-氨氯地平）和 $m/z\ 309 \rightarrow m/z\ 120$（内标乌苯美司）。

1.5 系列样品和质控样品的制备：分别精密称取氨氯地平、贝那普利和贝那普利拉对照品适量，以甲醇溶解并定容至10ml，分别获得浓度均为 1.00mg/ml 左右的储备液。以甲醇-水（50:50）稀释各储备液，获得一定浓度的系列溶液。取人空白血浆100μl，加

入系列溶液 50.0μl，制备氨氯地平、贝那普利和贝那普利拉系列样品。氨氯地平、贝那普利和贝那普利拉的线性范围分别为 0.02～6.00、0.2～1500 和 0.2～1500ng/ml。氨氯地平的质控（quality control，QC）样品浓度为：0.02ng/ml（LLOQ）、0.05ng/ml（LQC）、0.40ng/ml（MQC）和 4.80ng/ml（HQC），贝那普利和贝那普利拉的 QC 样品浓度均为：0.2ng/ml（LLOQ）、0.6ng/ml（LQC）、60.0ng/ml（MQC）和 1200ng/ml（HQC）。QC 样品储存于–20℃条件下备用。

1.6 血浆样品预处理：血浆样品预处理在避光条件下操作，采用沉淀蛋白法进行处理。取血浆 100μl，分别加入甲醇-水（50∶50）50.0μl、内标溶液（6.00/25.0ng/ml d_4-氨氯地平/乌苯美司溶液）25.0μl 和乙腈 200μl，涡旋 1min，离心 5min（14 000r/min），取全部上清液于另一干净试管中，在 40℃空气流下吹干。残留物中加入流动相 100μl，涡旋 1min，取 10.0μl 进行 LC-MS/MS 分析。

2. 结果

2.1 质谱分析：由于氨氯地平、贝那普利和贝那普利拉的结构中都含有碱性氮原子，优先选择正离子检测方式。在正离子检测模式下，氨氯地平、贝那普利、贝那普利拉及内标 d_4-氨氯地平（氨氯地平的内标）和乌苯美司（贝那普利和贝那普利拉的内标）分别主要生成 m/z 409、m/z 425、m/z 397、m/z 413 和 m/z 309 的[M+H]$^+$峰。选择性对[M+H]$^+$峰进行产物离子扫描分析，贝那普利、贝那普利拉和内标乌苯美司生成的主要碎片离子分别为 m/z 351、m/z 351 和 m/z 120，将以上主要碎片离子作为定量分析时监测的产物离子。氨氯地平生成的主要碎片离子有 m/z 238 和 m/z 294，内标 d_4-氨氯地平生成的主要碎片离子有 m/z 238 和 m/z 298，为提高检测灵敏度，分别将这两个主要碎片离子作为定量分析时检测的产物离子。各待测物及内标的质谱裂解方式见图 19-1。

图 19-1 氨氯地平（A）、贝那普利（B）、贝那普利拉（C）、d_4-氨氯地平（D）和乌苯美司（E）质谱裂解方式

2.2 方法学考察

2.2.1 选择性：取 6 个不同来源的人空白血浆样品以及相应人空白血浆配制的 LLOQ 样品进行 LC-MS/MS 分析测定，考察空白血浆中的内源性物质是否干扰待测物（氨氯地平、贝那普利和贝那普利拉）及其内标的测定。结果表明，空白血浆中的内源性物质不干扰氨氯地平、贝那普利、贝那普利拉、内标 d_4-氨氯地平和乌苯美司的测定，且同位素内标 d_4-氨氯地平不干扰氨氯地平的测定。

2.2.2 定量下限：取 LLOQ 血浆样品，进行 6 样本分析，连续测定 3 天，并根据当日标准曲线计算每一样本测得浓度。求得该浓度氨氯地平、贝那普利、贝那普利拉的日内精密度分别为 16.8%、13.7%、7.7%，日间精密度分别为 12.6%、13.4%、14.6%，准确度分别为 102.0%、88.5%、101.0%。该结果表明 LC-MS/MS 法测定血浆中氨氯地平、贝那普利和贝那普利拉定量下限分别可达 0.02、0.2 和 0.2ng/ml。

2.2.3 线性和范围：标准曲线中氨氯地平设计 7 个浓度点，血浆质量浓度分别为 0.02、0.04、0.15、0.50、1.50、3.00 和 6.00ng/ml；贝那普利和贝那普利拉设计 8 个浓度点，血浆质量浓度分别为 0.2/0.2、0.5/0.5、2.0/2.0、8.0/8.0、40.0/40.0、200/200、500/500 和 1500/1500ng/ml，按"血浆样品预处理"项下操作，以每个待测物浓度为横坐标，待测物与内标物的峰面积比值为纵坐标，用加权（$W=1/x^2$）最小二乘法进行回归运算，求得标准曲线的相关系数（r^2）均大于 0.99。根据标准曲线，氨氯地平的线性范围为 0.02～6.00ng/ml，贝那普利和贝那普利拉的线性范围均为 0.2～1500ng/ml。

2.2.4 精密度与准确度：取氨氯地平、贝那普利、贝那普利拉低、中、高（质量浓度分别为 0.05/0.60/0.60、0.40/60.00/60.00 和 4.80/1200/1200 ng/ml）的 QC 样品，按"血浆样品预处理"项下操作，每个浓度进行 6 样本分析，分别在 3 日内测试，测定日内、日间精密度和准确度。氨氯地平每一浓度水平的 QC 样品的日内精密度小于 6.0%，日间精密度小于 10.5%，准确度在 93.2%～106.0% 之间；贝那普利每一浓度水平的 QC 样品的日内精密度小于 10.0%，日间精密度小于 7.6%，准确度在 95.1%～103.0% 之间；贝那普利拉每一浓度水平的 QC 样品的日内精密度小于 13.0%，日间精密度小于 12.2%，准确度在 96.6%～97.6% 之间。

2.2.5 回收率：取氨氯地平/贝那普利/贝那普利拉低、中、高 3 个浓度血浆样品（质量浓度分别为 0.05/0.6/0.6、0.40/60.0/60.0 和 4.80/1200/1200ng/ml），按"血浆样品预处理"项下操作，每一浓度进行 6 样本分析。取空白血浆，除不加内标溶液外，按"血浆样品处理"项下操作，取全部上清液，加入相应浓度对照质控溶液（氨氯地平/贝那普利/贝那普利拉的溶液质量浓度分别为 0.20/2.4/2.4、1.60/240/240、19.2/4800/4800ng/ml）和内标溶液，涡旋混匀后于 40℃空气流下吹干，用 100μl 流动相溶解，涡旋混匀后进样分析，获得相应峰面积（3 次测定的平均值）。以提取后的色谱峰面积与未经提取获得的色谱峰面积之比计算处理回收率。氨氯地平在低、中、高 3 浓度的回收率分别为 81.3%、97.0% 和 101.0%；贝那普利在低、中、高三浓度的回收率分别为 91.6%、97.4% 和 102.0%；贝那普利拉在低、中、高 3 浓度的回收率分别为 94.0%、97.5% 和 92.5%。

2.2.6 基质效应：取 6 个受试者空白血浆 100μl，除不加内标溶液外，按"血浆样品预处理"项下操作，取全部上清液，加入相应浓度对照质控溶液（氨氯地平/贝那普利/贝那普利拉的溶液质量浓度分别为 0.20/2.4/2.4 和 19.2/4800/4800ng/ml）和内标溶液，涡旋混匀后于 40℃空气流下吹干，用流动相 100μl 溶解，涡旋混匀后进样分析，获得相应峰面积（A）。同时另取水 100μl 代替空白血浆，按上述方法处理，获得相应峰面积（B）。以每一浓度两种处理方法的峰面积比值计算基质效应，计算公式为 $A/B×100\%$。

氨氯地平在低、高两浓度的基质效应分别为 105.0% 和 92.2%，RSD 分别为 9.1% 和 5.3%；贝那普利在低、高两浓度的基质效应分别为 107.0% 和 99.8%，RSD 分别为 7.3% 和 9.4%；贝那普利拉在低、高两浓度的基质效应分别为 118.0% 和 98.2%，RSD 分别为 11.4% 和 5.3%。

2.2.7 稳定性：血浆样品储存和预处理均在避光条件下操作。本试验考察了氨氯地平、贝那普利和贝那普利拉低、高两浓度（氨氯地平/贝那普利/贝那普利拉血浆质量浓度分别为 0.05/0.6/0.6 和 4.80/1200/1200ng/ml）血浆样品处理后避光室温放置 48 h 稳定性，血浆样品避光室温放置 6 h、经历 4 次冷冻-解冻循环和−20℃放置 93 天的稳定性。氨氯地平、贝那普利和贝那普利拉低、高两浓度血浆样品处理后避光室温放置 48h 稳定。血浆样品避光室温放置 6h 稳定；血浆样品经 4 次冷冻-解冻循环后测定，结果稳定；血浆样品−20℃放置 93 天内稳定。

2.2.8 稀释实验：考察了血浆浓度超出定量上限的样品，经空白血浆稀释后的准确度。取氨氯地平/贝那普利/贝那普利拉的稀释质控样品（氨氯地平/贝那普利/贝那普利拉血浆质量浓度分别为 14.4/3600/3600ng/ml），用人空白血浆稀释 3 倍后，按"血浆样品预处理"项下操作，进行 6 样本分析，根据当日标准曲线计算每一样本测得浓度。氨氯地平测得的精密度和准确度分别为 2.6% 和 109.0%。贝那普利测得的精密度和准确度分别为 2.1% 和 96.4%。贝那普利拉测得的精密度和准确度分别为 2.3% 和 105.0%。结果表明，人血浆样品经空白血浆稀释 3 倍后测定不影响结果的准确度。

问题：

1. 何谓体内药物分析？

2. 体内药物分析在分析对象、样品处理方法、分析方法学考察等方面与体外分析有何异同？

3. 生物样品为什么要进行预处理？

4. 血样为何要去除蛋白质？方法各有哪些？

第一节　概　　述

狭义上讲，体内药物分析是研究生物机体中药物及其代谢物或内源性物质的质与量变化规律的分析方法学。广义上讲，体内药物分析是通过分析的手段了解药物在体内数量与质量的变化，获得药物代谢动力学的各种参数和药物转化、代谢方式、途径等信息；从而有助于药物生产、研究、临床等各方面对所研究的药物作出评价，以及对药物的改进和发展作出贡献。

体内药物分析伴随着临床药理学、生物药剂学、临床药学等学科的发展而发展。在上述学科的研究及实际工作中，均要解决体内微量药物及其代谢物的分离与分析方法，以此进行治疗药物监测（therapeutic drug monitoring，TDM）、药物的生物利用度及生物等效性评价、药物毒副反应与药效学阐述以及前体药物和新药的研发等。因此，上述学科的发展给药物分析学科提出了新的要求并推动了体内药物分析的发展，而体内药物分析方法学的完善与提高是上述学科的实验手段及技术支撑。

一、体内药物分析的意义和任务

（一）意义

体内药物分析的意义主要体现在以下几个方面：①新药评价与开发中的药物质量的全面控制、药物动力学及生物利用度与生物等效性研究、代谢产物的新药发现、前药的设计、缓控释及经皮制剂的开发等，均需要建立生物样品中药物分析的方法及测定药物浓度；②临床合理用药中血药浓度的检测；③药物中毒解救中药物的鉴别及浓度的测定；④兴奋剂的检测等。

（二）任务

体内药物分析的首要任务是建立准确、灵敏、可靠的分析方法。因此，体内药物分析的任务可归纳为：

1. 方法学研究　与常规的药物分析方法相比，体内药物分析在灵敏度、专属性和可靠性等方面都有较高的要求。通过方法学的研究，可对各种分析方法在体内药物分析中的应用规律进行探讨，从而可对各种分析方法的灵敏度、专属性、准确度等性能指标进行评估，最终为生物样品的常规测定提供合理的、最佳的分析条件。

2. 开展各种生物样品的常规测定　主要对生物体液（血液、尿液等）、脏器组织、头发等生物基质中的药物进行测定。如临床药理研究，常需进行血药浓度的测定，以了解血药浓度与药物效应之间的关系；临床药学研究，常需进行 TDM，提供准确的血药浓度测定值，以实行给药方案个体化。

3. 药物代谢动力学及代谢产物研究　在药物的药代动力学研究中，应提供药物在动物和人体内的有关药代动力学参数，如血药浓度的峰值、达峰浓度的时间、药-时曲线下面积、表观分布容积、半衰期、生物利用度、肾清除率以及血浆蛋白结合率等基本数据。

药物代谢产物（metabolites）的研究是药物代谢学科的一个重要方面，其研究结果对指导药物设计、评价临床用药的安全性及合理性具有特别重要的意义。随着药物分析新技术、新仪器的不断问世，药物代谢产物的研究变得比以前要容易。目前，药物代谢产物的研究已获得了快速的发展，成为药学领域的研究前沿之一。

4. 内源性物质测定　随着体内药物分析学科的快速发展，其分析对象的范围已由关注外来化学物质在体液或组织中的浓度变化，发展到重视体内有生理活性的内源性物质的浓度变化。由于这些内源性活性化合物浓度的异常变化常与某些疾病的发病机理密切相关，因此测定某些内源性活性化合物的含量，对于一些疾病的诊断和治疗具有重要的临床意义。尤其是随着代谢组学被越来越多地应用于药物作用及疾病发病机制方面的研究，内源性物质的测定将引起更多的关注。

5. 滥用药物的检测　麻醉药品、精神药品的滥用问题是世界范围内广泛存在的一个严重社会问题，我国也不例外，且日益严重。因此，如何检测、确证嫌疑人存在药物滥用现象，已成为一个重要的研究课题。如法医检验的毒物分析、吸毒者体内的毒物检测、运动员体内的兴奋剂（禁药）检查，都必须借助体内药物分析的方法和技术才能完成。

二、体内药物分析的对象与特点

（一）对象

药物从研制、生产到临床应用，其质量的评价尺度是安全性和有效性。药物的安全性评价首先要在动物体进行实验，其次才能进入临床。因而，体内药物分析对象包括人和动物。根据分析中采集的样本类型，体内药物分析的对象有生物体的各种器官、组织、血液、尿液、头发和体液等；根据分析的目标，体内药物分析的对象有原形药物、药物代谢产物及内源性物质。

（二）特点

（1）生物样品组成复杂，干扰杂质多：生物样品中除所含的待测药物及其代谢物外，通常还会有大量的内源性物质，如蛋白质、脂肪、尿素、色素等有机杂质以及钾、钠、钙、镁、铁、铜等无机杂质。同时这些内源性物质还可能与药物及代谢药物结合产生新的物质，导致药物在生物样品中常以多种形式存在，如游离型药物、药物的代谢物、药物与蛋白质的结合物，以及药物或其代谢物与内源性物质，如葡萄糖醛酸、硫酸形成的葡萄糖醛酸苷及硫酸酯缀合物等。因此，生物样品一般需经分离、纯化，排除干扰后才能进行测定。

（2）可供分析的样品量少，被测药物和代谢物的浓度或活性极低，且波动范围大：生物样品通常不可能大量取样，特别是在连续测定过程中，很难重新获得完全相同的样品。

进入体内药物的量本来就少，加上广泛分布和多种代谢，使得生物样品内所含药物浓度极低，且浓度变化范围也大，一般为 $10^{-9}g/ml$，有的甚至低达 $10^{-13}g/ml$。因此，在测定前一般需要富集以适应分析方法的要求，且对分析方法的灵敏度和专属性要求较高。

（3）高效、快速、高通量：在药物浓度监测及中毒药物抢救等体内药物分析过程中，要求建立的分析方法简便、快速、高通量，以便迅速为临床用药及中毒解救提供数据和情报。

（4）实验室应具有现代化仪器设备，应有多种检测手段，可进行多项分析工作：开展体内药物分析工作，实验室必须拥有样品冷藏、萃取、离心、浓集等必要设备及现代化分析检测仪器，如荧光分光光度计、高效液相色谱仪、气相色谱仪、气相色谱-质谱仪、液相色谱-质谱仪以及各种免疫分析测定仪等。应具备多种分析检测手段，从而可进行多项分析工作。

（5）测定数据的处理和阐明有时较为困难：由于生物样品组成复杂、浓度极低、样品预处理过程较麻烦等因素的影响，使得测定数据的处理和结果的阐明有时变得比较困难。

（6）工作量较大，随着工作的深入开展，会成倍甚至按指数级数增加。

第二节　生物样品与样品制备

一、常用生物样品的种类、采集、制备和贮存

分析目的不同，体内药物分析中采用的生物样本也不同。生物样品包括各种体液及组织。由于血样能较好地反映药物浓度和治疗作用之间的关系，因此最常被采用。尿液常用来测定尿药浓度或药物的代谢产物，尿液同时可用于药物生物利用度、尿液排泄量及毒代动力学的研究。因唾液采集方便，且有时与血浆游离药物浓度具有相关性而时有使用。毛

发可用于监测药物滥用及测定微量元素的含量。考察药物的分布时常需采集生物的组织样本。必要时需采用乳汁、精液、泪液等。本部分重点介绍体内药物分析中最常用的生物样品：血样与尿样。

（一）血样

血样包括全血、血清、血浆。测定血中药物浓度通常是指测定血浆或血清中的药物浓度，因此血浆和血清是最常用的生物样本。一般认为，当药物在体内达到稳态时，血浆或血清中的药物浓度能够反应药物在体内（靶器官）的状况，因而血浆或血清中药物浓度可作为体内药物浓度的可靠指标。

1. 血样的采集　血样采集一般待药物在血液中分布均匀后取样，具体采血时间点取决于分析目的及待测物的代谢动力学参数。采血的部位有静脉或动脉，一般选择静脉血。采血的方式有毛细管、动脉插管、注射器等。采血的量取决于采血部位、采血的对象及选择的分析方法，动物采血量不宜超过动物总血量的十分之一，选用灵敏度高的分析方法可适当降低采血量。另外，采血过程中应避免血球破裂，以免干扰分析结果。

2. 血样的制备

（1）血浆的制备：将采集的静脉或动脉血液置含有抗凝剂的离心管中，混合后，以2500～3000r/min离心5～10min使血浆与血细胞分离，所得淡黄色上清液即为血浆。

由于肝素是体内正常生理成分，不致改变血样的化学组成或引起药物的变化，不会干扰药物的测定，是最常用的抗凝剂。通常1 ml血液需用肝素0.1～0.2 mg或20 IU左右（1 mg相当于126 IU）。实际操作中，通常在取血前取少量肝素钠溶液置试管等容器内，旋转试管，使肝素钠溶液均匀分布在试管壁上，干燥后加入血样，立即轻轻旋摇即可。市场上有含有固体肝素钠的真空采血管，可直接使用。其他抗凝剂是一些能与血液中的Ca^{2+}结合的试剂，如EDTA、枸橼酸盐、氟化钠、草酸等，它们可能引起被测组分发生变化或干扰某些药物的测定，所以不常使用。

（2）血清的制备：将采集的静脉或动脉血液置离心管中，于37℃或室温放置至少0.5～1h，待血液凝固后，用细竹棒或玻璃棒轻轻剥去凝固在试管壁上的血饼，2500～3000r/min离心5～10min，上层澄清的淡黄色液体即为血清。

血清中主要的蛋白如白蛋白、球蛋白的含量及其他成分均与血浆基本相同，只是血浆多含有一种纤维蛋白原。目前，作为血药浓度测定的样品，血浆和血清可任意选用。但血浆的分离比血清快，而且制取的量约为全血的50%～60%（血清只为全血的20%～40%），因此，血浆常用于分析测定。

（3）全血的制备：将采集的血液置于含有抗凝剂的试管中，但不经离心操作，保持血浆和血细胞混合在一起，则称为全血（whole blood）。全血样品可冷冻贮存或直接分析。全血样品放置或自贮存处取出解冻之后，可明显分为上、下两层；上层为血浆、下层为血细胞，但轻微摇动即可混匀。

3. 血样的贮存　血样采集后，应及时（一般最迟不超过2h）分离血浆或血清，置于微量离心管或硬质玻璃试管中完全密塞后，冰箱或冷冻柜中保存。若不及时分离，则冰冻后易引起细胞破裂，从而阻碍血浆或血清的分离，同时也会影响血浆或血清中药物的测定结果。短期保存时，可置冰箱（4℃）中；长期保存时，须置冷冻柜（-80℃～-20℃）中。

（二）尿液

体内药物清除主要是通过尿液排出。尿液中药物存在的形式有原形、代谢物及其缀合物。尿液主要用于药物剂量回收、生物利用度、药物尿清除率及尿药动力学的研究，并可推断患者是否违反医嘱用药，同时根据药物剂量回收研究可以预测药物的代谢过程及测定药物的代谢途径、类型及速率等。

尿液主要成分是水、含氮化合物（其中大部分是尿素）及盐类。

健康人排出的尿液是淡黄色或黄褐色的，成人一日排尿量为 1～5L，尿液相对密度 1.105～1.020，pH 在 4.8～8.0。尿液放置后会析出盐类，因伴有细菌繁殖、固体成分的崩解，而使尿液变混浊。因此，必须加入适当防腐剂保存。

采集的尿是自然排尿。尿包括随时尿、晨尿、白天尿、夜间尿及时间尿几种。因尿液浓度变化较大，所以应测定一定时间内排入尿中的药物总量，即应测定在规定的时间内采集的尿液（时间尿）体积和尿药浓度。如采集 24h 内的尿液时，一般在上午 8 点让患者排尿并弃去，立即服药，之后 24h 内排出的尿液全部贮存于干净的容器中作为检液。采集时间尿（如 12h，24h 等）时，常用涂蜡的一次性纸杯或用玻璃杯，并用量筒准确量取一定体积放入尿瓶，并做好记录。尿样测定时一般需用水稀释一定倍数后进行。

尿液中药物浓度较高，采集方便且收集量可以很大。但由于易受食物种类、饮水多少、排汗情况等影响，也存在以下缺点：尿药浓度变化较大，尿药浓度的改变不能直接反映血药浓度，药物排泄与受试者的肾功能正常与否有关，婴儿的排尿时间难于掌握，尿液不易采集完全并不易保存。

采集的尿液应立即测定。若尿液不能及时测定时，应加入防腐剂置冰箱中保存。常用的防腐剂有：甲苯、二甲苯、三氯甲烷、麝香草酚以及醋酸、浓盐酸等。甲苯等可以在尿液的表面形成薄膜，醋酸等可以改变尿液的酸碱性以抑制细菌的生长。保存时间为 24～36h，可置冰箱（4℃）中；长时间保存时应冷冻（−80～−20℃）。

二、生物样品的预处理

（一）生物样品预处理的目的

在进行体内药物及其代谢物测定时，除了极少数情况是将体液经简单处理后直接测定外，对于大多数药物而言，生物样品的分析通常由两步组成：样品的预处理（分离、纯化、浓集）和对最终提取物的分析。预处理的目的是：

1. 使待测药物游离，以测定药物总浓度 药物进入生物体后，其可能呈现的形式包括游离型原形药物、与血浆蛋白结合的原形药物（或称结合物）、Ⅰ相代谢产物、Ⅱ相代谢产物（或称缀合物）。为测定药物或代谢产物的总浓度，通常需要对生物样品进行前处理，使药物或代谢物从其结合物或缀合物中释放出来。

2. 满足测定方法的要求 生物样品的基质中通常含有大量内源性物质，如血浆或血清中既含有高分子的蛋白质和低分子的糖、脂肪等有机物，也含有 Na^+、Cl^- 等无机化合物；尿液中既含尿素、肌酸、尿囊素、氨等有机化合物，也含 Na^+、K^+、Cl^- 等；这些成分的存在经常会干扰目标物的测定，因此需要进行分离和净化预处理，以提高分析方法的选择性。

生物样品中目标分析物的浓度通常极低（一般为 μg/ml 或 ng/ml 水平），通常需要对样品中的目标物进行富集预处理，以满足分析方法的灵敏度要求。

某些生物样品分析中，有时需要对生物样品中的目标分析物进行化学衍生化，以改变生物样品中分析物的色谱行为、光谱或电化学特性，从而满足分离、检测的需要。

3. 防止分析仪器的污染 生物样品基质中含有的蛋白质、脂肪、不溶性颗粒等杂质，可污染、劣化分析仪器，因此，需要对生物样品进行预处理。如 HPLC、LC-MS、LC-MS/MS 等仪器，为防止蛋白质在色谱柱上的沉积、堵塞，至少需要去除生物样品中的蛋白质。

（二）去除蛋白质

去除生物样品中的蛋白质可使结合型的药物释放出来，以便测定药物的总浓度；可预防提取过程中蛋白质发泡，减少乳化的形成；同时可保护仪器性能（如保护 HPLC 柱不被污染），延长使用期限。去除蛋白质有以下几种方法：

1. 加入与水相混溶的有机溶剂 加入水溶性的有机溶剂，可使蛋白质的分子内及分子间的氢键发生变化而使蛋白质凝聚，进而使与蛋白质结合的药物释放。常用的水溶性有机溶剂有：乙腈、甲醇、乙醇、丙醇、丙酮、四氢呋喃等。含药的血浆或血清与水溶性有机溶剂的体积比为 1：2～1：3 时，即可将 90% 以上的蛋白质去除。选用不同水溶性有机溶剂，析出的蛋白质形状亦不同，且所得上清液的 pH 也稍有差别。如用乙腈时，析出的蛋白质为絮状，易于离心除去；用甲醇时，析出的蛋白质为颗粒状，须高速离心除去。如用乙腈或甲醇时，上清液 pH 为 8.5～9.5，用乙醇或丙酮时，上清液 pH 为 9.0～10.0。操作时，将水溶性有机溶剂与血浆或血清按一定比例混合后离心分离，取上清液作为样品。欲将析出的蛋白质完全沉淀，须采用高速离心（10 000r/min 以上）离心 1～2min。离心时应尽可能选用具塞尖底管，可使析出的蛋白质牢固地粘在管底，便于上清液的吸取。

链接 19-1

LC-MS/MS 法测定人血浆中拉米夫定

给药方案及血样的采集：将志愿者 24 人，随机分成 A 组和 B 组。两周期之间的洗脱期为 7 d。志愿者每周期服用 300mg 的受试制剂或参比制剂。志愿者禁食过夜至少 10h 后，次日晨空腹以 250ml 温水送服 300mg 拉米夫定片（受试制剂或者参比制剂）。分别于给药前（0h）以及给药后 0.17、0.33、0.5、0.67、1.0、1.5、2.0、3.0、5.0、8.0、12、24 和 36h 采集静脉血 0.5ml，置肝素抗凝管中，40min 内于 3500r/min 离心 10min，分离血浆，于-70℃冰箱中冷冻保存待测。

血浆样品的处理：取血浆样品 50μl，置于 1.5ml 塑料离心管中，依次加入内标溶液 10μl，甲醇 100μl，涡旋 30S，于 13 000r/min 离心 5min，取 10μl 上清液，置于已加有 190μl 流动相的离心管中，使得总体积为 200μl，涡旋 1min，取 10μl 进行 LC-MS/MS 分析。

---

2. 加入中性盐 中性盐，可使溶液的离子强度发生变化，并将与蛋白质水合的水分子置换出来，从而使蛋白质脱水而沉淀。常用的中性盐有：饱和硫酸铵、硫酸钠、镁盐、磷酸盐及枸橼酸盐等。操作时如按血清或血浆与饱和硫酸铵的比例为 1：2 混合，离心（10 000r/min 以上）1～2 min，即可除去 90% 以上的蛋白质，所得上清液的 pH 为 7.0～7.7。将盐析的方法与有机溶剂萃取法并用时，可提高药物的回收率，因而常常被采用。

链接 19-2

阿替洛尔的手性衍生化 RP-HPLC 法拆分

阿替洛尔（atenolol）作为一种 β-受体阻断药，临床上常用于治疗心绞痛和高血压，通常以消旋体给药，但阿替洛尔 S（-）-对映体的 β-受体阻断作用比 R（+）-对映体强。所以 R（+），S（-）-阿替洛尔的手性拆分在药效学和药动学的研究中都具有重要意义。

手性衍生化方法：在 0.5ml 含阿替洛尔的微粒体孵育液，加氯化钠 0.2g 及浓氨水 50μl，涡旋振荡 30s，加乙酸乙酯 3.00ml，再涡旋振荡 2min，3000r/min 离心 5min，精密移取有机层 2.80ml 至另一试管，加无水硫酸钠约 70mg 脱水后，再精密移取有机层 2.60ml 至另一试管中，在室温下用空气吹干，加入与药物摩尔比约为 1∶2 量的 GITC（手性衍生化试剂 2，3，4，6-四-O-乙酰基-β-D-吡喃葡萄糖异硫氰酸酯）乙腈液（称取 GITC 2.0mg，用 1.0ml 乙腈溶解，实验中根据需要用乙腈进一步稀释后使用），35℃恒温反应 30min，吹干后用 NaH_2PO_4 缓冲液-CH_3CN 混合液（50∶30）300μl 溶解后，色谱进样 20μl。

3. 加入强酸 当溶液的 pH 低于蛋白质的等电点时，蛋白质以阳离子形式存在，可与酸根离子形成不溶性盐而沉淀。常用的强酸有：10%三氯醋酸、6%高氯酸、硫酸-钨酸混合液及 5%偏磷酸等。含药的血清或血浆与强酸的混合比例为 1∶0.6（V/V）时，离心（10 000r/min 以上）1～2min，即可除去 90%以上的蛋白质。过量的三氯醋酸可经煮沸，分解为三氯甲烷和二氧化碳而被除去，也可用乙醚提取过量三氯醋酸；过量的高氯酸可用碳酸钾、醋酸钾、氢氧化钠等中和，然后加乙醇使之生成高氯酸钾（钠）沉淀而被除去。偏磷酸及硫酸-钨酸可用同法除去。所得上清液呈强酸性（pH 0～4），在酸性下分解的药物不宜用本法去除蛋白质。

4. 加入含锌盐及铜盐的沉淀剂 当溶液的 pH 高于蛋白质的等电点时，蛋白质以阴离子形式存在，可与金属阳离子形成不溶性盐而沉淀。常用的沉淀剂有：$CuSO_4$-Na_2WO_4、$ZnSO_4$-NaOH 等。含药的血清或血浆与沉淀剂的比例为 1∶1～1∶3 时，离心（10 000r/min 以上）1～2min，即可除去 90%以上蛋白质。离心分离后所得上清液的 pH 分别为 5.7～7.3 和 6.5～7.8。

5. 超滤法 超滤法采用多孔性半透膜—超滤膜作为分离介质。采用超滤法处理生物样品时，不需要加热，不需要添加化学试剂，操作条件温和，没有相态变化，因而具有不易破坏有效成分、能量消耗少、工艺流程短等优点。采用超滤法测定的是游离型药物的浓度。

6. 加热法 利用一些蛋白质受热变性的性质去除蛋白质。该法适用于待测组分热稳定性好的生物样本。实际操作中的加热温度视待测组分的热稳定性而定，通常可加热到 90℃。蛋白沉淀后可用离心或过滤除去，该方法最简单，但只能除去热变性蛋白。

7. 酶解法 在测定某些与蛋白结合牢固、且对酸不稳定的药物时，常需用酶解法使蛋白分解而释放出药物。枯草菌溶素是最常用的一种细菌性碱性蛋白分解酶，可在较宽的 pH（7.0～11.0）范围内使蛋白质的肽键降解，在 50～60℃时具有最大的活力。

酶解法的操作：将待测组织加入 Tris-缓释液（pH 10.5）及酶，在 60℃培育 1 h 后，用玻璃棉滤过，所得的澄清滤液即可供药物萃取用。

酶解法操作简便，消化条件温和、平稳，可避免某些药物在酸性条件和较高温度时水解引起的降解；对蛋白质结合强的药物，可提高回收率；可用有机溶剂直接提取消化液，而无乳化现象。但酶解法不适用于一些碱性条件下易水解的药物。

（三）缀合物的水解

药物或其代谢物与体内的内源性物质结合生成的产物称为缀合物。尿中药物多数呈缀合状态。一些含羟基、羧基、氨基和巯基的药物，可与内源性物质葡萄糖醛酸或硫酸形成葡萄糖醛酸苷缀合物或硫酸酯缀合物。缀合物较原形药物具有较大的极性，不易被有机溶剂提取。为了测定药物的总量，在直接测定或萃取分离之前，均需要进行水解，将缀合物中的药物释放出来。水解方法主要有酸水解及酶水解。

尿样中加入适量的盐酸溶液，可将药物从缀合物中释放出来。酸的用量、浓度、反应时间及温度等条件，随药物的不同而异，应通过实验来确定。

对于遇酸及受热不稳定的药物，可以采用酶水解法。常用葡萄糖醛酸苷酶或硫酸酯酶。由于尿样中通常同时存在葡萄糖醛酸苷缀合物和硫酸酯缀合物，实际应用中最常用的是葡萄糖醛酸苷酶-硫酸酯酶的混合酶。一般控制 pH 在 4.5～5.5，37℃培育数小时进行水解。

酶水解比酸水解温和，一般不会引起被测物分解，且酶水解专属性强。其缺点是酶水解时间稍长，以及由酶制剂带入的黏液蛋白可能导致乳化及色谱柱顶部阻塞，且试验费用增加。尽管如此，酶水解法仍被优先选用。

（四）分离、纯化与浓集

生物样品在经过缀合物水解或去除蛋白质后，如浓度较高，所选检测方法专属性强、灵敏度高，可直接进行测定；如浓度较低，或选择方法灵敏度不够高或选择的分析方法专属性不强时，则需进一步的分离、纯化与浓集处理。分离、纯化的方法主要有液-液提取法和液-固提取法。

1. 液-液提取法 液-液提取法（1iquid-liquid extraction，LLE）是体内药物分析常用的样品分离、纯化方法。多数药物是亲脂性的，在适当的有机溶剂中的溶解度大于在水相中的溶解度，而血样或尿样中含有的大多数内源性杂质是强极性的水溶性物质，因而用有机溶剂萃取一次即可除去大部分干扰物。

影响液-液提取法中药物萃取效率的因素有：所选有机溶剂的特性，有机相和水相的体积比及水相的 pH 等。

（1）溶剂的选择原则：选择溶剂时应根据药物与溶剂的化学结构及其性质，按照相似相溶的原则进行选用；要求溶剂对被测组分的溶解度大，沸点低，易于挥发和浓集，与水不相混溶，无毒，不易乳化，化学稳定性好等。

（2）有机溶剂的用量：一般有机相与水相（体液样品）体积比为 1：1～5：1。根据被测药物的性质及方法需要，可从实验中考察其用量与测定响应值之间的关系，来确定有机溶剂的最佳用量。

（3）水相的 pH：水相 pH 的选择主要由药物的 pK_a 确定。一般来说，碱性药物在碱性 pH 介质中萃取，最佳 pH 要高于药物 pK_a 值 1～2 个 pH 单位；酸性药物在酸性 pH 介质中萃取，最佳 pH 要低于药物 pK_a 值 1～2 个 pH 单位，这样药物以分子形式存在，更易溶于有机溶剂中。但由于多数药物是亲脂性的碱性物质，而生物样品中的内源性物质多是酸性的，所以生物样品一般多在碱性条件下萃取。对于在碱性 pH 不稳定的药物，可在近中性 pH 条件下用三氯甲烷或异丙醇萃取。而中性药物在 pH 7 附近萃取。

（4）提取次数：萃取时于水相（体液样品）中加入有机溶剂后，一般只萃取一次。个别情况下（如杂质不易除去），则须将第一次萃取分离出的含药有机相再用一定 pH 的水溶液反萃取，然后再从水相将药物萃取到有机相。如此反复萃取即可实现药物与杂质的分离。

（5）优缺点：液-液提取法的优点在于它的选择性，根据药物性质的不同可有多种溶剂供选择，因而应用较广。缺点是易产生乳化现象，导致较低的回收率；有机溶剂易挥发、有毒性、污染环境；且极性较大的药物通常不能用该法提取。

（6）离子对提取法：极性较大的药物，通常可采用离子对提取法。即调节样品溶液的 pH，使药物解离为离子，加入与药物离子呈相反电荷的离子对试剂，生成具有一定脂溶性的离子对，用有机溶剂将其从水相中萃取分离。

链接 19-3

LC-MS/MS 法测定 Beagle 犬血浆中布洛芬对映体

给药与血样采集：本试验采用双周期随机交叉试验设计。两周期时间间隔为 7 d。受试 Beagle 犬 6 只，分为 A、B 两组，A 组 2♂1♀，B 组 2♀1♂。分别按每只 0.2 g（1 片）右旋布洛芬片和每只 0.4 g（2 片）消旋布洛芬片给药。于给药前（0 h）、后 0.083 3、0.25、0.5、0.75、1、2、3、5、7、10、12、15、24 h 前肢静脉采血 2 ml 左右于真空采血管中，4000r/min 离心 5min，分离出血浆，于−20℃保存待测。

样品处理方法：取血浆样品 200μl，内标溶液（4mg/L）50μl，甲醇 20μl 和 0.5%磷酸（pH=1.5）200μl，用 3ml 正己烷（含 5%异丙醇）萃取 2min 后，4℃ 3000 r/min 离心 5min，取上层有机相 1ml，40℃氮气吹干，残留物加 500μl 复溶溶液（甲醇：水=80：20，v/v），涡旋 2min，4℃ 12 000r/min 离心 5min，取上清液进样 6μl。

2. 液-固提取法 液-固提取法（1iquid-solid extraction，LSE）又称"固相萃取法（solid- phase extraction，SPE）"，是规模缩小的柱色谱法。

（1）原理：该方法是将不同填料作为固定相填入小柱，当生物样品溶液通过时，由于受到吸附、分配、离子交换或其他作用，药物或杂质保留在固定相上，用适当溶剂洗去杂质，再用适当溶剂将药物洗脱下来。

（2）SPE 柱的固定相：SPE 柱的固定相为具有吸附、分配及离子交换性质的、表面积大的填料。根据洗脱溶剂与 SPE 柱固定相的极性，固相萃取柱分为正相、反相和离子交换三种类型。

1）反相 SPE 柱：常用的填料有烷基、苯基、氰基键合相硅胶，其中十八烷基键合相硅胶（简称 C_{18}）最常用。该 SPE 柱利用被测物的碳氢键与固定相表面官能团产生非极性的范德华力或色散力，使得极性溶剂中的非极性以及弱极性的物质保留在固定相上，达到净化、富集样品的目的。常见的商品 SPE 柱有 Sep-Pak C_{18}，Bond -Elut C_{18}、CN（氰基）、C_2（乙基）、PH（苯基）等。

使用反相 SPE 柱时需注意：体液样品（如血浆等）可直接上柱，样品体积多在 0.1～2ml 之间，萃取剂的流速控制在 1～2 ml/min；萃取介质中含有一定量的甲醇可提高萃取率；清洗液和洗脱剂的强度、用量皆要适当，否则会导致药物的损失、洗脱选择性下降，通常选用可与水混溶的洗脱剂。

萃取碱性药物时，由于其中残存的硅醇羟基与药物之间的静电作用，很难用甲醇、乙腈等洗脱，常需加酸、有机胺、氨水、醋酸铵或离子对试剂进行洗脱。

用反相 SPE 柱方便、省时，通常可以用小体积的甲醇、乙腈等洗脱剂（200 μl 或 300 μl）完全洗脱药物，净化并浓集样品，不需蒸干即可直接进样。

2）正相 SPE 柱：常用氧化铝、硅胶、聚酰胺、硅藻土、活性炭等强极性吸附剂作为正相固定相。该 SPE 柱利用被测物的极性官能团与填料表面的极性官能团通过氢键、π-π 键、偶极-偶极和偶极-诱导偶极的相互作用力保留溶于非极性介质中的极性物质，常用极性溶剂作为洗脱液。

对于硅胶柱，常先用甲醇、水处理再上样。正相 SPE 柱有较高的萃取回收率（一般大于 80%），但洗脱剂用量比较大（一般大于 5 ml），无浓集作用，萃取液较纯净。

3）离子交换树脂柱：常用聚苯乙烯/二乙烯基苯类树脂为基质材料。该 SPE 柱适用于在溶液中带有电荷的化合物，根据被测物的带电荷基团与键合硅胶上的带电荷基团相互静电吸引实现吸附分离。离子交换分为阴离子和阳离子交换，阳离子填料通常用硅胶上键合脂肪族磺酸基、脂肪族羧酸基等作为阳离子交换固定相；阴离子常用脂肪族季铵盐、氨基键合作为固定相。离子型化合物在柱中的保留与洗脱与其 pH、离子强度和反离子强度有关，对于酸性分析物，样品溶液 pH 要比其 pKa 大 2 个单位并有低的离子强度，处于离子状态的目标物才能靠静电吸引到键合填料中，在洗脱该药物时，洗脱液 pH 应小于其 pKa 值两个单位或加入高离子强度溶液，分析物才能被洗脱。碱性分析物则相反。用离子交换法萃取回收率经常可达到 90%以上，而且有较高的选择性，但较麻烦、费时。

（3）SPE 柱固定相的选择：SPE 柱固定相的选择应根据分析对象的性质而确定，即固定相与被测组分应具有相似的极性。两者极性越相似，保留越好，所以要尽量选择与目标物质极性相似的吸附剂。对于非离子型物质而言，弱极性或非极性化合物选用 C_{18}、C_8 等反相固相萃取柱；极性较强的则使用氧化铝、硅胶、聚酰胺、硅藻土等正相固相萃取柱。强离子型分析物则采用离子交换固相萃取柱；对于某些弱酸或弱碱性化合物，通过调节缓冲液的 pH，采用 C_{18} 等非离子型键合相也可获得理想的萃取效率。

（4）SPE 的操作：SPE 的操作通常包括柱活化、加样、柱清洗、样品洗脱四个步骤。①柱活化：其目的是对柱中的固定相溶剂化。如应用最多的 SPE 柱（如 C_{18}），使用前用 6～10 倍量体积的甲醇或乙腈通过小柱，以湿润固相填料，使其溶剂化。然后用 6～10 倍量体积的水或缓冲液冲洗，以除去甲醇或乙腈，使其达到良好的分离状态。②加样：将预先经适当处理的生物样品溶液加入柱中，调节样品过柱流速，一般控制在 0.5～1ml/min。注意流速不能过快，否则样品中的药物不能有效地被吸附。③柱清洗：用适当强度的溶剂（如含有少量甲醇或乙腈的水）冲洗小柱以除去杂质。所用的溶剂强度以能洗脱杂质但不会洗脱药物为宜，然后抽干柱内溶剂或通氮气流干燥固相柱。④样品洗脱：根据被测物性质选择合适的溶剂将样品组分洗脱。调整洗脱溶剂的 pH 和极性，用强洗脱能力的溶剂缓慢通过小柱，使待测物从柱上解析，随洗脱液流出固相柱，收集洗脱液，经适当浓缩处理后分析或直接进行分析。

（5）SPE 法的优缺点：SPE 法具有样品处理速度快、有机溶剂用量少、对人员危害小等优点，并且避免了乳化现象，大大缩短了样品制备时间，便于自动化操作。特别适用于挥发性及热不稳定药物的提取。但有价格昂贵、技术要求高、批与批之间差异性大、柱子易阻塞影响分离效果、样品需经预处理等缺点。

随着体内药物分析学科的发展，各种先进的提取技术，如柱切换技术（column switching technique）、固相微萃取技术（solid-phase microextraction technique，SPME）、微透析技术（microdialysis，MD）、膜提取技术（membrane extraction techniques，METs）等可将样品预处理与分析测定方法连接起来，便于自动化操作，避免了繁琐的分离、纯化、浓缩等操作，大大节省了样品处理与测定时间，在体内药物分析中逐渐得到了应用。

链接 19-4

固相萃取-柱前衍生化结合 LC-MS^n 分析人尿中茶碱及其代谢物

茶碱为甲基黄嘌呤类化合物，具有较强的呼吸道平滑肌松弛作用，临床上用于治疗哮喘和慢性阻塞性肺疾病。其低剂量的茶碱还具有抗炎和免疫调节的作用。

给药方式与尿样采集：受试者阳性尿液：4 名受试者，早晚各口服给予茶碱缓释制剂 400mg，收集末次给药后 0～6h 的尿样；受试者空白尿液：取各受试者给药前在同时间区间的空白尿液。

尿样的前处理：取离心后的受试者尿样上清液 2ml，经 Bond Elute C_{18} 固相萃取小柱萃取。萃取柱使用前经 5ml 甲醇活化两次，并以 10ml 水平衡，上样后用 3ml 水淋洗，最后用 1ml 甲醇进行洗脱。收集洗脱液在 50℃加热条件下氮气吹干。取固相萃取后吹干的残留物，加入 0.5ml DMF，涡旋溶解，再加入 5mg 衍生化试剂 N，N-二甲氨基氯乙烷以及 10mg 无水碳酸钾，充分混匀后，在 70℃加热器上化学衍生化 12 h 以上，吹干溶剂，加入 2ml 二氯甲烷-异丙醇（95：5），涡旋溶解，离心取上清液，吹干溶剂，残余物以 0.5ml 流动相溶解，取一定量进样。

3. 被测组分的浓集 样品在提取过程中，虽然被测组分得到了纯化，但因微量的组分分布在较大体积（数毫升）的提取溶剂中，常需要使被测组分浓集后再进行测定。

浓集的方法主要有两种：一种方法是在末次提取时加入的提取液尽量少，使被测组分提取到小体积溶剂中，然后直接吸出适量供测定。另一种方法是挥去提取溶剂法。挥去溶剂时应避免直接加热，防止被测组分破坏或挥发损失。挥去提取溶剂的常用方法是直接通入氮气流吹干；对于易随气流挥发或遇热不稳定的药物，可采用减压法挥去溶剂。

溶剂蒸发所用的试管，底部应为尖锥形，这样可使最后数微升溶剂集中到管尖，便于量取。

（五）化学衍生化法

化学衍生化是利用化学反应使样品中的待测组分与衍生化试剂作用生成衍生物，使其更适应于特定的分析方法。

化学衍生化的作用主要有：提高检测灵敏度；改变化合物的色谱性能，改善分离效果；适合于进一步做化合物的结构鉴定；扩大色谱分析的范围。

用于体内药物分析的化学衍生化反应必须满足以下要求：反应迅速、定量进行；反应条件要求不苛刻；反应的选择性高；过量的衍生化试剂或反应的副产物不干扰样品的分离和检测；衍生化试剂方便易得。

药物分子中含有活泼氢者均可被化学衍生化，如含有 R—COOH、R—OH、R—NH_2、R—NH—R'等官能团的药物都可进行衍生化。

1. GC 法中的化学衍生化法 在 GC 法中化学衍生化的目的分别是使极性药物变成非极性的、易于挥发的药物，使其具有能被分离的性质；增加药物的稳定性；提高对光学异构体的分离能力。

主要的衍生化反应有烷基化、酰基化、硅烷化及生成非对映异构体衍生化法等方法。其中以硅烷化法应用的最广泛。

（1）硅烷化：本法适应于具有 R—OH、R—COOH、R—NH—R'等结构的药物。最常用的硅烷化试剂为三甲基硅烷，其可以取代药物分子中极性基团上的活泼氢原子，而使药物生成三甲基硅烷化衍生物。

常用的三甲基硅烷化试剂有：三甲基氯硅烷（trimethylchlorosilane，TMCS）、双-三甲基硅烷乙酰胺[bis(trimethylsilyl)-acetamide，BSA]、双-三甲基硅烷三氟乙酰胺[bis(trimethylsilyl) trifluoroacetamide，BSTFA]、三甲基硅咪唑（trimethylsilyl imidazole，TMSI）等。

$$CH_3 \text{—} \underset{\underset{CH_3}{|}}{\overset{\overset{CH_3}{|}}{S}} \text{—iX} + HY \longrightarrow CH_3 \text{—} \underset{\underset{CH_3}{|}}{\overset{\overset{CH_3}{|}}{S}} \text{—iX} + HY$$

（三甲基硅烷化试剂）（药物）　　（药物的三甲基硅烷化衍生物）

（2）酰基化：本法常用于具有 R—OH、R—NH_2、R—NH—R'等结构的药物。常用酰化试剂有：三氟乙酸酐（trifluoroacetic anhydride，TFAA）、五氟丙酸酐（pentafluoropropionic anhydride，PFPA）、五氟苯甲酰氯（pentafluorobenzyl chloride，PFBC）等。

（3）烷基化：本法常用于具有 R—OH、R—COOH、R—NH—R'等结构的药物。常用烷基化试剂有：碘庚烷（$C_7H_{15}I$）、叠氮甲烷（CH_2N_2）、氢氧化三甲基苯胺（TMAH）等。

（4）生成非对映异构体衍生化法：具有光学异构体的药物，其 R（–）与 S（+）构型通常具有不同的药效和药物动力学特性，因此应进行异构体的分离。采用不对称试剂是分离光学异构体的方法之一，即通过衍生化使其生成非对映异构体衍生物，然后采用 GC 法进行分析测定。常用的不对称试剂有：（S）-N-三氟乙酰脯氨酰氯、（S）-N-五氟乙酰脯氨酰氯等。该类衍生剂不仅可以提高药物的挥发性，而且由于衍生之后氟原子的引入，大大提高了 GC 电子捕获检测器的灵敏度。

链接 19-5

微波辅助衍生化/气相色谱串联质谱同时测定猪肝与猪肾中 4 种巴比妥药物残留

巴比妥类药物被广泛用作镇静催眠药，但其镇静作用时间长，具有很强的毒副作用，且长期服用具有成瘾性，可引起慢性中毒，大剂量时可致人死亡。

样品制备：肝脏和肾脏空白样品洗净，去除腺体，绞碎匀浆混合，4℃下保存备用。肝脏和肾脏控制样品或添加样品通过在空白样品中添加一定量的标准溶液，混匀放置过夜获得。

超声提取：准确称取 2g 空白样品或加标样品于 50ml 塑料离心管中，加 4.0g 无水硫酸钠和 25ml 乙腈，混合均匀，置于数控超声清洗仪中，在 30℃超声提取 30min，超声功率为 90%（500 W），然后以 5000r/min 离心 5min，有机提取液移取至 100ml 具塞分液漏斗中，重复提取一次，合并提取液，用 20ml 正己烷液-液分配除脂肪一次，弃去正己烷层，将剩余的提取溶液旋转蒸发至近干，用 5ml 0.1mol/L K_2HPO_4（pH=7.4）重新溶解，再加入 2.5ml 0.1mol/L NaAc（pH=7.0），涡漩混匀，得溶解液，待净化。

C_{18} SPE 柱净化：C_{18} 柱依次用 5ml 正己烷-乙酸乙酯（7：3）、5ml 甲醇和 5ml NaAc（0.1mol/L，pH=7.0）缓冲溶液活化，将超声提取后的溶解液直接上样，用 5ml NaAc 缓冲溶液平衡柱子，并减压抽干 5min 除水，依次用 5ml 正己烷和 5ml 正己烷-乙酸乙酯（95：5）淋洗柱子并弃去，用正己烷-乙酸乙酯（7：3）洗脱，收集洗脱液 5ml 于 10ml 具塞离心管中，经氮气吹干。

微波辅助衍生化：向经氮气吹干的残留物中，加入衍生化试剂：1ml 丙酮、150μl 碘甲烷和 50mg K_2CO_3，涡漩混合均匀，用封口膜密封，放入加有 250ml 蒸馏水的 500ml 烧杯中，置于普通家用微波炉中，用低火档加热 8min 进行衍生化反应，取出冷却至室温，离心，移取有机相于 10ml 试管中，氮气吹干，用乙酸乙酯定容至 1ml，涡漩混匀，待 GC-MS/MS 分析。

---

2. HPLC 法中的化学衍生化法 采用 HPLC 法分析时，衍生化的目的通常是提高检测器的灵敏度。HPLC 中常用的检测器有紫外检测器、荧光检测器及电化学检测器，它们均属于选择性检测器，只能检测某些结构的化合物。因此在样品处理过程中，必要时须进行化学衍生化。

HPLC 中的化学衍生法可分为在线衍生与离线衍生两种。以发生衍生化反应的前后区分，又可分为柱前衍生法与柱后衍生法两种。

衍生化法主要有以下四种：

（1）紫外-可见衍生化反应：该方法适应于在紫外-可见光区无吸收或摩尔吸收系数很小而不能被检测的化合物。常见的紫外衍生化试剂有以下几种：

1）苯甲酰甲基溴和萘甲酰甲基溴类试剂（适于羧酸）：该类反应常在质子惰性溶剂如苯、乙腈中进行。加入衍生化试剂之前须先用氢氧化钾、碳酸钾或碳酸氢钾中和酸。冠醚和叔胺常作为催化剂加入以提高反应的灵敏度和选择性。羧酸阴离子与衍生化试剂产生亲核置换反应，取代试剂中的溴（其反应式如下）。试剂需过量 2.5～10 倍，反应温度在 25～90℃之间，随化合物与条件的不同，反应时间需要 10 min 至 8 h。

$$R{-}\langle \text{苯环} \rangle{-}\underset{\displaystyle \|}{\overset{\displaystyle O}{C}}{-}CH_2Br \ + \ R_1COO^-K^+ \xrightarrow{\ 18\text{-}冠醚\text{-}6\ } R{-}\langle \text{苯环} \rangle{-}\underset{\displaystyle \|}{\overset{\displaystyle O}{C}}{-}CH_2OOCR_1 \ + \ KBr$$

2）芳香胺类试剂（适于羧酸）：羧酸往往需预先活化，再与芳胺反应。常用的芳胺有对-硝基苯胺、对-甲氧基苯胺、对-氯苯胺和 1-萘胺。常用的羧酸活化试剂有三苯基膦和四氯化碳、亚硫酰氯或草酰氯、N-乙基-N′-（3-二甲氨丙基）-碳化二亚胺和甲酰咪唑等。

3）酰氯类试剂（适于羟基）：苯甲酰氯及其衍生物与羟基化合物的反应常常在吡啶介质中室温下进行，有些反应需要较高温度，反应时间从 10min 到 10h，依试剂和反应物而变化。

4）异氰酸苯酯（PIC）（适于羟基）：PIC 与羟基化合物的反应类似于与胺的反应，生成氨基甲酸酯，可应用于醇和糖的衍生化。衍生物在 240 nm 检测。

5）2，4-二硝基苯肼（2，4-DNPH）（适于羰基）：2，4-DNPH 是较早应用于酮、醛、羰基甾体和糖等羰基化合物的可见-紫外衍生化试剂，产物为苯腙类化合物，其反应式为：

6）1-苯基-3-甲基-5-吡唑啉酮（PMP）（适于羰基）：还原性糖的羰基与 PMP 的反应能几乎定量进行，与糖分子中的羟基衍生化不同，这一反应不产生立体异构体。此方法适用于寡糖和麦芽糊精的分析，特别是糖蛋白的单糖成分分析。

7）取代苯甲酰氯类试剂（适于伯胺、仲胺）：苯甲酰氯及其衍生物很容易与氨基形成酰胺，反应通常在碱性介质中进行。如果化合物结构中含有多个氨基或还含有羟基，还有可能结合多个分子的衍生化试剂。衍生物的 UV 吸收与取代基及其位置有关。反应如下：

8）芳基磺酰氯类试剂（适于伯胺，仲胺）：芳基磺酰氯能与伯胺和仲胺反应，且反应条件和取代苯甲酰氯与伯胺和仲胺反应的条件相似。甲苯磺酰氯（TS-C1）与多氨基化合物反应后不仅提高它的检测灵敏度，而且能改善 HPLC 分离度。

9）硝基苯类试剂（适于伯胺、仲胺）：胺类的硝基苯尤其是对位硝基苯类衍生物的紫外吸收大大增强。1-氟-2，4-二硝基苯（FDNB）曾用于氨基糖苷类抗生素如新霉素、福替霉素、阿米卡星、妥布霉素、庆大霉素和西索米星等的衍生化。其衍生化反应如下：

10）异氰酸酯和异硫氰酸酯（适于伯胺、仲胺）：异氰酸苯酯（PIC）与伯胺和仲胺形成N，N′-取代脲，反应在二甲基甲酰胺中进行，数分钟内定量完成。异氰酸萘酯（NIC）能与氨基酸反应，衍生物可以用紫外或荧光检测器检测。衍生化反应如下：

链接 19-6

柱前衍生化反相高效液相色谱法测定大鼠血浆中牛磺酸

牛磺酸（Taurine）具有广泛的生理药理作用，临床上用于治疗支气管炎，急慢性肝炎，高血压等疾病。牛磺酸本身没有紫外吸收，因此无法使用常规的高效液相色谱法对其浓度进行检测。

血浆的制备：取 SD 大鼠 5 只，实验前禁食 12h，按 0.9g/kg 剂量单次口服灌胃牛磺酸，在给药过程中保证 SD 大鼠服药完全，分别于给药前（0h）和给药后 0.033，0.083，0.25，0.5，1，2，3，5，7，9，12，24h 尾静脉采血 0.5ml，血样置于肝素化采血管中，8000r/min 离心 5min，分离血浆，于-40℃冰箱储存待测。

血浆样品的处理及衍生化：取血浆样品 200μl，加纯水 100μl，涡旋混合 30s，加乙腈 500μl，涡旋 3min，12 000r/min 离心 5min，取上清液 500μl 于 5ml 容量瓶中，加入 $NaHCO_3$ 溶液（0.5mol/L，pH=9.0）500μl，再加入 1.0%（v/v）的 2，4-二硝基氟苯的乙腈溶液 100μl，避光 80℃水浴加热 1h，取出，用 KH_2PO_4 缓冲液（pH=7.0）稀释至刻度，取 20μl 进样。

（2）荧光衍生化反应：荧光检测器（fluorescence detector，FLD）具有高灵敏度、高选择性的特点，适合于痕量药物的分析。本身不具荧光的药物，必须与荧光衍生试剂反应，生成具有强荧光衍生物才能达到痕量检测的目的。荧光衍生化试剂包括：

1）荧光胺（fluorescamine）（适于伯胺）：荧光胺在 pH 8～9 的水溶液中，于室温下可与伯胺反应，生成的荧光衍生物对荧光检测器的灵敏度约为茚三酮的 100 倍。荧光衍生化反应能在瞬时完成，而过量的荧光胺迅速水解成水溶性的无荧光物质，因此适合作柱后衍生化试剂。

2）邻苯二醛（o-phthalaldehyde，OPA）（适于伯胺）：OPA 广泛应用于伯胺类药物的衍生化，如抗生素、生物胺及氨基酸的测定。在还原试剂 2-巯基乙醇的存在下，OPA 在碱性介质中可与伯胺反应，生成荧光衍生物。其灵敏度高于荧光胺。激发波长 340 nm，发射波长 455 nm。

3）丹酰氯（dansyl chloride，DNS-Cl）（适于伯胺，仲胺等）：丹酰氯在微碱性条件下能与伯胺基（—NH₂）、亚胺基（—NH—）、羟基（—OH）、及羰基（—CO—）反应，生成荧光衍生物。丹酰氯衍生物溶于有机溶剂，其激发波长 350～370nm，发射波长 490～540nm。丹酰氯微溶于水，常将其溶于丙酮，衍生化反应在丙酮-水混合液中进行。在 pH 低于 8 时，反应不完全。pH 升高可使反应加快，但同时也加速丹酰氯的水解。室温下反应的最佳 pH 为 9.5～10.0。

4）邻苯二胺（适于羧酸）：邻苯二胺与 α-羰基酸形成荧光很强的喹喔啉酚，该方法具有很高的灵敏度。具体操作如下：除蛋白后的生物样品（0.5ml）与 0.13%的邻苯二胺（3mol/L HCl）溶液 1.5ml 混合，加入巯基乙醇 5μl，加水至 3ml，水浴上加热 30min 后，冰浴冷却，并加入 0.5g 无水硫酸钠，再用乙酸乙酯萃取纯化。

链接 19-7

HPLC-FLD 法测定生物样本中神经酰胺的含量

神经酰胺（ceramide）在生物样品中的含量很低，且不含有紫外生色团，故不能使用常规的紫外法检测；亦受制于蒸发光散射检测器的灵敏度。由于神经酰胺的分子结构及其性质（无电子转移/得失），亦不能用电化学检测器。

血浆样品预处理：取大鼠血清 100μl，加入等量的乙腈，涡旋振荡混合均匀后，13 000r/min 离心 3min。吸取上清液，储存于 4℃冰箱中，待测。

脱酰基反应：取上述预处理后的上清液置于反应管中，加入 1mol/L 氢氧化钾乙醇溶液 500μl，混匀。在沸水浴反应 2h，待冷却后用 1mol/L 盐酸乙醇溶液调节 pH 至中性，用等体积的三氯甲烷和氯化钠溶液萃取，取下层溶液，氮气吹干。

样品柱前衍生：用甲醇 50μl 复溶，加入等体积的 OPA 衍生试剂 50μl，充分混匀，13 000r/min 离心 3 min，进样。

（3）电化学衍生化反应：电化学检测器灵敏度高、选择性强，适用于具有电化学活性化合物的检测。

常见的电化学活性基团包括氧化法检测的酚和芳胺及能用还原法检测的硝基苯。常用试剂包括：

1）酰氯和酸酐类试剂（适于胺类、氨基酸）：乙酰水杨酰氯与脂肪胺反应生成酚，可用氧化电化学法检测。反应在碱性介质（NaOH）中进行：

某些芳香族酸酐可代替乙酰水杨酰氯，用作伯、仲胺的衍生化试剂。如二硝基邻苯二甲酸酐与肽类反应，3，5-二硝基苯甲酰氯与胺类或氨基酸反应，生成有电化学活性的硝基化合物，能用安培检测器还原法检测。

2）对氨基苯酚（AP）（适于羧酸）：AP 能与胆汁酸、脂肪酸和前列腺素类药物反应，生成对羟基苯酰胺。衍生物用 RP-HPLC 分离，氧化电化学法检测。其电化学反应如下：

3）对-硝基苯肼（p-NPH）（适于羰基）：p-NPH 能与甾酮类物质如雄甾酮、表雄甾酮、脱氢表雄甾酮和本胆烷醇酮进行衍生化反应，此法检测限为 200 pg。

第三节 体内药物分析方法的建立与评价

一、分析方法的建立

（一）分析方法设计的依据

1. 做好文献总结、整理工作 在分析方法建立之前，应系统检索国内外的科技文献，对药物的理化性质、在生物体内的存在状况、药代动力学参数、分析检测方法等相关资料进行分析和研究。对于尚无文献报道的药物，可参考同类药物的相关文献。

2. 充分了解待测药物的特性与理化状况 在生物样品制备时，预处理方法的选择应综合考虑以下因素：

（1）生物样品的类型：生物样品的类型不同预处理方法也不同。如血浆或血清样品常需去除蛋白，使药物从蛋白结合物中释放出来；尿液样品常采用酸或酶水解使药物从缀合物中释放出来；头发样品需进行有机破坏，使微量元素释放出来。

（2）药物的理化性质和浓度范围：根据被测定药物的结构、理化性质及药理性质、存在形式、浓度范围等，采取相应的预处理方法。例如，药物的酸碱性（pKa）、溶解性涉及药物的提取手段；药物的化学稳定性涉及样品制备时条件的选择；药物的光谱特性及官能团性质涉及到分析仪器的选择、能否制成衍生物及应用特殊检测器的可能性。不同药物在生物样品中的浓度相差很大，对药物浓度大的样品，制备要求可稍低；药物浓度越小，则样品制备要求就越高。此外，药物在体内常产生许多代谢物，其中一些代谢物仍具有药理活性，需要与原形药物分别测定，因而也要了解药物的药理学性质和药物动力学特性。

3. 明确分析测定的目的与要求 药物测定的目的不同，分析方法的选用也不同。例如，药物代谢动力学研究中常常需同时测定原形药物和代谢产物，要求使药物及其代谢物从结合物或缀合物中释放出来，并加以分离后测定，这对样品制备的要求就应全面考虑，并要求方法具有较宽的线性范围（$1/20\ C_{max} \sim C_{max}$）、较高的灵敏度（$10^{-9}$ g/ml 以下）和准确度，以及较高的分离能力（原形药物及其代谢产物的分离）。因此，在该类分析的方法选择上，不必强调方法的简便、快速，而要考虑的是整个测定范围内样品浓度变化较大这一因素，大多采用色谱及其离线或在线联用技术，如 HPLC、LC-MS 等。临床 TDM 中，药物浓度通常为有效治疗浓度范围，所以在分析方法上尽量简便、易行，以适用于长期、批量样品的测定，如 UV、RIA 或 EIA 等。在中毒患者的临床抢救中，通常药物浓度极高，这对样品制备的要求可放宽些，应特别强调方法的特异性和分析速度，如 GC、GC-MS、RIA 或 EIA 等，而不必强调方法的灵敏度。

4. 结合实验室条件 从文献资料上获得的分析方法可能很多，且各有优缺点。应在文献查阅和整理的基础上，根据药物的理化性质、存在状况、分析测定的目的与要求，同时更应结合本实验室的条件选择合适的分析方法。

图 19-2 大致反映了检测方法与样品预处理要求的相互关系。

图 19-2 样品处理步骤与分析方法的选择

（二）分析方法的选择

目前，用于体内药物分析的方法有色谱分析法、免疫分析法及其他方法。

1. 色谱分析法 色谱技术具有分离和分析的双重功能，且有很高的选择性和较高的灵敏度，一直是研究体内药物及其代谢物最强有力的手段。色谱分析法主要有气相色谱法、高效液相色谱法、毛细管电泳法、色谱-质谱联用法等，可用于大多数小分子药物的药代动力学及代谢产物研究，或基于药代动力学原理的生物利用度、生物等效性试验或 TDM 等。随着液相色谱-质谱联用技术（LC-MS 和 LC-MS/MS）的普及，该方法已被拓展至蛋白质、多肽等生物大分子药物或内源性物质的分析。

2. 免疫分析法 免疫分析法的原理是利用抗原-抗体的特异反应来测定体内药物的含量。它将分析方法与免疫原理相结合，进行超微量分析，具有灵敏度高、选择性强、操作简便、快速、用量少、样品一般不需进行预处理等优点。因此，该法特别适合分析大批量的低浓度的体液样品。其缺点是测定药物的种类受试剂盒（Kit）供应的限制，且原形药物与其代谢产物或内源性物质常发生交叉免疫反应导致测定结果的准确度不如色谱法。根据对抗原标记方法的不同，免疫分析法可分为放射免疫分析、酶免疫分析、化学发光免疫分析及荧光免疫分析等。该法主要用于临床 TDM 及生物大分子的药物动力学及其相关研究。

3. 其他方法 微生物学方法：该法常能反映药效学的本质，可用于抗生素类药物的生物利用度、生物等效性试验或临床 TDM 等的研究。但该法一般特异性较差，常需采用特异性较高的方法（如色谱分析法）平行监测。而对于多组分及体内存在活性代谢产物的抗生素的药代动力学及代谢产物研究宜选用色谱分析法。

放射性核素标记法：利用放射性同位素标记药物和其他分析方法相结合建立起来的一种分析方法。用稳定性同位素标记药物，以放射性强度表示标记药物量，根据生物样品中放射强度测定体内药物浓度。该法具有灵敏度高、方法简便、定位定量准确等特点，是研究体内药物代谢和药物动力学的一种有效手段。

（三）分析方法建立的一般步骤

1. 分析检测条件筛选 取待测物或其他特定的活性代谢产物的对照标准物质，用水或其他适宜的溶媒溶解，照拟定的分析方法进行测定，确定最佳分析检测条件。需要考察的内容有被测物浓度与响应值的关系、线性范围、最适测定浓度、检测灵敏度、最佳测试条件（pH、温度、反应时间等）、衍生化条件等。采用色谱法分析时，应考察色谱柱（型号、填料性状与粒径、柱长度）、流动相（组分及其配比）及其流速、检测波长、柱温、进样量、内标物质及其浓度等条件，使分析组分具有良好的色谱参数（n、R、T），并具有适当的保留时间（t_R）以避开内源性物质干扰，获得浓度与响应值之间的线性范围、检测灵敏度等。

2. 预处理方法的筛选

（1）空白溶剂试验：本试验适用于需经化学反应的预处理过程。操作步骤如下：取待测药物的非生物基质溶液（通常为水溶液），采用拟定的分析方法预处理样品，并测定响应信号（如 HPLC 峰面积或峰高）。

（2）空白生物基质试验：本试验主要考察生物基质中内源性物质对待测定组分的干扰（方法特异性），在待测药物、代谢物、内标物质等的"信号窗"（信号附近的有限范围）内不应出现内源性物质信号。操作步骤如下：取空白生物基质，采用拟定的分析方法预处理，并测定响应信号。

（3）模拟生物样品试验：取空白生物基质，加入待测药物制成模拟生物样品，照"空白生物基质试验"项下方法试验，考察方法的线性范围、精密度与准确度、灵敏度以及药物的萃取回收率等各项技术指标，同时进一步检验生物基质中内源性物质以及可能共同使用的其他药物对测定的干扰程度，即方法特异性。采用内标法的色谱分析中，应同时考察内标物的提取回收率、与内源性物质或其他有关物质的分离情况。

3. 实际生物样品的测试 药物在体内可能与内源性物质结合（如与血浆蛋白结合），或产生代谢产物及代谢产物的结合物或缀合物，从而使实际生物样品的分析远较模拟生物样品复杂。空白生物基质和模拟生物样品试验中建立的分析方法及其条件不一定完全适合于实际生物样品的测定。所以，在分析方法建立后，尚需进行实际生物样品的测试，考察代谢产物对药物、内标物的干扰情况，以进一步确证方法的可行性。

二、分析方法的评价

分析方法的评价亦称分析方法验证。分析方法验证的主要目的是证明特定方法对于测定在某种生物基质中分析物浓度的可靠性。分析方法验证分为全面验证、部分验证和交叉验证。对首次建立的生物样品分析方法、新的药物或新增代谢物定量分析，应进行全面的方法验证。

（一）相关的基本概念

1. 质控样品（quality control sample）　即 QC 样品，系指在空白生物基质加入已知量待测物对照标准物质制成的样品，用于监测生物分析方法的效能和评价每一分析批中试验样品分析结果的完整性和正确性。

2. 生物基质（biological matrix）　一种生物来源的物质，能够以可重复的方式采集和处理。

3. 校正标样（calibration standard）　在空白生物基质中加入已知量待测物标准物质制成的样品，用于建立标准曲线，计算质控（QC）样品和试验样品中待测物的浓度。

4. 对照标准物质（reference standard）　用于配制校正标样和 QC 样品的待测物的参比物质，在结构上可以是待测物本身，也可以是其游离碱或酸、盐或酯。

5. 分析批（analytical run/batch）　包括试验样品、适当数量的校正标样和 QC 样品的一个完整系列。由于仪器性能的改善和自动进样器的使用，一天内可以完成几个分析批，一个分析批也可以持续几天完成，但连续测量不宜超过 3 天。

6. 试验样品再分析（incurred sample reanalysis）　分析一部分已测试试验样品，来评价原来的试验样品测定的结果是否可以重现。

（二）分析方法验证的内容与要求

一个生物分析方法的主要特征包括：选择性、定量下限、响应函数和校正范围（标准曲线性能）、准确度、精密度、基质效应、分析物在生物基质以及溶液中储存和处理全过程中的稳定性。下面以色谱法为主讨论生物样品分析方法的全面验证。

1. 选择性　选择性是指分析方法区分目标分析物与内标、基质的内源性组分或样品中其他组分的能力。必须证明所测定的物质是原形药物或特定的活性代谢物，内源性物质、药物代谢物、经样品预处理生成的分解产物以及可能的同服药物不得干扰样品的测定或者其干扰在分析方法可接受范围内。当干扰组分不可避免时，其响应低于分析物定量下限响应的 20%，并低于内标响应的 5% 时，通常可以接受。在适当情况下，也应该评价代谢物在分析过程中回复转化为母体分析物的可能性。

（1）内源性物质的干扰：通过比较待测药物或其特定的活性代谢产物及内标的对照标准物质及至少 6 个不同个体的空白基质、模拟生物样品（注明分析物的浓度）、用药后实际生物样品（注明给药后时间）的检测信号，确证内源性物质对分析方法无干扰。对于以软电离质谱为基础的检测方法（LC-MS 或 LC-MS-MS），应着重考察基质效应。

（2）代谢产物的干扰：考察空白基质、模拟生物样品和用药后不同时间点收集的生物样品的检测信号，确证代谢产物对分析方法无干扰。必要时可通过 HPLC-DAD 和 LC-MS（LC-MS/MS）确证被测色谱峰的单纯性和同一性。

（3）同服药物的干扰：在服用复方制剂或者临床 TDM 中，还要考虑患者可能同时服用的其他药物的干扰。可通过比较待测药物、同服药物、模拟生物样品和添加有同服药物的干扰样品的检测信号，确证同服药物对分析方法无干扰。

2. 标准曲线与定量范围 标准曲线（standard curve）又称工作曲线（working curve）或校正曲线（calibration curve），反映了体内样品中所测定对象的浓度与仪器响应值（如 HPLC 峰面积）的关系，一般用回归分析法所得的回归方程来评价。最常用的回归分析法为最小二乘法（least squares）或加权最小二乘法（weighted least squares）。用相关系数（correlation coefficient，r）说明线性（linearity）相关程度。标准曲线高低浓度范围为定量范围，在定量范围内浓度测定结果应达到试验要求的精密度和准确度。

（1）标准曲线的建立：标准曲线应用校正标样（模拟生物样品）建立，校正标样的配制应使用与待测体内样品相同的生物基质。定量范围要能覆盖全部待测生物样品浓度，不得用定量范围外推求算未知样品的浓度。标准曲线建立的步骤一般如下：

1）分析物标准储备液和系列标准溶液的制备：精密称取待测药物的对照品适量，用适宜的溶媒溶解并定量稀释成一定浓度（较高浓度）的标准储备液，冰箱冷藏保存备用；精密量取标准储备液适量，用适宜溶媒定量稀释制成系列标准溶液。系列标准溶液的定量范围决定于待测物的预期浓度和待测物与响应值的关系性质，应至少包括 6 个浓度点，非线性模式的浓度点应适当增加。

2）内标储备液和工作溶液的制备：精密称取内标对照品适量，用适量溶媒溶解并定量稀释成一定浓度的内标储备液，冰箱冷藏保存备用；精密量取内标储备液适量，用适宜溶媒定量稀释成内标工作溶液。

3）系列校正标样的制备：取空白生物基质数份，分别加入系列标准溶液适量（如为内标法定量，应同时加入内标溶液一定量），涡旋混匀，即得。系列校正标样一般由一个空白样品（不含分析物和内标的处理过的基质样品）、一个零浓度标样（空白基质加内标）和 6～8 个系列浓度标样组成。计算时不包括零浓度和空白样品。

采用这种方法配制标准样品时，应注意加入的标准溶液的体积应在生物样品总体积的 5% 以下，以避免因大量溶剂的加入导致标准样品与实际生物样品之间存在较大差异。

因加入的工作溶液体积较小，为避免其在加入及涡旋混合过程中可能造成的损失，也可在适宜的容器先加入标准溶液，再加入空白生物基质以降低误差。

对于溶解度差、标准溶液浓度较稀的药物，添加到空白生物基质中的体积量较大时；或者标准品量较少，仅配制一个浓度，采用加不同体积标准溶液到生物基质时；或者标准溶液中含有高浓度的有机溶剂且加入量较大，可能导致生物基质变性时，可先将标准工作溶液加至适应的容器中，挥干溶剂后，再加入空白生物基质并涡旋溶解、混匀。

4）标准曲线的绘制：取系列标样，按拟定的方法预处理后分析，以待测物浓度为自变量（x），待测物的检测信号（如峰面积）或者待测物与内标物的响应值的比值为因变量（y），用最小二乘法或加权最小二乘法进行线性回归，求得回归方程（$y=a+bx$）及相关系数（r），并绘制标准曲线。标准样品中待测物的浓度，以单位体积（液态基质，如血浆、尿液）或质量（脏器组织，如肾脏）的生物基质中加入标准物质的量表示，如 μg/ml 或 μg/g 等。

（2）要求：①浓度要求：在药代动力学或生物利用度与生物等效性研究中，标准曲线的定量范围要能覆盖全部待测的生物样品浓度范围，其中最高浓度（定量上限，upper limit of quantification，ULOQ）应高于用药生物基质中药物的峰浓度（C_{max}），最低浓度（定量下限，lower limit of quantitation，LLOQ）应低于 C_{max} 的 10%～5%（1/10～1/20）。②偏差要求：校正标样各浓度点的计算值（依据回归方程回算的浓度）与标示值之间的偏差{偏差=[（实测值－标示值）/标示值）]×100%}在可接受的范围之内时，可判定标准曲线合格。可接受的范围一般规定为定量下限处的偏差应该在±20%内，其他浓度点的偏差应该在±15%以内。至少 75%校正标样，含最少 6 个有效浓度，应满足上述标准。如果某个校正标样结果不符合这些标准，应该拒绝这一标样，不含这一标样的标准曲线应被重新评价，包括回归分析。③相关系数：标准曲线回归方程的截距应接近于零，若显著偏离零点，应确证其对方法的准确度无影响；相关系数应接近于 1，通常要求 $r \geqslant 0.99$（色谱法）或 0.98（生物学法）。

3. 定量下限　定量下限（LLOQ）是标准曲线上的最低浓度点，表示方法的灵敏度。

（1）测定方法：取同一空白生物基质，按照标准曲线项下方法制备样品，至少平行制备 5 个标准样品，其浓度应使信噪比（S/N）大于 5，按拟定的分析方法进行测定，考察精密度与准确度。

（2）要求：其准确度[（实测值/真实值）×100%]应在真实浓度的 80%～120%范围内，RSD 应小于 20%。药物代谢动力学、药物制剂的生物利用度及生物等效性试验中，要求 LLOQ 至少能满足 3～5 个消除半衰期后样品中的药物浓度的测定，或 C_{max} 的 1/10～1/20 时的药物浓度的测定。

（3）提高检测灵敏度的措施：由于生物样品中待测物的浓度通常较低，因此方法的灵敏度关系到方法本身是否具有实际可行性，应尽可能采用各种措施提高方法的灵敏度，以满足分析要求。可采用的措施有：①提高仪器自身的检测灵敏度或选用合适的检测器；②增加进样量；③提高样品的浓缩程度或降低样品稀释度；④改进样品预处理方法和色谱条件，消除干扰，降低本底值。

4. 精密度与准确度　准确度（accuracy）是指用特定方法测得的生物样品中待测物的浓度与其真实浓度的接近程度，即 QC 样品的实测浓度与真实浓度的偏差，常用回收率(recovery)数值反映测定的准确程度。精密度（precision）是指在确定的分析条件下，相同生物基质中相同浓度样品一系列测量值的分散程度，表示方法的可重复性，通常用 QC 样品的批内（within-run，within-batch，intra-batch，intra-assay）和批间（between-run，between-batch，inter-batch，inter-assay）相对标准偏差（RSD）来考察方法的精密度。

（1）测定法：要求选择定量下限及低、中、高 4 个浓度的 QC 样品同时进行方法的精密度和准确度考察。低浓度接近 LLOQ，在 LLOQ 的 3 倍以内；高浓度接近标准曲线的上限，通常在 ULOQ 的 75%处；中间浓度选择在标准曲线的中部。每一浓度每批至少测定 5 个样品。测定的同时应做随行标准曲线，并用随行标准曲线的回归方程计算 QC 样品的浓度。

在测定批内 RSD 时，每一浓度每批应至少配制并测定 5 个样品。应在至少 3 个分析批且至少两天进行测定，获得不少于 45 个样品的分析结果以评价批间 *RSD*。

（2）结果计算与限度要求：准确度通常用相对回收率（relative recovery，*RR*）或相对误差表示。相对回收率（*RR*）即方法回收率，通过计算 5 个 QC 样品的平均实测浓度（$\bar{M}$）与标示浓度（*S*，QC 样品的理论浓度）的比值而获得。一般准确度应在 85%～115%范围内（*RE* 不超过±15%），在 LLOQ 附近应在 80%～120%范围内（*RE* 不超过±20%）。

$$RR = \frac{\bar{M}}{S} \times 100\% \tag{19-1}$$

$$RE = \frac{\bar{M} - S}{S} \times 100\% = RR - 100\% \tag{19-2}$$

精密度一般要求 RSD 应小于 15%，LLOQ 附近的 RSD 不得超过 20%。

5. 样品稳定性 在体内药物分析中，通常不能采样后及时完成分析；生物样品的数量一般较大，在 1 个工作日内难以完成全部生物样品的分析；使用自动进样器时，可能存在多个处理过的样品同时置于自动进样器中等待分析；未知样品一般测定 1 次，有时需要复测。此外，分析物和内标物的标准储备液和工作溶液的稳定性对定量分析结果也非常重要。因此，应根据具体情况，对生物样品在室温、冰冻和冻融条件下以及不同存放时间进行稳定性考察，以确定生物样品的存放条件和时间。还应注意考察分析物和内标储备液及工作溶液的稳定性以及样品处理后的溶液中分析物的稳定性，以保证检测结果的准确性和重现性。时间尺度应不小于试验样品储存的时间。

（1）测定方法：①生物样品短期放置稳定性：取低、高浓度 QC 样品（空白基质加入分析物至 LLOQ 浓度 3 倍以内以及接近 ULOQ）各 5 份，在室温或者样品处理温度下，考察 1 个工作日不同时间（如 1、2、4、8 或 24 h）取样点的测定结果与标示浓度之间的差异。②生物样品长期贮存稳定性：取低、高浓度 QC 样品各 5 份，在冰箱（–80～–20℃）贮存条件下考察不同间隔周期取样点的测定结果与标示浓度之间的差异。考察周期应超过收集第一个样品至最后一个样品分析所需要的时间周期。③生物样品冻融稳定性：取低、高浓度 QC 样品各 5 份，于指定的冰冻条件下贮存 24 h，然后置室温下自然解冻，当融解完全后取样进行分析测定，然后再将样品放回冷冻状态保持 12～24 h，如此解冻-冷冻重复循环 3 次以上，比较各次测定结果与标示浓度之间的差异。④生物样品处理后的溶液放置稳定性：取低、高浓度 QC 样品各 5 份，按拟定的方法进行样品预处理获得待测溶液，置于自动进样器或冰箱（4℃）中，间隔不同的时间测定，并与标示浓度比较。考察时间周期应根据每批样品容量及每个样品分析测定所需时间而定。⑤分析物和内标物标准储备液和工作溶液放置稳定性：通常应考察分析物和内标物标准储备液和工作溶液从冰箱储存到室温条件下短期放置（至少 6 h）的稳定性，同时还应考察了冰箱长期冷藏或冷冻下（4℃ 或者–80～–20℃）的稳定性，放置一定时间后测定的结果应与新鲜配制溶液的测定结果进行比较。

（2）要求：由新鲜制备的校正标样获得标准曲线，根据标准曲线分析 QC 样品，将测得浓度与标示浓度相比较，每一浓度的均值与标示浓度的偏差应在±15%范围内。

6. 提取回收率 从生物样本基质中回收得到分析物质的响应值与加入 QC 样品浓度的含待测物的纯溶液至提取后的空白基质样品中标准物质产生的响应值的百分比即为分析物的提取回收率（extraction recovery，*ER*），也称萃取回收率、绝对回收率（absolute recovery，*AR*）。反映提取或处理过程中待测药物的丢失情况，用于评价样品预处理方法。应考察高、中、低 3 个浓度的提取回收率，其结果应当精密和可重现。

（1）测定方法：取空白生物基质（如血浆）数份，分别加入标准溶液适量，涡旋混匀，制备高、中、低 3 个浓度的 QC 样品，每一浓度至少 5 个样品，每个样品分析测定 1 次。另取空白生物基质，照 QC 样品处理后，加入等量的相同 3 个浓度的标准溶液，同法获得相同的高中低 3 个浓度的回收率评价对照样品，同法测定。将 QC 样品的检测信号（如峰面积）与回收率评价对照样品测得的检测信号比较，计算提取回收率（*ER*），见公式（19-3）和（19-4）：

$$外标法时：ER=A_T/A_s×100（\%）\tag{19-3}$$

$$内标法时：ER=R_T/R_s×100（\%）\tag{19-4}$$

式中，*ER* 为提取回收率；A_T 为 QC 样品经样品处理后的检测信号（如 HPLC 峰面积或峰高）；A_s 为回收率评价样品的检测信号（同 A_T）；R_T 为 QC 样品经样品处理后的检测信号的相对值（如 HPLC 峰面积比或峰高比）；R_s 为回收率评价样品的检测信号的相对值（同 R_T）。

当采用内标法测定生物样品时，应同时测定内标物质的提取回收率。其测定法同药物提取回收率，但仅单独制备 1 个浓度（通常为中间浓度）至少 5 个 QC 样品，同法测定、计算。

（2）限度要求：在药物代谢动力学、生物利用度研究或临床 TDM 中，高、中、低 3 个浓度的待测药物的提取回收率均应一致、精密、可重现。

7. 基质效应 基质效应（matrix effect，ME）也称介质效应。基质效应是指在采用质谱为检测器的 LC-MS 或 LC-MS/MS 技术测定样品中，色谱分离时共洗脱的物质改变了待测成分的离子化效率，所引起的待测物信号的抑制或增强。

（1）基质效应产生的原因及其影响：一般认为，基质效应产生的原因可能源于待测组分与生物样品中的基质成分在雾滴表面离子化过程的竞争，其竞争结果会显著地降低（离子抑制）或增加（离子增强）目标离子的生成效率及离子强度，进而影响测定结果的精密度和准确度。也可能是由于待测组分与基质中内源性物质共洗脱而引起的色谱柱超载所致。

引起基质效应的成分一般为生物样品中内源性物质，也可能是药物的多个代谢产物或者一同服用的不同药物。这些成分常因在色谱分析中与目标化合物分离不完全或未被检测到而进入质谱后产生基质效应。

在 LC-MS 或 LC-MS/MS 方法的临床实际应用中，因所测定的样品具有来源差异，使得样品基质成分同标准样品和 QC 样品相比有一些不同。因基质成分的不同，使得含同样浓度目标化合物的不同来源样品的测定结果大不相同，从而对测定结果的精密度和准确度产生显著的影响。因而应用 LC-MS 或 LC-MS/MS 法进行体内分析时，在方法建立阶段应对基质效应进行相关的研究，避免基质效应的存在导致错误的判断和结论。

（2）基质效应的确认方法：目前报道的确认基质效应的方法有两种。一种是药物添加到含有空白基质的溶液与药物溶液相比较的方法（定量测定），另一种是柱后灌注待测物的方法（定性测定）。

1）定量测定法：取 6 种不同来源的空白生物样品（如：血浆），经拟定的样品处理方法（不加内标）处理后，加入相应浓度对照质控溶液和内标溶液，进样分析，获得对照品及内标的响应值（A）。另用流动相或者水，替代空白生物基质，制成相应浓度的含对照品和内标的溶液，进样分析，获得对照品和内标的响应值（B）。按式 19-5 计算基质效应（ME）：

$$ME（\%）= A / B ×100 \qquad\qquad (19-5)$$

式（19-5）计算得到的 ME 为绝对基质效应。相对基质效应通过对不同来源样品间的比值进行比较获得。当 ME 值等于或接近 100 时，表明不存在基质效应的影响；当 ME 值大于 100 时，表明存在离子增强作用；当 ME 值小于 100 时，表明存在离子抑制作用。不同组分（如药物、内标）其相对基质效应会有很大不同，其结果会直接影响两者比值测定结果的精密度和准确度。

基质效应考察中，应使用至少 6 批来自不同供体的空白基质，不应使用合并的基质。如果基质难以获得，则使用少于 6 批基质，但应该说明理由。

对于每批基质，应该通过计算基质存在下的峰面积（由空白基质提取后加入分析物和内标测得），与不含基质的相应峰面积（分析物和内标的纯溶液）比值，计算每一分析物和内标的基质因子。进一步通过分析物的基质因子除以内标的基质因子，计算经内标归一化的基质因子。从 6 批基质计算的内标归一化的基质因子的变异系数不得大于 15%。测定应分别在高浓度和低浓度（3 倍 LLOQ 以内以及接近 ULOQ）下进行。

如果不能适用上述方式，例如采用在线样品预处理的情况，则应该通过分析至少 6 批基质，分别加入低浓度和高浓度（3 倍 LLOQ 以内以及接近 ULOQ），来获得批间响应的变异。其验证报告应包括分析物和内标的峰面积，以及每一样品的计算浓度。这些浓度计算值的总体变异系数不得大于 15%。

2）柱后灌注法：将空白生物样品的提取液和空白溶剂分别进样分析，同时利用注射泵将含相同浓度待测物的标准溶液通过色谱柱与质谱接口之间的三通注入色谱柱流出液中。如果同空白溶剂的萃取离子图谱相比，空白提取液的萃取离子图谱的响应信号明显减弱或增强，则表明存在基质效应的影响。

（3）基质效应的消除：当确定存在基质效应的影响时，可采取以下措施予以消除：①选择合适的样品制备方法：通过改善样品的前处理过程，尽量除去样品中的基质成分，可显著地降低基质效应。②改善色谱分析条件：采用合适的色谱分离技术，使待测成分与基质成分分离，减少同时进入离子源的基质的数量，能有效地减少基质效应的影响。一般来说，反相色谱中应使待测成分峰后移，避免在溶剂前沿洗脱的极性基质成分的影响。在流动相中添加极少量的电解质可以显著提高 ESI 负离子模式的离子化效率和减少基质效应的影响。③优化质谱分析条件：在允许的条件下，改变离子化方式也是一种有效的方法。从目前研究结果看，基质效应主要对 ESI 方式有显著影响，对 APCI 的影响尚未见相关报道。因而，若采用 ESI 方式时存在显著基质效应，可考虑改用 APCI 方式。④选择合适的内标物：理想的内标应该与待测组分在包括样品制备、色谱分离和质谱检测的全过程中具有相似的行为并且对待测组分的提取、测定无任何干扰。在提取过程中，内标应能追踪待测组分，以补偿待测组分提取回收率所发生的变化。在色谱分离过程中，内标应与待测组分的色谱和质谱行为相似，以补偿待测组分由于基质效应的影响所引起的响应信号的改变。

8. 残留 样品进样分析过程中，可能存在残留，应进行考察并使之最小。考察方法为通过注射高浓度样品或校正标样后，注射空白样品来估计。高浓度样品之后在空白样品中的残留应不超过定量下限的 20%，并且不超过内标的 5%。如果残留不可避免，可在高浓度样品分析后注射空白样品，然后分析下一个试验样品。

9. 试验样品分析 试验样品的分析应在分析方法验证完成以后开始。每个试验样品一般测定 1 次，必要时可进行复测。

对生物等效性或药物动力学试验，来自同一个体的体内样品最好在同一分析批中测定。每个分析批体内样品测定时应建立新的批标准曲线（组织分布试验时，可视具体情况而定），并随行测定高、中、低 3 个浓度的 QC 样品。每个 QC 浓度至少双样本，并应均匀分布在试验样品测试顺序（以低→高或高→低的顺序以一定时间间隔均匀穿插于整个分析批）中。

当一个分析批内试验样品数较多时，应同时增加各浓度 QC 样品数，使 QC 样品数大于试验样品总数的 5%。QC 样品测定结果的偏差一般应不大于 15%。最多允许 1/3 的 QC 样品超限，但不能出现在用一浓度的 QC 样品中。如果 QC 样品测定结果不符合上述要求，则该分析批样品测试结果作废。

实验室应预先制定 SOP 和 GLP 原则，并在整个分析过程中遵循，以保证体内药物分析的规范性。

10. 试验样品浓度超出定量范围的处理 标准曲线的范围不能外延，但在试验样品分析中，可能会遇到样品浓度超出定量范围的情况，可按照下述方法处理。

（1）浓度高于 ULOQ：对于某个或某些含待测物的浓度超出标准曲线的 ULOQ 的生物样品，则需要通过稀释后再进行测定，并应考察稀释的可靠性（稀释是否影响分析的准确度和精密度）。考察方法为通过向基质中加入分析物至高于定量上限浓度，并用空白基质稀释该样品（每个稀释因子至少 5 个测定值），按照设定的分析方法测定，测定结果的准确度和精密度应在±15%之内。稀释的可靠性应该覆盖试验样品所用的稀释倍数。

（2）浓度低于 LLOQ：对于浓度低于 LLOQ 的样品，在必要时，可通过改变分析方法的定量范围，降低 LLOQ 的浓度，进行部分验证，以获得其浓度。

药物动力学试验中，低于 LLOQ 的样品，在 C_{max} 以前出现应以零值计，在 C_{max} 后出现应记为无法定量（not detectable，ND），以减少零值对 AUC 计算的影响。

11. 作为外源性药物使用的内源性物质的测定　由于生物基质中存在内源性物质，使得空白生物基质难以获得，从而导致测定分析方法验证中的 LLOQ 和准确度难以测定，可采用以下方法处理：

（1）使用靶向敲除内源性物质的生物基质：将生物基质通过活性炭、透析或者靶向亲和的方法进行处理，敲除待测定的内源性物质后，作为空白生物基质使用。

（2）使用不含内源性物质的生物基质：对生物参数随周期性变化的内源性物质（如雄性激素），可在特定的生物周期阶段获取不含该物质的生物基质作为空白生物基质。

（3）使用替代基质：对于某些内源性物质可使用其他基质代替空白生物基质，如兔血浆、人血清蛋白、缓冲液、0.9%氯化钠溶液等。但应首先验证替代基质获得的测定结果与其他方法（如标准加入法、放射性同位素标记分析物法）测定结果的一致性。

（4）使用替代分析物：可使用同位素标记的内源性待测物的标准物质替代分析物进行分析方法的验证。使用该方法时，应注意在 LC-MS 或者 LC-MS/MS 分析中同位素标记元素的源内裂解、标准物质的同位素标记百分率、同位素标记物与未标记物质之间响应的一致性评价等，对定量分析结果的影响。

（5）采用标准加入法：内源性物质含量较低时，可使用混合空白生物基质，在测定本底浓度的基础上，采用标准加入法，配制系列校正标样样品或 QC 样品，进行方法学验证，并用于试验样品的测定。真实样品测定之前也应先测定本底浓度。测得的药物浓度需进行校正，即 $C_{真实} = C_{测得} - C_{本底}$。

12. 微生物学和免疫学方法的验证　上述分析方法确证主要针对色谱分析，很多参数和原则也适用于微生物学或免疫学分析，但在方法确证中应考虑到它们的一些特殊之处。微生物学或免疫学分析的标准曲线本质上是非线性的，所以应采用比色谱分析更多的浓度点来建立标准曲线。结果的准确度是关键的因素，如果重复测定能够改善准确度，则应在方法确证和未知样品测定中采用同样的步骤。

微生物学或免疫学分析方法确证实验应包括在几天内进行的至少 6 个独立的分析批测定，每个分析批包括至少包括 3 套 QC 样品且每套含至少 5 个浓度（LLOQ，低、中、高浓度及 ULOQ）的 QC 样品。对于批内和批间准确度，各浓度 QC 样品的平均浓度应在标示值的±20%范围内（ULOQ 和 LLOQ 为±25%）；各浓度 QC 样品的批内和批间精密度均不应超过±20%（ULOQ 和 LLOQ 为±25%）。此外，各浓度 QC 样品的方法总误差（即相对偏差绝对值与变异系数之和）不应超过 30%（ULOQ 和 LLOQ 为 40%）。

（徐州医科大学　汤道权）

第二十章　药品质量控制中分析方法的进展

本章要求

1. 熟悉手性高效液相色谱法分离对映体的三种方法，毛细管电泳法的分离模式及其应用。

2. 了解 LC-MS、GC-MS、ICP-MS 及近红外分光光度法的原理及其应用。

ChP2015 在保留常规检测方法的基础上，进一步扩大了对新技术、新方法的应用，以提高检测的灵敏度、专属性和稳定性。例如增加气相色谱-串联质谱法、高效液相色谱-电感耦合等离子体质谱法、超临界流体色谱法、临界点色谱法、X 射线衍射法等用于药物质量分析；采用 CE 分析用于检测重组单克隆抗体产品分子大小异构体，采用 HPLC 法用于检测抗毒素抗血清制品分子大小分布等。同时，建立灵敏度高、专属性强、稳定性好的检测方法，以加强药品安全性的控制；如增订二氧化硫残留量测定的离子色谱法和气相色谱法，以进一步提高二氧化硫检测的灵敏度；农药残留量完善了原有的气相色谱法，检测种类由原来的 9 种增加到 16 种；同时建立了气相色谱-串联质谱法和液相色谱-串联质谱法，可检测 229 种农药（含 2 种内标）残留；采用高效液相色谱-质谱联用法检测中药材中真菌毒素残留量，检测种类由原来的 4 种黄曲霉素提高至可检测 7 类 11 种真菌毒素。本章重点介绍手性高效液相色谱法、CE 法，并对 LC-MS、GC-MS、ICP-MS 及近红外分光光度法的原理及应用进行简要介绍。

第一节　手性高效液相色谱法

案例 20-1

ChP2015 硫酸氢氯吡格雷片（clopidogrel bisulfate tablets）的含量测定

1. 色谱条件与系统适用性试验　以卵粘蛋白键合硅胶为填充剂的手性色谱柱（ULTRON ES-OVM），以乙腈–0.01mol/L 的磷酸二氢钾溶液（20：80）为流动相，检测波长为 220nm。取硫酸氢氯吡格雷对照品与氯吡格雷杂质Ⅱ对照品适量，加甲醇适量使溶解，用流动相稀释制成每 1ml 中含硫酸氢氯吡格雷 2.5μg 与氯吡格雷杂质Ⅱ 5μg 的混合溶液，摇匀，作为系统适用性溶液，取 10μl 注入液相色谱仪，记录色谱图。氯吡格雷杂质Ⅱ的两个光学异构体峰与氯吡格雷峰的相对保留时间分别约为 0.8 与 1.2；氯吡格雷峰与氯吡格雷杂质Ⅱ的第一个光学异构体峰的分离度应大于 2.0。

2. 测定法　取本品 20 片，精密称定，研细，精密称取适量(约相当于氯吡格雷 75mg)，置 100ml 量瓶中，加甲醇 50ml，超声约 5 分钟使硫酸氢氯吡格雷溶解，放冷，用甲醇稀释至刻度，摇匀，滤过，精密量取续滤液 5ml，置 50ml 量瓶中，用流动相稀释至刻度，摇匀，作为供试品溶液，精密量取 10μl 注入液相色谱仪，记录色谱图；另取硫酸氢氯吡格雷对照品，精密称定，加甲醇适量使溶解并用流动相定量稀释制成每 1ml 中约含氯吡格雷 0.1mg 的溶液，同法测定。按外标法以峰面积计算，并将结果乘以 0.766，即得。

问题：
1. 什么是手性高效液相色谱法？在药物分析中有何应用？
2. 手性拆分的方法有哪些？本案例中的拆分方法有何优缺点？

自然界存在各种各样的手性现象，比如蛋白质、氨基酸、多糖、核酸、酶等生命活动重要基础物质都是手性的。手性药物进入生物体内，将被手性环境作为不同的分子加以识别和匹配，因此对映体在药效学、药物动力学、毒理学等方面均可能存在立体选择性。大量事实表明许多药物对映体具有不同的药效学和药动学。如那格列奈（nateglinide）为非磺酰脲类降血糖药，化学名（-）-N-[（反-4-异丙基环己基）羰基]-*D*-苯丙氨酸，为反式 *D*-异构体，其 *L*-异构体的活性仅为 *D*-异构体的 1/64，顺式异构体无降糖活性；氧氟沙星（ofloxacin）为广谱抗菌药物，左氧氟沙星（levofloxacin）的抗菌活性为右旋体的 8～128 倍；右丙氧芬（dextropropoxyphene）具镇痛作用，其对映体左丙氧芬（levopropoxyphene）却是有效的镇咳药。因此建立和发展快速而灵敏的分离（或拆分）和测定对映体（enantiomer）药物的方法对有效控制手性药物的质量、手性药物对映体的制备和分离、研究手性药物的体内药动学过程，评价单个对映体的效价、毒性、不良反应等具有十分重要的作用。

一、手性药物拆分的原理

对映体化合物之间除了对偏振光的偏转方向不同外，其他理化性质基本相同，在非手性环境中很难达到分离纯化的目的。传统的拆分方法为非色谱分离法，如分步结晶法、酶消化法等，这些方法具有过程繁复、耗时，不适于进行微量分离和测定等缺点。色谱法在分离和测定对映体方面具有方便、快速等优势，已成为一种重要的手性分离分析方法。1950 年 Dalgliesh 采用纸色谱法成功拆分了手性芳族氨基酸，并且提出了"三点手性识别模式"的对映体拆分理论，如图 20-1 所示。在其后的 20 年中，*DL*-氨基酸的分离取得了极大成功。随着大量商品化 HPLC 手性固定相（chrial stationary phase，CSP）的问世以及对手性识别机理认识的深入，HPLC 法迅速广泛应用于药物对映体的分离和测定。

图 20-1　三点手性相互作用模式示意图

HPLC 对手性药物拆分通常分为直接法和间接法。直接法是直接引入"手性识别"或"手性环境"（手性固定相法、手性流动相添加剂法）至色谱系统中，形成暂时非对映体复合物，从而使对映异构体拆分。间接法又称柱前衍生化法。分离前，药物对映体先与手性衍生化试剂（chiral derivatization reagent，CDR）反应，形成一对非对映异构体，然后以常规固定相分离。两者的共同点是，均以现代色谱分离技术为基础，引入手性环境，使药物对映体间呈现理化性质的差异，从而实现药物对映体的分离；不同的是手性衍生化试剂法是将手性环境引入药物对映体分子内，而手性固定相法和手性流动相添加剂法则是引入对映体分子间。引入适宜的手性环境使对映体间呈现物理特征的差异是 HPLC 法手性分离的基础。

（一）手性固定相法

手性固定相法是通过物理吸附或者化学键合方法把手性化合物连接到固定相载体上。目前研究和使用的高效液相色谱手性固定相可分为 Prikel 型（或称"刷"型）CSP、聚合物 CSP、蛋白质类 CSP、大环类 CSP、配体交换色谱 CSP、分子印迹 CSP 等。

1. Pirkle 型 CSP　Pirkle 型 CSP 是目前使用量大、适用面广、对手性识别机理揭示较深的一类 CSP。Pirkle 型 CSP 手性识别的原理是基于 Dalgliesh 提出的三点作用模式。Dalgliesh 认为，要实现对映体手性分离，对映体与固定相之间至少存在三点相互作用（氢键、静电作用、偶极-偶极作用、π-π 作用、疏水作用等），且其中一点作用应有立体选择性。当两个对映体的其中一个与固定相的三个位点都发生作用时，另一个对映体至多只能发生两点相互作用（立体选择性的位点不发生作用）。由此，两对映体因与固定相的作用力不同而实现分离。

Pirkle 型 CSP 一般采用正相色谱体系，流动相通常采用含一定量异丙醇（0.2%～20%）的正己烷，也可用四氢呋喃和其他氢键受体溶剂；也可采用反相体系，但多数情况下其分离效果不如正相体系；CSP 共价结合在硅胶表面，推荐的流动相 pH 范围为 2.5～7.5。Pirkle 型 CSP 的优点是柱效和柱容量高，可用于对映体制备；其不足之处是要求被分离物质具有芳香基团（也有例外），否则需衍生化获得芳香基团才能进行拆分，限制了其应用范围。

2. 蛋白质类 CSP　蛋白质是一类由 L-氨基酸组成的高分子聚合物，具有天然的手性选择性质。蛋白质类 CSP 具有大量不同的可与样品分子结合的部位，因此其手性选择性较其他 CSP 高，是 HPLC 中最具有吸引力的手性固定相之一。目前应用较多的蛋白质类键合手性固定相是将牛血清蛋白（BSA）和人血清蛋白（HSA）的主要成分 α_1-酸性糖蛋白（AGP）通过氨基酸键合到微粒硅胶上制成。

蛋白质的空间结构对蛋白质类手性固定相的立体选择性有很大影响，其固定化状态极大影响手性药物的拆分，此外，样品分子的保留和选择还易受流动相的 pH、离子强度、有机溶剂等影响。由于蛋白质易变性，通常只能用温和的水相缓冲液作流动相，对柱温也有一定的要求。蛋白质类手性固定相的应用范围较广，拆分效果良好，但色谱柱容量小，最多上样量仅为 1～2mmol/L。

3. 大环类 CSP　大环类 CSP 主要包括环糊精类（cyclodextrin，CD）、冠醚类、大环抗生素类等。

（1）环糊精类：1984 年 Armstrong 的研究组首次把环糊精键合到二氧化硅上制成了 HPLC 手性分离固定相。CD 空腔内部只有氢原子及糖苷氧原子，具有疏水性；空腔端口的羟基使 CD 外部具有亲水性，每个葡萄糖单元又有 5 个手性碳原子，因此 CD 具有手性识别作用。端口的羟基又可衍生化，改变亲水性，对 CD 空腔的形状也有很大的影响。根据被分离化合物的结构特点有目的地合成或选择相应的衍生化 CD-CSP，已成为当今色谱领域的研究热点。

（2）冠醚类：冠醚是具有空腔的大环醚，环的外沿是亲脂性的乙撑基（—CH_2—CH_2—），环的内沿是富电子的杂原子（O、S、N 等）。冠醚类化合物具有亲水性内腔和亲脂性外壳，可键合在硅胶或聚苯乙烯上制成 CSP。冠醚化合物可与被分离化合物形成具有一定稳定性的络合物，络合物的稳定性取决于被分离化合物分子离子半径与冠醚内腔大小的匹配程度。不同对映体与冠醚生成络合物的稳定性不同，从而实现分离。

（3）大环抗生素类：大环抗生素手性分离固定相是通过将大环抗生素键合到硅胶上制成的新型手性分离固定相。常用的大环抗生素有：利福霉素、万古霉素、替考拉宁、大环糖肽和利托菌素。手性分离是基于氢键、π-π 作用、包合作用、离子作用和肽键。此类固定相性质稳定，可用于多种分离模式。

4. 聚合物 CSP 聚合物 CSP 包括天然的多糖及其衍生物和合成的手性聚合物制备的 CSP。

多糖衍生物包括纤维素和直链淀粉衍生物，由于葡萄糖单元的手性，每个聚合物链沿着主链存在一个螺旋性的沟槽。对映体进入沟槽中，通过吸附和包合作用实现拆分。该类 CSP 作为天然的光学活性物质容易获得，葡萄糖单元的羟基易被取代和官能团化，且载样量大，在大规模制备级色谱上有应用潜力。

合成手性聚合物包括有聚氨酯类、聚酰胺类和聚酯类等，其手性来源于聚合物的螺旋形结构。当对映体依附在螺旋结构的不同层次上时，螺旋结构的固定相由于立体效应产生拆分。

5. 配体交换色谱 CSP 手性配体交换色谱(chiral ligand-exchange chromatography, CLEC) 技术是 1961 年由 Helfferich 首次提出，并通过 Rogozhin 和 Davankov 等的发展，使其成为一种有效的手性色谱分离法。

配体交换色谱手性拆分机制是基于在色谱系统中引入某种金属离子和某种手性配体，被分离对映体与金属离子、手性配位体可形成 2 个非对映的三元络合物，经色谱过程实现光学异构体的立体选择性分离。配体交换色谱 CSP 提供了不经衍生化直接拆分氨基酸、羟基酸、二胺及其衍生物以及生物小分子最简便有效的方法。

6. 分子印迹 CSP 分子印迹是一种为获得在空间结构和结合位点上与某一分子（模板分子）完全匹配的聚合物的实验制备技术。当模板分子（印迹分子）与聚合物单体接触时会形成多重作用点，通过聚合过程这种作用就会被记忆下来，当模板分子除去后，聚合物中就形成了与模板分子空间构型相匹配的具有多重作用点的空穴，这样的空穴将对模板分子及其类似物具有选择识别特性。

（二）手性流动相添加剂法

手性流动相添加剂法（chiral mobile phase additives，CMPA）是将手性添加剂直接加入到流动相中，依据手性识别作用和络合物的非对映异构性质进行分离。CMPA 按照拆分原理和添加剂的类型可分为：包含复合型、配基交换型、手性离子对络合剂型、动态手性固定相型、手性氢键试剂型、蛋白质复合物型和手性诱导吸附型。

1. 包含复合型 该种方法经常采用的添加剂为环糊精和手性冠醚等，与被分离对映体选择性形成包合物。

2. 配基交换型 配基交换型添加剂的基础理论研究较为成熟，应用也较广泛。在该方法中，手性配基和金属离子螯合，以适当的浓度分布于流动相中，并与对映体形成三元非对映配合物，在色谱柱上实现两对映体的分离。比较常用的手性配基多为光活性氨基酸及其衍生物，配位金属有 Cu^{2+}、Zn^{2+}、Ni^{2+}、Cd^{2+}等。

3. 手性离子对络合剂　在低极性的有机流动相中，对映体分子与手性离子对试剂（反离子）之间产生静电、氢键或疏水性反应生成非对映体离子对。两种非对映体离子对具有不同的稳定性，在流动相与固定相间的分配行为有差异，因而得以分离。

常用的手性离子对试剂有奎宁、奎尼丁、10-樟脑磺酸、酒石酸衍生物等。

（三）手性衍生化法

当某些药物不宜直接拆分时可采用手性衍生化法。其拆分机制为两对映体分别与手性衍生化试剂（chiral derivatization reagent，CDR）反应，在对映体分子中引入了一个新的手性中心，成为非对映异构体对。

$$(R) - SE + \begin{cases} (R) - SA \longrightarrow (R) - SE - (R) - SA \\ (S) - SA \longrightarrow (R) - SE - (R) - SA \end{cases}$$

SE 为手性衍生化试剂，称为"选择器"，SA 为手性药物，称为"选择靶"。

常用的 CDR 有胺类、羧酸衍生物类、异氰酸酯类、萘衍生物类、异硫氰酸酯、固相衍生化试剂及光学活性氨基酸类等。

二、手性高效液相色谱法的应用

ChP2015 手性高效液相色谱法应用于手性药物的鉴别、检查、含量测定，主要为手性固定相法，少数药物采用手性流动相法，具体见表 20-1。

表 20-1　ChP2015 手性高效液相色谱法的应用

分析项目	药物	色谱柱	流动相	检测器
鉴别	注射用艾司奥美拉唑钠	α_1-酸性糖蛋白键合硅胶	磷酸盐缓冲液（pH6.2）-乙腈（85：15）	280 nm
	艾司奥美拉唑镁肠溶片	α_1-酸性糖蛋白键合硅胶	乙腈-磷酸盐缓冲液（pH6.0）-水（150：85：765）	302 nm
	左奥硝唑、左奥硝唑氯化钠注射液	纤维素三苯甲酸酯	正己烷-乙醇-冰醋酸（90：10：0.1）	310 nm
	右酮洛芬氨丁三醇胶囊	O, O′-二-（4-叔丁基苯甲酰基）-N, N′-二烯丙基-L-酒石酸二胺手性键合相	正己烷-叔丁基甲醚-冰醋酸（65：35：0.1）	254 nm
	伏立康唑及其片剂、胶囊	直链淀粉-三[（S）-α-甲苯基氨基甲酸酯]键合硅胶	正己烷-无水乙醇（80：20）	256 nm
	拉米夫定	β-环糊精键合硅胶	0.1 moL/L 醋酸铵溶液-甲醇（95：5）	270 nm
	左氧氟沙星	C$_{18}$柱	硫酸铜 D-苯丙氨酸溶液-甲醇（82：18）	294nm
	酒石酸布托啡诺注射液	环糊精	0.05moL/L 乙酸铵溶液（用冰醋酸调节 pH 至 4.1）-乙腈（85：15）	280nm
检查	艾司奥美拉唑钠中 R-对映体	α_1-酸性糖蛋白键合硅胶	磷酸盐缓冲液（pH6.0）-乙腈（85：15）	302 nm
	左奥硝唑、左奥硝唑氯化钠注射液中右奥硝唑	纤维素三苯甲酸酯	正己烷-乙醇-冰醋酸（90：10：0.1）	310 nm
	右酮洛芬氨丁三醇中左酮洛芬	O, O′-二-（4-叔丁基苯甲酰基）-N, N′-二烯丙基-L-酒石酸二胺手性键合相	正己烷-叔丁基甲醚-冰醋酸（65：35：0.1）	254 nm

分析项目	药物	色谱柱	流动相	检测器
检查	伏立康唑及其片剂、胶囊中右旋异构体	直链淀粉-三[（S）-α-甲苯基氨基甲酸酯]键合硅胶	正己烷-无水乙醇（80：20）	256 nm
	拉米夫定中拉米夫定对映体	β-环糊精键合硅胶	0.1 mol/L 醋酸铵溶液-甲醇（95：5）	270 nm
	右布洛芬中左布洛芬	O, O'-二-（4-叔丁基苯甲酰基）-N, N'-二烯丙基-L-酒石酸二胺手性键合相	正己烷-叔丁甲醚-醋酸（850：150：1）	220 nm
	左羟丙哌嗪中右羟丙哌嗪	直链淀粉氨基甲酸酯	以正己烷-无水乙醇-二乙胺（80：20：0.2）为流动相	250 nm
	那格列奈中 L-异构体与顺式异构体	手性色谱柱	正己烷-异丙醇-冰醋酸（95：5：0.2）	258 nm
	左氧氟沙星中右氧氟沙星	C$_{18}$柱	硫酸铜 D-苯丙氨酸溶液-甲醇（82：18）	294nm
	甲氨蝶呤中（R）-甲氨蝶呤	牛血清白蛋白键合硅胶	正丙醇-磷酸盐缓冲液（pH 6.9）（8：92）	302nm
	苯磺顺阿曲库铵和注射用苯磺顺阿曲库铵中光学异构体	手性色谱柱	0.05 mol/L 六氟磷酸钾缓冲液-乙腈（50：50）	280 nm
	盐酸司来吉兰及其片剂中S异构体	涂有纤维素-三（3，5-二甲苯基氨基甲酸酯）的硅胶	环己烷-异丙醇（99.8：0.2）	220 nm
	盐酸罗哌卡因及其注射液中右旋异构体	α-酸糖蛋白柱	异丙醇-磷酸盐缓冲液（10：90）	210 nm
	盐酸帕罗西汀中异构体	α-酸糖蛋白键合硅胶	磷酸氢二钾缓冲液（pH 6.5）-乙腈（94：6）	295 nm
	盐酸舍曲林中异构体	直链淀粉-三（3，5-二甲苯基氨基甲酸酯）硅胶	正己烷-乙醇-二乙胺（95：5：0.2）	223nm
	格列美脲中顺式异构体(杂质Ⅴ)	二羟基丙烷键合硅胶	正庚烷-无水乙醇-冰醋酸（900：100：1）	228nm
	恩曲他滨中异构体	多糖衍生物类手性色谱柱	正己烷-乙醇-甲醇-三氟醋酸-二乙胺（800：150：50：1：1）	280nm
	酒石酸布托啡诺及其注射液中右旋异构体	环糊精	0.05mol/L 乙酸铵溶液（用冰醋酸调节 pH 至 4.1）-乙腈（85：15）	280nm
	缬沙坦中对映异构体	α-酸性糖蛋白柱	磷酸盐缓冲液（pH 7.0）-异丙醇（98：2）	227nm
	瑞格列奈及其片剂中左旋异构体	α$_1$酸性糖蛋白柱	磷酸缓冲液、乙腈梯度洗脱	240nm
	硫酸氢氯吡格雷中对映异构体	纤维素-三（4-甲基苯甲酸酯）硅胶	无水乙醇-庚烷（15：85）	220 nm
含量测定	硫酸氢氯吡格雷片	卵粘蛋白键合硅胶	乙腈-0.01mol/L 的磷酸二氢钾溶液（20：80）	220nm

案例 20-1　分析讨论

硫酸氢氯吡格雷结构式为：

氯吡格雷是一种新型的噻吩并四氢吡啶类衍生物，具有不可逆抑制血小板聚集的作用，临床上使用的主要是硫酸氢氯吡格雷，用于治疗心肌梗死、脑血栓等疾病。硫酸氢氯吡格雷存在对映异构体和位置异构体。研究显示，只有 S-硫酸氢氯吡格雷显示出抑制血小板凝聚的活性。为消除对映异构体对含量测定的干扰，硫酸氢氯吡格雷片的含量测定采用手性固定相法，以卵粘蛋白键合硅胶为填充剂，利用蛋白质基本组成氨基酸的手性识别能力进行分离、分析，本法样品制备简单，分析结果准确度高、精密度好。三类手性 HPLC 分离方法的比较见表 20-2。

表 20-2　三类手性 HPLC 分离方法的比较

分离方法	优点	缺点
手性衍生化法（CDR）	1. 采用普通高效液相色谱固定相和流动相，价格便宜，且应用条件及操作过程相对简易 2. 通过衍生化有利于增加检测（紫外或荧光）的灵敏度 3. 衍生化伴随样品纯化	1. 手性衍生化试剂的光学纯度要求高 2. 有时对映体的衍生化反应速率不一 3. 有些反应烦琐费时
手性流动相法（CMPA）	1. 不必作柱前衍生化 2. 不需昂贵的手性柱，简便易行 3. 非对映异构化络合具有可逆性	1. 可拆分化合物的范围有限 2. 某些添加剂会干扰检测
手性固定相法（CSP）	1. 不需高光学纯度试剂 2. 样品处理简单，制备分离方便 3. 定量分析的可行性、可靠性较高	1. 商品柱价格昂贵 2. 对被分离组分的结构有一定限制，适用性不及普通的 HPLC 固定相 3. 有时需柱前衍生化

第二节　毛细管电泳法

案例 20-2

ChP2015 佐米曲普坦（zolmitriptan）中 *R*-异构体的检查

用弹性石英毛细管柱（内径 50μm）为分离通道；以 30mmol/L 羟丙基-β-环糊精溶液（用磷酸调节 pH 至 2.2 的 50mmol/L 磷酸二氢钠缓冲溶液配制）为运行缓冲液，检测波长为 225nm，分离电压为 20kV，进样端为正极，柱温 25℃，0.5psi 压力进样 5 秒。进样前需用运行缓冲液预清洗 10 分钟。分别取佐米曲普坦对照品与 *R*-异构体对照品适量，加 0.1mol/L 盐酸溶液溶解并稀释成每 1ml 中含佐米曲普坦 0.5mg 与 *R*-异构体 2.5μg 的混合溶液作为系统适用性溶液，按上述方法进样，理论板数按佐米曲普坦峰计算不低于 5000，佐米曲普坦峰与异构体峰间的分离度应符合要求。

问题：

1. 什么是毛细管电泳法？简述其分离机制、特点及与 HPLC 的异同点。
2. 毛细管电泳分离模式有哪些？本案例采用哪种分离模式？
3. 毛细管电泳拆分手性对映体有何优点？
4. 实验中加入羟丙基β-环糊精的作用是什么？

毛细管电泳（capillary electrophoresis，CE），也称高效毛细管电泳（high performance capillary electrophoresis，HPCE），是以高压直流电场为驱动力，以毛细管为分离通道，根据样品中各组分的淌度和（或）分配行为的不同进行分离的一种分析方法，是经典电泳技术和现代微柱分离相结合的产物。

CE 和 HPLC 同属液相分离技术，但分离机理不同，在很大程度上可以互相补充。从分离效率、速度、样品用量和消耗费用来说，CE 更有优势。CE 具有高效、快速、进样量少、成本低、污染少等优点，已成为一种重要的分离分析方法，在生物、医药、化工、环保、食品等领域具有广阔的应用前景。

CE 的分离原理及其仪器装置在分析化学教材中已有详述，此不赘述。在此重点讨论 CE 的主要分离模式及其在药物分析中的应用。

一、毛细管电泳的主要分离模式

按毛细管内分离介质和分离机理的不同，CE 具有多种分离模式，在进行 CE 分离时，应根据被分离物质的性质及存在状态选择合适的分离模式。CE 的主要分离模式有：

（一）毛细管区带电泳

毛细管区带电泳（capillary zone electrophoresis，CZE）是以具有 pH 缓冲能力的电解质溶液为载体，基于样品组分的迁移速度或淌度的不同而分离。CZE 是 CE 中最基本、应用最广泛的一种分离模式，主要用于以离子状态存在的样品组分。

在电解质溶液中，带电粒子在电场作用下，以不同速度向其电荷相反方向迁移，产生电泳流。CE 通常采用的是石英毛细管柱，在 pH>3 情况下，石英毛细管表面的硅羟基（≡SiOH）电离为硅氧基负离子（≡SiO⁻），使其管壁的内表面带负电，为了保持电荷平衡，溶液中水合离子（一般为阳离子）被吸附到表面附近，形成双电层（electric double layer）。双电层溶液一侧的离子，一部分通过吸附固定地附着在管的表面，这部分称为吸附层，另一部分扩散在溶液中，其浓度随着与表面距离的增加而急剧减小，称为扩散层。扩散层中的阳离子在缓冲溶液周围形成一个圆筒形的阳离子层。由于离子是溶剂化的，在高压电场作用下，圆筒形的阳离子层带动毛细管中溶液整体向阴极移动产生电渗流（electro-osmotic flow，EOF）。多数情况下，电渗流的速度是电泳流速度的 5～7 倍。

由于电渗流和电泳流同时存在，如果不考虑它们之间的相互作用，则带电粒子在毛细管内电解质中的迁移速度应当是电渗流速度（v_{eo}）和电泳流速度（v_{ep}）的矢量和，即：

$$v = v_{eo} + v_{ep} = (\mu_{eo} + \mu_{ep}) E$$

式中，E 为电场强度，μ 为淌度。正离子的运动方向与电渗流方向一致，应最先流出；中性粒子的电泳流速度为"零"，随电渗流移动；负离子的运动方向与电渗流方向相反，但电渗流速度一般都大于电泳流速度，将在中性粒子之后流出。各种粒子由于迁移速度不同从而实现分离（见图 20-2a）。

电渗是 HPCE 中推动流体前进的驱动力，使整个流体像塞子一样以均匀的速度向前移动，整个流程呈近似扁平型的"塞子流"，使溶质区带原则上在毛细管内不会扩张。而在 HPLC 中，采用压力驱动方式使柱中流体呈抛物线形，中心处速度是平均速度的两倍（见图 20-2b），溶质区带本身扩张，引起柱效下降，其分离效能不如 HPCE。

图 20-2　电渗流流型与压力驱动流型的比较

a.毛细管中电渗流呈"塞子流"流型；b. HPLC 柱中压力驱动呈抛物线流型

（二）胶束电动毛细管色谱

胶束电动毛细管色谱（micellar electrokinetic capillary chromatography，MECC 或 MEKC）是 CE 和色谱相结合的分离新技术，既能分离离子型组分，又能分离中性组分，主要用于中性组分的分离分析。MECC 是在缓冲溶液中加入离子型表面活性剂，形成内部疏水、外部带电的胶束。样品组分不仅可以基于淌度差异而分离，还可以基于其在胶束相和缓冲溶液相中的分配不同而分离。例如，在缓冲溶液中加入阴离子表面活性剂十二烷基硫酸钠（SDS），当溶液中 SDS 的浓度超过临界胶束浓度（critical micelle concentration，CMC）时，SDS 在缓冲溶液中形成具有疏水内核、表面带负电荷的胶束。虽然 SDS 胶束带负电荷，但一般情况下，EOF 速度仍大于胶束的电泳速度，所以胶束的实际迁移方向与 EOF 相同，都是移向阴极。中性组分在随缓冲溶液迁移的同时，在缓冲溶液相和胶束相之间进行分配，疏水性组分在胶束中的分配系数大，所以其迁移速度较亲水性组分慢。因此，中性组分由于其疏水性的差异而在两相间的分配系数不同而得到分离。这里胶束相当于液相色谱的固定相，因其是随电渗流

图 20-3　胶束电动色谱原理图

一起移动的，所以称为准固定相（pseudo stationary phase），缓冲溶液为流动相。图 20-3 为 MECC 的分离原理示意图。

MECC 实际上仍然是一种区带电泳分离技术，只是用带电胶束溶液代替了 CZE 中的简单缓冲溶液，从而引起电泳行为和分离机理上的差别。目前，MECC 已成功地应用于生物医药分析、环境监测、化工生产及食品检验等领域。

在 MECC 的基础上，环糊精电动色谱（cycolodextrin electrokinetic chromatography，CDEKC）、离子交换电动色谱（ion-exchange electrokinetic chromatography，IEEKC）和微滴乳状液电动色谱（microemulsion electrokinetic chromatography，MEEKC）均获发展。环糊精修饰的胶束电动色谱（CD-MEKC）也呈现了良好的应用前景，构成了电动色谱很重要的一个分支。

（三）毛细管凝胶电泳

毛细管凝胶电泳（capillary gel electrophoresis，CGE）是将凝胶电泳对生物大分子的高效

分离能力和 CE 的快速、微量和定量分析相结合，是当今分离度极高的一种电泳分离技术。

在 CGE 中，毛细管内装有凝胶或其他筛分介质，这些介质具有多孔性的网状结构，具有分子筛的作用。当带电组分在电场作用下通过这些网状结构时，样品组分将按分子大小、电荷性质以及电荷多少依次分离。

CGE 所用的筛分介质包括凝胶和无胶筛分（non-gel sieving）介质。

CGE 中常用的凝胶主要是葡聚糖、聚丙烯酰胺和琼脂糖凝胶。葡聚糖凝胶是经环氧氯丙烷交联，具有立体网状结构的多糖类物质。由于其在低紫外区的吸收很低，有利于蛋白质的灵敏检测；琼脂糖凝胶是 D-半乳糖和 3，6-脱水-L-半乳糖相间结合的链状多糖，是一种天然的线状高分子。这类凝胶结构疏松、孔径大，流速快，能使被吸附物质保持活性，能迅速活化，或与各类官能团相连，是一种良好的凝胶。聚丙烯酰胺凝胶是丙烯酰胺和 N，N′-甲叉双丙烯酰胺的共聚物，孔径较小，具有明显的分子筛效应。聚丙烯酰胺的孔径范围由丙烯酰胺和甲叉双丙烯酰胺的浓度以及聚合程度决定，增加甲叉双丙烯酰胺的量或降低丙烯酰胺的量可加大孔径，适合 DNA 序列反应产物的测定。反之，可减小孔径，适合蛋白质等的分离。

无胶筛分介质主要是一些亲水的线性高分子物质，如甲基纤维素、羟丙基甲基纤维素、线性聚丙烯酰胺、聚乙烯醇等。这些物质在水中达到一定浓度时会形成类似于凝胶的动态网状多孔结构，从而可以对大小不同的分子实现筛分分离。例如，将不同聚合度的聚乙烯醇进行组合，能够构建出适合 DNA 测序用的分离介质。

CGE 的优点是分离介质黏度大，能减少样品组分的扩散，使被分离组分峰形尖锐，柱效极高。可以选用不同的筛分介质而得到不同孔径的分子筛，用于分离不同分子量的物质。此外，CGE 还可用于其他带电物质的分离，并可通过加入手性试剂、离子对试剂、配位试剂等添加剂改变分离的选择性。在分子生物学和蛋白质化学上有着十分广阔的应用。

（四）毛细管等速电泳

毛细管等速电泳（capillary isotachophoresis，CITP）是一种"移动界面"电泳技术。在CITP 中，使用两种电解质溶液，即前导电解质溶液和尾随电解质溶液。前导电解质溶液中含有淌度比样品组分大的离子，尾随电解质溶液中含有淌度比样品组分小的离子。在毛细管中充入前导电解质后，进样，电极槽中换用尾随电解质，施加电压后，带不同电荷的组分迁移至各个狭窄的区带，然后依次通过检测器。

（五）毛细管等电聚焦电泳

毛细管等电聚焦电泳（capillary isoelectric focusing，CIEF）是一种在毛细管内基于组分等电点（pI）不同而进行分离的电泳技术。CIEF 集传统等电聚焦和 CE 高效、快速、微量及柱上检测等的优点。它不仅可以实现样品的浓缩，而且具有极高的分辨率，可以分离等电点差异小于 0.01pH 单位的不同蛋白质异构体，在蛋白质、多肽的分离分析上有很好的应用前景。

将供试品与两性电解质混合进样，两端贮瓶中分别加入酸液和碱液。施加电压后，毛细管中操作电解质溶液逐步形成 pH 梯度，各溶质在毛细管中向各自等电点聚焦，形成明显的区带，然后改变检测器端贮瓶内溶液的 pH，使聚焦的各溶质依次通过检测器。

电渗流过大可使两性电解质在聚焦完成前流出毛细管，为了得到稳定的聚焦区带，应设法降低或消除电渗流。通常采用动力学涂层或共价键合的方法对毛细管内壁进行改性。

（六）毛细管电色谱

毛细管电色谱（capillary electrochromatography，CEC）是综合了 HPLC 的高选择性和 CE 的高效而发展起来的一种高效微柱分离技术。该法是将 HPLC 固定相填充在毛细管内或键合、涂布在毛细管的内表面，以电渗流为驱动力推动缓冲溶液，根据样品中各组分在两相中的分配系数不同以及带电组分电泳淌度的差异进行分离。CEC 包含了电泳和色谱两种分离机理，它既保持了 HPCE 的高效和高速的特点，同时还具有 HPLC 的高选择性，克服了 CE 选择性差和不能分离中性物质的困难，同时大大提高了分离效率。

近年来，随着毛细管电色谱柱制备技术、分离机理、仪器设备的发展，毛细管电色谱在药物分析方面具有很好的发展前景。

除以上分离模式外，还有许多其他分离模式，如微乳液电动毛细管色谱（MEEKC）、非水毛细管电泳（non-aqueous capillary electrophoresis，NACE）、微芯片电泳（microchip electrophoresis，MCE）、毛细管离子电泳（capillary ion electrophoresis，CIE）等，使分离效能更高、选择性更强、分析时间更短、应用范围更广。

二、毛细管电泳法的应用

CE 可以分离无机离子、有机离子、小分子和大分子等物质，在化学、生命科学、药学等领域获得了广泛的应用。ChP2015 抑肽酶、注射用抑肽酶中去丙氨酸-去甘氨酸-抑肽酶和去丙氨酸-抑肽酶的检查，盐酸头孢吡肟、注射用盐酸头孢吡肟中 N-甲基吡咯烷检查的第一法均为 CE 法。预计 CE 法在药品质量标准中的应用将不断拓展，成为药物分析的一种重要工具。

CE 对手性化合物的分离分析显示了巨大的潜力，不同的 CE 分离模式皆可用于手性化合物的分离分析。CE 分离手性化合物的操作模式一般有 CZE、MECC、CGE、CITP 等，也有人在非水体系中研究对映体的分离。已有研究表明，CE 是最简单高效的手性分析手段。CE 手性分离可以采用构建手性分离环境和手性消除两种基本策略，手性消除是使对映异构体与手性试剂先进行化学反应转变成非对映异构体，然后再采用一般 CE 进行分离的方法。由于手性消除反应需要昂贵的手性反应试剂，而且产物的手性可能不能恢复，所以较少被应用。构建手性分离环境的方法只需在分离系统中创造适宜的手性环境，主要有在流动相中加入手性试剂和采用手性固定相两种途径。这种方法不触及样品本身的结构，具有简单、快速、高效、发展空间大等特点，通过样品的手性相互作用来改变迁移速度，最终使对映体获得分离，是目前被广泛采用的方法。在进行手性分离时，一般采用手性添加剂法，在运行体系加手性试剂，手性分子与手性试剂作用后，通过电泳迁移速度的差异的增加而达到分离的目的。环糊精及其衍生物是 CE 手性分离中应用最多的一类手性试剂，其他如金属手性螯合物、胆酸盐、皂苷、糖蛋白和冠醚衍生物也是 CE 中常用的手性试剂。CE 法拆分手性对映体与其他方法相比，有以下突出的优点：①高效拆分使具有较小分离选择系数的对映体也可达到满意的分离度；②拆分模式多变且变换简单，手性选择剂直接加入载体电解质中，容易通过选用不同的手性选择剂和改变背景电解质溶液的组成提高选择性；③手性选择剂的消耗量小，运行成本较低。ChP2015 佐米曲普坦及其片剂中 R-异构体的检查采用 CE 法。

案例 20-2 分析讨论

佐米曲普坦，化学名为（4S）-4-[[3-[2-（二甲胺基）乙基]-1H-吲哚-5-基]甲基]-2-噁唑烷酮，是一种高选择性的强效 5-羟色胺受体激动剂，由 Astra Zeneca 公司于 1997 年首次在英国上市，是目前治疗偏头痛较理想的药物之一。其结构式为：

其结构中有 1 个手性中心，两个对映异构体，起药效作用的是 S 型，故必须严格控制 R 型异构体的量。本案例选用羟丙基-β-环糊精（HP-β-CD）作为手性试剂，采用 CE 手性分离佐米曲普坦及其对映异构体，方法简便、快速。

第三节 气相色谱-质谱联用法

案例 20-3

固相萃取-气相色谱-质谱联用法测定人尿中 11 种蛋白同化激素

1. 分析条件

（1）色谱条件：HP-1MS 石英毛细管柱（30m×0.25mm, 0.25μm）；载气为高纯氦，恒定流速 0.9ml/min；进样口温度 280℃；无分流进样，进样量 1μl；程序升温，初始温度 180℃，以 3.3℃/min 的速度升至 220℃，再以 30℃/min 的速度升温至 310℃，保持 3 分钟。

（2）质谱条件：接样口温度 300℃，离子源为电子轰击电离（EI），电子能量 70eV，离子源温度 200℃，四级杆温度 150℃，溶剂延迟 6 分钟，质量扫描范围 50～550amu。

2. 样品处理 取尿样 5ml，加入内标甲睾酮（50.0mg/L）50μl，以 4000r/min 离心 10 分钟。取上清尿液过 C_{18}SPE 柱，以 3ml 水洗涤柱床，再以 5ml 甲醇洗脱，收集洗脱液后旋转蒸干。往蒸干物中加入磷酸盐缓冲液（pH6.96）1.0ml 以及 β-葡萄糖醛酸苷酶，于 55.0℃电热恒温水浴中恒温 3 小时。冷却至室温并加固体缓冲剂（碳酸氢钠：碳酸钠=8：1）100mg，调节酶解液 pH 约 8.7，加叔丁基甲基醚 5ml 振荡萃取 30 秒。以 4000r/min 离心 10 分钟后，取出上层醚液，并用氮气流 60℃下吹干。于氮气吹干物中加入衍生化试剂 50μl，70℃下反应 30 分钟后，进样 1.0μl 进行 GC-MS 分析。

3. 方法学验证 11 种蛋白同化激素的检测限为 0.1～2μg/L，回收率在 70.5%～121%，日内 RSD 小于 7.1%，日间 RSD 小于 14.0%。

问题：

1. 气相色谱-质谱联用（GC-MS）技术有何特点？
2. GC-MS 联用仪由哪些部件组成？接口装置常见的有哪几种？
3. 目前常用于 GC-MS 的离子化方法主要有哪些？各有何优点？
4. GC-MS 法测定人尿中 11 种蛋白同化激素时，为何要进行衍生化？

气相色谱法是一种很好的分离手段，可以将复杂混合物中的各组分分离开，但它的定性、鉴定结构的能力较差，并且 GC 需要多种检测器来解决不同化合物响应值的差别问题；MS 对未知化合物的结构有很强的鉴别能力，定性专属性高，可提供准确的结构信息，灵敏度高，检测快速，但质谱法的不同离子化方式和质量分析技术有其局限性，且对未知化合物进行结构鉴定，需要高纯度的样本，否则杂质形成的本底对样品的质谱图产生干扰，不利于质谱图的解析。GC 法对组分复杂的样品能进行有效的分离，可提供纯度高的样品，正好满足了质谱鉴定的要求。

气相色谱-质谱联用（gas chromatography-mass spectrometry，GC-MS）技术综合了 GC 和 MS 的优点，具有 GC 的高分辨率和质谱的高灵敏度、强鉴别能力。GC-MS 可同时完成待测组分的分离、鉴定和定量，被广泛应用于复杂组分的分离与鉴定。

一、气相色谱-质谱联用仪

GC-MS 联用系统主要由以下几个部分组成：①气相色谱仪部分，包括进样系统、色谱柱、柱箱，一般不带色谱检测器；②质谱部分，有直接进样器，不同类型离子源、质量分析器和离子检测器；③真空系统；④数据系统；⑤其他必要的辅助设备。气相色谱仪可以看做是质谱仪的进样系统，质谱仪也可看做是色谱仪的检测器。

用 GC 将供试品各组分分离，并按其不同的保留时间，与载气一起流出色谱柱，经分离器接口（interface）除去载气，各组分依次进入离子源被离子化，使组分分子转变为离子。对于有机化合物，在多数情况下，由于在离子化过程中接受了过多的能量，新生的分子离子会进一步地裂解，生成各种碎片离子。经分析检测，记录为质谱图。经计算机自动检索核对，即可迅速鉴别样品，方法专属性强，灵敏度高。GC-MS 联用系统主要包括色谱柱、接口和质谱仪等，接口尤为重要。

（一）色谱柱

色谱柱类型很多，有填充柱、毛细管柱，不同规格（柱长、柱径、液膜厚度、填料筛目）和不同固定相性能各异，应根据用途选择。毛细管柱本身具有弹性，可拉直，易与 GC-MS 仪离子源连接，而且键合或横向交联的固定相在使用时流失很少，所以现代 GC-MS 大多采用这种色谱柱。为满足 GC-MS 对色谱柱低流失的苛刻要求，最好选择 GC-MS 专用色谱柱。

（二）接口

GC-MS 色谱仪的接口是解决 GC 和质谱联用的关键组件，其作用是传输试样、匹配两者的工作流量（也就是工作气压）。接口一般应满足如下要求：

（1）不破坏离子源的高真空，也不影响色谱分离的柱效。

（2）使色谱分离后的组分尽可能多地进入离子源，流动相尽可能少进入离子源。

（3）不改变色谱分离后各组分的组成和结构。

理想的接口应能去除全部载气而使试样毫无损失地从气相色谱仪传输给质谱仪。要求试样传输产率高，浓缩系数大，延时短，色谱的峰展宽少。

一般接口可以分为三类：直接导入型（direct coupling）、开口分流型（open-split coupling）和喷射式分子分离器接口。最简单的、也是目前常用的一种接口是毛细管柱直接导入型接口。

直接导入型接口是将 GC 的毛细管色谱柱通过一根金属毛细管直接引入质谱的离子源。适用于这种接口的载气限于氢气或氦气，载气和待测物一起从气相色谱柱流出立即进入离子源的作用场。由于载气是惰性气体不发生电离，不受电场影响，被真空泵抽走，而待测物却会形成带电粒子，在电场作用下加速向质量分析器运动。接口的实际作用是支撑插入端毛细管，使其准确定位，以及保持温度，使色谱柱流出物始终不冷凝。接口示意图见图20-4。

图20-4 毛细管直接导入型接口

1.气相色谱仪；2.毛细管柱；3.直接导入接口；4.温度传感器；5.质谱仪；6.四极分析器；7.离子源；8.加热器

直接导入型接口的优点为：死体积小；无催化分解效应；无吸附；结构简单，只有一个连接件，减少了漏气的部位；色谱柱易安装，操作方便；与各种分流式接口比较，样品几乎没有损失，可增加检测的灵敏度。缺点为：GC 的最大载气流量受到真空抽速的限制，不适合流量大于 1ml/min 的大口径毛细管柱和填充柱；色谱柱固定液的流失随样品进入离子源，可能会污染离子源，影响灵敏度。

开口分流型接口：气相色谱柱的一段插入接口，其出口正对着另一毛细管，该毛细管称为限流毛细管，将色谱柱洗脱物的一部分定量引入质谱仪的离子源。这种接口结构简单，但不适用于填充柱。开口分流型接口的优点为：因分流而减少或限制了进入离子源的流量，允许使用口径较大的色谱柱和较大的载气流速，柱容量增大。缺点为：明显的分流而使样品损失一部分，灵敏度受到影响；增加的分流部件增加了可能漏气的部位；涉及许多操作参数（分离、浓缩系数等）的优化。现在因真空泵抽速大，已不常使用分流式接口。

喷射式分子分离器接口：气体在喷射过程中不同质量的分子具有不同的动量，动量大的分子沿喷射方向运动，进入质谱仪，动量小的分子偏离喷射方向，被真空泵抽走。这种接口适用于各种流量的气相色谱柱。

（三）质谱仪

1. 离子源 离子源的作用是将被分析的样品分子电离成带电的离子，并使这些离子在离子光学系统的作用下，聚成一定几何形状和一定能量的离子束，然后进入质量分析器被分离。离子源的结构和性能与质谱仪的灵敏度和分辨率有密切的关系。样品分子电离的难易与其分子组成和结构有关，为了使稳定性不同的样品分子在电离时都能得到各自分子离子的信息，就需要采用不同的电离方法。目前常用 GC-MS 的离子化方法主要是电子轰击离子化（electron impact ionization，EI）和化学离子化（chemical ionization，CI）。

（1）电子轰击离子化：处于离子源的气态待测化合物分子，受到一束能量（通常 70eV）大于其电离能的电子轰击而离子化。质谱中往往含有待测化合物的分子离子及具有待测化合物结构特征的碎片离子。电子轰击离子化适用于热稳定的、易挥发化合物的离子化，是气相色谱-质谱联用最常用的离子化方式。

（2）化学离子化：离子源中的试剂气分子（如甲烷、异丁烷和氨气）受高能电子轰击而离子化，进一步发生离子-分子反应，产生稳定的试剂气离子，再使待测化合物离子化。化学离子化可产生待测化合物（M）的（M+H）$^+$或（M-H）$^-$特征离子、或待测化合物与试剂气分子产生的加合离子。与电子轰击离子化质谱相比，化学离子化质谱中碎片离子较少，适宜于采用电子轰击离子化无法得到分子质量信息的热稳定的、易挥发化合物分析。

2. 质量分析器 质量分析器是质谱仪的核心，它将离子源产生的离子按质荷比的不同，按空间的位置、时间的先后或轨道的稳定与否进行分离，得到按质荷比大小顺序排列而成的质谱图。质量范围、分辨率是质量分析器的两个主要性能指标。质量范围指质谱仪所能测定的质荷比的范围，分辨率表示质谱仪分辨相邻的、质量差异很小的峰的能力。目前常用的质量分析器有扇形磁场分析器、四极杆分析器、离子阱分析器、飞行时间分析器和离子回旋共振分析器等。详见本章第四节。

二、气相色谱-质谱定量分析方法

利用色谱-质谱联用技术可获得多种定性定量信息，如总离子流色谱法（total ion current chromatogram，TIC）、选择性离子检测（selected ion monitoring，SIM）、质量色谱法（mass chromatogram，MC）和质谱图（mass spectrum，MS）等。

（一）总离子流色谱法

TIC 是总离子流强度随时间变化的色谱图，其纵坐标为总离子流的强度（每个质谱的所有离子强度的加和），横坐标为时间，以色谱保留时间和质谱图双重因素对待测物质定性后再定量。此图的外形和由一般色谱仪得到的色谱图是一样的，只是以质谱仪为检测器，同样给出保留值、峰高和峰面积。经色谱分离后的组分分子进入离子源后被电离成离子，同时，在离子源内的残余气体和一部分载气分子也被电离成离子，这部分离子构成本底。样品离子和本底离子被离子源的加速电压加速，并射向质量分析器。在离子源内设置一个总离子检测极，收集总离子流的一部分，经放大并扣除本底离子流后，在记录纸上得到该样品的总离子流（total ion current，TIC）色谱图。总离子流色谱峰由低到峰顶再下降的过程，就是某些组分出现在离子源的过程。当接近峰顶时，扫描质谱计的磁场得到该组分的质谱信号。经电子倍增器和放大器放大后，在记录纸上给出质谱图。因而 GC-MS 联用在获得色谱图的同时还得到了对应于每个色谱峰的质谱图。GC-MS 联用定量一般用特征离子的离子流图。特征离子流图相对稳定而且受干扰小，定量结果更加可靠。

（二）选择性离子检测

SIM 是对选定的某个或数个质量特征峰进行单离子或多离子检测，获得这些离子流强度随时间的变化曲线。当目标化合物的质谱已知时，可用 SIM 检测复杂混合物中少量的该化合物。一般该方法可提高检测灵敏度 2~3 个数量级，达到 pg 水平，且速度快，常被用于痕量组分的分析和目标化合物的快速筛选。

（三）质量色谱法

MC 又称离子碎片色谱图，是当色谱峰出现时，质谱仪在一定质量范围内自动重复扫描，然后对某个特征离子进行计算机处理得到色谱图，它表示在一次扫描中，具有某一质荷比的离子强度随时间变化的规律。

（四）质谱图

MS 是指带正电荷的离子碎片质荷比与其相对强度之间关系的谱图，可提供有关相对分子质量和结构特征信息。质谱图中最强峰称为基峰，其强度规定为100%，其他峰以此峰为准，确定其相对强度。

三、气相色谱-质谱法的应用

GC-MS 通常配备有商品化的标准物质数据库，其对化合物的在线鉴定能力远强于 LC-MS。可用于有机合成反应中中间体、副产物的鉴定，生物样品中药物与代谢物的定性定量分析，中药未知成分的定性、定量等。ChP2015 中 GC-MS 可用于中药材、饮片及制剂中 76 种农药残留量的测定。

案例 20-3 分析讨论

现代竞技体育比赛越来越激烈，为了获得好成绩，某些运动员通过使用兴奋剂来提高比赛成绩。滥用兴奋剂会给运动员的生理和心理带来严重的危害，因此，兴奋剂检测对于维护运动员的身心健康和体育比赛的公平竞争原则都有着重要意义。蛋白同化激素具有增加肌肉力量以及加快训练后恢复的作用，可提高运动员的竞赛成绩，是竞技体育常见的兴奋剂，是体育运动中被禁止使用的违禁药物。本研究以甲睾酮为内标物，采用 C_{18}SPE 柱处理尿样，硅烷化衍生，气相色谱分离后，质谱进行检测。

采用固相萃取（SPE）方法处理尿样，可净化样品，消除基体干扰，同时富集尿样中的蛋白同化激素。兼顾各种物质的萃取率和分析灵敏度，选取 $500mgC_{18}$ 填料的 SPE 柱。

蛋白同化激素在体内代谢后，部分与葡萄糖醛酸或硫酸结合形成缀合物排出。使用葡萄糖醛酸苷酶，在中性条件下对浓缩物进行酶解，可获得蛋白同化激素的原型化合物。酶解反应在中性缓冲液中水浴55℃恒温3小时。

蛋白同化激素含有环戊烷并多氢菲母核结构，分子中的羟基常转换变为烯醇式的酮基，具有高沸点、强极性、难挥发等特点，不能直接进行 GC-MS 分析，通过化学衍生化，可以减少样品的极性，同时增大试样的挥发性和稳定性，使之适合于 GC-MS 分析。而且衍生化还可以改善分离效果，提高检测灵敏度。采用 N-甲基-N-三甲基硅烷基三氟乙酰胺（MSTFA）、三甲基碘硅烷（TMSI）、硫代赤藓糖醇（DTE）（1000∶1∶1，V/V/W）对蛋白同化制剂进行硅烷化衍生。MSTFA 的三甲基硅烷（TMS）可以取代羟基上的氢；TMSI 作为催化剂，与含氧的有机物反应很容易形成 Si-O 键，可促进酮基的烯醇式-TMS 产物的形成；DTE 作为抗氧化剂起稳定衍生剂的作用。

本法具有省时、环境友好、操作简便、准确可靠等特点，适合于尿样中多种痕量蛋白同化激素的快速同时分析。

第四节　液相色谱-质谱联用法

案例 20-4

ChP2015 苦楝皮中川楝素的含量测定

1. 色谱、质谱条件与系统适用性试验　以十八烷基硅烷键合硅胶为填充剂；以乙腈–0.01%甲酸溶液（31∶69）为流动相；采用单级四极杆质谱检测器，电喷雾离子化（ESI）负离子模式下选择质荷比（m/z）为 573 离子进行检测。理论板数按川楝素峰计算应不低于8000。

2. 对照品溶液的制备　取川楝素对照品适量，精密称定，加甲醇制成每1ml含1μg

的溶液。即得。

3. 供试品溶液制备　取本品粉末（过四号筛）约 0.25g，精密称定，置圆底烧瓶中，精密加入甲醇 50ml，称定重量，加热回流 1 小时，放冷，再称定重量，用甲醇补足减失的重量，摇匀，滤过，取续滤液，即得。

4. 测定法　分别精密吸取对照品溶液 2μl 与供试品溶液 1～2μl，注入液相色谱-质谱联用仪，测定，以川楝素两个峰面积之和计算，即得。本品按干燥品计算，含川楝素（$C_{30}H_{38}O_{11}$）应为 0.010%～0.20%。

问题：

1. 本案例中使用的仪器接口技术和离子化方式是什么？除此之外，还有哪些接口技术应用于此领域？

2. 本案例中，检测条件的选择和优化应考虑哪些方面？

液相色谱-质谱（liquid chromatography-mass spectrometry，LC-MS）联用技术是以高效液相色谱为分离手段，以质谱为鉴定工具的分离分析方法。是继 GC-MS 联用之后迅速发展起来的联用技术，弥补了 GC-MS 只能分离易挥发且不易分解物质的局限性，适用于亲水性强、挥发性低的有机物、热不稳定化合物及生物大分子的分离分析，在医药、化工、生命科学、环境科学等诸多领域得到了广泛应用。

一、液相色谱-质谱联用仪

液相色谱-质谱联用仪主要由色谱系统、接口、质谱系统（离子源、质量分析器）和计算机数据处理系统组成。样品注入色谱仪进行分离后，被分离组分依次通过接口进入质谱仪。在质谱仪中首先在离子源处被离子化，然后离子在加速电压作用下进入质量分析器进行质量分析。分离后的离子按质量的大小，先后由收集器收集，并记录质谱图。根据质谱峰的位置和强度可对样品的成分及其结构进行分析。

（一）接口技术

LC-MS 联用分析的样品为液体，使待测化合物从色谱流出物中分离、形成适合于质谱分析的气态分子或离子需要特殊的接口，因此接口技术是 LC-MS 分析的关键。近 30 年来，发展了许多接口技术，主要有粒子束接口（particle beam ionization，PBI）、移动带接口（moving belt ionization，MBI）和大气压离子化接口（atmospheric pressure ionization，API）。目前商品化的 LC-MS 常用的接口主要为大气压离子化接口。

1. 粒子束接口　液相色谱的流出物在去溶剂室雾化、脱溶剂后，仅待测化合物的中性分子被引入质谱离子源。粒子束接口适用于分子质量小于 1000 道尔顿的弱极性、热稳定化合物的分析，测得的质谱可以由电子轰击离子化或化学离子化产生。电子轰击离子化质谱常含有丰富的结构信息。

2. 移动带接口　流速为 0.5～1.5ml/min 的液相色谱流出物，均匀地滴加在移动带上，蒸发、除去溶剂后，待测化合物被引入质谱离子源。移动带接口的优点是对样品的收集率和富集率都高。缺点是移动带的记忆效应不易消除，高的移动带背景在测定低质量化合物时极为不利。移动带接口不适宜于极性大或热不稳定化合物的分析，测得的质谱可以由电子轰击离子化或化学离子化或快原子轰击离子化产生。

3. 大气压离子化接口 是目前液相色谱-质谱联用广泛采用的接口技术。由于兼具离子化功能，这些接口将在离子源部分介绍。

（二）离子化技术

离子源（ion source）是使中性原子或分子电离，得到带有样品信息的离子。质谱法的离子源有电子轰击离子化（EI）、化学离子化（CI）、快原子轰击（FAB）或快离子轰击离子化（LSIMS）、基质辅助激光解吸离子化（MALDI）、大气压离子化离子源等。EI、CI 离子源主要用于 GC-MS，LC-MS 法的离子源主要有：

1. 快原子轰击或快离子轰击离子化 高能中性原子（如氩气）或高能铯离子，使置于金属表面、分散于惰性黏稠基质（如甘油）中的待测化合物离子化，产生（M+H）$^+$或（M–H）$^-$特征离子或待测化合物与基质分子的加合离子。快原子轰击或快离子轰击离子化非常适合于各种极性的、热不稳定化合物的分子质量测定及结构表征，广泛应用于分子质量高达 10 000 道尔顿的肽、抗生素、核苷酸、脂质、有机金属化合物及表面活性剂的分析。

快原子轰击或快离子轰击离子化用于液相色谱-质谱联用时，需在色谱流动相中添加 1%～10%的甘油，且必须保持很低流速（1.0～10.0μl/min）。

2. 基质辅助激光解吸离子化 将溶于适当基质中的供试品涂布于金属靶上，用高强度的紫外或红外脉冲激光照射，使待测化合物离子化。基质辅助激光解吸离子化主要用于分子质量在 100 000 道尔顿以上的生物大分子分析，适宜与飞行时间分析器结合使用。

3. 大气压离子化 大气压离子化技术（atmospheric pressure ionization，API）不仅是一种较好的接口技术，同时也是一种离子化方式，该技术使样品的离子化在处于大气压条件下的离子化室中完成，离子化效率高，大大增强了分析的灵敏度和稳定性。它的出现，成功地解决了液相色谱和质谱联用的接口问题，使液相色谱-质谱联用逐渐发展成为成熟的技术。API 主要包括电喷雾离子化（electrospray ionization，ESI）、大气压化学离子化（atmospheric pressure chemical ionization，APCI）、大气压光离子化（atmospheric pressure photoionization，APPI）3 种模式。

（1）电喷雾离子化：离子化在大气压下进行。待测溶液（如液相色谱流出物）通过一终端加有几千伏高压的毛细管进入离子源，气体辅助雾化，产生的微小液滴去溶剂，形成单电荷或多电荷的气态离子。这些离子再经逐步减压区域，从大气压状态传送到质谱仪的高真空中。电喷雾离子化可在 1.0μl/min～1.0ml/min 流速下进行，适合极性化合物和分子质量高达 100 000 道尔顿的生物大分子研究，是液相色谱-质谱联用、毛细管电泳-质谱联用最成功的接口技术。

ESI 具有极为广泛的应用领域，如小分子药物及其各种体液内代谢产物的测定，农药及化工产品的中间体和杂质鉴定，大分子的蛋白和肽类的分子量测定，氨基酸测序及结构研究以及分子生物学等许多重要的研究和生产领域，并得到了广泛的认可。

（2）大气压化学离子化：原理与化学离子化相同，但离子化在大气压下进行。流动相在热及氮气流的作用下雾化成气态，经由带有几千伏高压的放电电极时离子化，产生的试剂气离子与待测化合物分子发生离子-分子反应，形成单电荷离子，正离子通常是（M+H）$^+$，负离子则是（M–H）$^-$。

APCI 形成的是单电荷的准分子离子，不会发生 ESI 过程中因形成多电荷离子而发生信号重叠、降低图谱清晰度的问题，常用于分析分子质量小于 1500 道尔顿的小分子或弱极性化合物，主要产生的是（M+H）$^+$或（M–H）$^-$离子，很少有碎片离子，大气压化学离子化能在流速高达 2.0ml/min 下进行，可适应高流量的梯度洗脱的流动相，是液相色谱-质谱联用的重要接口之一。

（3）大气压光离子化：与大气压化学离子化不同，大气压光离子化是利用光子使气相分子离子化。该离子化源主要用于非极性物质的分析，是电喷雾离子化、大气压化学离子化的一种补充。大气压光离子化对于试验条件比较敏感，掺杂剂、溶剂及缓冲溶液的组成等均会对测定的选择性、灵敏度产生较大影响。

（三）质量分析器

质量分析器是质谱仪的核心，它能够将离子源产生的离子按照其质荷比（m/z，其中 m 为离子的质量数，z 为离子携带的电荷数）的不同、通过离子在空间位置、时间先后或轨道稳定性方面的不同进行分离，以便得到按质荷比大小顺序排列而成的质谱图。质量范围、分辨率是质量分析器的两个主要性能指标。不同类型的质量分析器有不同的原理和技术指标，而且有不同的功能和运用范围，质量分析器的不同构成了不同类型的质谱仪。由于质量分析器只是将已生成的离子按照质荷比进行分离，而不与液相色谱系统直接连接，直接与液相仪器连接的是"接口"。因此，各种质量分析器的质谱仪原则上都可通过"接口"与液相仪器联用。ChP2015 通则 0431 质谱法的质量分析器有以下几种：

1. 四极杆分析器（Q-MS）　四极杆（quadrupole，Q）分析器由四根平行排列的金属杆状电极组成。直流电压（DC）和射频电压（RF）作用于电极上，形成了高频振荡电场（四极场）。在特定的直流电压和射频电压条件下，一定质荷比的离子可以稳定地穿过四极场，到达检测器。改变直流电压和射频电压大小，但维持它们的比值恒定，可以实现质谱扫描。四极杆分析器可检测的分子质量上限通常是 4000 道尔顿，分辨率约为 10^3。

2. 离子阱分析器（IT-MS）　从原理上考虑，离子阱（ion trap，IT）分析器和四极杆分析器是类似的。四极离子阱（QIT）由两个端盖电极和位于它们之间的环电极组成。其优点为：①通过设定时间序列，单个四极离子阱可以实现多级质谱（MS^n）的功能，而四极杆分析器的串联质谱是"空间上"的串联，由三个四极杆分析器串联而成，价格会成倍增加；②四极线性离子阱具有更好的离子储存效率和储存容量，可改善离子喷射效率及更快的扫描速度和较高的检测灵敏度，一般灵敏度较四极杆分析器高 10～1000 倍。离子阱分析器与四极杆分析器具有相近的质量上限及分辨率。

3. 飞行时间分析器（TOF-MS）　飞行时间（time of flight，TOF）分析器是利用具有相同动能、不同质量的离子飞行速度不同而实现分离。当飞行距离一定时，离子飞行需要的时间与质荷比的平方根成正比，质量小的离子在较短时间到达检测器。

飞行时间分析器的质量分析上限约 15 000 道尔顿、离子传输效率高（尤其是谱图获取速度快）、质量分辨率＞10^4。

4. 扇形磁场分析器　离子源中产生的离子经加速电压（V）加速，聚焦进入扇形磁场。在磁场的作用下，不同质荷比的离子发生偏转，按各自的曲率半径（r）运动。改变磁场强度，可以使不同质荷比的离子具有相同的运动曲率半径（r），进而通过狭缝出口，达到检测器。

扇形磁场分析器可以检测分子质量高达 15 000 道尔顿的单电荷离子。当与静电场分析器结合、构成双聚焦扇形磁场分析器时，分辨率可达到 10^5。

5. 离子回旋共振分析器（ICR-MS）　在高真空状态下，离子在超导磁场中作回旋运动，运行轨道随着共振交变电场而改变。当交变电场的频率和离子回旋频率相同时，离子被稳定加速，轨道半径越来越大，动能不断增加。关闭交变电场，轨道上的离子在电极上产生交变的像电流。利用计算机进行傅立叶变换，将像电流信号转换为频谱信号，获得质谱。

待测化合物的离子化和质量分析可以在同一分析器内完成。离子回旋共振分析器的质量分析上限 $>10^4$ 道尔顿，分辨率高达 10^6，质荷比测定精确到千分之一，可以进行多级质谱（MS^n）分析。

6. 串联质谱（MS-MS）　串联质谱是时间上或空间上两级以上质量分析的结合，测定第一级质量分析器中的前体离子（precursor ion）与第二级质量分析器中的产物离子（product ion）之间的质量关系。多级质谱常以 MS^n 表示。

空间串联是两个以上的质量分析器联合使用，两个分析器之间有一个碰撞活化室，目的是将前级质谱仪选定的离子打碎，由后一级质谱仪分析。时间串联质谱仪则只有一个分析器，前一时刻选定离子，在分析器内打碎后，后一时刻再进行分析。典型的空间串联质谱是三重四级杆质谱（triple quadrupole mass spectrometry，TQ-MS），典型的时间串联质谱是离子阱质谱。三重四级杆质谱有以下 5 种工作模式：

（1）产物离子扫描（product-ion scan）：在第一级质量分析器中选择某 m/z 的离子作为前体离子，测定该离子在第二级质量分析器中、一定的质量范围内的所有碎片离子（产物离子）的质荷比与相对强度，获得该前体离子的质谱。

（2）前体离子扫描（precursor-ion scan）：在第二级质量分析器中选择某 m/z 的产物离子，测定在第一级质量分析器中、一定的质量范围内所有能产生该碎片离子的前体离子。

（3）中性丢失扫描（neutral-loss scan）：以恒定的质量差异，在一定的质量范围内同时测定第一级、第二级质量分析器中的所有前体离子和产物离子，以发现能产生特定中性碎片（如 CO_2）丢失的化合物或同系物。

（4）选择反应检测（selected-reaction monitoring，SRM）：选择第一级质量分析器中某前体离子 $(m/z)_1$，测定该离子在第二级质量分析器中的特定产物离子 $(m/z)_2$ 的强度，以定量分析复杂混合物中的低浓度待测化合物。

（5）多反应检测（multiple-reaction monitoring，MRM）：多反应检测是指同时检测两对及以上的前体离子-产物离子。

二、液相色谱-质谱分析条件的选择和优化

LC-MS 分析条件的选择要考虑两个因素：最佳色谱分离条件和最佳电离条件。

（一）色谱分离条件的选择

色谱条件的选择与液相色谱相似，但由于质谱仪不同于其他液相色谱检测器，两者联用有其特殊的要求。

1. 流动相的选择　API 作为接口时，流动相尽可能使用挥发性溶剂和添加剂，如甲酸铵、乙酸铵等，用甲酸、乙酸、三氟乙酸、氨水等调节流动相 pH。流动相中不宜添加以下物质：①不挥发性物质，如磷酸盐、硫酸盐等；②无机酸。因为其腐蚀性，即使低浓度也会对质谱仪造成损害；③表面活性剂。表面活性剂会聚集在液滴表面，使液滴表面离子的蒸发受到抑制，从而抑制化合物的电离。

2. 流量和色谱柱的选择 APCI 源允许流量范围为 0.2～2ml/mim，内径 2.2～4.6mm 的色谱柱均可与 APCI 接口直接相连；ESI 源允许流量范围为 1.0μl/mim～1.0ml/mim，应用 4.6mm 内径色谱柱时要求柱后分流。

（二）质谱条件的选择

1. 离子源的选择 APCI 和 ESI 适用性不同，两者互为补充。ESI 适合中等极性到强极性化合物，特别是在溶液中能预先形成离子的化合物和可获得多个质子的大分子（如蛋白质、多肽）。APCI 适合于弱极性小分子分析。

2. 正、负离子模式选择 通过改变加在 API 源和离子通道上的电压极，可以选择只让正离子或负离子进入质量分析器进行检测分析。一种物质在正离子和负离子方式下的质谱图完全不同，但可以相互补充。将正、负离子的质谱图进行比较分析，更有利于样品的结构测定。一般正离子模式适合于碱性样品，可用乙酸或甲酸酸化样品，样品 pH 至少要低于被测组分 pKa 2 个单位，样品中含有仲胺或叔胺时可优先考虑使用此模式；负离子模式适合于酸性样品，可用氨水或三乙胺对样品进行碱化，样品 pH 至少要高于被测组分 pKa 2 个单位，样品中含有强负电荷基团，如含氯、含溴和多个羟基时可尝试使用。

3. 离子源参数的选择 主要原则为：改善雾化和电离状况，提高灵敏度。调节雾化气流量和干燥气流量可以达到最佳雾化条件，改变喷雾电压和透镜电压等可以得到最佳灵敏度。对于多级质谱仪，还要调节碰撞气流量和碰撞电压及多级质谱的扫描条件。

三、液相色谱-质谱法的应用

LC-MS 集液相色谱的高分离能力与质谱的高灵敏度、高专属性于一体，已成为中药成分分析、药物体内过程研究、药物中杂质和残留成分研究等领域中最强有力的分析工具。ChP2015 中阿胶、龟甲胶、鹿角胶的鉴别，千里光中阿多尼弗林碱的检查，川楝子、苦楝皮中川楝素的含量测定均采用该法；该法还被用于药材、饮片及制剂中 155 种农药残留量的测定及黄曲霉毒素的测定。

> **案例 20-4 分析讨论**
> 川楝素是从楝属植物的根茎及川楝果实中提取的一种三萜化合物，其结构式如下：
>
>
> 传统中医药理论认为川楝素具有杀虫、驱蛔等作用，近年来研究表明，川楝素还具有抑制离子通道、抑制呼吸中枢、抗肿瘤等多种生物活性。液质联用技术以其高效、快速、灵敏的特点已广泛应用于各类检测领域，尤其针对中药来源广泛、成分复杂、分离困难等特点更具有独特优势，并越来越多地应用于中药成分分析与质量控制。本案例采用 LC-MS 法对苦楝皮中的川楝素进行含量测定，并基于川楝素的生物毒性，对这类中药

中川楝素的含量做了严格规定，此方法灵敏、准确。

采用单级四极杆质谱检测器，电喷雾离子化（ESI），负离子模式，选择离子进行检测。川楝素结构中具有半缩醛结构，始终有两个互变异构体存在，故定量时以两个峰面积之和计算。

第五节　电感耦合等离子体质谱法

案例 20-5
ChP2015 山楂中重金属及有害元素的检查
照铅、镉、砷、汞、铜测定法（通则 2321 原子吸收分光光度法或电感耦合等离子体质谱法）测定，铅不得过 5mg/kg；镉不得过 0.3mg/kg；砷不得过 2mg/kg；汞不得过 0.2mg/kg；铜不得过 20mg/kg。
问题：
1. 本案例中，重金属及有害元素的测定选择了什么方法？它有什么特点？
2. 本方法主要有哪几种测定法？

电感耦合等离子体质谱法（inductively coupled plasma mass spectrometry，ICP-MS）是以等离子体为离子源的一种质谱型元素分析方法。主要用于进行多种元素的同时测定，并可与其他色谱分离技术联用，进行元素形态及其价态分析。

样品由载气（氩气）引入雾化系统进行雾化后，以气溶胶形式进入等离子体中心区，在高温和惰性气氛中被去溶剂化、汽化解离和电离，转化成带正电荷的正离子，经离子采集系统进入质量分析器，质量分析器根据质荷比进行分离，根据元素质谱峰强度测定样品中相应元素的含量。

一、电感耦合等离子体质谱仪

电感耦合等离子体质谱仪由样品引入系统、电感耦合等离子体（ICP）离子源、接口、离子透镜系统、质量分析器、检测器等构成，其他支持系统有真空系统、冷却系统、气体控制系统、计算机控制及数据处理系统等。

（一）样品引入系统

样品引入系统主要由样品导入和雾化两个部分组成。样品导入部分一般为蠕动泵，也可使用自提升雾化器。雾化部分包括雾化器和雾化室。样品以泵入方式或自提升方式进入雾化器后，在载气作用下形成小雾滴并进入雾化室，大雾滴碰到雾化室壁后被排除，只有小雾滴可进入等离子体离子源。常用的溶液型雾化器有同心雾化器、交叉型雾化器等；常见的雾化室有双通路型和旋流型。实际应用中应根据样品基质、待测元素、灵敏度等因素选择合适的雾化器和雾化室。

（二）电感耦合等离子体离子源

电感耦合等离子体的"点燃"，需具备持续稳定的高纯氩气流（纯度应不小于 99.99%）、炬管、感应圈、高频发生器、冷却系统等条件。样品气溶胶被引入等离子体离子源，在 6000～

10 000K 的高温下，发生去溶剂、蒸发、解离、原子化、电离等过程，转化成带正电荷的正离子。测定条件如射频功率，气体流量，炬管位置，蠕动泵流速等工作参数可以根据供试品的具体情况进行优化，使灵敏度最佳，干扰最小。

（三）接口系统

接口系统的功能是将等离子体中的样品离子有效地传输到质谱仪，其关键部件是采样锥和截取锥。

（四）离子透镜系统

离子透镜系统的作用是将来自截取锥的离子聚焦到质量过滤器，并阻止中性原子进入和减少来自 ICP 的光子通过量。

（五）质量分析器

质量分析器通常为四极杆质量分析器，可以实现质谱扫描功能。四极杆的作用是基于在四根电极之间的空间产生一随时间变化的特殊电场，只有给定 m/z 的离子才能获得稳定的路径而通过极棒，从另一端射出。其他离子则将被过分偏转，与极棒碰撞，并在极棒上被中和而丢失，从而实现质量选择。

（六）检测器

通常使用的检测器是双通道模式的电子倍增器，四极杆系统将离子按质荷比分离后引入检测器，检测器将离子转换成电子脉冲，由积分线路计数。双模式检测器采用脉冲计数和模拟两种模式，可同时测定同一样品中的低浓度和高浓度元素。检测低含量信号时，检测器使用脉冲模式，直接记录撞击到检测器的总离子数量；当离子浓度较大时，检测器则自动切换到模拟模式进行检测，以保护检测器，延长使用寿命。

（七）其他支持系统

真空系统由机械泵和分子涡轮泵组成，用于维持质谱分析器工作所需的真空度，真空度应达到仪器使用要求值。冷却系统包括排风系统和循环水系统，其功能是排出仪器内部的热量，循环水温度和排风口温度应控制在仪器要求范围内。气体控制系统运行应稳定，氩气的纯度应不小于 99.99%。

二、电感耦合等离子体质谱的定量方法

（一）干扰和校正

电感耦合等离子体质谱法测定中的干扰大致可分为两类：一类是质谱型干扰，主要包括同质异位素、多原子离子、双电荷离子等；另一类是非质谱型干扰，主要包括物理干扰、基体效应、记忆效应等。干扰的消除和校正方法有优化仪器参数、内标校正、干扰方程校正、碰撞反应池技术、稀释校正、标准加入法等。

（二）供试品溶液的制备

供试品消解的常用试剂一般是酸类，包括硝酸、盐酸、高氯酸、硫酸、氢氟酸，以及一定比例的混合酸，其中硝酸引起的干扰最小，是供试品制备的首选酸。试剂的纯度应为优级纯以上。所用水应为去离子水。供试品溶液制备时应同时制备试剂空白，标准溶液的介质和酸度应与供试品溶液保持一致。

固体样品除另有规定外，称取样品适量（0.1～3g），结合实验室条件以及样品基质类型选用合适的消解方法。消解方法有敞口容器消解法、密闭容器消解法和微波消解法。微波消解法所需试剂少，消解效率高，利于降低试剂空白值、减少样品制备过程中的污染或待测元素的挥发损失。样品消解后根据待测元素含量定容至适当体积后即可进行质谱测定。

液体样品根据样品的基质、有机物含量和待测元素含量等情况，可选用直接分析、稀释或浓缩后分析、消化处理后分析等不同的测定方式。

（三）测定法

对待测元素，目标同位素的选择一般需根据待测样品基体中可能出现的干扰情况，选取干扰少，丰度较高的同位素进行测定；有些同位素需采用干扰方程校正；对于干扰不确定的情况亦可选择多个同位素测定，以便比较。常用测定方法如下：

1. 标准曲线法　在选定的分析条件下，测定不同浓度的标准系列溶液（标准溶液的介质和酸度应与供试品溶液一致），以待测元素的响应值为纵坐标，浓度为横坐标，绘制标准曲线，计算回归方程，相关系数应不低于 0.99。在同样的分析条件下，进行空白试验，根据仪器说明书要求扣除空白。

2. 标准加入法　取同体积的供试品溶液 4 份，分别置 4 个同体积的量瓶中，除第 1 个量瓶外，在其他 3 个量瓶中分别精密加入不同浓度的待测元素标准溶液，分别稀释至刻度，摇匀，制成系列待测溶液，在选定的分析条件下分别测定，以分析峰的响应值为纵坐标，待测元素加入量为横坐标，绘制标准曲线，相关系数应不低于 0.99，将标准曲线延长交于横坐标，交点与原点的距离所相应的含量，即为供试品取用量中待测元素的含量，再以此计算供试品中待测元素的含量。

（四）检测限与定量限

在最佳实验条件下，测定不少于 7 份的空白样品溶液，以连续测定空白样品溶液响应值的 3 倍标准偏差（$3SD$）所对应的待测元素浓度作为检测限；以连续测定空白溶液响应值的 10 倍标准偏差（$10SD$）所对应的待测元素浓度作为定量限。

三、电感耦合等离子体质谱法的应用

电感耦合等离子体质谱法灵敏度高，适用于各类药品从痕量到微量的元素分析，尤其是痕量重金属元素的测定。此法具有以下分析特性：①通过离子的质荷比进行无机元素的定性分析、半定量分析、定量分析；②无机元素的同位素比测定；③与 HPLC、GC、CE 等分离技术联用应用于环境研究中的元素价态形态、元素蛋白质结合态等研究。

案例 20-5 分析讨论

中药材由于环境污染和使用农药等原因，容易引入重金属杂质如铅、镉、砷、汞、铜等，铅、镉、砷、汞、铜等是目前公认的对人体有害的微量元素，因此对中药中重金属及有害元素的控制是保证中药安全性和纯度的重要内容。电感耦合等离子体质谱法是以等离子体为离子源的一种质谱型元素分析方法，主要用于多种元素的同时测定，并可与其他色谱分离技术联用，进行元素价态分析。该技术的特点：灵敏度高；速度快，可在几分钟内完成几十个元素的定量测定；谱线简单，干扰相对于光谱技术要少；线性范围可达 7～9 个数量级；样品的制备和引入相对于其他质谱技术简单；测定精密度（RSD）可到 0.1%。适用于各类药品中从痕量到微量的元素分析，尤其是痕量重金属元素的测定。

第六节　近红外分光光度法

案例 20-6

小波变换-人工神经网络用于烟酸片的近红外快速、无损定量测定

1. 近红外光谱条件　扫描范围为 12 000～4000cm^{-1}，以 3.86cm^{-1} 间隔采集光谱数据，仪器分辨率为 8cm^{-1}。烟酸片、原料粉末和空白辅料片的测定：采用固体光纤探头，InGaAs 检测器检测光谱数据。每份样品取 4 片，每片扫描 64 次，正反两面各测 3 次，每个标示量以 24 张原始光谱数据取平均光谱。

2. 样品的制备与选取　根据处方配制含烟酸标示量 50%～150%（间隔 5%）的片剂样品 21 份，其中 11 份样品作为训练集（含烟酸标示量 50%～150%，间隔 10%），10 份样品作为预示集（含烟酸标示量 55%～150%，间隔 10%），每份样品取 4 片。

3. 近红外光谱结果　主药烟酸与各种辅料在近红外光谱区均有吸收，图谱相互重叠，如图 20-5 所示，用常规方法根本无法解析。将训练集近红外光谱吸光度有关数据与紫外分光光度法测定浓度输入计算机，以一阶导数小波变换-BP 人工神经网络建立模型。将预示集的近红外方法测定结果与紫外分光光度法测定结果比较，无显著性差异。方法学验证结果表明所建立的方法适于烟酸片的分析。

图 20-5　近红外漫反射光谱图
a.烟酸原料粉末；b.烟酸片；c.空白片

问题：
　　本案例中是采用什么检测方法对烟酸片进行检测的？简述其原理、优缺点及在药物分析中的应用。

　　近红外光（near-infrared，NIR）是介于可见区和中红外区间的电磁波，波长范围 780～2526nm（12800～4000cm^{-1}）。近红外光谱（near-infrared spectrum，NIRs）记录的主要是含氢基团 C–H、O–H、N–H 等振动的倍频和合频吸收，其中包含了大多数类型有机化合物的组成和分子结构的信息。不同基团（如甲基、亚甲基、苯环等）或同一基团在不同物理化学环境

中的近红外吸收波长与强度都有明显差别。所以近红外光谱具有丰富的结构和组成信息,非常适合用于有机物质的组成性质测量。

近红外分光光度法(near-infrared spectrophotometry,NIRs)是通过测定被测物质在近红外区的特征光谱进行定性定量分析的一种分析技术。由于近红外光在常规光纤中有良好的传输特性,且具有仪器较简单、分析速度快、非破坏性和样品制备量小、几乎适合各类样品(液体、黏稠体、涂层、粉末和固体)分析以及可进行多组分多通道同时测定等特点。近几年,随着化学计量学、光纤和计算机技术的发展,NIRs 在食品、化工、制药等许多领域,尤其是过程分析方面具有非常广泛的应用。NIRs 的缺点是吸收信号弱、谱带重叠严重、背景复杂、光谱易变动等。

一、近红外分光光度计

近红外分光光度计由光源、单色器(或干涉仪)、采样系统、检测器、数据处理器和评价系统等组成。单色器有声光可调型、光栅型和棱镜型;采样装置由样品池、光纤探头、液体透射池和积分球等;检测器常用的材料为硅、硫化铅、砷化铟、铟镓砷、汞镉碲和氘代硫酸三甘肽等。检测器和采样系统需根据待测试样的类型选择。

为确保仪器能达到预期的应用目的,应采用标准参比物质(SRM)对仪器的性能定期进行校验,并在使用中通过自检确保仪器的适用性。近红外光谱仪的校验参数通常包括波长的准确度、吸收/反射度的精密度、线性及最大和最小光通量处的噪声。近红外光谱仪的自检通常通过比较实测光谱与校验时储存于仪器中的标准光谱的差异来实现。自检时除针对上述校验参数设计适当的指标外,还应考虑分析过程中波长的漂移和灵敏度的改变。

二、近红外分光光度法的测量模式及其影响因素

NIRs 通常采用透射测定法和反射测定法两种。

1. 透射模式　透射测定法适用于透明液体样品,其定量关系符合 Lambert-Beer 定律。近红外光穿过样品,透射光强度(I)与波长或波数的函数为近红外光谱。测定样品时样品置于光源与检测器之间的光路上,结果直接以透光率(T)或吸光度(A)表示:

$$T=I/I_0$$
$$A=-\lg T=\lg\ (1/T)=\lg\ (I_0/I)$$

式中 I_0 为入射光强度。

透射-反射模式为透射与反射模式的结合,将反射镜置样品的后部,光源与检测器在样品的同侧,近红外光穿过样品后经反射镜返回,因此光程增加为两倍。

2. 反射模式(又称漫反射模式)　反射测定法,又称漫反射测定法,主要用于分析固体样品或半固体样品。用近红外光照射被测样品,一部分被吸收,未被吸收的光被反射并被检测器接收。分别测定样品的反射光强度(I)与参比反射表面的反射光强度(I_r),其比值为反射率 R。$\lg\ (1/R)$ 与波长或波数的函数为近红外光谱。

$$R=I/I_r$$
$$A_R=\lg\ (1/R)=\lg\ (I_r/I)$$

固体样品的颗粒大小、形状、紧密程度及其他物理性质均会引起光谱基线的漂移,因此不是所有的固体混合物均符合比尔定律。可用数学方法减弱或消除粒度的影响。最常用的数学方法为对光谱进行导数处理。当样品量足够大时,也可用多元散射校正方法处理数据。

三、近红外分光光度法应用的基本要求

与常用的分析技术不同，NIRs 是一种间接分析技术，是用统计学的方法在样品待测属性值与近红外光谱数据之间建立一个关联模型（或称校正模型，calibration model）。因此在对未知样品进行分析之前需要搜集一批用于建立关联模型的训练样品（或称校正样品，calibration samples），获得用近红外光谱仪器测得的样品光谱数据和用化学分析方法（或称参考方法，reference method）测得的真实数据。其工作原理是，如果样品的组成相同，则其光谱也相同，反之亦然。如果我们建立了光谱与待测参数之间的对应关系（称为分析模型），那么，只要测得样品的光谱，通过光谱和上述对应关系，就能很快得到所需要的质量参数数据。分析方法包括校正和预测两个过程（图 20-6）。

在校正过程中，收集一定数量有代表性的样品（一般需要 80 个样品以上），在测量其光谱图的同时，根据需要使用有关标准分析方法进行测量，得到样品的各种质量参数，称之为参考数据。通过化学计量学对光谱进行处理，并将其与参考数据关联，这样在光谱图和其参考数据之间建立起一一对应映射关系，通常称之为模型。虽然建立模型所使用的样本数目很有限，但通过化学计量学处理得到的模型应具有较强的代表性。对于建立模型所使用的校正方法视样品光谱与待分析的性质关系不同而异，常用的有光谱匹配法、多元线性回归、主成分回归、偏最小二乘、人工神经网络和拓扑方法等。显然，模型所适用的范围越宽越好，但是模型的范围大小与建立模型所使用的校正方法有关，与待测的性质数据有关，还与测量所要求达到的分析精度范围有关。实际应用中，建立模型都是通过化学计量学软件实现的，并且有严格的规范（如 ASTM-6500 标准）。

在预测过程中，首先使用近红外光谱仪测定待测样品的光谱图，通过软件自动对模型库进行检索，选择正确模型计算待测质量参数。

图 20-6　NIRs 样品分析过程示意图

四、近红外分光光度法的应用

近红外分光光度法具有快速、准确、对样品无破坏的检测特性，不仅能进行"离线"分析，还能直接进行"在线"过程控制；不仅可以直接测定原料和制剂中的活性成分，还能对药品的某些理化性质如水分、脂肪类化合物的羟值、碘值和酸值等进行分析；并能对药物辅

料、中间产物以及包装材料进行定性和分级。

案例 20-6 分析讨论

烟酸属于水溶性 B 族维生素，存在于各种动植物组织中，对身体所需辅酶 NAD 和 NADP 的形成有意义，用于治疗糙皮病、高血脂和用作血管舒张剂。结构式如下：

借助于化学计量学方法的近红外光谱法目前普遍用于食品、药品和石油工业、环境科学，生物学和医学等领域。用小波变换-人工神经网络联合近红外漫反射光谱法，可用于烟酸片快速无损定量分析。为确证近红外漫反射光谱法应用的可行性，以紫外光谱法作为参比方法，对测定结果进行了比较。

近红外光谱由于干扰，会引起大量重叠和无用信息。小波变换（wavelet transform，WT）用于光谱信号时能够减少干扰信息和数据压缩。在定量分析中，人工神经网络是一种强大的非线性建模技术，最常用的是 BP（back propagation，反向传播）网络。

WT 具有时频二元性质，可用作分析数据压缩和提取有用信息的工具。其中离散小波变换具有容易理解和能快速运算的特点。

$$C(a, b)=\int_R s(t) \frac{1}{\sqrt{a}} \psi(\frac{t-b}{a}) dt$$

式中，$s(t)$ 为将被分解的小波，ψ 为小波函数，a 为尺度参数，b 为位移参数，$C(a, b)$ 为小波函数。

一般来说，离散小波族的尺度和位移参数由下式给出：

$$a=2^j, \quad b=k2^j$$

式中 j 和 k 是整数。

离散小波变换过程如下：①通过离散小波变换和选择小波函数，特定光谱波段被转换；②在选择小波分解尺度和阈值大小之后，对于每个信号，认为只有那些对产生信号有效的小波系数被保留；③通过小波系数，原始信号得到重构。

小波变换能够把原始、大量的近红外测量数据转换到小波区域，其中基函数是函数族通过母小波的扩张、收缩、移位获得，小波系数则代表了包含在原始数据中的信息，通过压缩，实现最佳的有用信息提取。目前的研究中，db4 小波基在小波中应用最广泛，具有分析像近红外光谱这类平滑信号的特性。其他小波基像 db1、db8、symmlet-2、symmlet-4、symmlet-8、coiflet-1、coiflet-3、coiflet-5 等小波函数也常被使用。

而 BP 人工神经网络（BP artificial neural network，BPANN）是一种误差逆传播的神经网络。对于给定的网络输入，正向传播得到各单元实际输出，同时输出层单元的误差逐层向输入层逆向传播，并调整相应的连接权重，减少网络输出和目标响应之间的差异，使之小于预定误差。

本案例联合了小波变换和人工神经网络建模思想的方法，能够加强信息提取能力和多元校正的功能，用小波变换-人工神经网络联合近红外漫反射光谱法对烟酸片进行快速无损定量分析。本方法适用于成品和生产过程中的快速无损分析，模型一旦建好，测定速度很快，一个样品取得光谱数据后可立即得到定量分析结果，整个过程只需数分钟时间。

（大连医科大学　彭金咏）

参 考 文 献

程怡，傅超美. 2014. 制药辅料与药品包装. 北京：人民卫生出版社

傅强. 2011. 现代药物分离与分析技术. 西安：西安交通大学出版社

高鸿彬，相秉仁，李睿，等. 2006. 小波变换——人工神经网络用于烟酸片的近红外快速、无损定量测定. 中国药科大学学报，37（4）：326-329

国家药典委员会. 2015. 中华人民共和国药典 2015 年版. 北京：中国医药科技出版社

国家药典委员会. 2013. 国家药品标准工作手册. 第 4 版. 北京：中国医药科技出版社

杭太俊. 2016. 药物分析. 第 8 版. 北京：人民卫生出版社

李新，刘伟华，曾苏. 2000. 阿替洛尔的手性衍生化 RP-HPLC 法拆分及在鼠肝微粒体中的测定. 药物分析杂志，20（4）：219-223

李悦，吴彤，陈述增，等. 2010. 克林霉素磷酸酯原料药杂质的分离和结构鉴定. 药学学报，45（11）：1415-1420

林秋婕，马丽丽，赵慧敏，等. 2015. LC-MS/MS 法测定人血浆中拉米夫定的质量浓度及生物等效性评价. 沈阳药科大学学报，32（9）：709-714

刘丽芳. 2015. 中药分析学. 北京：中国医药科技出版社

娄婷婷，李英娴，方步武，等. 2012. 测定生物样本中神经酰胺含量的 HPLC-FLD 法. 药物分析杂志，32（10）：1807-1812

潘华玲，林丽珊，丁珏芳，等. 2014. LC-HESI/MS/MS 法同时测定人血浆中氨氯地平、贝那普利和贝那普利拉. 药学学报，49（1）：95-100

孙立新. 2014. 药物分析. 北京：人民卫生出版社

孙毓庆. 2006. 现代色谱法及其在药物分析中的应用. 北京：科学出版社

杨丽. 2014. 药剂学. 北京：人民卫生出版社

姚彤炜. 2008. 手性药物分析. 北京：人民卫生出版社

姚彤炜. 2012. 体内药物分析. 杭州：浙江大学出版社

姚志红，吴肖蒙，孙璐，等. 2015. 柱前衍生化结合 LC-MS^n 分析人尿中茶碱及其代谢物. 分析测试学报，34（7）：795-801

岳山岚，王维，帅淑平，等. 2014. 柱前衍生化反相高效液相色谱法测定大鼠血浆中牛磺酸的含量及其药动学研究. 中国测试，40（6）：56-59

曾苏. 2014. 药物分析学. 第 2 版. 北京：高等教育出版社

张丽，尹华. 2015. 中药分析学. 北京：中国医药科技出版社

张怡轩. 2015. 生物药物分析. 第 2 版. 北京：中国医药科技出版社

张振秋，马宁. 2016. 药物分析. 北京：中国医药科技出版社

张卓曼，上官良敏，刘薇，等. 2008. 固相萃取-气相色谱-质谱联用法测定人尿中 11 种蛋白同化激素. 理化检验-化学分册，44（9）：810-814

赵海香，杨素萍，刘海萍，等. 2012. 微波辅助衍生化/气相色谱串质谱同时测定猪肝与猪肾中 4 种巴比妥药物残留. 分析测试学报，31（12）：1525-1530

赵秀红，夏嫒嫒，黄玉荣，等. 2015. LC-MS/MS 法测定 Beagle 犬血浆中布洛芬对映体的浓度. 中国药理学通报，31（4）：570-575

《中华人民共和国药品管理法》，2015. http://www.sda.gov.cn/WS01/CL0784/124980.html

British Pharmacopoeia Commission. 2015. British Pharmacopoeia 2016. London：The Stationery Office

European Directorate for the Quality of Medicines ＆ Health Care. 2013. European Pharmacopoeia Eighth Edition. Strasbourg：Council of Europe

ICH 指导委员会. 2007. 药品注册的国际技术要求. 周海钧主译. 北京：人民卫生出版社

Society of Janpanese Pharmacopeia. 2012. The Japanese Pharmacopoeia Sixteenth Edition. Tokyo：Yakuji Nippo LTD

The United States Pharmacopeial Convention. 2015. The United States Pharmacopoeia 39- The National Formulary 34. Rockvile, Marylan：United Book Press

WHO Expert Committee on Specifications for Pharmaceutical Preparations. 2015. The International Pharmacopoeia Fifth Edition. Geneva：WHO Press